NEUROPHYSIOLOGICAL BASIS of MOVEMENT

Mark L. Latash

運動神経生理学講義
細胞レベルからリハビリまで

マーク L. ラタッシュ =著

笠井達哉／
道免和久 =監訳

大修館書店

Neurophysiological Basis of Movement

by

Mark L. Latash

Copyright © 1998 by Mark L. Latash
Japanese translation / rights arranged with Human Kinetics Publishers, Inc.
through Japan UNI Agency, Inc., Tokyo.

日本語版の出版に寄せて

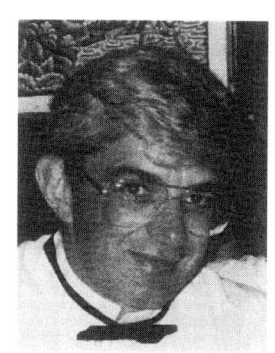

　日本語版としていま読もうとされている読者に，この教科書の出来た経緯を申し上げますと，私がペンシルヴァニア州立大学のキネシオロジー学部で「運動の神経生理学的基礎」と題して，大学院の新入生レベルを対象に書き上げたのがこの本です．1998年の初版以来，幾人かの私の同僚（もちろん，英語を母国語する同僚）が，大学院の新入生から上級生まで，この本を教科書として使用して下さり，たいへん幸せでした．教科書が何語で書かれたかによって，明らかにその有用性に限界があるように思われます．

　ここに，日本語版としてこの本が出版されることになり，日本の学生諸君にとって特別な本となるであろうことに関して，私は興奮を禁じ得ません．私は，この本が日本語として出版されることについては特別な感慨をもっております．それは，現在の私の研究仲間と同様に，私のものの考え方に，昔から多くの日本の研究者が多大な影響を与えてくれたからです．日本の大学生は，日本の大学の教授たちが苦労して成し遂げてきた神経生理学的研究に関する輝かしい伝統を誇りとすべきです．日本の科学的伝統による魅力が高じて，1998年に日本を訪問する機会を得ました．そのとき，日本の文化のルーツの深さを知り，かつ，さまざまな研究分野で，多くの日本人研究者と親しくなり，支援を受けました．特に，道免和久博士，笠井達哉博士，川人光男博士，森茂美博士と親しく討論を重ねることができたことは，私にとっては，研究者としてのみならず，個人的にもたいへん有意義なことでした．

　そして，研究仲間というだけではなく，個人的な友人として笠井達哉教授と道免和久博士には，特に深い感謝の意を表したい．この本の出版に関しては，笠井さんと道免さんの多大なご努力なくしては成され得なかったからです．また，このテキストの翻訳を担当された方々にも感謝の意を捧げたい．特に，私の研究室の修了者である白鳥尚子博士に深謝したい．最後に，多くの読者に感謝の意を表し，この本を読み，多くのものを習得してくれるであろうことを念じつつ．

マーク L. ラタッシュ

序　文

　本書は，ペンシルヴァニア州立大学のキネジオロジー（運動学）学部で，大学院1年生に「運動神経生理学入門」を講義するために，全精力を傾けて準備した結果の産物である．神経生理学と運動学の分野には，すばらしいテキストがたくさんあるが，それらの多くは，その分野の一部分を強調し，他の部分を犠牲にしている場合が多い．したがって，神経生理学の解析に関わるすべてをカバーするためには，いくつかの重要な情報源を結びつけることが重要であった．これはさほど驚くべきことでもない．なぜなら，運動に関わる構造と現象の神経生理学を，一つの研究分野と考えることは不可能に近いという現状があるからである．明らかにそれぞれの本の著者は，自分の研究分野に関して自分のビジョンをもっていて，テキストでは各自が最も重要だと思っている事項を強調する傾向にある．しかし，そうは言っても，運動神経生理学のテキストは，関係するすべての構造や関連項目，そして解析レベルのすべてについて網羅したものを提供すべきである，と私は信じている．そこで，私はそうしたテキストを書くことを計画した．したがって，この本は，包括的であると同時に，筆者の個人的な見方の両方が反映されたものとなっている．

　現在では，神経生理学の分野は広すぎて，個人がそのすべてについて網羅し，その内容を理解することは不可能に近い．そのうえ，この分野は進歩が激しく，文字どおり，毎年次々と新しい理論が生まれては死んでいる．したがって，このテキストの内容の中には，出版されるころには，時代遅れになるよう運命づけられているものもある．しかしながら，運動学研究の分野で仕事をしている人々やコーチングや理学療法のような応用的な方法として運動を活用している人々が知っておくべき，確立した基礎知識は必ずあると強く信じている．したがって，本書の目的は，このような基礎知識の概要を示すと同時に，それが運動の発現に関わるシステムの解析において，どのようなレベルの問題に応用できるかを示すことである．

　本書は，非常に問題指向的である．将来，学生が記憶しなければならないような情報源としては編集されていない．実際，私のクラスでの試験では，出題された「研究」あるいは「臨床」の問題を解くために，本や講義ノート，そして他の情報源を使うことを許可している．これは，学習は必ずしも自分自身の記憶の中からだけでなく，本や他の情報源から得られる情報の断片を応用する訓練である，という私の信念に深く根ざしている．学習とは，常に知的努力を要求されるべきであり，発見の要素，つまり「うわーっ！」という驚きの要因がなくてはならない．

　この本のすべての章で，運動神経生理学のある事情を説明するのみならず，私たちの身体がデザインされ機能するための内部論理の発見を心がけている．これはそんなに容易な課題ではない．なぜなら，私たちの身体のデザインと機能は，しばしば常識と単純な理論に対して挑戦を挑んできたからである．しかし，この論理の発見がこの分野における教育と研究の両方にとって，最も重要な追究課題のように思われる．

　このテキストの作成に関して，直接的並びに間接的に，多くの仲間に助けられた．その多くは，彼らのすばらしい総説であり，原著論文である．しかし，彼らの多くは，私がどれだけそれによって助けられたことかを知る由もない．運動神経生理学の教え方に関する問題については，Alexander Aruin, Karl Newell, Jeff Nicholas, そして Vladimir Zatsiorsky の各氏に多くを負っている．また，Bruce Kay 氏には，この本での教授法の改良に関して，多くの建設的な助言をいただいた．ペンシルヴァニア州立大学のこのコースの大学院生は，勇敢に問題に取り組み，その結果がこの本の中の多くの章と図，そして問題の改良に寄与してくれた．しかしながら，最も価値のある支援は，父である Lev Latash 博士の知恵，そして，娘 Lisa の楽天的な心であった．

　ヒトの歴史に関する本の中で，最もすばらしいものの一つである「三銃士」（アレクザンドラ・デューマ作）の中のある一章に，アラミス（この物語の主人公）は，独断的でありながら，かつ教訓的な論文を書くように牧師に強要される場面がある．私は，この本を執筆するに当たり，独断を極力避け，同時に可能な限り教訓的であることを心がけた．成功しているであろうか？　学生諸君と先生方の判断を仰ぎたい．

目　次

- ●日本語版の出版に寄せて　3
- ●序文　4
- ●本書で学ぶこと　9
- ●訳者まえがき　12

第Ⅰ部　細胞

第1章　細胞膜，微粒子および膜電位　……15
1．複雑系アプローチ　15
2．生体膜　17
3．溶液動態　18
4．水溶液濃度：浸透圧　19
5．イオンの動き　20

第2章　活動電位　……23
1．膜電位の生成　23
2．活動電位の基本的性質　25
3．活動電位の発生機序　26

第3章　情報の伝導と伝達　……30
1．活動電位の伝導　30
2．有髄神経線維　32
3．ニューロンの構造　33
4．神経系における情報の符号化　34
5．シナプス伝達　35
6．神経伝達物質　36
7．時間的・空間的加重　36

第4章　骨格筋　……39
1．骨格筋：その構造　39
2．筋フィラメント　40
3．神経筋接合部　41
4．筋収縮のメカニズム　42
5．筋収縮のタイプ　43
6．筋収縮の機械的要素　45

7．「張力-長さ関係」と「張力-速度関係」　46
8．筋収縮の外的条件　47

第5章　受容器　……49
1．受容器の一般的分類とその特性　49
2．筋紡錘　50
3．ガンマ系　52
4．ゴルジ腱器官　53
5．他の筋受容器　54
6．関節受容器　54
7．皮膚の受容器　55
8．感覚情報はどこへ行くのか　55

第6章　運動単位と筋電図　……57
1．運動単位の概念　57
2．速い運動単位と遅い運動単位　58
3．ヘンネマンの原理（サイズの原理）　59
4．異なる運動単位の機能的役割　61
5．筋電図　62
6．フィルター，整流，積分　63
◆自己診断テスト　65
◆第Ⅰ部に関する推薦図書　66

第Ⅱ部　結合

第7章　脊髄における興奮と抑制　……69
1．脊髄　69
2．中枢神経系内の興奮　71
3．シナプス後抑制　72
4．レンショウ細胞　73
5．Ia介在ニューロン　74
6．シナプス前抑制　75

第8章　単シナプス反射　……78
1．反射　78

2．反射弓　79
3．H反射，T反射，M反射　80
4．随意筋収縮が単シナプス反射に及ぼす影響　83
5．F波　83

第9章　寡シナプス反射および多シナプス反射　…………85
1．寡シナプス反射　85
2．多シナプス反射　87
3．屈曲反射　88
4．緊張性伸張反射　89
5．緊張性振動反射　90
6．反射経路間の相互作用　91
7．関節間反射と四肢間反射　92

第10章　単一筋の随意的制御　…………94
1．フィードフォワード制御とフィードバック制御　94
2．サーボ制御　96
3．サーボ仮説　97
4．アルファーガンマ（α-γ）同時活性化　98
5．筋の随意活動　99
6．平衡位置制御仮説　99

第11章　単関節運動のパターン　…………103
1．等張性運動と等尺性収縮　103
2．課題パラメータと実行パラメータ　104
3．単関節の等張性運動時の筋電図パターン　106
4．単関節の等尺性収縮時の筋電図パターン　108
5．二重戦略仮説　110

第12章　プレ・プログラム反応　…………112
1．プレ・プログラム反応について　112
2．プレ・プログラム反応は伸張反射ではない　114

3．プレ・プログラム反応の求心性情報源を求めて　114
4．動作中の外乱から生じるプレ・プログラム反応　115
5．プレ・プログラム反応の基本的な性質　116
6．プレ・プログラムによる直立姿勢の修正　117
7．つまずきに対する修正反応　118
◆自己診断テスト　119
◆第II部に関する推薦図書　120

第III部　構造

第13章　脳研究の方法と脳の解剖学的構成要素　…………123
1．単一ニューロン活動の記録　123
2．脳波　124
3．誘発電位　125
4．レントゲン写真　126
5．コンピュータ断層撮影法（CT法）　126
6．ポジトロン放射断層撮影法（PET法）　127
7．磁気共鳴イメージング法（MRI）　127
8．神経解剖学的トレーシング　128
9．主要な脳構造　128

第14章　大脳皮質　…………134
1．大脳半球　134
2．大脳皮質の構造　135
3．1次運動野と運動前野　136
4．運動皮質への入力　137
5．運動野からの出力　138
6．随意運動の準備　139
7．神経の集団ベクトル　139

第15章　小脳　…………142
1．小脳の解剖学　142
2．小脳への入力　144

3．小脳からの出力　145
　4．小脳活動と随意運動の関係　147
　5．神経活動の集団ベクトル仮説　148
　6．小脳損傷の影響　148

第16章　大脳基底核 ……………152
　1．大脳基底核の解剖学　152
　2．大脳基底核の入力と出力　153
　3．大脳基底核が関わる運動回路　154
　4．運動中の大脳基底核の活動　155
　5．大脳基底核損傷の影響　156

第17章　上行路と下行路 ……………159
　1．神経経路の基本的な性質　159
　2．脊髄への求心性入力　160
　3．後索路　160
　4．脊髄頸髄路　161
　5．脊髄視床路　161
　6．脊髄小脳路　162
　7．脊髄網様体路　162
　8．錐体路　163
　9．赤核脊髄路　164
　10．前庭脊髄路　164
　11．網様体脊髄路と他の下行性経路　165
　12．脊髄固有路　165

第18章　記憶 ……………167
　1．デカルトの二元論と記憶の細胞機構　168
　2．反射の慣れ現象　168
　3．学習と記憶　169
　4．学習の型　169
　5．条件反射　169
　6．短期記憶と長期記憶　171
　7．記憶に関わる神経とシナプスのメカニズム　171
　8．記憶の検索　172
　9．記憶の例としての遺伝子コード　173
　10．脳の可塑性　173
　11．コルサコフ症候群　174
　12．記憶に関わる海馬の役割の可能性　174
　13．脊髄での記憶　175
　◆自己診断テスト　176
　◆第Ⅲ部に関する推薦図書　176

第Ⅳ部　行動

第19章　姿勢制御 ……………179
　1．立位姿勢　179
　2．前庭系　180
　3．姿勢制御における視覚の役割　182
　4．姿勢制御における固有感覚の役割　183
　5．予測的および修正的姿勢調節　183
　6．姿勢共同運動の概念　186

第20章　移動（ロコモーション） ……………188
　1．移動への2つのアプローチ　188
　2．中枢性パターン発生器（CGP）　189
　3．移動運動の中枢　190
　4．脊髄歩行　191
　5．歩行パターン　191
　6．つまずき修正反応　192
　7．ダイナミック・パターンの生成　193

第21章　多関節運動 ……………196
　1．目標物への運動の一般的特徴　196
　2．自然なリーチング運動の制御に関わる主要な問題　197
　3．多関節の協調に関わる脊髄のメカニズム：関節間にまたがる反射　200
　4．多関節の協調に関わる脊髄のメカニズム：制御変数　201
　5．脊髄上機構　202
　6．平衡軌道仮説　202
　7．何が制御されているのか　203

第22章　視覚　……………………206
1．眼球　206
2．視細胞　207
3．網膜と視神経　207
4．眼球運動制御　208
5．視覚認知の中枢機構　210
6．随意運動における視覚情報の役割　211

第23章　運動感覚　………………213
1．固有受容器はどんな物理的因子を知覚するか　213
2．運動感覚情報の末梢起源　214
3．運動感覚における運動指令の役割　216
4．情報はどこへ伝わるか　217
5．運動感覚の錯覚　218
6．疼痛　219

第24章　疲労　……………………222
1．疲労とその原因　222
2．疲労の筋内メカニズム　223
3．疲労の脊髄内メカニズム　223
4．疲労の脳内メカニズム　225
5．疲労時の適応的変化　225
6．異常疲労　226
◆自己診断テスト　227
◆第IV部に関する推薦図書　227

第V部　障害

第25章　痙縮　……………………231
1．臨床研究からの挑戦　231
2．脊髄損傷　231
3．痙縮の徴候と症状　232
4．痙縮の治療　235

5．多発性硬化症　237

第26章　パーキンソン病　…………240
1．パーキンソン病の臨床的特徴　240
2．パーキンソン病の随意運動　242
3．予測的調節とプレ・プログラム反応の違い　243
4．脊髄節反射の変化　244
5．可能性のあるメカニズム　245
6．ジストニア　245

第27章　運動障害のリハビリテーションへの意味づけ　……………248
1．随意運動の多様性の源　248
2．中枢神経系の優先規範の変化　249
3．中枢神経系の可塑性　251
4．運動障害例における運動パターンの適応的変化　252
5．切断　252
6．ダウン症候群　253
7．実用的考察　255
◆自己診断テスト　256
◆第V部に関する推薦図書　257

●実験室　……………………………258
実験室1　259
実験室2　262
実験室3　263
実験室4　265
実験室5　267
実験室6　270
●専門用語　273
●さくいん　281
●図および表の出典表示　286
●著者・監訳者・訳者紹介　287

本書で学ぶこと

　私たちの生活は運動で満たされている．昼夜を問わず，人間の筋肉は，頭部，四肢，体幹を望ましい姿勢に保持し，体の位置を変え，物を扱い，他人や動物との交わりを助け，そして外界との情報交換を行うなどのために働いている．健康なヒトのすべての随意運動の中で，最初に目を引くのは，その「有意義性」である．つまり，随意運動のすべてに意味がある，ということである．随意運動は，ある目的に向かって導いてくれる．時には失敗もするが，多くの場合，目的を達成する．多くの外力が働き，予測できないことが起こり，物体が動き，目標が変化する外部の物質世界において，意味のある運動を実行することは，容易なことではない．

　本書の読者は，人体の構造とその「モーター」である骨格筋の特徴の一部は，貴重な利点をもたないわけではないものの，明らかに制御過程を複雑にしていることを知ることになるだろう．課題の複雑さと制御を複雑化する要因の存在は，最高の随意運動制御機構，すなわち，中枢神経系（central nervous system；CNS）の必要性を高める．そして，中枢神経系は，豊富で柔軟な対応力や言葉では言い表せない数多くの特性をもっていなければならない．従って，随意運動は中枢神経系の活動が表に現れたものであると同時に，中枢神経系を理解するための手段であると考えよう．

　運動は研究対象としてたいへん魅力的である．なぜなら，運動は観察可能で，計測可能で，また，課題とその結果との関係が（純粋な心理過程の場合は通常あまり明らかではないが），比較的明らかだからである．随意運動の解析は，脳はどのように決定し，どのように末梢器官を制御しているか，を理解する一つの方法である．この方法は，どのようにすればこぼさないでスープを飲むことができるかを理解するという明らかに直接的な目的より，さらに深い理解につながる．すなわち，これは，脳機能の基礎を作り出す意志決定，思考，および知覚のような過程へのアプローチ法である．つまり，人間の心を理解する方法である．これより価値ある研究対象があるだろうか？

●人間の運動の世界

　人体は確かに複雑なシステムである．そのサブ・システムでさえも複雑である．実際，一つの細胞でもそれ自体が世界全体と考えられるほど複雑である．複雑なシステムを取り扱うとき，最初の段階は，対象とするシステムとその解析レベルに対して意味をもった概念セットの定義から始める．これらの概念は，通常，直感，常識，物理学の一般知識，化学および他の学問の分野に基づいて任意に選ばれたものである．概念セットが定義されてから（適切な専門用語 adequate language ── 偉大な数学者ゲルファンドにより導入された用語），そのシステムは究明され得る．本書の中では，いくつかのレベルの複雑性が明らかにされている．それぞれのレベルごとに，独自の概念セットと解析方法が必要である．このようなレベルの決め方は，どちらかと言えば主観的であろう．しかし，そのような選択が，明らかに任意とは限らない．ある分析方法が，そのシステムの特性に徐々に浸透していき，ある種の問題の解決に成功するとしよう．同じ分析方法を新しい問題に応用したとき，目に見えない壁にぶち当たったように，完全に失敗することがある．これは，直感や質的飛躍が必要な新しいレベルの複雑性に出会ったことの明らかなサインである．質的飛躍とは，新しい概念セット，すなわち新しい適切な専門用語を導入することである．

　随意運動の生成とその制御に関する4つの分析レベルについて議論する．それらは，独自の概念セットをもっており，互いにかなり独立した傾向があるため，別個の世界として記載する．

- 第Ⅰ部：細胞
- 第Ⅱ部：結合
- 第Ⅲ部：構造
- 第Ⅳ部：行動

　本書の最後に，運動障害の病理を，他の4つの世界すべてと関連した概念を組み合わせて，別個の世界（第Ⅴ部：障害）と考える．

　読者は，これらの世界自身も均一ではなく，異なった複雑性のレベルで解析することが必要な対象や過程，および現象を含んでいることを知ることになろう．例えば，第Ⅳ部の多関節運動制御に関する過程では，個々の筋の制御に使われる用語とは異なった用語が必要となる．第Ⅱ部にある最も単純な単シナプス反射（例えば，よく知られる腱反射）の研究では適切な用語であっても，本書の後半で扱う反射様の反応や，より複雑な反射を議論する場合には，不適切な用語となる．

●本書の構成

　本書の構成は，きわめて簡単である．27章から構成され，それぞれの章は，1回の講義分（約90分）の内容が含まれている．そして，それぞれの章は，キーワードで始まり，要約の説明文（章のまとめ）で終わっている．各章は，ペンシルヴァニア州立大学での「運動神経生理学入門」と題する講義の順に並んでいる．

　本書の通常とは異なる2，3の特徴を強調しておきたい．その第1は，「1分間ドリル」のような小問題を，あちこちにちりばめていることである．私は，講義中に3～5の問題を使う．これが学生の注意を維持し，確実に「眠れる森の美女」の数を最少にするのに効果的だということがわかった．これらの小問題は，その複雑さにおいて，自明な問題から解けない問題にまで及んでいる．しかしながら，学生諸君はその違いを知ってはいけない．そうすることで，いつの日か学生の一人が未解決のすべての問題を解決するチャンスが常に残るからである．本書では，小問題に明確な解答は用意されていない（しかし，実際には，次の文章の中に解答がある問題もある）．なぜならば，そうしなければ問題を提示した目的全体が失われてしまうからである．そのうえ，いま述べたとおり，いくつかの問題には，未だ解答がない！

　各部の終わりには，自己診断のためにいくつかの大きな問題を提示している．これらの問題は，ペンシルヴァニア州立大学のこのコースで，最初の2年間に出題したものである．それらは，各章から得た情報を使うに当たって，批判的な考えや創意を必要とする．解答は，2つの理由から提示されていない．その1つは，読者が独自に問題を解く努力を期待してのことである．2つ目は，問題によっては実際に，解答の正確さの程度が異なる多くの答えをもつものもある．解答に到達し，その正しさを証明するのは，個々の学生次第である．

　このテキストの終わりには，6つの実験プロジェクトが記載されている．それぞれは，実際にかなり大きな研究テーマであり，おそらく，2～3の実験時間（1実験時間を90分として）がかかるだろう．したがって，全実験時間は，18～27時間と考えられる．それぞれの学部・学科では，確かに，実験設備と時間の問題が，実験を構成し実施するために最も重要な要因となる．ここで掲げた実験計画は，ペンシルヴァニア州立大学の運動制御実験室の装置設定に即しており，これが研究と教育の両方に活用されていた．

●本書の目的

　このテキストの究極の目標は，以下の目的のた

めに，個々の学生に教育する十分な材料を提供することと考えている．すなわち，
① 自分で考えること．
② 私たちの細胞，筋肉，神経機構，そして身体全体に関する基本的な事実を知ること．
③ 随意運動の発現のためにシステムがもつデザインと機能に関する生体内の論理を理解すること．
④ 基本的な事実を駆使して問題を解決すること．
⑤ 典型的な研究課題の「ひな型」を示すために，心的および実際の実験をデザインすること．
⑥ 運動の神経生理学分野の研究論文を読んで理解すること，である．

このテキストは，学部の上級生あるいは大学院1年生程度の内容が含まれている．特に，障害に関する章と実験室は，意欲がある学生を念頭に，そして最初の大半の部分は，学部学生が理解できるように書かれている．第Ⅰ部から第Ⅳ部の中には，学部学生にとっては，1回ではなく，数回に分けて講義すべき内容を含む章もある．一方，いくつかの補足的内容（特に，機能解剖学，制御理論，バイオメカニクスなどに関する初歩）については，他のコースでもカバーされるであろう．もちろん，学生の背景とニーズに合わせて，内容を調整することは，それぞれの教師やプログラム次第である．

本書も内容に基づいて，前もって準備すべきことはない．しかし，微積分学，物理学（力学），化学，そして解剖学などの基礎コースを履修した学生にとっては，明らかに有利である．そのような学生は，より多くの時間を興味のある問題に費やすことができる．

さあ，運動神経生理学の世界に分け入りましょう．

訳者まえがき

　本書の著者マークL. ラタッシュは，運動制御研究をリードする世界的研究者の一人である．本文中にも出てくるラタッシュの父レフは，神経生理学の改革者と言われるニコライ・ベルンシュタインのもとで運動制御に関する研究をしていた．ラタッシュは物理学者としてモスクワで学位をとったが，父と同じ運動神経生理学の道を開始した時期は，運悪く旧ソ連邦の末期であった．そのために8年間の失職という憂き目にあったが，その後，米国に渡り，有名な平衡軌道制御仮説（λモデル）に関連する研究で，学位を取り直したといういきさつがある．

　本書は，著者序文のとおり，ペンシルヴァニア州立大学のキネシオロジー（運動学）学部の大学院生への講義録を，教科書にまとめたものである．運動制御の研究が盛んな欧米でも，本書のように神経生理学の基礎から，最新の制御理論や臨床に至るまで網羅した教科書はほとんどない．

　一方，本邦における運動制御の研究は，従来のリハビリを含む医学系や体育学系からのアプローチだけでなく，工学系や心理学系，さらに最近では計算論などからのアプローチも盛んになってきた．まさに学際的な脳研究の重要な位置を占めるようになったと言える．

　このような中で，本書は，これから医学，工学，体育学，バイオメカニクスなどの各分野で運動制御の研究を始めようとする学生，大学院生，研究者はもちろん，リハビリ臨床に携わる医師，理学療法士，作業療法士および学生などに，格好の教科書となるものと思われる．

　私は1996年にラタッシュの研究室に留学したが，頭脳明晰であれば，最少の研究費と最短の実験時間で，最大限の効果をあげられる，という姿勢に感心したものである．現イリノイ大学のAruinと実験中にロシア語でやりあったり，独特のロシアン・ジョークを言いながら，ホームセンターで買った部品で実験機器を自作するという楽しい経験をさせて頂いた．

　相手の理論を徹底的に否定するほど議論が白熱しても，それが終わるとウォッカで乾杯！という頭の切り換えとその人間性がすばらしく思えた．

　原文は，このような彼の性格を反映して，独特のジョークとアイロニーとウィットに富んだ文章であったが，できるだけニュアンスを生かしつつ，教科書にふさわしい明確な表現を目指したつもりである．邦訳に原文のニュアンスを盛り込めなかったとすれば，私たちの力不足である．

　最後に，監訳中の大幅な遅れにもかかわらず，この貴重な教科書の邦訳を世に出す使命感をもって，辛抱強く激励して下った大修館書店編集部の平井啓允部長，松井貴之氏に御礼を申し上げたい．また，訳者の一人である吉田直樹氏には，全文にわたって貴重な意見を頂き，心から感謝している．

訳者・監訳者を代表して

道免　和久

第Ⅰ部
細　胞

第1章　細胞膜，微粒子および膜電位
第2章　活動電位
第3章　情報の伝導と伝達
第4章　骨格筋
第5章　受容器
第6章　運動単位と筋電図
◆自己診断テスト
◆第Ⅰ部に関する推薦図書

第1章

細胞膜，微粒子および膜電位

◆キーワード
複雑系アプローチ　浸透圧　ネルンストの式　生体膜　イオンの動き　平衡電位
溶液中のイオンの動き

1. 複雑系アプローチ

　本書の目的は，ヒトの神経系の機序，構造および機能の基礎知識を解説することにある．そしてこの知識が，随意運動がどのように調節されているかを理解するのに役立つことを念頭においている．神経生理学と運動制御の関係は明白ではなく，長い間，議論の的になってきた．そこには，2つの極論的見解がある．

　① 神経構造の機能は，その要素（神経細胞もしくはニューロン）の特性とその結合に由来する．したがって，研究者が中枢神経系（脳や脊髄）の構造とその情報を十分に蓄積すれば，その機能も明らかになるであろう．このようなアプローチは複雑系の機能をその要素の特性に「還元」しようとすることから，一般的に還元論（reductionism）と称される．このアプローチに関しては，別の凝った表現である上向決定論（ascending determinism）という用語が用いられることもある．

　② 複雑系の機能は，さまざまな要素の構造や特性をもとにしても理解することは困難である．なぜなら，複雑系を理解するためには，要素とその結合を単に見ているだけでは出てこない特別な概念が必要だからである．したがって，複雑系の要素の情報をどんなに多くもっていても，一時的にでも要素のことは忘れてシステムを全体から見渡してみない限り，科学者はその機能を絶対に理解できない．このアプローチは複雑系のアプローチ（complex system approach）と呼ばれており，著者の関心は実はここにある．

　複雑系を研究するためには，その要素情報を積み上げることとは別の方法が必要であることを受け入れるならば，まず複雑系の一般特性を理解し，適切な意味のある言語（概念）を導入する必要がある．表面的に異なる複雑系でも，同一の概念で記述できることに注目すべきである．例えば，わが太陽系は，莫大な数の原子で構成されている．しかし，1原子に関するボーア（Bohr）の原子モデルが，太陽系惑星系に類似する（図1-1）．重い動かない岩の振る舞いは，その岩の中の原子軌道上の1電子の振る舞いよりはるかに単純で予測しやすい．このことは，複雑系の動作の記述が必ずしも複雑なものになるわけではないことを意味している．身の回りの物事の多くは，原子核よりははるかに少ないパラメータと，より単純な法則で表現可能である．この表現の平易さこそが，複雑系アプローチの重要な利点である．

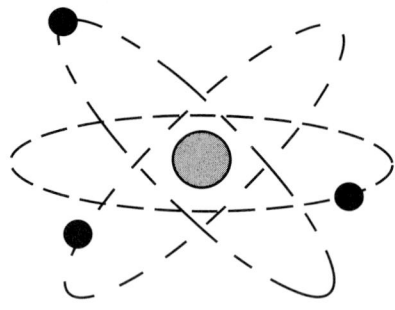

図1-1 原子のモデルと太陽系の構造はきわめて似ている．中央の円は太陽もしくは原子核，一方，黒の点は惑星または電子と思ってよい．

　これはすでに述べられてきたことだが，中枢神経系の要素についての知識は，ヒトがどのようにして随意運動を調節しているかについて理解する助けにはなっても十分ではない．しかし読者は，中枢神経系の要素についての知識を学ぶのに多くの時間を費やすことになる．これにはいくつかの理由がある．第1に，文法を学ぶ前にアルファベットを学ぶことには意味がある．この場合，神経生理学は，中枢神経系を含むすべての研究の基本となるアルファベットと考えることができる．第2に，神経生理学的研究は，例えば筋の電気活動（筋電図）のような，運動の遂行，すなわち，行動に直接的に関わる計測値をしばしば利用する．第3の点は，脳波（脳がつくる電場の記録）のような神経生理学的指標は，そのシステムを構成している多くの要素が機能する様子を反映したものである．この指標は，読者があとでわかるように，注意点や制限条件があるにしても，システム特性の指標と見なされる．第4の点に，学生はヒトの運動制御とは違う何かを学びたがるものである．興味の範囲が人体の機能にあるとしても，神経生理学的メカニズムに関する基礎知識は，たいへん助けになり，場合によっては決定的に重要である．

　神経生理学の基礎という海峡を通って長い退屈な船出をする前に，私は，還元論と複雑系アプローチとの違いを明らかにすることができると期待して，2，3の例を次に示したい．

　友人に，自動車の仕組みを教えるときの最悪の方法は，車の部品の物理学から始めることだろう．車が部品から出来ているとはいえ，全体としての特性は部品の特性からもたらされているのではない．このことは，教える人は質的に飛躍して，異なる概念の枠（例えば，ハンドルの回転角度，アクセルとブレーキペダルへの圧力，ギアについて，など）を使う必要があることを意味している．自動車のマニュアルが，部品の物理から始まり，分子物理学に入り，分子間の相互関係からもたらされる物質特性の説明に多大なページを割いていると想像してみるとよい．そんなマニュアルは有用な面も多いかもしれないが，どうやって自動車を運転し点検するかの説明には役立たない．一方，大都市の交通の特徴を理解しようとする課題のためなら，個々の自動車の特性など全く役に立たない．交通は，ふさがっている車線，停止信号，信号機といった道路条件の要素により影響されるものだからである．交通の基本的パターンは，その都市の人がトヨタかシボレーかBMWのどれを好むかにかかわらず，同じである．

　では，何が正しいアプローチなのだろうか．第一には，取り扱っているものが複雑系であり，このシステムの特性は，システムを構成する要素の特性に由来するものでも，要素の特性の中に見つけられるものでもないということを理解することが必要である．システムがその構成要素を足し合わせたものよりも大きいときには，そのシステムは複雑系だと言えるかもしれない．

　この記述を誤って解釈してはいけない．これは，すべての複雑系が，どんな要素からも組み立てられるということを意味するものではない．要素は，システムを機能させられる特定の特性をもっていなければならない．例えば，酸素分子だけで自動車を組み立てることはできない．しかしながら，仮にどんな分子がどんな配合で自動車の製造に用いられるかがわかったとしても，この情報は自動車の機能を理解するには不十分である．

　このようなシステムを学ぶ第一の段階は，適切な分析のレベルを定義することである．そして，システムの機能をうまく記述できる正しい言葉を選ぶことである．自動車の場合には，マニュアルを読んだり，整備士に相談することが近道である．しかし，このような方法を利用できない場

合，直感や基本的な知識や常識に基づいて，自ら正しい言葉を見つける必要がある．

すべてが直感的で明快なのに，読者はどうして私がこんなつまらないことに無駄な時間を費やしているのか，と不思議に思うかもしれない．私たちが日常出会う比較的単純なシステム（車，台所用具，コンピュータさえも）に関してだけ言えば些細なことである．しかしながら，人間が作ったのではないより複雑なシステムの研究は，しばしば還元論的な方法をとる．すなわち，そのシステムの要素とその要素間の相互作用を研究するときに使うような方法の利用である．そのとき，最初の絶対に重要なステップであるシステム全体のための適切な用語の開発にさえも取り組まない．

伝統的には，人体の複雑な機能は，要素から始まって，機能を獲得しようとして進化するものと記述されている．この種の記述は，ジグソーパズルのように，たくさんの断片が組み合わさって，1枚のすばらしい絵が出来るという印象を与える．

しかし，完成像が印刷された箱の蓋がなくなったら，出来上がるべきはモナ・リザなのかウエストミンスター寺院なのかはわからないので，ともかく合わせよう，そうすればやがて答えは出てくるだろう，と当てずっぽうで断片を並べなくてはならない．可能な絵を直観的に追い求め，理論的な計画に従って進めることなしには，成功のチャンスはない．すなわち，その特徴（例えば，形）だけを手がかりに断片を合わせようとする試みは，うまく行きそうもない．なぜなら，個々の断片は，無数の他の断片とも接することができるからである．

中枢神経系の信号処理を含んだ系では，状況はもっと複雑である．なぜなら，ニューロンの特性（入力情報過程と出力信号の生成系路）は，近隣の活動を含む多くの要因に依存して変化するからである．断片をお互いにくっつけ合ったとき，パズル絵がいろいろと形を変える様を想像してみよう．

> **問題 1-❶**
> 日常生活で複雑系の例を2～3つあげなさい．

本書の読者は「要素から機能へ」というアプローチの限界を心にとどめながら，神経系内の多様な要素の構造や機能を勉強することになる．基本的事項の説明のあとに，私は異なる要素がどのように1つの機能を生み出すことに関わっているかを想像しようとしている．しかし，この試みは，そのシステムが実際にどう働いているかというよりは，むしろ，どう働いている可能性があるのかを示すものだというべきだろう．要素の構造や基本的特性についての知識が，想像力に与える制限はゆるいものにすぎず，多くのデザインが可能だということがわかるだろう．

さあ，シートベルトを締めて，中枢神経系のアルファベットを学ぼう．

2．生体膜

進化（あるいは創造）の究極の成果一つが細胞膜である（図1-2）．膜は外界から情報を細胞内に隔絶し，したがって情報を貯蔵することができ，細胞質を保護している．そして，基本的には細胞に境界を設け，細胞を環境から独立した単位

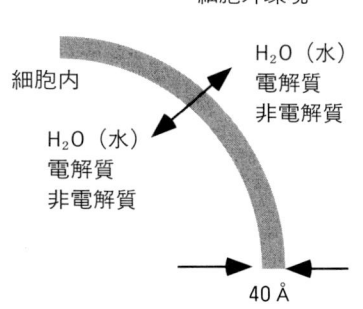

図1-2 細胞膜は洗練された構造であり，ある物質には透過性を示すが，他のものには透過性を示さない．その選択的透過性が，細胞を外部環境と関わらしたり遮らせたりするユニークな構造をもたらしている．

に作り上げている．もし，膜が絶対に不透過なものだったら，細胞は外界と関わりをもてないし，必要な情報や物質（例えば食物）を摂取できず，環境の一部分であるというよりは，全く性質を異にする構造物となっていたであろう．膜があらゆるものに透過性を示したら，膜の機能は完全に失われたであろう．つまり，細胞膜の最も重要な機能は，部分的透過性（partial permeability）であり，これは細胞質を保護しながら，環境と情報交換できるようにしている．

膜を介した物質の動きは，膜の生理学（membrane physiology）といわれる生物学の分野の中心テーマである．細胞膜は一般的にとても薄い（約40Å，または4 nm＝$4×10^{-9}$m）が，相対的に巨大な細胞全体よりもより効果的に，物質の動きを支配している．膜をよぎって移動する物質には主に3つあり，それらの特性を考えていこう．

① 溶媒；最もありふれた溶媒は水であるが，物質によっては脂質に溶けるため，特に細胞膜をより通過しやすくなる．
② 電解質；これらは正か負の荷電をもったイオンである．
③ 非電解質；存在する分子や分子の断片のうち，正や負の荷電をもたないもの．細胞の代謝産物の多くは非電解質である．

電解質の動きは，この本の中で特に重要な役割を演じる．その理由は，それらは膜を通して電流を生み出すからである．早く伝えたい情報のほとんどは，電気的な力の助けで神経系の中を（人体の他の系と同じように）伝えられる．したがって，電解質の動きで作られた電流が，情報の伝達にとってきわめて重要であり，筋肉への運動指令の生成過程や筋による指令の実行のすべての過程に次々と関わっていく．

3．溶液動態

水はとても良い溶媒である．その理由は水分子（H_2O）のもつ極性，つまり，水分子は足し合わせると0になる正と負の電荷を局所的にもっている点にある．最終的に，電解質（例えば，塩など）は水中ではイオンとなって分離する．水のように極性をもった非電解質は，よく溶解するがイオンにまで分解はしない．通常，水の動きは静水圧の差によって生じる．このいわゆる容積流あるいは対流（convection）は，圧力差に比例している（図1-3）．容積流は，明らかに溶解した微粒子といっしょに水を運ぶ．

水中の微粒子の濃度は，拡散（diffusion）と呼ばれる別の種類の動きを規定する．溶液の2カ所で濃度が異なる場合，微粒子（分子やイオン）のいろいろな方向への不規則運動が，高濃度の側から低濃度の側への全体としての動きを生じる（図1-4）．

結果として，拡散は，微粒子の濃度を変化させ，異なる場所の濃度差を減少させる．濃度の相対的な変化は，微粒子の数や各部分の全容積（区画）などの数種類の要因に依存することに注意し

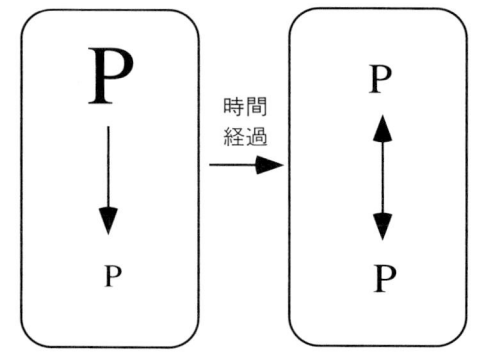

図1-3 対流とは，圧力の高いところから低いところへと生じる溶媒（例えば水）液と溶質の動きのことである．

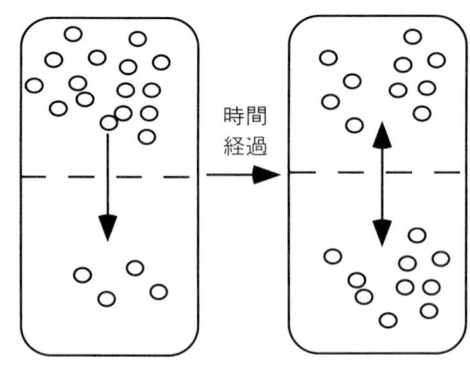

図1-4 拡散とは，高濃度から低濃度に向かう溶解した微粒子の動きのことである．

なければならない．区画が大きければ大きいほど，変化は小さくなる．細胞膜を通る微粒子の拡散を議論する場合には，細胞外スペースのことも考えるのが普通だ．これは細胞内スペースよりはるかに大きいので，どんな拡散でも細胞内の濃度を変化させるが，細胞外の濃度は変化しない．拡散は特に離れた距離で起こるとき，時間がかかることに注意すべきである．したがって，私たちの身体は，長い距離にわたって溶質を運ぶ場合には別な方法，すなわち，特に循環系の助けを借りた対流を用いる．細胞内外からの拡散の度合は，その細胞の表面積/体積（S/V）比に依存している．小さな細胞は高い S/V 比をもっており，拡散はすばやく起こるが，大きな細胞は低い S/V 比をもっており，拡散は遅い．球形細胞では，

$$S/V = 4\pi r^2/(4/3)\pi r^3 = 3/r$$

となる．ここで r は半径．

電解質も非電解質も対流や拡散で動く．しかし，電解質は電場に反応して動くこともできる．この場合，電解質の動きはオームの法則に従う．

$$I = V/R$$

ここでは，I は電流もしくは荷電の変化（I＝dQ/dt），V は電圧または電位差，そして R は抵抗である（図1-5）．

対流，拡散および電場の働きによる動きは，膜の有無に関わらず溶液中で起こる．ここで，生体膜を通過するこれら物質の動きに話を向けよう．膜は脂質の層で作られているため，どんな粒子に対しても実質的には非透過で，特にイオンを通過させることはない．したがって，膜を通過するほとんどの物質移動は，膜チャネルという特別な場所で生じる．ここでは，特別な高分子が，ある特定の分子を通過させる．例えば，Na^+ チャネルは約 260,000 ダルトンという巨大な分子量のポリペプチドを使っている．膜を介する物質移動は，典型的には濃度勾配（拡散）と電圧勾配（イオンの場合）に依存する．チャネルの助けがなくてもかなりの量が通過する物質はあるが，そのような物質（例えば，麻酔薬などの薬剤）は脂質に溶ける．

4．水溶液濃度：浸透圧

ある容積の溶媒中のすべての微粒子の濃度を測るには，異なるすべての微粒子の数を知る必要がある．そのためには，電気化学から特別な単位を借りてくる必要がある．それはモル（mole）である．1モルは，その物質の分子量に等しいg当量の物質の量である．例えば，水素分子は分子量 2 である（個々の水素は原子量1）．したがって，水素は 2 g 重量で 1 モル，同様に酸素は 32 g 重量が 1 モル（各原子量は16）となる．どんな物質でもその 1 モル中には，6.02×10^{23} の粒子が含まれる（これをアヴォガドロ数という）ことに注目すべきである．

水溶液の濃度は，すべての微粒子の総濃度として測定される．例えば，蔗糖のような非解離性の物質の溶液のモル浸透圧濃度は，この物質の分子数に一致する．すなわち，1ミリモル溶液（mmol，ミリの意味は10の3乗で割る，1/1000 ということを思い出すこと）は 1 mOs（milliosmole，ミリオスモル）というモル浸透圧濃度になる．もし物質が解離性の場合，例えば，塩（NaCl）は Na^+ と Cl^- という2つの粒子に分離するので，NaCl の 1 mmol 溶液のモル浸透圧濃度は 2 mOs である．物質の濃度は，その物質の量の変化がなくて細胞の容積が変化する場合に変化する．これは例えば赤血球が，血漿より高いまたは低い塩分濃度に置かれたときに起こっていることである．

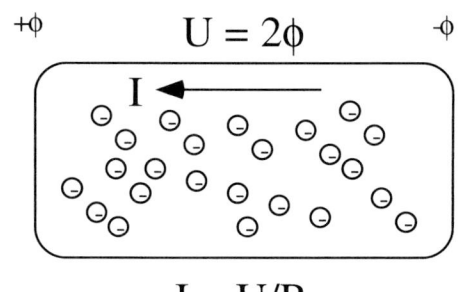

図1-5 電場は電位の差（U）を作り出し，その差は電荷粒子の流れ（電流，I）を生じる．流れの大きさは電位差に比例し，そのときの比例定数の逆数は抵抗（R）と定義される．

> **問題 1-❷**
> このような溶液中の赤血球には何が起こるだろうか？　膜表面はあまり変化しないことに注意．

基準溶液（血漿）と溶質の濃度が同じ場合，その溶液は等浸透圧（isoosmotic）であるといい，低い場合は低浸透圧（hypoosmotic）であり，高濃度であれば高浸透圧（hyperosmotic）と呼ばれる．これらは，等張性（isotonic），低張性（hypotonic），高張性（hypertonic）という用語として通常用いられる用語とほとんど同義語である．

浸透圧は，浸透圧平衡を得るために膜を通過する溶質ではなく，溶媒（水）の動きの過程である．膜を通るイオンや他の微粒子の動きは，通常，両方とも制限を受けるが，水は自由に通過できることを思い出すこと．

浸透圧平衡（水が膜の両側で移動しない状態）は，膜の両側の溶液の浸透圧が等しい場合にのみ成立する．したがって，細胞内の微粒子の濃度（Si）は細胞外の濃度（So）と等しくなる．濃度は，その場の体積で除される粒子数に等しいことに注目すると，

$$S = A/V. \quad (1\text{-}1)$$

微粒子 S1 濃度の溶液から細胞を 1 つ取り出して，微粒子 S2 濃度の新しい溶液に入れると，細胞の体積は浸透圧平衡に達するまで変化する（図 1-6）．

最初は，$S_{i1} = S_{o1}$，1-1 の式から

$$A_1/V_1 = S_{o1}.$$

新しい溶液では，同様に以下が得られる．

$$A_2/V_2 = S_{o2}.$$

単純な変換を行うと，

$$\frac{V_1}{V_2} = \frac{A_1 \cdot S_{o2}}{A_2 \cdot S_{o1}}.$$

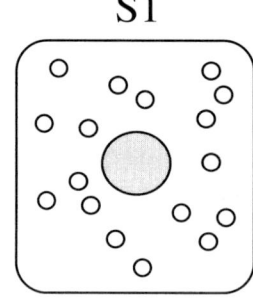 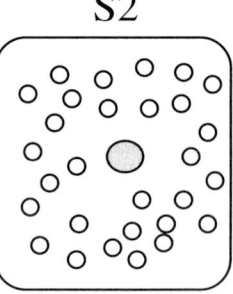

図 1-6　ある微粒子の濃度の S1 の溶液から細胞を 1 つ取り出し（S2＞S1），微粒子濃度 S2 の新しい溶液に入れると，細胞体積は新しい浸透圧が平衡に達するまでに変化する（この場合は体積減少）．

そこで，新しい溶液で細胞の体積がどう変わるかを知るためには，細胞外の溶質の濃度と細胞内の溶質の量を知る必要がある．

> **問題 1-❸**
> 細胞が透過性物質だけを含む溶液に置かれたら，細胞に何が起こるだろうか？

5．イオンの動き

イオンは拡散と電位勾配の両方によって動く（図 1-7）．前述のように，拡散は濃度差によって駆動される．拡散を駆動する化学的な力は，化学ポテンシャル（Fc）という．

$$Fc = RT \cdot \ln C \quad (1\text{-}2)$$

ここでは，R は気体定数，T は絶対温度（ケルビン目盛），C は濃度である．

外部に電場がない場合，荷電した微粒子に作用する電気力 Fe は，

$$Fe = z\Phi V \quad (1\text{-}3)$$

ここでは，z は原子価（正もしくは負であることを忘れないこと），F はファラデー定数，V は電位である．そこで私たちは，イオンに作用する電気

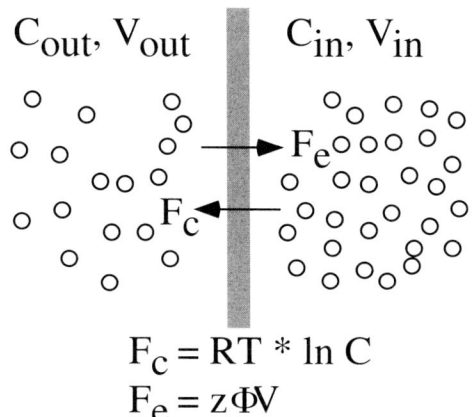

図1-7 イオンは2つの力の影響下で移動する．力の1つは濃度勾配に関わるもの（Fc），もう1つは電位差に関わる力（Fe）である．

化学的な力の総計を知ることができる．

$$F = Fc + Fe$$

もし，イオンが平衡なら，両側の膜に作用するイオンの力は等しくなければならない．このような力を電気化学ポテンシャルと呼んでいる．

$$RT \cdot \ln C_{out} + z\Phi V_{out} = RT \cdot \ln C_{in} + z\Phi V_{in}$$

この式から，平衡電位（Veq）を，膜外の電位を基準とした膜内の電位（Veq=Vin−Vout）として計算することができる．これは，膜を介したイオンの動きが全体としてはない場合の電位である．

$$V_{eq} = \frac{RT}{z\Phi} \ln \frac{C_{out}}{C_{in}} \quad (1\text{-}4)$$

これがネルンストの式である．定義から，平衡電位は，濃度差によって膜を通過するイオンの動きと反対方向で，それと同じイオンの動きを生じさせる電位である（図1-7で濃度差による力Fcと電位差による力Feは，反対方向に作用していることに注意）．1つのイオンに作用する電気的な力は，その電荷と直接比例する．すなわち，Na^+やK^+の場合よりもCa^{++}の力の方が2倍大きいということである．Na^+と比較してCl^-の場合は，その大きさは同じであるが，作用の方向が反対になる．体温では，RT/Fが一定であるから，

$$V_{eq}(\text{in mV}) = \frac{62\text{mV}}{z} \log_{10} \frac{C_{out}}{C_{in}} \quad (1\text{-}5)$$

以下のような平衡電位の特性に注目しよう．
① これはあるイオンの濃度比の基準であり，拡散に用いられるエネルギーの意味をもっている．
② これは膜を通過するイオンの受動的な動きがないときの電位である．
③ これは実際の膜上の電位であるが，1種類のイオンが膜を通るときのみのものである（例えば，静止時にK^+にのみ透過性があるヤリイカの軸索膜のように1種のチャンネルだけの場合）．

問題 1-❹
もし膜内の電位がVeqより高いとき，膜を通過する電流はどちらの方向に流れるだろうか？　Na^+，Cl^-について解きなさい．

電流の方向は膜電位によって規定される一方，その大きさはオームの法則によって規定される．例えば，電流はK^+の動きによって，

$$I_k = g_k(V - V_k) \quad (1\text{-}6)$$

ここで，Iは電流，g_kはK^+に対するコンダクタンス，Vは電位，V_kはK^+の平衡電位である．gは一定ではなく，すばやく変動する．さらに，濃度勾配は活動電位のような一瞬の間にはあまり変化しないことにも注意すること．したがって，膜を介したすべてのイオン動態は，事実上1-6式で規定される．

● 第1章のまとめ───────────────────────────────

　複雑系は，要素の集合ということ以上のもので，適切な概念を組み立てて学ぶべきものである．生体膜は，ユニークな構造をしており，細胞が環境と関わったり，分離することを可能にしている．溶液中の微粒子は，圧力差や濃度差，さらに電場の影響下で区画の間を移動する．浸透圧は，すべての微粒子の濃度を平衡に導くための溶媒の動きの過程のことであり，膜を通過する溶質のことではない．平衡電位は，荷電粒子に対して働く電気的な力であり，微粒子の濃度差による力と等しい大きさで反対方向の電気的な力を生み出す膜電位である．

第2章

活動電位

◆キーワード

膜電位　　イオン・コンダクタンス　　ナトリウム-カリウム・ポンプ　　活動電位の発生

　高等動物の生体内では，活動電位が最も重要な情報伝達の単位である．その重要性は無限である．下等動物では，ほとんどの場合，体内の情報は重要な化学物質を含んだ体液による拡散か対流によって伝達される．この情報伝達機構は，液性(humoral)機構といい，伝達速度は圧力差によって生じる体液の流速により制限を受ける．進化の過程で，活動電位の発生と伝達を可能にしたイオン機構の出現により，情報処理や伝導速度は何倍にも増大し，この目新しさを備えた生物種が永遠に続く生命の競合の中で，かなり優位に立てることになった．情報伝達の液性機構は，高等動物には今もなお備わってはいるが，すばやい決定やすばやい動作が必要な情報処理ではいつも，ずっと速い電気化学機構を利用している．そして，(人間を含む)高等動物の運動の特性や制限の中には，活動電位の発生や伝達機構と直接関連している場合がある．

1. 膜電位の生成

　ある容積を半分に分ける膜を考えてみよう（図2-1）．初めは膜の右側にはNaClはなく，ある量のNaClが膜の左側にある．膜の左側のNa$^+$の

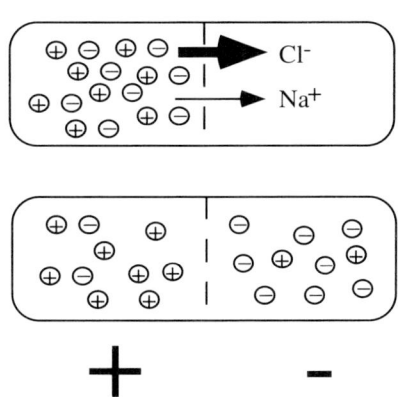

図2-1　膜がNa$^+$Cl$^-$のある側とない側に仕切っている（上図）．これらイオンの拡散は，異なる速度で生じる．結果的に，電気力が濃度勾配の力でちょうど補正されるとき，新しい平衡状態が左右の異なるイオン濃度で達成されることになる（下図）．

数とCl$^-$の数とは全く同じだから，膜の両側の電位差は0であることに注意しよう．次に，濃度勾配によって拡散が始まる．しかし，イオンによって拡散速度が異なる．この場合，Cl$^-$がより速く移動する．したがって，両側の濃度が等しくなるとき，右側にCl$^-$が，左側にNa$^+$が少し多い状態となる．その結果，膜の左右に電位が生じる．もっと正確に言えば，電位差が生じることになる．この電位が，すべてのイオンで生じているのではなく，均衡が保たれていない，とても小さな部分で生じているということに注目しよう．例えば，

面積1 cm²の膜で100 mVの電位（膜電位の典型的な値）が生じるためのイオンの量は，わずか10^{-12}M（1ピコモル）でしかない．生物の電位は，すべて均衡が保たれていない，ほんの少しのイオンで作られていることになる．したがって，概算すると，溶液中の陽イオンの総量は，常に陰イオンの総量に等しいと考えることができる．

問題 2-❶
前段の記述中の誤り（不正確な言い方）を見つけなさい．

膜は外的電場の存在下では，電荷を貯めこむことができる物理構造，つまりコンデンサーのように振る舞う．具体的には，通常のコンデンサー同様，電荷を貯める能力は表面積に依存し，溶液の量には依存しない．膜の総電荷（Q）は，膜の両側の電圧（V）と電気容量（C）の積に等しい（図2-2）．

$$Q = C \cdot V$$

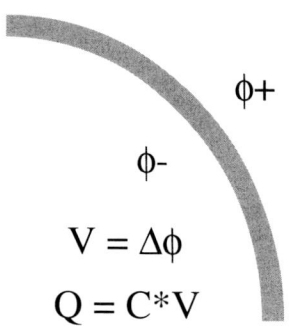

図2-2 膜はコンデンサーと見なされる．その電荷（Q）は，電気容量（C）を係数として，膜の両側の電位差（V）に比例する．ϕは電位．

これは，電気容量を電位差と貯蔵された電荷の間の比例係数と定義したクーロンの法則の変形である．

電圧が変化するときには，電荷もまた変化する．定義によれば，容量電流は電荷の変化である（$I_c = dQ/dt$）．そこで，

$$I_c = C \cdot dV/dt \quad (2\text{-}1)$$

容量電流が，膜を介したイオンの動きによって作られる電流とは異なることに注目しよう．容量電流は，電場変化によって生じるので，担体やチャンネルを必要としない．それは，膜電位が小さな変化を示すときに重要な役割を演じている．

ニューロンの電気現象で特別な役割を果たす3つの重要なイオンがある．それは，ナトリウム（Na⁺），カリウム（K⁺），塩素（Cl⁻）イオンである．これらの膜の内外の濃度は，かなり差がある（図2-3）．そして，これらイオンの平衡電位は，ネルンストの式を用いて計算することができる．

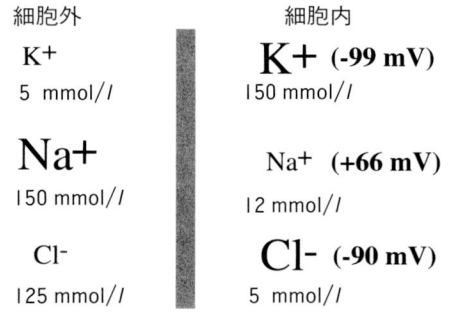

図2-3 膜を通る代表的な3つのイオンの濃度差を示した図．各イオンの平衡電位を，括弧内に示した．

問題 2-❷
ナトリウム（Na⁺），カリウム（K⁺），塩素（Cl⁻）イオンの平衡電位を概算せよ．

膜内外のイオン濃度の差は，能動的に維持され，このプロセスにはエネルギーが必要である．通常この機構は，ナトリウム-カリウム・ポンプ（sodium-potassium pump）と呼ばれる．図2-4は，ミトコンドリアに貯められたアデノシン三燐酸（ATP）をアデノシン二燐酸（ADP）に分解したエネルギーを受け，どのようにしてポンプが働くかを模式的に示した図である．

Na⁺，K⁺，Cl⁻それぞれのイオンが，競って同じチャンネルを介して膜を通過することを想像しよう．膜電位は式1-5で定義されるので，

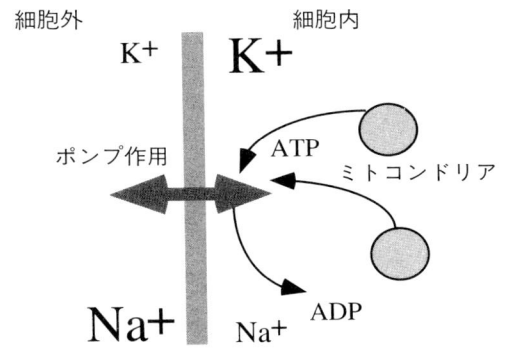

図2-4 膜を介したイオン濃度勾配を維持するためには，エネルギーを要する．そのエネルギーは，ATP（ミトコンドリアに貯蔵されている）をADPに分解する化学的過程で得られる．この機構がナトリウム-カリウム・ポンプと呼ばれるものである．

$$V = 62\,\text{mV} \cdot \log_{10}\frac{P_K C_{Kout} + P_{Na} C_{Naout} + P_{Cl} C_{Clin}}{P_K C_{Kin} + P_{Na} C_{Nain} + P_{Cl} C_{Clout}} \quad (2\text{-}2)$$

ここで，P：膜の透過性，C：膜の内外のイオン濃度（小文字のK，Na，Clに注意）．

これがゴルドマン-ホジキン-カッツ式（Goldman-Hodgkin-Katz equation）である．

もし，チャンネルが完全に選択的ならば，この式は次のようになる．

$$V = \frac{g_{Na}E_{Na} + g_K E_K + g_{Cl}E_{Cl}}{g_{Na} + g_K + g_{Cl}} \quad (2\text{-}3)$$

ここで，gはコンダクタンス，Eはそのイオンの平衡電位である．gはそのイオンの開いているチャンネル数と思ってよい．開いているチャンネルの数が多いほど，そのイオンの平衡電位が膜全体の電位生成に大きく影響する．2-3式は，膜のチャンネルはかなり特異的なので，適切な概算ということになる．しかし，この式は膜電位の速い変化，例えば活動電位の最中には適用されないことに注意すべきである．

問題 2-❸
2-3式はどうして膜電位の速い変化には不適切なのであろうか？ 何が考慮されていないか？ 2-2式で，Cl⁻に関する変数がNa⁺，K⁺とは別の形で表されているのはなぜか？

2．活動電位の基本的性質

「電位」という言葉には，非常に多くの意味がある．ここで，ある過程，すなわち，「活動電位」と呼ばれる膜電位の時間関数について考えることにしよう．これを膜電位と混同してはいけない．膜電位とは，ある瞬間の膜の状態を表す1つの数値である．

最も興味深い活動電位の特徴の1つは，その閾値の性質である．電気刺激装置を膜の上に置き，膜に短い電流パルスを与えたとしよう（図2-5）．刺激電流値が弱いとき，膜電位は小さく変化するが，速やかに平衡電位（または静止電位）へ戻る．電場の広がりのために刺激はある程度広がるが，電場は刺激部位からの距離とともに急激に低下するので，そう遠くまでは広がらない．したがって，膜電位の静止電位から最大に変化する場所は，刺激部位に限られる．

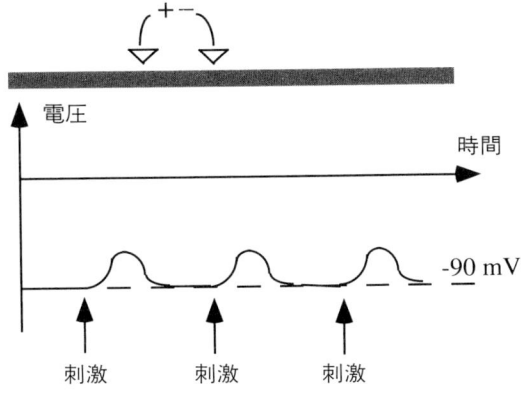

図2-5 比較的弱い電気刺激で膜を刺激する場合，膜電位は各刺激に対応して多少変化するが，その後，静止電位に戻る．

刺激電流が徐々に大きくなると，膜電位の変化も大きくなり（図2-6），刺激がある値に達すると奇跡のような現象が起きる．すなわち，膜はそれまでの電位とは不釣合いなほど巨大な変化の反応をする．この質的な変化を生じる膜電位の値は，膜閾値（menbrane threshold），または刺激閾値（stimulation threshold）と呼ばれている．驚

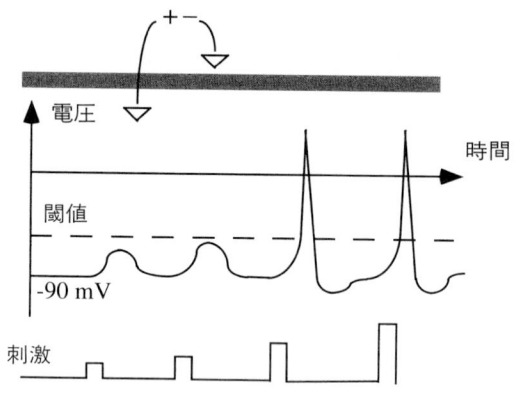

図2-6 刺激電流が大きくなるにつれて，その値が小さい間は，膜電位の静止電位からの変化が徐々に大きくなる．刺激が相当大きくなると，活動電位が生じる．さらに刺激強度を増しても膜の反応は全く変化しない．

くべきことに，刺激を閾値より大きくしても，それ以上の変化は起きない．膜は正確に同じ大きさの活動電位で反応する．このように一定の大きさをもつか，あるいは全く反応しないかのいずれかで，中間的な反応を全く示さない活動電位の特徴は，「全か無かの法則」と呼ばれる．

問題 2-❹
日常生活の中での「全か無かの法則」の例を示しなさい．

いま述べているのは，膜内外の電位差，つまり膜の内側の電位と外側の電位の差であることに注意しよう．一対の測定用電極を膜の外側に置いたとき，電極間の電位差を記録することはできるが，膜内外の電位差は記録できない．細胞外の電位は，活動電位の振幅よりずっと小さい（1000分の1倍！）．同様に，膜を一対の外部電極で刺激する場合，細胞外液と膜が細胞内を外部電流の影響からうまくシールドしているので，かなり高い電流が必要である．「実験室」の問題を考えるに当たっては，このことを十分心にとめておく必要がある．

さて，思考実験をしてみよう．膜を損傷しないように，きわめて細い刺激電極を細胞内に刺し込むとする（図2-7）．もし，細胞内をより陰性にする電流を与えたとき，膜電位の変化を過分極（hyperpolarization）と呼ぶ．それとは反対の電流は，脱分極（depolarization）と呼ばれる膜電位変化を生じる．この過分極も脱分極のどちらも，電気的緊張的に広がっていく．すなわち，いずれも膜の隣接部位に影響を及ぼすが，影響は急激に小さくなり，消滅する．

さて，それでは活動電位の発生のメカニズムに話を移そう．

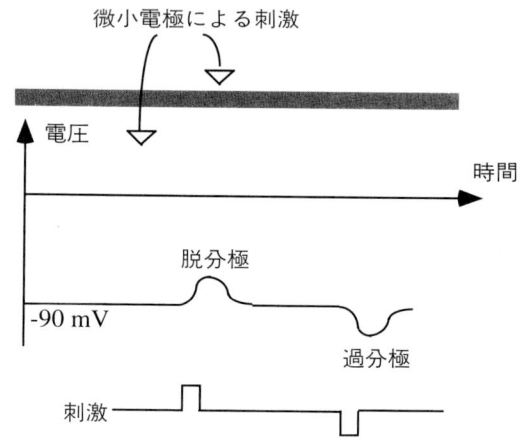

図2-7 きわめて細い電極を，膜を破壊することなく細胞内に刺入する．そうすることで，膜の安静電位を変化させることができる．

3．活動電位の発生機序

はじめに，特定のイオンの膜透過性が膜電位によって決まるために活動電位が発生する，という事実を理解することが重要である．1つの例（図2-8）を考えよう．膜の中の特定のチャンネルを通ることができるイオンが1つだけある．各チャンネルは，時には寝入ってしまうというデーモンに守られているとする．デーモンが寝入ってしまう確率は，膜電位に依存し，静止時にはすべてのデーモンが目覚めていて，イオンは膜を通過できない．短い持続時間の刺激パルスが与えられれば，膜電位が変わる．1つの脱分極パルスが何人

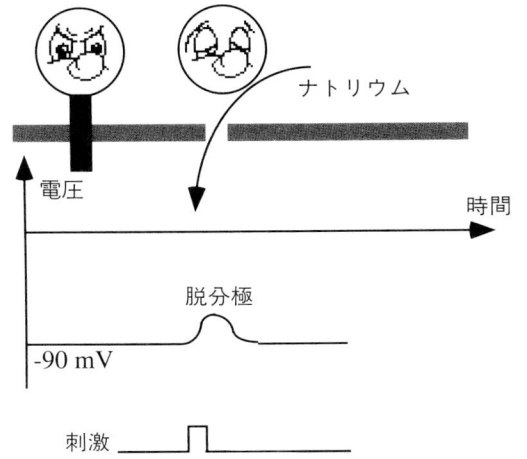

図2-8 デーモンが1人ずつそれぞれの膜のNa⁺チャンネルを開かないようにガードしている．膜の脱分極は，何人かのデーモンを眠らせるのでその場所のチャンネルは開く．イオンが膜を通過して，脱分極が増大し，より多くのデーモンを眠らせる．

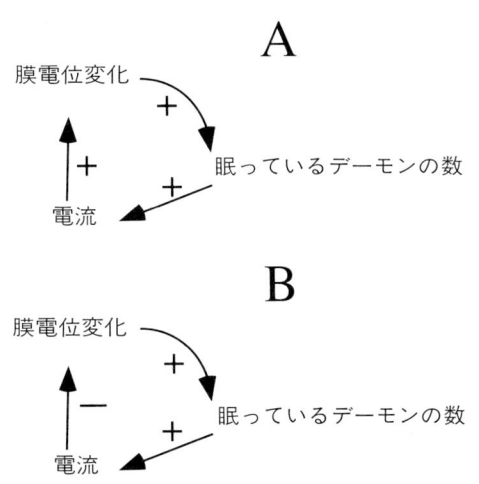

図2-9 正のフィードバック(A)は急激な効果の増幅をもたらすが，負のフィードバック(B)は初期の状態へと引き戻す（＋は促進，－は抑制を示す）．

かのデーモンを眠らせ，その結果，いくつかのイオンが膜を通過することができる．より多くのデーモンが眠ってしまえば，より大きな電流がイオンによって作られる．しかし，電流自身が膜電位を変化させることに注意しよう．ここで2つの可能性がある．

① 電流は膜を過分極させ，それによってデーモンの何人かを目覚めさせ，デーモンはすばやく門を閉じ始め，静止電位を回復させる．
② 電流がさらに膜を脱分極させる，すなわち，刺激と同じ方向に作用する．そして，電流はデーモンを眠らせ，多くのチャンネルが開き電流が増し，そのことがますますデーモンを眠らせるという具合になる．

第2例に見る過程は，正のフィードバック（positive feedback）と呼ばれるもの（図2-9）であり，第1の可能性は，負のフィードバック（negative feedback）に対応する．明らかに正のフィードバックの方が大きな信号をすばやく作ることができるが，負のフィードバックは通常，「外乱性」の信号をゼロにする傾向がある．

よく似た機構が，神経に沿って伝播する「全か無か」の信号を生じさせる．脱分極が膜の特定のイオンに対する透過性を増大させる一方，透過性

の増大が脱分極を大きくする膜電流を作り出すからである．

膜電位固定法という技術を使って，活動電位の生成過程を調べることができる．この方法は，膜に電荷を与えたり除いたりして，電圧を一定に保つ外部の機器（熱を発生したり除いたりして室温を一定にするサーモスタットのように）の助けを借りて，膜電位をあるレベルに保つために用いられる．この条件は正のフィードバックの仕組みによって活動電位を発生させることはできないが，研究者は膜電位が特定のイオン・チャンネルのコンダクタンスに与える影響を調べることができる．

図2-10は，膜に脱分極性の電圧が与えられたあとのナトリウム・コンダクタンス（gNa）の電圧への依存を示す．gNaは自発的に消失する．つまり，膜電位が人工的に一定に固定されている（図2-10では「刺激」の線が示す）ときでさえ，明らかな外部刺激が追加されなければ，元のたいへん低い値に低下することに注意しよう．より高い刺激電圧では，gNaのピーク値はいっそう高くなり，より早く低下する．注目すべき点は，gNaがピーク値に達する時間が，より大きい刺激では短いが，カリウム・コンダクタンス（gK）の場合はほとんど変化しないことである．Na⁺，K⁺という主要な両イオンのコンダクタンスが増大するとき，ナトリウム（Na⁺）－カリウム（K⁺）ポ

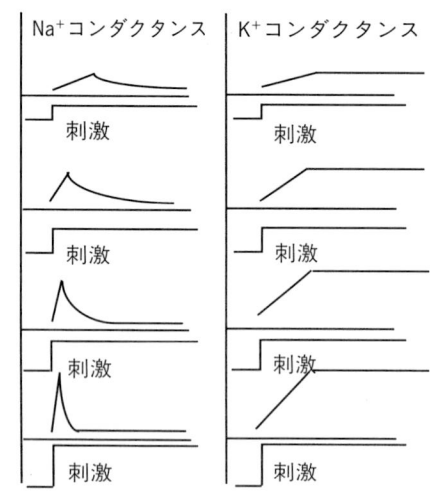

図2-10 膜に一定の脱分極が与えられている．注意したいことは，K⁺コンダクタンス（gK）がゆっくり変化して新たなレベルに留まるのに対して，Na⁺コンダクタンス（gNa）は，増減することである．また，刺激が強ければ強いほど，gNa はより高い値に短時間で達することにも注意しよう．

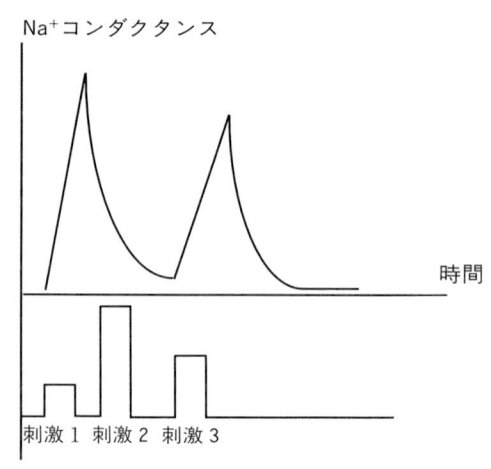

図2-11 刺激1が gNa の増大を引き起こした後に別の刺激が来ても，ある期間はそれに応じて gNa は上昇しない．短い期間では，この不活性化は絶対的で，相当強い刺激でも gNa は反応しない（刺激2，絶対不応期）．その後の期間は，通常よりも強い刺激で gNa は上昇する（刺激3，相対不応期）．

ンプは機能しなくなっていて，膜電位変化は主として開いているチャンネルを通るイオンによって規定されることになる．

もしも電圧固定を解除した場合，すなわち膜電位が静止値に戻れるような場合には，すでにゼロになっていなければgNaは低下する．

不活性化（inactivation）という重要な現象がある．その意味は，自発的にgNaの増大が消失した直後は，かなり強い電圧をかけても（図2-11），gNaをすぐに増大させることができないという現象である．回復にはいくらか時間を要する．コンダクタンスが外部電圧によっても増大しないとき，その神経は絶対不応期（absolute refractory）にあると言われる．コンダクタンスを増大させるために通常よりも高い刺激電圧が必要だが，増大自体は起こるとき，その神経は相対不応期（relative refractory period）にあると言われる．不応期は実験室で行う物理実験で観察できる．

チャンネルは，膜電位の変化に応じて閉じることができるし，また疲労して回復に時間を要するときには，自分自身で閉じることもできる．前者は，外部からの脱分極刺激でチャンネルを開くことができるが，後者の場合には，ただ待つしかない．

図2-10は，K⁺コンダクタンス（gK）が膜電位に依存することも示している．gKは脱分極とともに増大し始めるが，自発的には低下しないことに注意しよう．元の値に低下するのは，膜電位が静止電位に戻ったときだけである．このことは，K⁺チャンネルには不活性化もしくは不応期がないことを意味している．gKはgNaよりもゆっくりと増大することにも注意しよう．これは，膜の脱分極の初期ではNa⁺チャンネルがより大きな役割を演ずることを意味している．

これまでの図で見てきたように，gNaやgKはいずれも膜電位とともに「なめらか」な振る舞いをする．つまり，それらは閾値現象を示さない．全か無かの活動電位を生み出すメカニズムを理解するためには，膜電位固定法をやめ，電位が変化するようにする必要がある．

細胞内外のNa⁺とK⁺の濃度に違いがあるため，Na⁺チャンネルとK⁺チャンネルが開くことにより，膜電位に対して別の結果が生じることに注意しよう．例えば，短時間の脱分極パルスで生じたgKの増大は，細胞外へK⁺を移動させる．

陽イオンの細胞内からの消失は，膜電位の低下（膜電位は細胞外に対する細胞内の電位として測定されることを思い出そう），つまり，脱分極が減ずるか，過分極へと向かわせる．これが今度はgKを低下させる．すばやく元の静止電位を回復させる負のフィードバックの仕組みが，ここにあるというわけである．これに対して，gNaの増大はNa⁺の細胞内への流入，すなわち脱分極をいっそう強く引き起こす．ここでは，暴走しやすいことが知られている正のフィードバック・システムを扱っている．膜電位へのgNaとgKの異なった依存性は，不活性化されるNa⁺チャンネルの特性と相まって，活動電位を発生させる方向へ働くことになる．

イオンの移動方向は，そのイオンの平衡電位に依存し，膜の絶対電圧のみに依存するわけではないことを思い出そう．したがって，実際の膜電位とそのイオンの平衡電位との差が，イオンが流れる方向を規定することになる．他方，高い透過性のイオンが，透過性の低いイオンよりも全体の膜電位を決めるのに重要な役割を果たす．これは，gNaとgKの変化により，平衡膜電位の変化が生じていることを意味している．

図2-12は，異なる時間相における活動電位およびgNaとgKの変化を模式図的に示したものである．ここでは，次のような出来事が連続して起こる．①初期の脱分極（外部刺激でつくられる）は，gNaを増大させ，膜電位はナトリウムの平

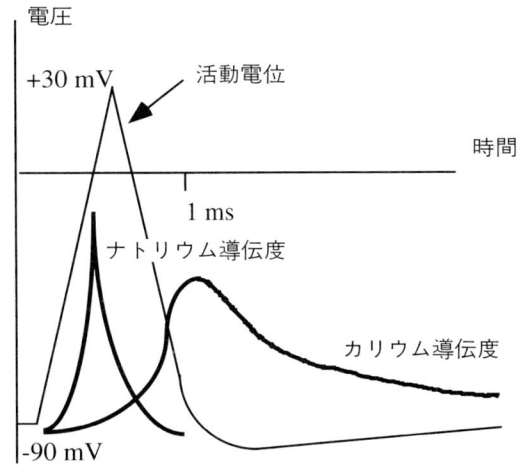

図2-12 活動電位の間のNa⁺とK⁺のコンダクタンスの変化．活動電位のピークは「正」であること，活動電位のあとに膜はしばらくの間，過分極になることに注目しよう．

衡電位に達しようとする．②少々遅れて，gKが増大し，その平衡電位へ膜電位を引っ張る．すなわち，膜の再分極が起こる．③かなり長い期間の過分極のあと（後電位），膜電位は静止値へ戻る．

問題 2-❺

膜電位が静止レベルより下がるのはなぜか？活動電位の後電位が静止電位よりも高くなるという状態は考えられるか？

● 第2章のまとめ

　活動電位は，高等動物の生体内における情報伝達の単位である．膜電位は，少量の不均衡なイオンによって生じる．膜を通るイオンの動きは，イオン・チャンネルと呼ばれる特定の部位で起こる．能動的な分子機構であるナトリウム-カリウム・ポンプは，膜の内外でのナトリウムとカリウムの濃度差を維持する．Na⁺のコンダクタンスが膜電位に依存することにより，膜の脱分極が閾値に達したとき，活動電位が発生する．活動電位のあとには，Na⁺チャンネルの不活性化により，膜には短時間の感受性の低下状態が残る．

第3章

情報の伝導と伝達

◆ **キーワード**

活動電位の伝導　　有髄軸索と無髄軸索　　シナプス伝達　　中枢神経系の情報伝達
ニューロン　　神経伝達物質　　シナプス　　時間的・空間的加重

　前述のように，活動電位は私たちの身体の最も重要な生理的過程である．その理由は，神経・筋システムの中で長い距離の情報伝達に使われているからである．その重要な特色は，伝播すること，つまり，活動電位が決して１カ所にとどまらず，神経や筋線維に沿って移動することである．移動の時間関数について考える際には，その伝播速度を測る方法を正確に規定する必要がある．神経がある位置で刺激（刺激は何を意味し，どうやって刺激するかについては後段で議論する）されたとき，その部位に１個の活動電位が生じる．膜電位を神経線維のその位置より下方（または，より上方で．活動電位は両方に伝播するので）で記録すると，同様の時間関数が観察できる．つまり，最初の活動電位より遅れて同様の活動電位が発生する（図3-1）．ここでは活動電位の曲線から，よく識別できる時点，例えばその曲線のピークあるいは他の時点，を取り出す必要がある．そして，最初の地点でのその時点の発生時間から第２の地点での発生時間までの時間間隔を測定する（$\Delta T = T_2 - T_1$）．つまり，２点間の距離（ΔS）がわかっていれば，平均伝導速度が次のように計算できる．

$$V = \Delta S / \Delta T \quad (3\text{-}1)$$

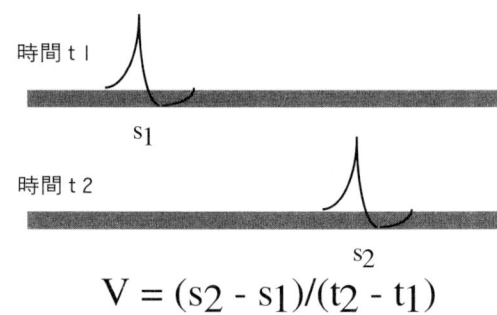

図3-1　活動電位は神経線維に沿って移動する．この伝播の速度（V）を計算するには，異なる時間に２地点で記録する必要がある．

問題 3-❶

神経膜上に完璧な正弦波電位を生じさせる刺激装置を取り付けたとしよう．この波形は，形を変えることなく膜に沿って移動する．この過程が安定したとき，どのようにすれば，その伝導速度を測ることができるだろうか？

---

1. 活動電位の伝導

　活動電位が細胞膜のある区分に発生すると，そ

れにより局所電流回路ができる．それは，ポンプやチャンネルほかの複雑なメカニズムの助けを借りることなく，オームの法則に従って隣の区分に流れる．電荷は第2章の2-1式に従って膜のコンデンサーを介して漏れ出していく．図3-2は，膜とそこを流れる電流をシミュレーションする単純化した電気システムを模式図的に示している．局所電流は，膜を脱分極させ，脱分極が十分強いものであれば別の活動電位が1つ以上生じる．そこで，厳密な言い方をすれば，活動電位は神経線維の膜を伝わるのではなくて，異なった場所に新しい電位を生じさせ，そして消えていくのである．しかしながら，すべての活動電位が同じように見えるので（「全か無かの法則」を思い出そう），1つの電位が神経線維上をあたかも伝わったかのように見えるのである．

活動電位の伝播の過程には2つのことが重要である．
① 活動電位の直後には，ある範囲の膜に絶対不応期を生じさせるNa⁺チャンネルの不活性化が存在すること．
② 膜の異なる場所では，Na⁺チャンネルの密度も異なること．

①の要因によって，神経線維を自然に伝播している間には活動電位は「逆行（バックファイア）」できない．つまり，図3-3で示したようにT_1という時間に地点1に出現した活動電位が，続く時間T_2に近接の地点2に活動電位を生じさせて消えたとする．その場合，地点1の膜は不活性化を起こしているので，地点2に出来た活動電位による局所電位によっては興奮し得ない．そのため，地点2の第2の活動電位は，その先の地点3の膜を興奮させるが，地点1には逆行しないというわ

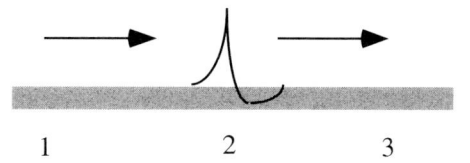

図3-3 Na⁺チャンネルの不活性化現象により，活動電位は「逆行」できない．活動電位が1の地点から2の地点まで来ると逆戻りできなくなり，そのまま3の地点に向かうのみである．

けである．

問題 3-❷
膜にNa⁺チャンネルの不活性化機構がなかったら，どんなことが起こるであろうか？

---

②の要因によって，膜のある部分がより興奮しやすくなっているので，その特別な箇所で活動電位が発生しやすくなっている．

1つの活動電位の発生過程は短時間だが，それでも時間は必要である．一方，局所電流は即座に伝播する．ここで，2本の神経線維を考えてみよう．図3-4において，双方の神経線維の地点Aに1つの活動電位が生じたとする．その活動電位で作られた局所電流は，周辺へ広がり，A地点からの距離に伴って急激に減少する．しかし，細い神経に比べて太い神経では電流はより容易に広がり，その減少は遠い地点で起こる．そして，次

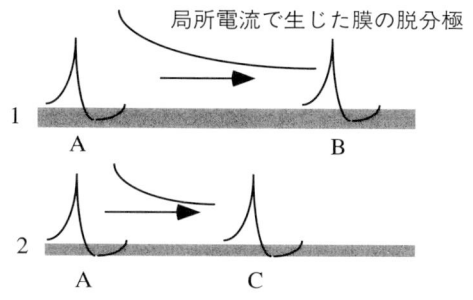

図3-4 2本の神経線維1と2の各A地点に，同時に活動電位が出現したとする．局所電流は，大きい神経線維では距離に伴ってゆっくり減少する．したがって，その局所電流によってより遠い場所の膜が閾値に至る．したがって，同じ遅れ時間で，神経線維1のB地点と神経線維2のC地点に次の活動電位が出現する．

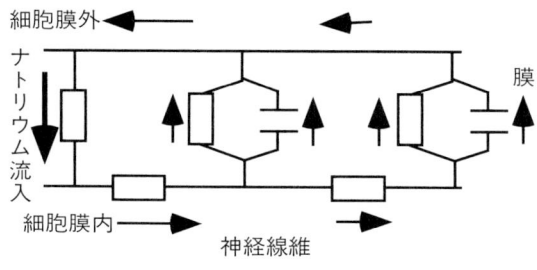

図3-2 膜の簡単な等価回路と局所電流の方向（矢印）．

の最も遠い活動電位が線維1ではB地点で，線維2ではC地点で生ずる．注意すべきことは，線維1でB-Aを，線維2でC-A間を「伝わる」時間は同じ，ということである．ここで私たちは，太い神経は速い伝導速度で伝導する，という結論に到達したわけである．

活動電位が同じ形（「全か無かの法則」）をしているとはいえ，その幅はある特定の環境下では変化する．広い活動電位は大きな局所電流を生み，より遠くの範囲の膜まで閾値の変化をもたらす．図3-5は，膜のある地点で閾値に達するのに必要な刺激パルスの持続時間と強度との間の相互依存関係（A）と，膜電位が一定の振幅のパルスに対して，閾値に達するのに必要なパルスの持続時間と最大距離との関係（B）を示している．それ以下の強さでは，持続時間を長くしても活動電位が生じないという最低の刺激強度（基電流）があることに注意しよう．

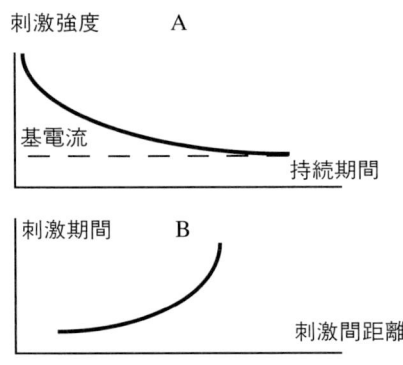

図3-5 A：膜を閾値に到達させるために必要な刺激の持続期間と刺激強度の依存関係．B：一定振幅の刺激に対して，膜が閾値に達する刺激持続期間と最大距離との関係．

2．有髄神経線維

いくつかの神経線維，特に太い神経線維は，神経ではない神経膠細胞からできたミエリン（myelin）の保護鞘の一種で覆われている．ミエリン鞘（髄鞘）にはランヴィエ絞輪（Ranvier nodes）と呼ばれる欠落部がある（図3-6）．このデザインによって，髄鞘がない神経線維より髄鞘がある神経線維の活動電位はより速く伝わる．こ

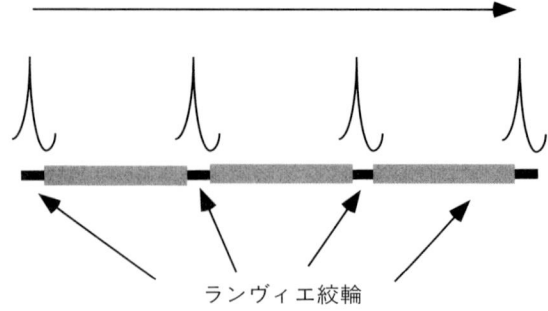

図3-6 有髄神経線維は，神経でない細胞（神経膠細胞）で作られた鞘に包み込まれている．髄鞘には部分的に破れ目（ランヴィエ絞輪）があり，そこが活動電位発生の場所となる．

のような有髄線維（myelinated fibers）は，2つの重要な特色をもっている．その第1は，髄鞘は，活動電位により生じた局所電流が，膜の脱分極閾値に到達できる距離を増大させること．第2に，Na^+チャンネルはランヴィエ絞輪に集中していて，通常の場合に比べて，ランヴィエ絞輪では密度が高く，髄鞘下は密度が低い．その結果，もし活動電位がランヴィエ絞輪で発生すると，その活動電位は局所電流を生成させ，隣の絞輪の膜を閾値に至らせる．ある意味でこの活動電位は，1つの絞輪部から次の絞輪部へジャンプする．この事実により，伝導速度はかなり増大する．繰り返しになるが，太い神経線維はランヴィエ絞輪間の距離が大きく，そのためにいっそう速い伝導速度を有することになる．有髄神経線維の直径と活動電位伝導速度に関する簡単な方程式がある．

$$V = 6d \quad (3\text{-}2)$$

ここでは，Vは伝導速度（m/s），dは神経線維の直径（μm）である．この式は，無髄神経には適用されないことに留意しよう．

問題3-❸
有髄神経が突然髄鞘を失ったら何が起こるだろうか？　このような神経を温水や冷水に置いたとき，何が起こるだろうか？　高い温度ではイオンの拡散過程がより速いことを考慮しよう．

表3-1は，さまざまな過程での伝導速度を比較している．私たちの身体内の伝導速度は，どちらかと言えば速い方だが，極端に速いというわけではない．もちろん，光速と等しい電磁場の伝播速度とは比較にならない．

表3-1 さまざまな過程での代表特性（m/s）

遅い神経伝導	0.5
短距離走	10
交通速度制限（時速55マイル）	25
速い神経伝導	120
空気中での音	330
光または電磁場	300,000,000

問題 3-❹
活動電位の性質は電気的である．ところが，なぜ，電流のような電気現象の速度よりも速度がずっと遅いのだろうか？

問題 3-❺
神経の伝導速度の最高速度は，スポーツ選手の動きの最高速度に匹敵する．このことは，身体運動速度の限界が活動電位の伝導速度で決められていることを意味するのだろうか？

伝導速度を知ることは，生体内のある点から別の地点へ情報を伝えることを含む神経生理学上の多くの過程を理解するうえでたいへん重要である．しばしば，この伝導の遅れが刺激と反応との間の遅れ時間以上に影響する．「実験室」の実験を行うとき，その例を見るだろう．

読者はこのテキストの中で，いくつかの分類に出会うことになる．最も有用で一般的に用いられる分類は，直径と機能，感覚と運動という分類である．あるいは，神経生理学上受け入れられている別の用語を使うと，求心性（affrent）と遠心性（efferent）という分類である．この分類は，偉大な生理学者ロイド（D. Loyd）によって提案されたもので，表3-2に示した．

表3-2 神経線維（軸索）のタイプと活動電位の伝導速度

タイプ	支配する構造	線維直径 (μ)	伝導速度 (m/s)
求心性もしくは感覚神経 (筋内神経の分類．皮神経の分類は括弧内に示す)			
Ia (Aα)	筋紡錘，一次終末	13〜20	80〜120
Ib (Aα)	ゴルジ腱器官	13〜20	80〜120
II (Aβ)	筋紡錘，二次終末	6〜12	40〜80
III (Aδ)	筋深部圧覚終末	1〜5	5〜30
IV (C)	痛覚神経	0.2〜1.5	0.5〜2
遠心性または運動神経			
Aα	骨格筋	18	100
Aβ	筋と筋紡錘	8	50
Aγ	筋紡錘	5	20

3．ニューロンの構造

先へと話を進める前に，単一の神経細胞（ニューロン）の構造に関する基本的概念を紹介しよう．図3-7は「典型的なニューロン」の模式図である．ニューロンは3つの主な部分，つまり細胞体（soma），軸索（axon），樹状突起（dendrites）から成っている．

ニューロンの細胞体（soma）は，核（nucleus）と他の重要な小構造物（細胞内小器官 organelles）から成っている．このうち，ここではミトコンドリアを取り上げたい．ミトコンドリアは，その化学物質のよって細胞内のさまざまな反応過程，特にナトリウム-カリウム・ポンプのためのエネルギーを生成する分子を主に貯蔵し，放出する源である．

軸索（axon）は，神経細胞で作られた出力信号を伝える長い，やや太い枝である．この先端で軸索は幾本かのより細い小枝（終末枝）に分かれて他の細胞と接触し，その相手の細胞に情報を伝達している．通常の場合，枝分かれは軸索より短い．細胞体が脊髄にあって，その先端が足の筋に信号を送る運動神経の例では，軸索は1mよりも長くなっている．同様に，中枢神経系にも長い軸索をもつ神経の例がある．それは，脳に細胞体を置いて，脊髄の下部に信号を送るものである．細胞体の中でも軸索が細胞体を出る場所を軸索小

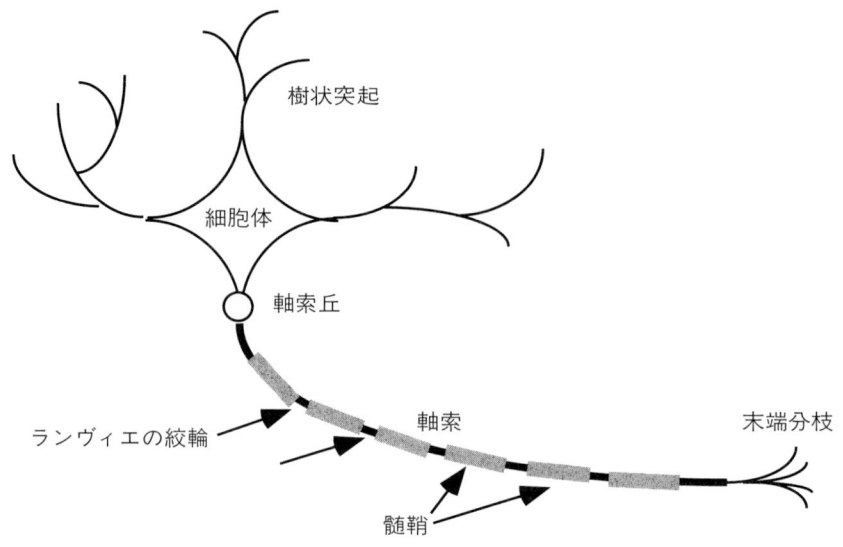

図 3-7 典型的なニューロンの図.

丘 (axon hillock) と呼んでいる．ここでは，Na⁺チャンネルの密度がたいへん高く，したがって，ここが通常，活動電位を発生させる場所になっている．

問題 3-❻
神経の軸索の中ほどを電気的に強く刺激した場合，何が起こるだろうか？ どちらの方向へ活動電位が伝播するだろうか？ そして，それはなぜか？

樹状突起 (dendrites) は，細胞体の周りに木のように形成され，細胞への入力場所として働く．別の細胞の軸索終末枝が，細胞体とともに樹状突起に結合している（シナプス synapses）．

樹状突起と細胞体は，基本的には，他のニューロンから情報が届く場所として，また情報が統合される（評価され，比較され，合計される）場所としての役割を果たしている．軸索小丘は，入ってくる情報に応じて活動電位を発生する所として働き，軸索は遠くの場所に活動電位を伝導させ，別の細胞に情報を伝達する役割を果たしている．

4．神経系における情報の符号化

「全か無かの法則」のために，単一のニューロンはほぼ一定の持続時間と振幅をもった1種類の活動電位しか発生しない．したがって，1個の活動電位はそれ自身1バイトの情報のみを伝達する．しかもそれは，起こるか起こらないかのどちらかだけである．ニューロンが意味のある情報を符号化できる唯一の方法は，活動電位を連続的に発生させることである．言い換えれば，発火頻度 (frequency of firing) を変化させることによって情報をコード化するわけである．ここでは，神経発火の瞬間頻度 (instantaneous frequency) を言っているのであって，それは，2つの連続した活動電位間の時間間隔の逆数で表される．

$$F_i = 1/(T_2 - T_1) \quad (3\text{-}3)$$

ここでは，T_2 と T_1 は2つの活動電位が生じる時間である．連続する活動電位の間隔は，ニューロンへの入力が一定であっても，いつも揺らいでいる．したがって，ニューロンは決して一定の頻度で発火するのではなく，瞬間頻度や平均頻度で特徴づけられるべきものである．ニューロンによっては，比較的高頻度で放電し，無反応の間隔で区切られることがあるが，このような場合，1つ

の数字でその挙動を表現することは明らかに不十分である．

このタイプの情報伝達は「頻度符号化」もしくは「周波数変調」と呼ばれる．しかし，ニューロン群で考えてみると，頻度符号化は，中枢神経系の唯一の情報伝達方式という独占的な権利を失う．入力情報を統合するというニューロンによってニューロンは，入ってくる活動電位のタイミングとその数量の両方を考慮できる（この章で後述する時間的・空間的加重の議論を参照のこと）．したがって，ニューロンの発火頻度（発火の瞬間頻度）は，入力の頻度と大きさの双方に依存している．

5．シナプス伝達

ニューロンの最も重要な特徴は，そのニューロンのある場所から他の場所へ情報を伝えることと，別の細胞へその情報を伝達するということである．細胞から細胞への情報伝達は，その両方の細胞の膜上の特定の場所で行われる．これらの箇所では，膜同士は互いにきわめて近接し，シナプス（synapse）を形成している．シナプスには3つの重要な要素がある．つまり，シナプス前膜（presynaptic membrane），シナプス後膜（postsynaptic membrane），そしてシナプス間隙（synaptic cleft）である（図3-8）．シナプス前膜は，情報（連続した活動電位で符号化されたもの）を伝達する側の細胞にあり，シナプス後膜は，情報を受け取る側の細胞にある．

シナプスには，義務的（obligatory）と非義務的（nonobligatory）という主な2つのグループがある．シナプス前膜の活動電位がいつもシナプス後膜に活動電位を生じさせるなら，そのようなシナプスは義務的である．義務的シナプスの典型は，神経と筋の間のシナプスである．非義務的シナプスは，神経系ではより一般的で，シナプス前膜の1つの活動電位がそのままシナプス後膜に典型的な活動電位を誘発しないシナプスである．

ニューロンとニューロンとの間でのシナプス伝達は，神経伝達物質（neurotransmitters）とかシ

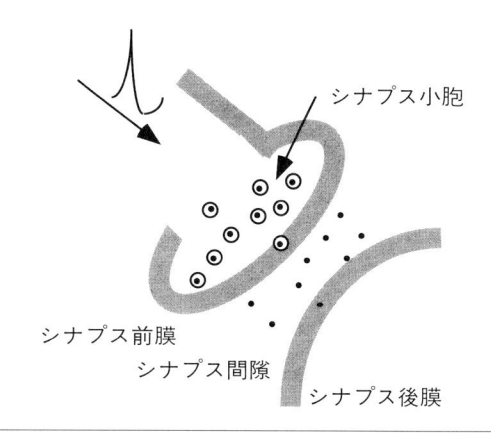

図3-8 シナプスは，シナプス前膜，シナプス間隙，そしてシナプス後膜から成る．シナプス前膜の活動電位は，シナプス小胞を膜際へ動かし膜と融合させ，神経伝達物質分子をシナプス間隙に放出させる．神経伝達物質は，シナプス後膜に作用し電位を変化させる．

ナプス介在物質（synaptic mediators）といわれる多くの化学物質が用いられている．神経伝達物質は通常シナプス前ニューロンで合成され，シナプス前膜の近くにある特別な貯蔵所（シナプス小胞）に貯められている．シナプス伝達を模式図によって説明しよう（図3-8）．

① 活動電位がシナプス前膜に到達する．
② 活動電位により，神経伝達物質をもった小胞のシナプス前膜への移動，小胞の細胞膜との融合，そして，シナプス間隙への神経伝達物質の放出が誘発される．この過程は，開口分泌（exocytosis）と言われる．
③ 伝達物質の分子は，シナプス間隙を拡散（diffusion）して横切る．
④ 神経伝達物質は，シナプス後膜の特殊な箇所（受容体）に作用し，その電位を変化させる．
⑤ 神経伝達物質分子は，特殊な化学物質（酵素）によってシナプス間隙から速やかに除去されるか，または，シナプス前膜へ戻される．

神経伝達物質の分子は，シナプス後膜の受容体に結合し，2つの基本的な作用のうちの1つの作用を引き起こす．つまり，脱分極を生ずるか，過分極を生ずるかである．前者の場合，興奮性シナプス後電位（excitatory postsynaptic potential），あるいはEPSPと呼ばれる小さな脱分極電位が

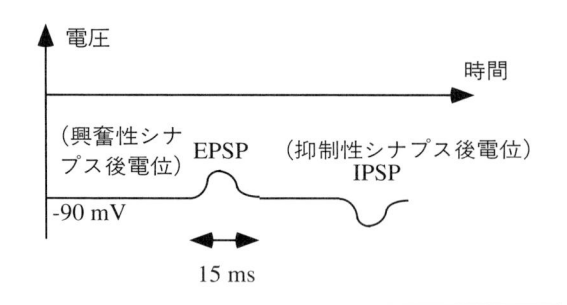

図 3-9 シナプス前膜の活動電位は，後膜に脱分極あるいは過分極を起こす．これらの効果をそれぞれEPSP，IPSPと呼ぶ．

生じ，後者の場合，抑制性シナプス後電位（inhibitory postsynaptic potential），あるいはIPSPと呼ばれる過分極電位が出現する．単一のシナプス前活動電位に対する反応として，シナプス後電位は15 ms続いた後に消失する．まとまった数の活動電位が，同じ後膜とシナプスを作るいくつかのシナプス前膜に来た場合，後膜上のEPSPとIPSPの多寡によるバランスの結果，電位が閾値に達するかどうかによって，活動電位が生ずるかどうかが決まる．

6．神経伝達物質

神経伝達物質には，主に3種のグループがある．つまり，アミノ酸（amino acid），生体アミン（biogenic amines），ペプチド（peptides）である．

アミノ酸は，すべてのタンパク質の構成要素であって，身体にはありふれているが，神経系では特別である．すべてのアミノ酸が，神経伝達物質として作用しているわけではない．それらのなかで最も頻繁に出会う神経伝達物質は，ガンマ-アミノ酪酸（gamma-aminobutyric acid），すなわちGABAである．これはすべてのシナプスのうちのかなりの比率で見出される（約20～40%）．有力な興奮性神経伝達物質として，グルタミン酸（glutamic acid）とロイシン（leucine）がある．これらは，シナプス後膜を脱分極させ，活動電位発生の閾値に近づける．グリシン（glycine）は，脊髄に特に見られる抑制性伝達物質である．

生体アミンは，アミノ酸より少ないが，神経伝達物質としての役割が特別重要な生体アミンが数種類存在する．それらは，アセチルコリン（acetylcholine），セロトニン（serotonin），ドーパミン（dopamine），そしてノルエピネフィリン（norepinephrine）である．これらのシナプス後膜への作用は，GABAやグルタミン酸の場合と違って多様である．特に，アセチルコリンは，中枢神経系内のシナプス後膜に抑制性の効果をもたらすが，神経から筋への信号伝達では，最も重要な興奮性伝達物質となる．

神経ペプチドは，きわめて少量見出されるものであるが，そのため何年もの間，見逃されていた．神経ペプチドは，通常，一般的に他の神経伝達物質のシナプス伝達効率を調節する働きをする．典型的な例は，エンドルフィン（endorphines）やエンケファリン（enkephalins）で，鎮静剤のような薬物が作用する特定の受容体に作用する．

7．時間的・空間的加重

神経と神経の間のシナプスは，ほとんど非義務的だということはすでに説明した．このことは，1つの前シナプス性の活動電位によっては，シナプス後部に活動電位が必ず生ずるわけではないことを意味している．このような刺激は，閾値下刺激（subthreshold）と呼ばれる．活動電位を生じさせるためには，シナプス後膜は前シナプス性の信号の効果を足し合わせる必要がある．これには，2種の基本的な方法がある．

第1の方法は，EPSPは比較的長い持続時間をもっている（約15 ms）という事実に基づいている．そこで，通常のEPSPの持続時間より早く同じシナプスにもう1つの活動電位がやってきた際には，そのシナプス後膜効果は直前のシグナルの上に重なり，より大きなEPSPを生じる（図3-10）．このメカニズムを時間的加重（temporal

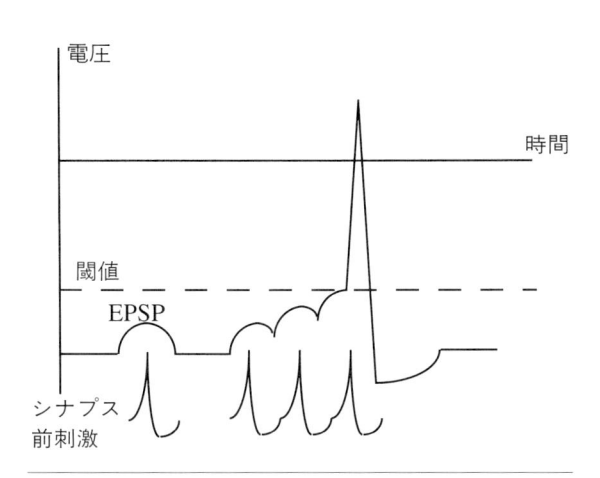

図3-10 数個の活動電位が個々のEPSPが消える前にシナプス前膜に現れると，時間的加重が生じる．この効果は足し合わされ，活動電位を誘発する．

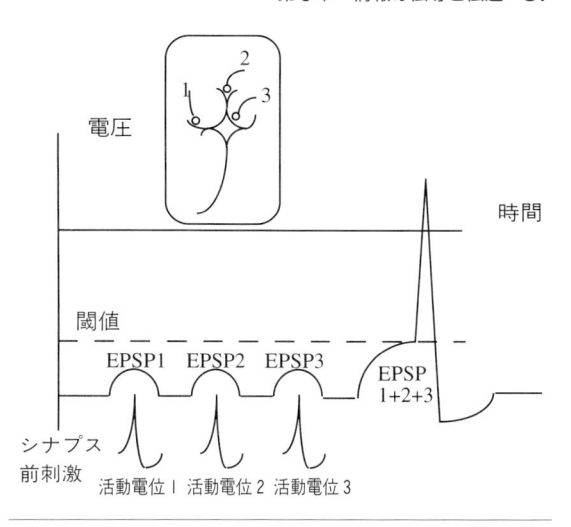

図3-11 空間的加重は，異なるシナプスから同じ後膜にいくつかの活動電位，すなわち図で示した活動電位1, 2, 3が到達したときに生ずる現象である．個々に生じたEPSPは，足し合わさって1つの活動電位を生じさせる．上の挿入図は，3つのシナプスが標的となるニューロン上に局在していることを表している．

summation）という．連続的なシナプス前の活動電位は，シナプス後膜電位を閾値に至らせることができるが，単一の活動電位では不可能である．

問題 3-❼
理論的に時間的加重を起こし，後シナプス活動電位を生じる前シナプス活動電位の最小頻度はいくつであろうか？

第2の方法は，シナプス後膜がごく近くに複数存在している場合，多くのシナプス入力を受けられるという事実に基づいている．また，膜とその周辺部の局所電流の存在にも基づいている．シナプス前の活動電位が閾値下のEPSPを誘発するとき（図3-11），膜はシナプス前膜が放出した神経伝達物質と直接的に接触する範囲で脱分極する．局所電流により，この脱分極は，後膜の隣接範囲に振幅の減少を伴いながら広がる．したがって，もし他のシナプスが近くにあれば（図3-11のシナプス2と3），シナプス後膜はすべてのシナプス（1, 2, 3のシナプス）からの局所電流の効果を「感じ取る」ことになる．もし3つ全部のシナプスから活動電位が同時に来れば，シナプスの後膜の脱分極はそれぞれの活動電位に対する反応よりも大きくなる．この効果が空間的加重（spatial summation）である．

問題 3-❽
図3-11で，シナプス1, 2, 3に対する活動電位が同時でなく，遅れがあったら，どうなるであろうか？

時間的加重および空間的加重のメカニズムは，シナプス前神経細胞からの情報をシナプス後膜がいかに統合するか，ということの例である．これらの機構が，非義務的シナプスを介した信号伝達を可能にしている．

> **問題3-❾**
> 2つのグループのニューロン（AとB）が別なグループのニューロン（C）へ信号を送るとする．Aグループのすべてのニューロンで同時に生じた活動電位が，C_1（Cグループの内の活動しているニューロンの数）という反応を誘発する．そして，Bグループのすべてのニューロンで同時に生じた活動電位は，C_2という反応を誘発する．A，B両グループのニューロンすべてによる活動電位に対する反応の大きさは，どうなるだろう？ C_1+C_2の値より大きいだろうか，小さいだろうか，それとも同じだろうか？ そして，それはなぜか？

● 第3章のまとめ

　活動電位から局所電流が受動的に広がることにより，膜の近いところが閾値まで脱分極し，新しい活動電位の発生に誘導する．太い神経線維ほど伝導速度は速い．線維によってはミエリンという特別な物質に覆われていて，ミエリンによって活動電位の伝導速度は増大する．細胞間の情報交換は，シナプスという特別の箇所で起こる．シナプス伝達のメカニズムには，後膜を脱分極あるいは過分極させることができる特別な化学物質，つまり伝達物質がある．複数のシナプスや高い頻度でやってくる活動電位の効果が足し合わされるとき，神経細胞は入ってくる情報を統合し，新たな活動電位を発生させる．

第4章

骨格筋

◆キーワード

骨格筋　筋原線維　神経筋接合部　興奮収縮連関　単収縮と強縮　筋の機械的要素
筋張力の長さと速度依存性　筋収縮の外的条件

1. 骨格筋：その構造

　骨格筋は，化学的エネルギーを機械的仕事と熱に変換する一種の機械（モーター）である．おそらく，現存するモーターの中で最も驚くべきものの1つであろう．すばやくパワーを発生する能力は，人間が設計した同サイズのどのようなモーターよりも優れている．このモーターは，外から見ると不思議に思える多くの特徴をもっている．その特徴の中には，最適レベルからほど遠かったり，奇怪にさえ見えるものもある．

　このユニークな特徴を見るためには，2つの方法がある．第1の方法は，次のように自問してみることである．「筋の設計，その非線形性（これについては後で学ぶ），時間遅れ，その他20世紀のエンジニアの目から見るとお粗末にも思える特徴，といったすべての"不思議さ"に対して，中枢神経系はどのように対処（あるいは代償）しているのだろうか」と．第2の方法は，次のように尋ねてみることである．「どのようなロボットよりもヒトを優れたものとしている人間の動作のユニークな特徴――例えば，柔軟性，速習性，そして壊れやすいものを取り扱う能力――を確実にする，中枢神経系が使っている骨格筋の並外れた特徴とは，どのようなものなのだろうか？」．私は読者に，工学的アプローチを忘れて骨格筋を自然の大失敗としてではなく，進化によって創造され，発達してきたユニークなデザインとして楽観的に見ることを勧める．

　私たちが筋について語るとき，別のものを意味している場合がある．例えば，ある人が膝を曲げたとき，一般的に「大腿四頭筋が伸張されている」と言う．この場合，「筋」という用語は，筋線維，腱，靭帯を含む全部の複合体を意味している．しかしながら，多くの要因によるが，複合体全体は伸張されているのに筋繊維が短縮していることもある．本章では，「摘出筋」，つまり，筋線維内の過程によって発生した力が腱によって伝達され，関節トルクを発生する仕組みとは関係のない筋線維自体の特性についてまず検討する．腱の役割については，本章の終わりの部分で考えることにする．

　筋全体は，平行に走る線維（筋細胞）で構成されている．各線維はかなり大きな細胞で，長さ数cm，直径 $10\sim100\,\mu m$ である．筋線維は，他のりっぱな細胞のように，膜（筋線維膜 sarcolemma）をもっている．膜の内側は，筋フィラメント（myofilament）と筋小胞体（sarcoplasmic

の結果，筋形質内のCa^{++}濃度は非常に低い（10^{-7}M以下）．次の節で，筋収縮におけるカルシウムの役割について考えよう．

2．筋フィラメント

筋フィラメントは，筋細胞の主要な力発生要素であり，2つの主要な分子，ミオシン（myosin）とアクチン（actin）から成っている（図4-2）．太いフィラメントは，大部分ミオシンを含んでおり，細いフィラメントは大部分アクチンを含んでいる．実際に，細い線維は二重らせん（有名なDNAの構造を思い出す？）に似た構造を形づくる2つのアクチン分子を含んでいる．力を発生させるためには，アクチンとミオシンの2つのフィラメントを互いに結合させなければならない．この結合は，連結橋（クロス・ブリッジ）と呼ばれている．アクチン・フィラメントとミオシン・フィラメントは組織化され，規則正しく整列したミオシン・フィラメントは，6つのアクチン・フィラメントに取り囲まれ（台所の床のモザイク模様のように），各アクチン分子は3つのミオシン分子と接触している．アクチン・フィラメントの片方の端は，Z膜（Z-line）という構造に付着している．2つのZ膜間のアクチン・フィラメント2本とミオシン・フィラメント1本が筋節（sarcomere）を構成している．筋節は，筋力発生に働く筋原線維の機能的単位として最も重要である．筋原線維の状態の特徴を表すために，さらに2つの用語を用いる．すなわち，筋節内のミオシン・フィラメントの範囲はA帯（A-band）と呼ばれ，ミオシン・フィラメントと重なっていないアクチン・フィラメントの範囲はI帯（I-band）と呼ばれる．これらの縞は，倍率の高い顕微鏡で，暗い帯（A帯）あるいは明るい帯（I帯）としてはっきり見える（図4-2）．

筋収縮のメカニズムに重要な役割を果たすタンパク分子があと2つある．1つはトロポミオシン（tropomyosin）である．その長い分子は，細いフィラメントのアクチン分子に沿って存在する（図

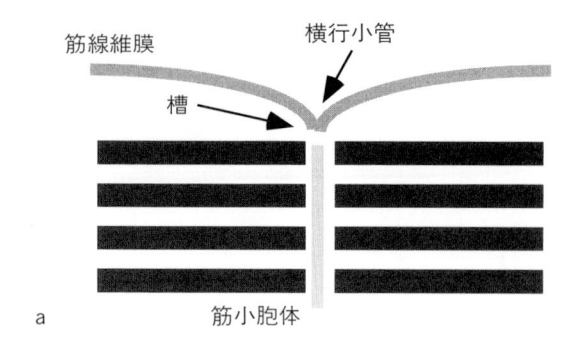

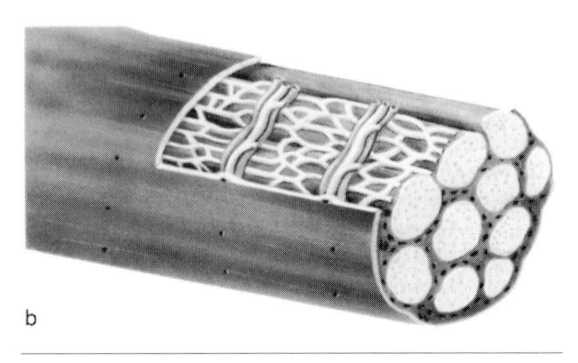

図4-1 筋線維の構造　上部は1本の線維断面の模式図，下部は写実的な3次元図である．（図の©は巻末に記載）

reticulum）を含んでいる筋形質（sarcoplasma）である．筋線維の構造は図4-1に示す．図の下部は，写実的な3次元の筋線維の図であり，上部は2次元の断面を単純化したものである．筋線維膜には横行小管（T-tubule）と呼ばれる多くの陥入がある．横行小管は線維の内部に深くもぐりこむことによって，表面積を3〜10倍にまで増加させている．横行小管は筋小胞体の槽（cisterna）のすぐ近くまできている．その間隙は非常に狭く，約300Åであり，典型的なシナプス間隙よりずっと狭い．

筋収縮のメカニズムには，カルシウム・イオン（Ca^{++}）が重要な役割を果たす．新しく登場したCa^{++}が，ここでは重要な生物学的役割を演じ始めることに注意しよう．安静時に，イオン・ポンプは筋形質から筋小胞体の中にCa^{++}を汲み上げる（ナトリウム-カリウム・ポンプで起こったことと同様）．この過程には，他のイオン・ポンプと同様，特定の高分子が関係し，エネルギーを必要とする．筋小胞体には，Ca^{++}と結合し，逃がさないようにする特殊なタンパクが含まれている．そ

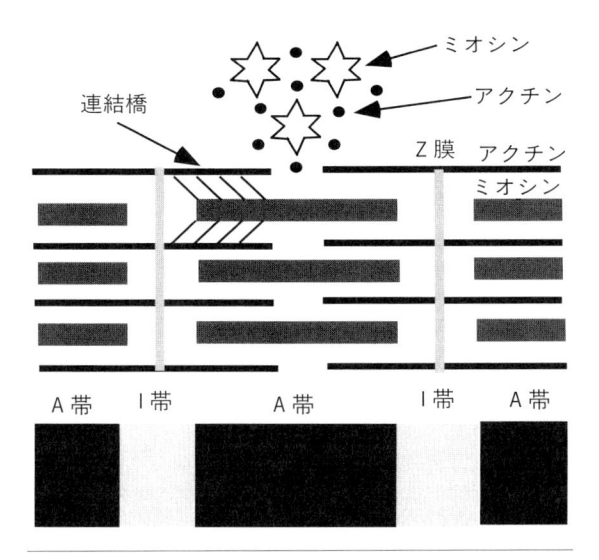

図 4-2 筋線維の構造．下図は暗帯と明帯の連続を示している．上図は，筋原線維内のアクチンとミオシン分子の典型的な形状を示している．

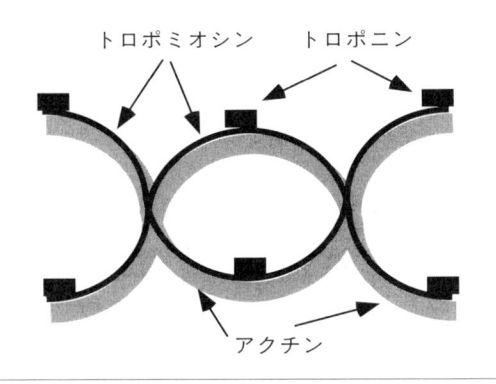

図 4-3 細いフィラメント（アクチン）の構造．トロポミオシンの長い分子がアクチンの「より糸」に平行になっていることに注意しよう．トロポニンはトロポミオシンに規則正しい間隔で付着している．

4-3)．もう1つは，トロポニン（troponin）である．トロポニン分子は，トロポミオシン分子に規則正しい間隔で付着しており，Ca^{++}の活動下で形状を変えることのできる複合体を形成している．

3．神経筋接合部

神経筋シナプス（neuromuscular synapse；または神経筋接合部）は，1つのシナプス前線維と1本の筋線維が接する部分である（1本の軸索は多くのシナプス前線維に分岐していることを思い出そう）．これらの2つの線維は互いに非常に近接しており，シナプス間隔はわずか約500Åではあるが，直接接触しているわけではない（図4-4）．軸索のシナプス前膜には，神経伝達物質（アセチルコリン）を内包したシナプス小胞を数多く含んでいる活動部（active zone）があり，ミトコンドリアの含有率も高い．ミトコンドリアは，エネルギーを得るために代謝される分子を蓄えたり供給したりする．

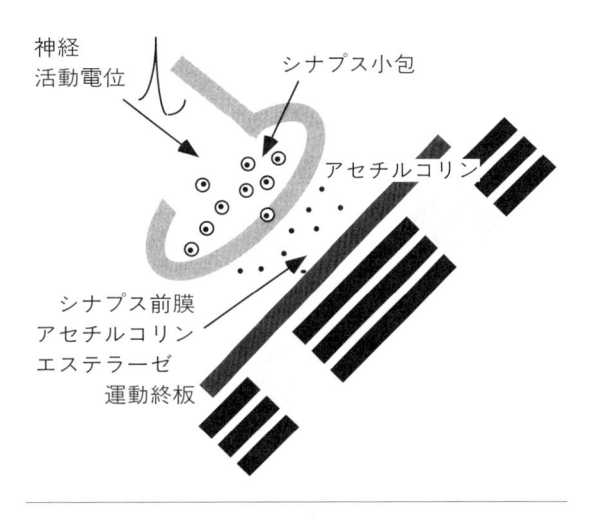

図 4-4 神経筋接合部．シナプス前神経活動電位は，アセチルコリンを内包する小胞のシナプス前膜への移動，それらの融合，間隙へのアセチルコリンの放出を引き起こす．アセチルコリンは，筋のシナプス後膜へ拡散し，脱分極させ，活動電位を誘発する．

中枢神経系によって筋収縮を引き起こすという決断がなされると，信号は最終的に脊髄（頭部の筋の場合は脳幹）のニューロンに送られる．そのニューロンは，長い軸索を適切な筋へ送っており，言い換えると，筋を神経支配（innervate）している．活動電位は，これらの太い遠心性線維に沿って高速で伝導され，分岐点に到達する．そこで活動電位は各分岐を興奮させるので，各シナプス前膜に活動電位がほぼ同時に伝わる．神経筋接合部は義務的シナプスである．つまり，シナプス前活動電位が発生すると，常にシナプス後活動電位を引き起こし，筋収縮の過程を開始する．化

学的メカニズムが入力信号を増幅するため，筋収縮が達成される．以下は，この過程に含まれる最も重要なステップである．

【ステップ1】活動電位がシナプス前膜に到達し，電位依存性Ca^{++}チャンネルを開く．通常，細胞内のCa^{++}濃度は，非常に低い．しかしながら，活動電位到達後，Ca^{++}濃度は劇的に増大する（20倍まで）．細胞内のCa^{++}は，シナプス小胞をシナプス前膜へ移動させる過程を賦活する．小胞は膜と融合し，その内容物をシナプス間隙に放出する（exocytosis）．

【ステップ2】神経伝達物質（アセチルコリン，ACh）は，間隙に放出され，わずかな距離を横切ってシナプス後膜へ拡散し，その膜上にある特定の分子の受容体と結合する．シナプス後膜上には，アセチルコリン感受性受容体が高密度（$10,000/\mu m^2$まで）で存在する．シナプス間隙中のアセチルコリンは，特別な酵素，アセチルコリン・エステラーゼによって，アセテートとコリンの2つの物質に速やかに分解される．この酵素が存在することによって，シナプス後効果の持続時間は非常に短くなっている．

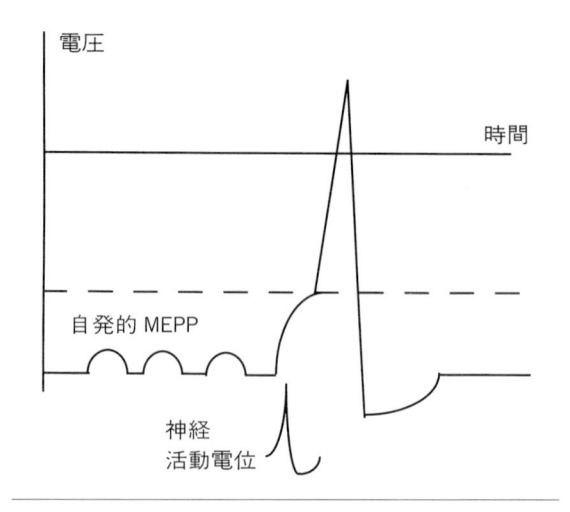

図4-5 微小興奮性シナプス後電位（終板電位，MEPP）は，筋のシナプス後膜上に自発的に起こる．シナプス前神経活動電位は，常にシナプス後膜を脱分極閾値に到達させ，筋活動電位を誘発する．

問題 4-❶
筋にアセチルコリン・エステラーゼがなかったとすると，1回のシナプス前活動電位に対してどのように反応すると考えられるか？

問題 4-❷
1つのシナプス前活動電位が，20本の筋原線維の収縮を引き起こすとする．では，活動電位が連続するとき，収縮を引き起こすことができる筋原線維は，20本以上，20本以下，あるいは，ちょうど20本のいずれか？

次からのステップは，すでに筋線維内で起こっていることを含んでいるので，筋収縮のメカニズムと呼ぶことにする．

4．筋収縮のメカニズム

【ステップ3】（図4-5）アセチルコリンはシナプス後膜に作用し，そのイオン透過性を変化させ，脱分極電位（EPSP）を誘発する．筋では，シナプス前信号によって誘発されたEPSPは，常に閾値を超えているので，シナプス後膜上で活動電位が発生する．閾値下の脱分極電位が，筋のシナプス後膜（筋線維の終板部分）に自発的に（つまり，明らかな刺激なしに）出現していることに注意しよう．この電位は，振幅のピーク値が約1 mVで，その機能的意義は不明である．これは微小終板電位（miniature endplate potentials），あるいはMEPPと呼ばれている．

【ステップ4】（図4-6）シナプス後活動電位は筋線維膜に沿って伝導し，横行小管に入ってそこでCa^{++}チャンネルを開く．安静時には，事実上すべてのCa^{++}は筋小胞体内に貯蔵され，そこで特殊なタンパク質によって「捕捉され」ている．Ca^{++}チャンネルが開くと，Ca^{++}が筋形質内に大量に流入し，その濃度は100倍にまで増大する．この増大は一過性のもので，Ca^{++}は速やかに筋小胞体の中に汲み上げられて元に戻る．

【ステップ5】（図4-7）このステップはフィラ

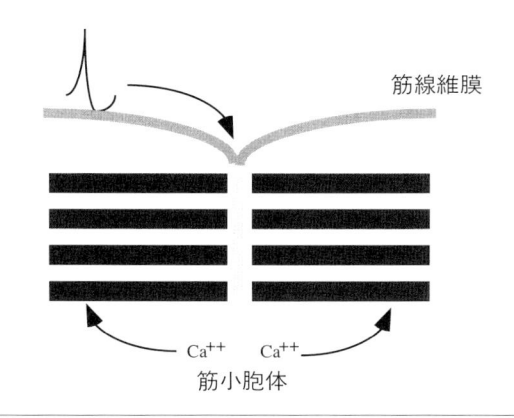

図 4-6 筋活動電位は，筋線維膜に沿って伝わり，横行小管に入って筋小胞体からの Ca^{++} の放出を促す．

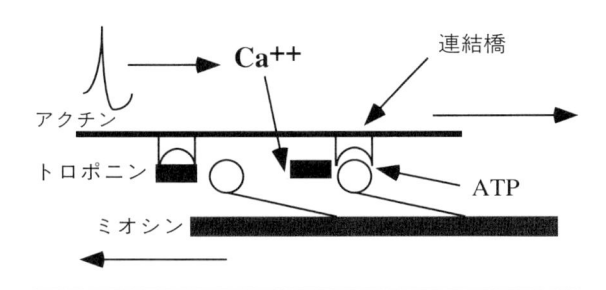

図 4-7 フィラメント滑走説．Ca^{++} はトロポニンを取り除き，ミオシンのある部位をアクチンと結合できるように空ける（この過程には ATP のエネルギーを使用する）．その結果，ミオシンの首振り運動が起こり，フィラメントが互いに滑走する．

メント滑走のメカニズムであり，筋形質内の Ca^{++} がトロポニン-トロポミオシン複合体に作用することによって始まる．安静時には，トロポミオシンはアクチン上のミオシン結合部位，つまり，ミオシン分子の特定の部位と結合したがっているアクチン分子の特定部位をブロックしていることに注意しよう．Ca^{++} によって，結合部位が使用可能になる．十分なエネルギー供給（通常，ATP 分子）があれば，ミオシン頭部は，アクチン上の結合部位に結合し，互いにフィラメントを引き寄せるためにそのエネルギーを使う．このアクチンとミオシン分子間の結合は，連結橋（クロス・ブリッジ）と呼ばれる．そして，ミオシンはアクチンとの結合部位からその頭部を解放して「バネのように戻り」，次に結合可能な部位への結合に備え，（Ca^{++} とエネルギーを依然として利用できると仮定すると）そのサイクルを繰り返す．ミ

オシンとアクチン・フィラメントの間の相互関係は，3 次元空間内で起こるので，各ミオシン分子は同時に 6 個のアクチン分子と連結橋を作ったり，離れたりする．これはすなわち，ある連結橋が離れるときに，他の連結橋が収縮張力を維持することを意味している．筋線維によって発生する張力は，同時に結合している連結橋の平均数にほぼ比例していると考えられている．

問題 4-❸

もし，トロポニン-トロポミオシン複合体が永久に不活性化されたとすると，何が起こるであろうか？

ステップ 4 と 5 は，一般に興奮-収縮連関（excitation-contraction coupling）と呼ばれる．

【ステップ 6】興奮が終了した後（これ以上活動電位が到達しない状態），Ca^{++} は筋形質から筋小胞体に能動的に汲み上げられる．トロポニン-トロポミオシン複合体が，ミオシン結合部のすべてを接収するので，フィラメントは互いに滑走して戻る（弛緩）．

フィラメント滑走説は，次に説明する筋張力が筋長に依存するという特徴をいくらか説明できることに注意しよう．

問題 4-❹

一定レベルの刺激によって筋が張力を発生しているとしよう．これまでの知識をもとに，筋張力が筋長に依存していることを示すグラフを書きなさい．

5．筋収縮のタイプ

筋収縮によって，常に筋の短縮方向に張力が発生する．さらに，本書を読めば，筋は長さが増加しながら活動張力を発生することができる（伸張

性収縮）ことがわかる．しかし，そのような場合，筋長は常に他の筋や環境によって生じる外力によって変化したり，筋と筋が付着している身体部位の慣性力のために変化する．

単一の活動電位が1本の筋線維に到達すると，筋線維は単一の収縮で応答する．この収縮は，単収縮（twitch contraction あるいは単に twitch）と呼ばれている（図4-8）．筋線維の特性によって，単収縮は数10 msから200 ms継続する．比較のため，筋活動電位は，持続時間が約10 msであることに注意しよう．これは，1つの活動電位で起こる機械的影響が，活動電位そのものよりもかなり長く続くことを意味している．

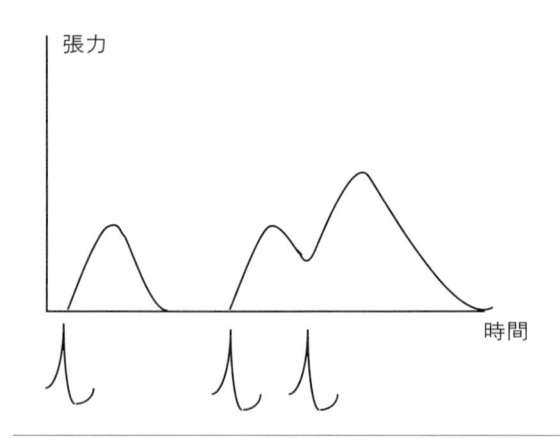

図4-9 2つの活動電位が短い時間間隔で到達すると，2つの単収縮を引き起こす．これらの機械的影響は重畳して，筋張力ピーク値はより高くなる．

問題 4-❺
なぜ単収縮は，活動電位よりも長く続くのか？

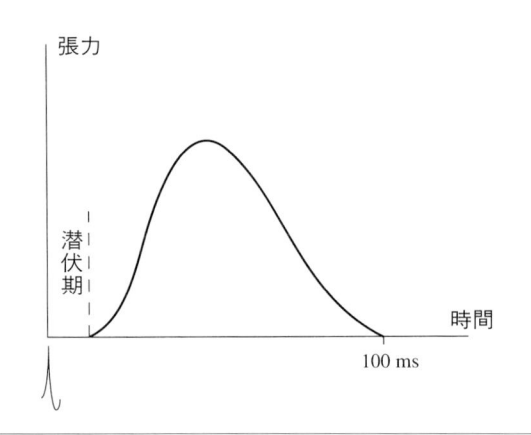

図4-8 単一刺激に対する筋の典型的な単収縮．

もし同時に何本かの筋線維を刺激すると，それらの単収縮は重なり合う．もし，単収縮が長く続く筋線維が，単収縮の短い筋線維群に加わると，重なり合いによって単収縮の振幅は増加し，持続時間は延長する．

2つの活動電位が短い間隔で1つの筋線維に到達すると，その機械的影響は，図4-9に示したように重畳する．その結果，収縮張力のピーク値が増加する．機械的影響が重畳する頻度で多くの活動電位が到達すると，強縮（tetanus あるいは tetanic contraction）と呼ばれる持続的収縮が観察される（図4-10）．強縮は，活動電位の周波数が相対的に低い場合には，収縮のピークが局所的に現れ（いわゆる不完全強縮 sawtooth tetanus），個々の単収縮が完全に融合する場合は，完全強縮（smooth tetanus）と呼ばれる．

問題 4-❻
完全強縮は，実生活の中ではめったに観察されない．では，なぜ筋収縮が通常なめらかなのか？

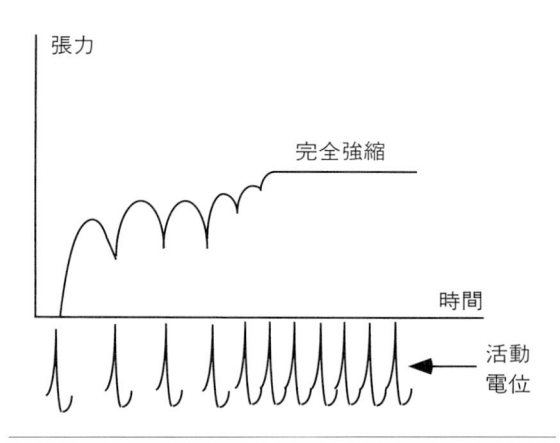

図4-10 連続する活動電位は強縮（持続的収縮）をもたらす．活動電位の頻度が高い場合，個々の収縮は融合し，完全強縮に至る．

6. 筋収縮の機械的要素

さて，現実の世界に戻り，読者の皆さんは，筋は単独では存在しないということを思い出していただきたい．関節に対する筋活動は，腱や靭帯の機械的特性に影響される．典型的な筋のモデルには，少なくとも4つの構成要素が含まれる（図4-11）．つまり，収縮要素（cotractile element；力発生器．これについては前節までに考えてきた），粘性要素（damping element；ダッシュポット），そして，1つは並列，1つは直列に配置された2つの弾性要素（elastic element）である．研究者にとって不幸なことは，これらの要素のほとんどは，本来，非線形（nonlinear）であることである．

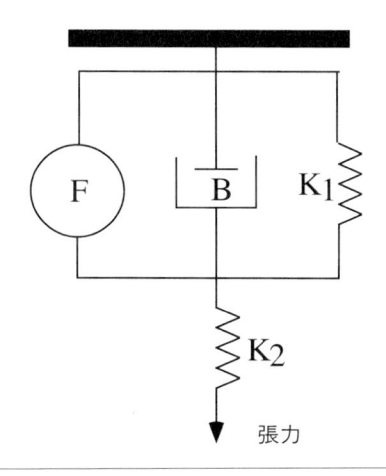

図4-11 筋の単純な機械的モデル．このモデルは，力発生器（F），粘性要素（B），および，並列バネ（K1）と直列バネ（K2）の2つの弾性要素を含んでいる．

少々物理学的に説明してもよい時期であろう．弾性要素あるいはバネは，加えられた歪に抗する張力を発生させることによって，筋長を変化させようとする外力に抵抗する．最も単純な線形バネ（linear spring）の場合，バネによって発生する張力は，次のフックの法則（Hooke's law）で表される．

$$F_e = -k \cdot (x - x_0) \quad (4-1)$$

ここで F_e は弾性力，x はバネの長さ，x_0 は「ゼロ長」すなわち，弾性張力がゼロのときの長さ，および，k はスティフネスと呼ばれる係数である．マイナスの符号は，x_0 から見た長さ変化に抵抗して力が作用することを意味していることに注意しよう．

制動は，速度ベクトルに抗して力を発生させるシステムの能力，と定義できる．

$$F_d = -b \cdot \frac{dx}{dt} = -b \cdot V \quad (4-2)$$

ここで F_d は制動力，V は長さ変化の速度，b は係数である．マイナスの符号は，力が速度ベクトルに抗して作用することを意味していることに再度注意しよう．

すべての物体は慣性をもっており，それは加えた力と加速度の間の係数となる．

$$F_i = m \cdot \frac{d^2x}{dt^2} = m \cdot a \quad (4-3)$$

ここで F_i は慣性力，a は加速度，および，m は質量と呼ばれる係数である．

4-1から4-3までの式は，線形要素（linear element）と呼ばれるものを記述している．このような要素は，入力信号に比例した出力を生み出す．例えば，もし力 F_1 がバネに作用し，x_1 の変位を引き起こし，そして，力 F_2 が x_2 の変位を生み出すならば，2つの力が合わさって作用（F_1+F_2）すると，変位（x_1+x_2）を生じる．同様の単純合計の法則は，制動力と慣性力にも適用できる．このようなシステムは，比較的分析しやすく，その特性を記述する式は，解析的に解くことができることが多い．

線形システムは，一般的に初歩物理学のテキスト中で学ぶが，実生活の中で線形システムは稀である．あるシステムを非線形にすることは，それほど難しくない．例えば，もしスティフネスがバネ長に依存するならば，この要素はすでに非線形であり，その結果として，そのような要素をもつシステムは，非線形である可能性が高い．さて，図4-11に示した単純なモデルに戻って，このモデル内の全要素が非線形であることを認めよう．非線形システムは運動方程式で記述されるが，通常は解析的に解くことができず，複雑なシミュレーション分析が必要である．

7.「張力-長さ関係」と「張力-速度関係」

筋全体の非線形特性の典型的な例が,「張力-長さ関係」である。この関係は,次のような実験から得られる。筋長をある長さに固定し（等尺性条件），外部の電気刺激装置を使って筋内神経を刺激し,筋張力のピーク値を測定する。そして,筋長を異なる長さに固定して,同じ刺激を与え,再度筋力を計測する。これを繰り返す実験である。実験の結果,図4-12に示す「張力-長さ曲線」が観察される。ここで銘記すべき重要な点は,慣性や粘性が影響しない一定の筋長で測定を行ったということである。もし刺激のパラメータを変えて同じ実験を行えば,曲線は長さの軸とほぼ平行に右または左へシフトするだろう。したがって,筋は,非線形のバネのように振る舞い,バネのゼロ長は,到達する活動信号（刺激）の変化に応じて変化する（曲線の傾き,すなわちスティフネスは,興奮レベルだけでなく筋長によっても変化することに注意しよう）。

> **問題 4-❼**
> 刺激の頻度あるいは振幅が増加すると,曲線はどちらの方向にシフトするであろうか?

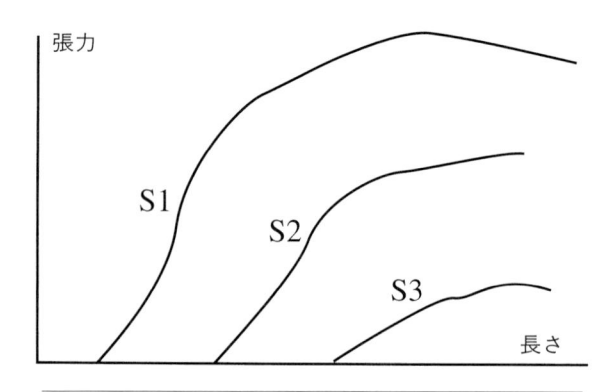

図4-12 異なる外部刺激強度（S1, S2, およびS3）で測定した筋の「張力-長さ曲線」. 筋が非線形バネのように振る舞うことに注意しよう. 刺激強度が変化すると,バネのゼロ長が変化する.

1つの筋節,すなわち,図4-11にFで示す収縮要素の内部における「張力-長さ関係」を測定することが可能である。筋節が発生する活動張力は,筋節の長さに依存するが,これは筋全体における関係とやや似ている。筋節長が短いとき,それ以上短縮する余地がないため,連結橋は張力を発生することができない。中間の長さのとき,張力は最大となり,筋節長が長いとき,張力を発生できる連結橋はわずかとなるため,再び張力は低下する。

筋全体について,よく研究されているもう1つの関係は,「張力-速度曲線」である。通常この曲線は,種々の負荷条件下で筋が単収縮するときの筋短縮速度のピーク値を計測する実験によって研究されている。この曲線は通常,放物線状（図4-13）になり,有名なヒルの式でよく近似される。

$$(F + a) \cdot V = b \cdot (F - F_0) \quad (4\text{-}4)$$

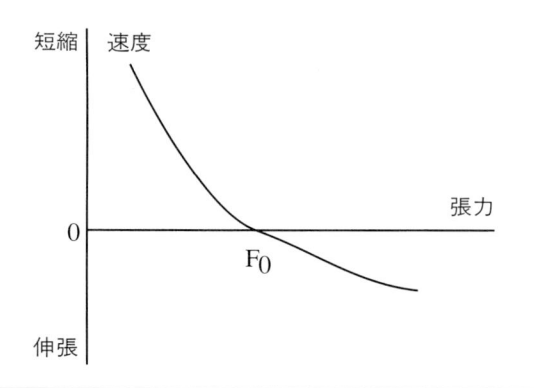

図4-13 筋全体の典型的「張力-速度曲線」. 伝統的にY軸は筋の短縮速度を表す. 筋は,短縮しているとき（正の速度）よりも伸張されているとき（負の速度）の方が,高い張力を発揮することに注意しよう. この図をヒルの式と比較しよう.

ここでFは張力,F_0は速度ゼロにおける張力（等尺性条件下），Vは短縮速度のピーク値（筋が伸張されるとき負となる），そして,aとbは,その筋固有の定数である。

現実の生活においては,筋長,速度,および張力は,同時に変化する。図4-14に,これらの3変数の値がある範囲で変化したときの筋の特性を図示した。これはかなり複雑な図であるが,張力発生中に筋長が変化した場合の筋の状態を予測することができる。

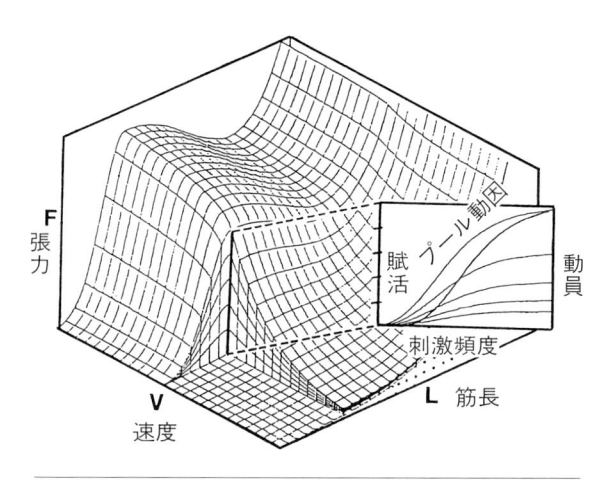

図 4-14 この図は，筋張力の筋長と速度に対する依存関係を1つの3次元グラフに合成したものである．このグラフのV＝0での断面は，図4-12の曲線になり，一定の筋長における断面は，図4-13に見られる曲線になる．（図の◎は巻末に記載）

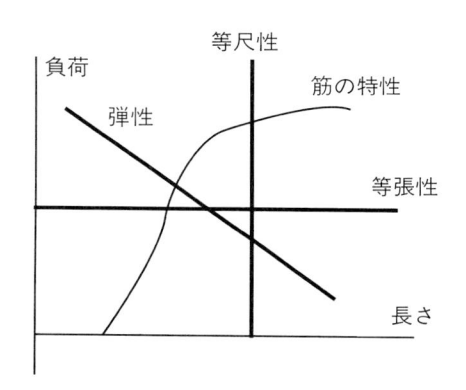

図 4-15 筋は常に負荷に抗して働く．上に3種類の負荷を図示した．等尺性の負荷は筋長の変化を妨げ，等張性の負荷は変化せず，弾性負荷はバネのように作用する．比較のために，典型的な筋の特性を示した（細い曲線）．

8．筋収縮の外的条件

すでに「等尺性条件」という表現を使った．ここで2，3の用語を正式に紹介しよう．筋長の変化が妨げられている条件下の筋収縮は等尺性（isometric）と呼ばれ，このような条件をもたらす負荷を等尺性負荷（isometric load）と呼ぶ．筋が一定の外力に抗して収縮するとき，そのような条件および負荷を等張性（isotonic）と呼ぶ．筋がバネのような負荷に対して活動している場合，その負荷を弾性（elastic）と呼ぶ．種々の負荷条件の例を図4-15に示した．

これらの用語の問題点は，誤解を与えやすいことである．例えば，もしある関節の動きが妨げられたとき（等尺性条件），何が起こるか考えよう．もし，この関節に作用するある筋が活動すると収縮張力が発生するが，その張力は，並列および直列弾性要素を含むすべての要素に作用する．たとえ，複合体全体（筋＋腱）の長さが一定に保たれていたとしても，弾性要素などの相対的スティフネスに依存して，収縮張力は筋や腱の相対的な長さの変化を引き起こす．弛緩している筋は通常，腱よりも硬くないが，活動筋は腱よりも硬いことに注意しよう．したがって，筋線維長は等尺性条件下であっても変化する．

問題 4-❽
なぜ図4-15の弾性負荷と筋の特性は，異なる符号の傾きをもつのか？

問題 4-❾
等尺性条件下で筋が活動すると，相対的な筋線維長と腱に何が起こるであろうか？

● **第 4 章のまとめ**

　筋収縮は，筋細胞内にある，アクチンとミオシンという2種類の分子の相互作用によって生じる．筋細胞は，伝達物質であるアセチルコリンの助けを借りて，神経筋接合部を介して興奮する．活動電位は，Ca^{++}の放出を導き，そしてそれは，アクチンとミオシン分子間の連結橋の形成を可能にする．1回の刺激に応じて，筋線維は1回の単収縮を発生する．高頻度でやってくる多くの刺激は，個々の単収縮を加重し，強縮を引き起こす．筋張力は筋の長さに伴って増加し，筋の短縮速度に伴って減少する．筋は常に外部負荷に抗して活動する．その外部負荷の典型例は，等尺性，等張性，および弾性負荷である．

第5章

受容器

◆キーワード

受容器の分類　　筋紡錘　　錘内運動神経支配　　皮膚と皮下受容器
ウェーバー・フェヒナーの法則　　ゴルジ腱器官　　関節受容器

1. 受容器の一般的分類とその特性

　受容器 (receptor) は，種類の異なる特定の刺激（エネルギー源）に反応して，その性質を変化させる特殊な細胞あるいは細胞様の構造物である．種類の異なる感覚系があるために，ヒトは自分の体が吸収したエネルギー源の違い（例えば，光，音，機械的なエネルギー）を区別することができる．ある種の受容器は，多くの場合は刺激に対する特異性をもつ．すなわち，決まった刺激以外の刺激は無視して応答しない．もっとも，多くの場合は電気刺激や強い機械的刺激に対しては発火が起こり得るが……．読者は目が強打されたときに火花が出ることを知っているだろうが，あれは眼球の視覚受容器の活動によって生じた視覚イメージなのである．興味深いことに，多くの受容器は電気刺激に反応し，情報の変換方法として電気現象を使っているにもかかわらず，人間は可視光線の範囲を超える電磁波を感知するような仕組みを発達させることはできなかった．
　受容器の確かな機能は，個々のタイプの刺激情報を中枢神経系内の他のニューロンに利用できるようにすることである．情報には，環境に関するものもあれば，自分の身体の状態に関するものもある．受容器には次の3つのグループがある．

① 内受容器 (interoceptors) という体内の情報を変換する受容器群．
② 外受容器 (exteroceptors) という外環境の情報を変換する受容器群．
③ 固有受容器 (proprioceptors) という身体部位の相対的位置関係の情報を変換する受容器群．

　各グループの受容器は，異種の刺激に感受性をもっている．一方，異なるグループに属する受容器が同じ種類のエネルギーに反応することもある．例えば，上記3つのグループには，それぞれに機械的刺激に反応する受容器がある．ある種の化学物質に反応する化学受容器 (chemoreceptors) は，もっと広く分布している．その受容器のいくつかは細胞膜にあり，ある神経伝達物質に感受性をもっている．すでに述べたように，これらの受容器は，情報のシナプス伝達で主要な役割を果たしている．一方，口や鼻にある化学受容器は，味覚や嗅覚の感覚に関して，人間生活の中できわめて重要な役割を果たしている．
　受容器の仕組みや特殊なグループの機能の話をする前に，多くの受容器系から来る信号の意識的

な知覚（conscious perception）に適応できる，ある法則について触れておこう．この法則は，知覚された感覚は刺激の大きさと対数関数的な関係があるというものである．読者は，ある種の刺激の大きさを変化させて，被験者にその刺激の変化がどれだけ強かったかを0から10までの段階スケールで尋ねるという研究から，この法則を調べることができる．この法則はウェーバー・フェヒナーの法則と呼ばれる．

$$P = k \cdot \log\left(\frac{M}{M_0}\right) \quad (5\text{-}1)$$

ここで，Pは知覚の強さ，Mは与えた刺激の強さ，M_0は刺激を感じることができる限界の強さ（閾刺激 threshold stimulus），kは定数を意味する．この法則は，実験者によって直接測った知覚の次元と，被験者によって報告された知覚の次元とを関連づける，いわゆる心理物理学関数の例である．

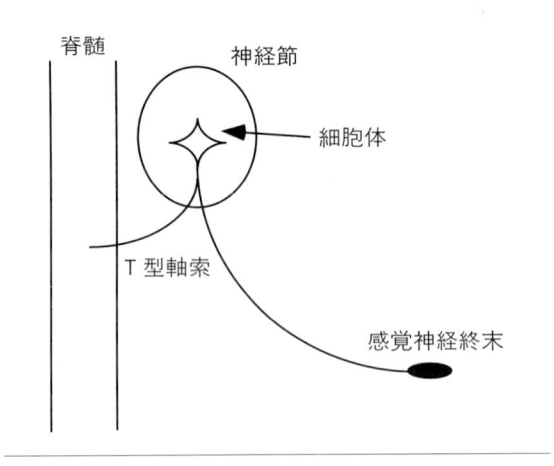

図5-1 感覚神経線維の細胞体は，脊髄近傍の神経節にある．T字型をした一方の軸索は，末梢の感覚終末に向かい，他方は脊髄の後根を通って脊髄内に入る．

枝したもう一方は，脊髄の背側部を通り（後根を通って）脊髄に入り，そこで他の多くの異なったニューロンと結合し，異なる影響を与える．

問題 5-❶
ウェーバー・フェヒナーの法則に従わない受容系を挙げよう．

さて，次に，その活動が運動機能にたいへん緊密な関わりをもつ固有受容器について考えよう．

典型的な固有受容器（proprioceptor）は，特殊な神経細胞であり，その細胞体は脊髄近くの神経節（gabglion）にある（図5-1）．これらのニューロンは，構造が普通とは異なっており，他のニューロンからの入力を受けず，特有の樹状突起もない．このニューロン2方向の軸索は，そのニューロンの入力と出力のみの機能を担っている．このようなニューロンの軸索は，専門用語では求心性軸索（afferent axon）もしくは求心性線維（afferent fiber）といわれ，T字型（T shape）をしているのが特徴である．1本の求心性軸索は，細胞体のごく近くで2つに分かれる．分枝した一方は，身体の末梢に向かい特殊な終末（感覚終末 sensory ending）となる．その膜はある特定の刺激と強さにより閾値に達するまで脱分極する．分

2．筋紡錘

筋紡錘は，自然の最も驚くべき発明の1つである．図5-2のbには，筋内にある筋紡錘の様子を描いてある．一方，aには，筋紡錘の内部構造をより詳しく示してある．精巧に出来たこの仕組みは，中枢神経系内の他のニューロンに筋線維の長さや速度を知らせる．筋紡錘は細長い形（通常は1cmくらい）で，その中央部にはやや太い部分があり，形態的にはそこが糸巻き状（紡錘）に見える．筋紡錘は筋線維の間に数多く散在している．個々の筋紡錘は，その内部に特殊な筋線維（錘内筋線維 intrafusal fibers という）を有し，力を生み出す普通の筋線維，すなわち錘外筋線維（extrafusal）と平行に規則的に並んでいる．筋紡錘の中央部は，結合組織で出来たカプセルで覆われている．その両端で，錘内筋は錘外筋か腱の靭帯につながっている．したがって，錘外筋がその長さを変えることに呼応して，錘内筋は伸張したり短縮したりする．

筋紡錘は，核袋線維（bag fibers）と核鎖線維

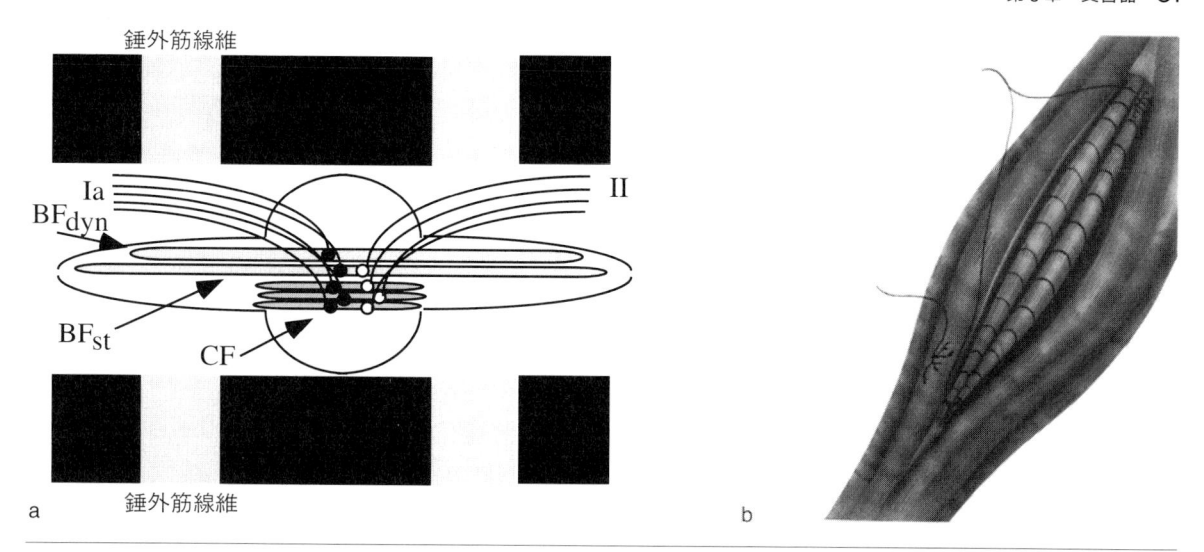

図 5-2 筋紡錘は錘外筋と平行に並んでいる（a）．カプセルに包まれた中には，2種類の錘内筋，すなわち，核袋筋線維（BF）と核鎖筋線維（CF）がある．筋紡錘には2種類の感覚神経終末，一次終末（Ｉ）と二次終末（Ⅱ）がある．一次終末は，事実上すべての錘内筋線維上に見られ，二次終末は，核鎖筋線維（CF）と静的核袋筋線維（staticBF）にあり，動的核袋筋線維（dynamicBF）には見られない．bは，錘外筋線維に取り囲まれた筋紡錘のより写実的な絵である．（図の©は巻末に記載）

(chain fibers) と呼ばれる2種類の錘内筋から構成されている．これらの名前は，筋線維内の細胞核が袋状もしくは鎖状に分布する状態を反映している．さて，核袋線維には，動的と静的線維の2種類がある．筋紡錘の中には2つのタイプの感覚神経終末が見られ，筋紡錘の中央部（赤道部）に位置している．第1のタイプは，一次終末（primary spindle endings）といい，ほとんどの筋紡錘において見られ，核袋と核鎖の両線維を含んでいる．第2のタイプは，二次終末（secondary spindle endings）といわれ，動的核袋線維にはきわめて稀で，静的核袋線維や核鎖線維にはごく普通に見られる．固有受容ニューロンの感覚終末と同様に，筋紡錘の感覚神経の細胞体は脊髄神経節にあり，感覚神経終末は軸索の末端に存在している．一次終末の軸索は，分類上，求心性神経のⅠa群に属し，二次終末はⅡ群に属している．

一次終末は，筋長と速度の両方に感受性がある．図5-3は，異なる速度で与えた筋伸張に対する典型的な一次終末の反応を表している．感覚終末の発火頻度は，伸張される前より後のほうが高い．このことは，この終末が筋長に敏感に反応する（sensitive to muscle length）ことを意味している

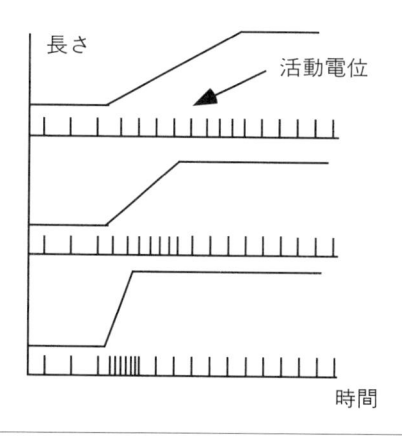

図 5-3 異なる速度で伸張したときの筋紡錘一次終末の典型的な反応．この場合，反応は筋長と伸張速度とともに増大することに注目しよう．

る．しかし，筋伸張中，伸張速度がより大きいとき，発火頻度は高い．このことは，この感覚終末が伸張の速度にも感受性が高い（sensitive to velocity）ことを意味している．筋紡錘一次終末の速度感受性は，筋伸張の最中にはその発火頻度が増大し，短縮中には減少することに注意しよう．このような一次終末は，神経線維の中で最も伝導速度が速い．この軸索は有髄化されており，直径は 12～20 μm ある．このことで 120 m/s に及ぶ活動電位の伝導速度に対応している．

> **問題 5-❷**
> 図5-3において，同じ筋長で筋が伸張される前に，発火頻度が高くなったり低くなったりすることがあり得るだろうか？

二次感覚終末は，筋長の変化にだけ感受性があり，速度には感受性はない．図5-4は，筋の伸張に対する二次終末の反応を示している．二次終末の軸索はより細く，伝導速度は20〜60 m/sである．

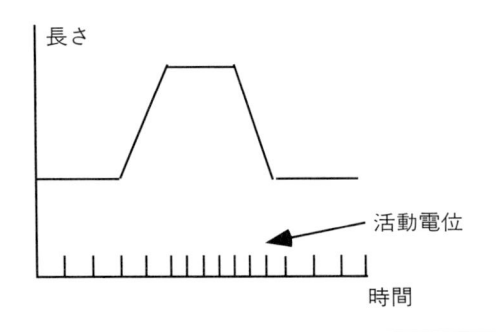

図 5-4 外からの筋伸張と短縮に対する筋紡錘二次終末の典型的な反応．筋長の増大に伴って応答は増大するが，伸張速度には反応しないことに注意．

> **問題 5-❸**
> 筋長がサイン（正弦）波状に変化したときの一次終末と二次終末の発火頻度の時間的変化を図に描きなさい．

> **問題 5-❹**
> 筋の典型的な一次終末の発火頻度が定常状態からスロープ状に増加し，一定レベルを保ったあとに，スロープ状に減少して元の状態よりもやや高い発火頻度になるような，その筋長の変化をグラフに描きなさい．

筋紡錘中の感覚神経終末は，筋長のわずかな変化にとても敏感であり，特にその変化の頻度が高い場合に敏感である．このことは，特に一次終末において顕著であり，高頻度（100 Hz単位）の振動刺激が振幅1 mmで筋腹や腱の上の皮膚に与えられたとき，各周期に反応して強制的に発火させることができる．もし振動刺激装置が筋線維に直接接していれば，数μmほどの振動幅であっても，振動に対応した頻度で一次終末に発火を起こさせるのに十分な刺激量となる．

3．ガンマ系

一次終末と二次終末は，ガンマ系（gamma system）を形成する特殊なニューロン群からの信号に応じて筋長と速度に対する感受性を変化させる能力をもつ点で，固有受容器の中でも特異な存在である．

錘内筋は，脊髄に細胞体をもつ特殊なタイプのニューロンから遠心性軸索の支配を受けている．このニューロンは，力を発生する錘外筋に信号を送る脊髄運動ニューロンと同じ種類の運動ニューロン（motoneurons）である．筋紡錘内の筋線維を支配する運動神経はガンマ系に属し，γ運動ニューロン（γ-motoneurons）と呼ばれる．これは他の運動ニューロン（α運動ニューロン；α-motoneurons）よりは細いが，神経線維の標的が同じ筋内にあるので，軸索の長さはほぼ同じである．そして，軸索の直径に対応して活動電位の伝導速度は遅い（約20 m/s）．

γ運動ニューロンには，動的γと静的γの2種類がある（図5-5）．動的γ軸索（dynamic γ-axons）は，動的核袋線維を支配し，筋紡錘の一次終末の感度に影響を及ぼす．静的γ運動ニューロン（static γ-motoneurons）は，その軸索を静的核袋線維と核鎖線維の両方に送り，一次終末と二次終末の双方の感度を変化させる．

図5-6は，筋伸張および短縮に対する一次終末の反応を，動的γ運動軸索の刺激がどのように変化させられるかを示している．筋紡錘反応に対する速度の効果が増大することに注意しよう．静的γ運動軸索は，一次終末と二次終末の両方の錘内筋を支配している．したがって，静的γ運動軸索への刺激効果は，筋長に対する両群の感覚

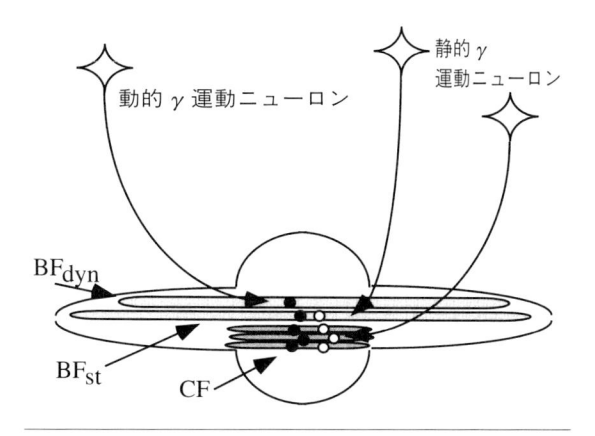

図 5-5 筋紡錘内に錘内筋線維を支配する2種類の細い運動ニューロン（γ運動ニューロン）がある．動的γ運動ニューロンは，動的BF（dynamicBF）を支配して一次終末の感度を調節する．静的γ運動ニューロンは，静的核袋線維（staticBF）と核鎖筋線維を支配し，一次終末と二次終末の両方の感度を変化させる．

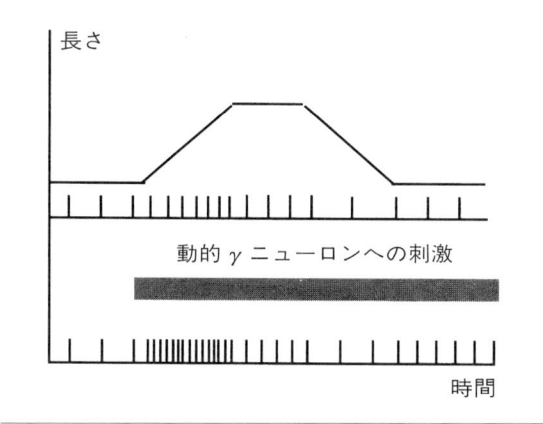

図 5-6 筋伸張と短縮に対する筋紡錘一次終末の反応に対する動的γ運動ニューロンの活動の効果．図の下段では，同じ筋長の変化中にγ運動ニューロンが刺激されている．

終末の反応の中に，発火頻度の増大という形で見られる．

問題 5-❺
筋紡錘を支配する動的γ運動ニューロンの活動が増大すると，二次終末はどう反応するか？

問題 5-❻
随意的に筋収縮を行う場合，その筋長は減少する．しかし，筋紡錘終末の発火頻度は一定

に保たれている．なぜこのような現象が起こり得るのだろうか？

4．ゴルジ腱器官

　腱と筋線維の接合部にごく近いところに，別の固有受容器がある（図5-7）．これは，機械的な変形に感受性があり，ゴルジ腱器官（Golgi tendon organs）と呼ばれている．腱は弾性構造物（バネ）と見なされていることに注意しよう．これは，筋力に伴って腱の機械的な変形は増大するので，ゴルジ腱器官はほとんど完璧な力センサー（force sensors）であることを意味している．ゴルジ腱器官は，特別な神経支配（筋紡錘のような）を受けておらず，また力の変化率にも応答しない．したがって，ゴルジ腱器官の力への反応は，他の要因から比較的独立性を保っている．腱は非線型のバネであるため，ゴルジ腱器官は非線型のセンサーとして機能する．しかし，その特性が変化しない限りは，重要な問題にはならない．

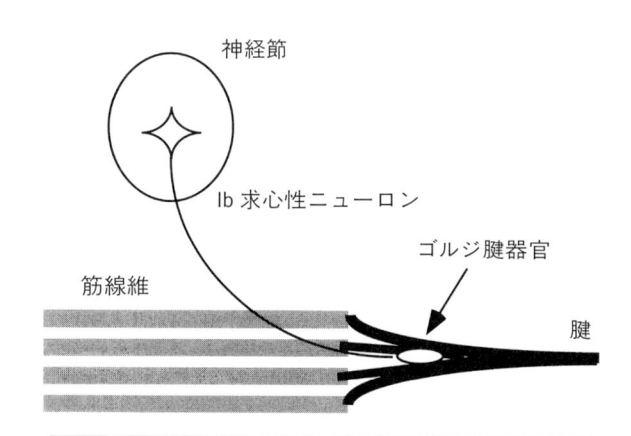

図 5-7 ゴルジ腱器官は，錘外筋と腱との接合部に錘外筋と直列に配列されている．これは脊髄神経節の速い伝導速度をもつIb群の軸索の感覚神経につながっている．

　図5-8は，腱と直列に配列した筋線維で生じた力に対するゴルジ腱器官の典型的な反応を示している．しかし，ゴルジ腱器官はどちらかと言うと，選択的に働くことに注目しよう．つまり，こ

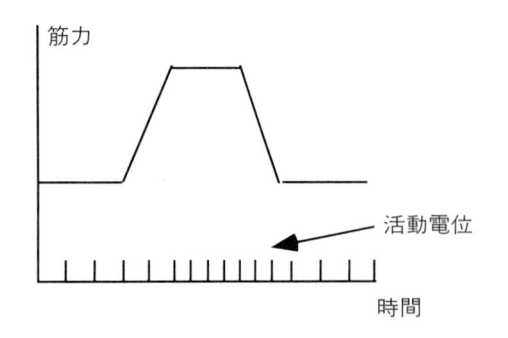

図5-8 筋張力に対するゴルジ腱器官の反応。筋長の変化に対する筋紡錘二次終末の反応と類似の反応を示すことに注目。

の器官は，付着している「その」筋線維で生じた力にだけ反応する．ゴルジ腱器官が存在する範囲に力が加わらない筋線維で力が生じても，腱器官の発火頻度は変化しないか，または活動が低下するだけである．これは，ゴルジ腱器官が位置する場所の腱構造の特殊な「編み紐」の負荷除去による結果である．

問題 5-❼
自分の右肘関節の動きを固定しておいて，すばやく強い力を出すように上腕二頭筋を活動させる（等尺性収縮）とする．このときの一次終末，二次終末，そしてゴルジ腱器官の発火頻度の変化を図に描きなさい．

問題 5-❽
今度は，一定の外力に対して急速な肘関節屈曲を行ったときの同様の図を描きなさい．

ゴルジ腱器官から伸びる軸索は，筋紡錘の一次終末とほぼ同じ太さであり，その伝導速度はほぼ同様で，約80 m/sに達する．

5．他の筋受容器

筋には，他のタイプの感覚受容器がある．その第1はパチニ小体である．これは皮膚に見られるパチニ小体（のちほど，これについて取り上げる）より小さいが，類似の構造である．パチニ小体は，筋-腱移行部に多くにあり，高頻度の振動にきわめて敏感であるが，機能的意味と中枢性の連絡はよくわかっていない．

自由神経終末も筋の中に分布している．この神経終末は，ある種の化学物質および強い機械的刺激（「つねる」ときに生じる刺激）に対して感受性がある．これら受容器は，痛みの感覚やある種の反射作用に重要な役割を果たしているが，これについては後述する．パチニ小体の神経は細くて無髄の軸索であり，伝導速度は遅い（10 m/s程度）．

6．関節受容器

他の固有受容器のグループは関節にあり，関節受容器（articular receptors）と呼ばれている．関節受容器には，自由神経終末と同様に，ゴルジ腱器官に似た感覚終末を含む数種類がある．それらの求心性神経のニューロンのサイズは多様で，ミエリン鞘を欠く細いものから太いものまである．直径が$10\,\mu m$を超えるものはⅠ群線維に属し，伝導速度は速い（80 m/sに達する）という特徴がある．

この関節受容器は，関節の位置情報を中枢に伝える完璧な角度変換器と長い間考えられてきた．しかし，より厳密な研究から，個々の受容器はむしろ狭い関節角度の範囲内で発火するということが明らかになった（図5-9）．さらに，関節がその生理学的限界に近づくときに活動する受容器が数多く見られるのに対し，関節可動域の中間で活動する受容器はごく少ないことがわかった．したがって，関節受容器は自然な動きの中で，信頼性のある関節位置情報を与えているとは考えにくい．

関節受容器はまた，関節囊の張力に感受性をもっている．典型的には，受容器は，関節囊の張力増加に反応して全活動範囲にわたって，その発火頻度を増加させる（図5-9）．関節囊の張力は，

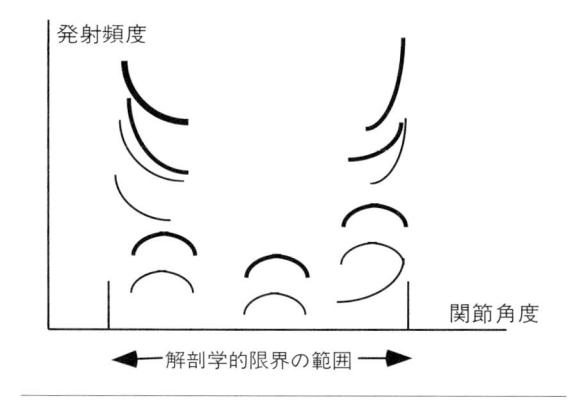

図 5-9 ほとんどの関節受容器は，関節角度のごく狭い範囲，特にその解剖学的な限界に近いところで発火する．筋力の増大は，関節嚢の張力を増加させ，多くの関節受容器が反応を増大させる（太線）．

筋力とともに増加することに注意しよう．受容器は，筋力が違えば異なった位置でも同じ発火頻度を示すので，関節位置の情報源として関節受容器からの信号は有力なものではない．

7. 皮膚の受容器

ヒトの皮膚はさまざまな感覚モダリティに感受性のある数々の受容器が収められている．そのうち，温度受容器は温度に感受性があって，侵害受容器は傷害になりかねない刺激に感受性があり疼痛感覚を生じ，機械的受容器は圧力に感受性がある．機械的受容器のうち，触覚弁別（触知覚 haptic）を含んでいるものは，身体の運動制御に特別な役割を果たしている．

図 5-10 は，手の無毛部における皮膚の機械的受容器の主なタイプを示している．マイスネル小体（Meissner corpuscles）とメルケル板（Merkel disks）は皮膚表面にいちばん近く，表皮と真皮の境界に位置している．より深層の真皮内にルッフィーニ終末（Ruffini endings）が，そしてさらに深い皮下組織にパチニ小体（pacinian corpuscles）がある．

メルケル板は，皮膚表面に垂直な圧力には反応するが，側方への変位には反応しない．メルケル板は，1つのグループとして1本の求心性軸索に

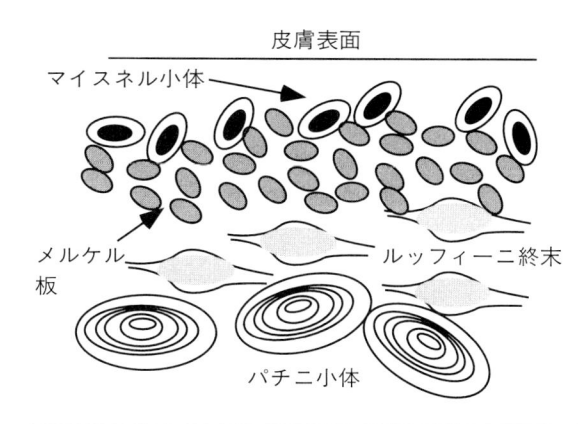

図 5-10 手の無毛部の皮膚内にある皮膚と皮下の主な機械的受容器群．

つながっている．マイスネル小体は，皮膚の小さい範囲の急激な圧力変化に感受性がある．この受容器は圧力が変化しないと，すぐ順応して反応を停止する．個々のマイスネル小体は，2本もしくはそれ以上の軸索につながる．

ルッフィーニ終末は皮膚の広い範囲の刺激で活動し，受容器の場所から5cmも離れた場所の刺激でも活動が起こり得る．この順応はゆっくりで，皮膚の定常的変形に反応して発火を持続する．パチニ小体は，上記の受容器の中では最も大きく，1～5 mm の範囲の大きさである．パチニ小体は，すばやく変化する機械的変形（例えば，振動）に応答する．

8. 感覚情報はどこへ行くのか

固有受容器活動の3種類の主要な効果は，ここまで学んだ私たちにとってかなり重要である．

第1に，固有受容器はヒトの意識に関わりなく筋活動を変化させている．これらの効果は反射と呼ばれるものがあるが，一方で「引き金反応」とか「プレ・プログラム反応」と定義されるものもある（「反射」という用語の適切さについての議論には，ここでは立ち入らない．反射については第8章でより詳しく言及する．この用語は，外的刺激に対して被験者が意識的に関与しない「多少とも自動的」，あるいは「多少とも型にはまった」反応として

用いられてきた．さらに章を読み進むにつれてわかってくるだろうが，反射はそんなに自動的でも，型にはまってもいない．反射は，1つの同じ刺激であっても，実際は異なる筋に現れる可能性がある．しかし，反射は確かに特定の刺激を反映していることに違いはない．ただし，20世紀前半に考えられたよりは複雑な仕組みではあるが．）

第2に，固有受容器は，私たちの腕や下肢の位置だけでなく，私たちが手にしたものがどのくらい重いか軽いか，どのくらいざらざらしているか，柔らかいかを教えてくれる．

第3に，固有受容器は，運動のプランや実行のために，脳が利用する内部システムの座標を作り出すことに専ら役立っている．

固有受容器からの信号は，求心性神経を介して脊髄に達し（図5-11），そこで異種のニューロンと結合する．筋紡錘一次終末の求心性神経は，唯一，脊髄運動ニューロンと直接結合をもつ神経として知られている．ほとんどの求心性軸索は，流入する情報を処理し，他のニューロン上へ投射する小型のニューロンである介在ニューロン上にシナプス結合を形成する．いくつかの異なる固有受容器の脊髄投射を注意深く追跡してみると，かなり困惑させられる現象が明らかになる．それは，異なった求心性ニューロンが同一の介在ニューロンに投射するので，筋長，速度，圧力，張力，そして関節角度についての元の情報がすべていっしょになり，不可逆的に混ざってしまうように見え

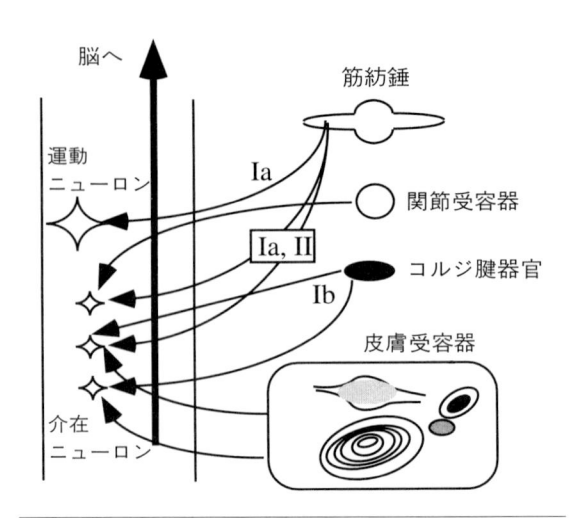

図5-11 末梢の受容器からの求心性神経線維は，後根から脊髄に入る．そこでは，介在ニューロンや運動ニューロンとシナプスを作り，脳へ信号を送る．介在ニューロンは，異種感覚の求心性神経から信号を受け取っていることに注意．

ることである．一見すると，馬鹿げて見えることであるが，この本の後半で私たちは位置感覚を考えるとき，この仕組みの論理的背景を理解しようと試みるつもりである．求心性神経線維によっては，中間で結合せずに，脳につながるが，それは多分，身体で最も長い神経線維ということになる．それが脳に入ったあとは，明らかに体幹や四肢の位置の知覚や運動計画のプロセスに参画する．これらのテーマを吟味するときが後にやってくるであろう．

● 第5章のまとめ

　　受容器は，特定の種類の外部刺激に応答できる特殊な細胞，あるいは細胞の一部分である．受容器からの信号は，非線形の法則に従って，刺激の強さに関係した感覚を引き起こす．固有受容器は，身体部位の相対的な位置関係についての情報を生成する．筋紡錘は2種の感覚終末をもち，筋の長さに敏感なものと，長さと速さに敏感なものがある．筋紡錘終末の感受性は，ガンマ系という特殊なニューロンのシステムによって修飾を受ける．ゴルジ腱器官は，筋力に対して感受性をもつ．関節受容器は，関節角度（典型的には，関節可動域の解剖学的な限界近くで）と関節嚢の張力の両方に感受性をもつ．皮膚と皮下の受容器は，皮膚への圧力を感じ取る．感覚終末は，感覚神経が存在している身体部位の脊髄神経節につながるT字型軸索の側枝に沿って信号を伝達している．このT字型軸索の中枢側の側枝を通って，この信号は中枢神経系に伝わる．

第6章

運動単位と筋電図

◆キーワード

運動単位　動員パターン　筋電図　ヘンネマンの原理（サイズの原理）

1. 運動単位の概念

1個の細胞の特性から次の機能的に重要な複雑なレベルに話を進めよう．中枢神経系が，個々の神経細胞や筋線維の活動レベルを個別に制御していると考えるのは賢い考えではない．そのように考えることは，想像をこえた演算作業を課すことになる．これは，野球ボールを目標軌道どおりに飛ばすために，ボール内の素粒子それぞれの軌道を計算するようなものである．中枢神経系は，問題を単純化し，神経筋系を1つか2つのパラメータで制御できる機能単位の小さな要素にまとめることによって演算作業を減らしている．この最も小さい神経筋系の機能単位を，運動単位（motor unit）と呼んでいる．

図6-1に，複数の筋線維を支配する脊髄内の2つの神経細胞，すなわち α 運動ニューロン（α-motoneurons）を図示した．その軸索は，末端で枝分かれし数本の筋線維を支配している．個々のニューロンは「全か無かの法則」に従うので，1本の α 運動ニューロンに支配されるこのような配列の筋線維は，神経軸索によって伝わる活動電位に反応して同期した筋収縮を引き起こす．したがって，この神経の支配下のすべての筋線維もま

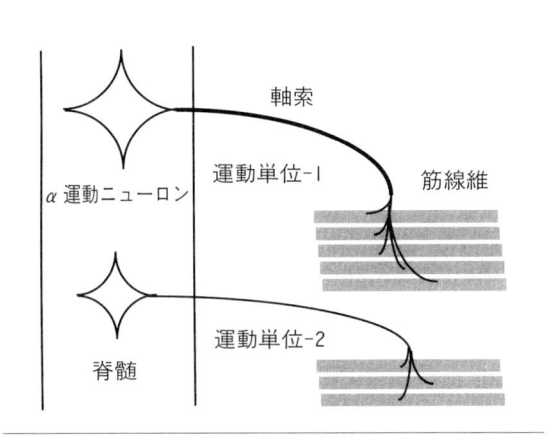

図 6-1　脊髄の α 運動ニューロンは前根を通って軸索を送り出す．おのおのの軸索は，標的の筋線維群に枝分かれして数本の筋線維を支配する．運動神経1本とその支配する筋線維群を運動単位と呼ぶ．

た「全か無かの法則」に従う．運動ニューロンとそれが支配する複数の筋線維を運動単位と呼ぶ．発達中もしくは神経傷害後の回復中に筋線維が複数の軸索入力を受けることがあるが，基本的には，各筋線維はただ1本の軸索分枝の支配を受けている．しかし，時間経過とともに「冗長な」入力は消え，個々の筋線維は1本の軸索に支配されるようになっていく．

運動単位は大きさに差があり，その差は運動ニューロンの大きさとその運動ニューロンに支配される筋線維数の両方に関連している．この2つの

パラメータには密接な関係があり，大きな運動ニューロン（大きな細胞体と大きな軸索をもつ）は小さい運動ニューロンより多くの筋線維を支配している．単一運動神経に支配される筋線維の数（神経支配比という）はばらつきが大きく，眼球運動の調節筋の 10 から，起立時の姿勢調節に関わる大きな筋の 1000 以上までの範囲をもつ．年齢とともに運動ニューロンは減少し，神経再支配（reinnervation）の過程が進行し，それにより個々の運動単位の大きさが増大し，それに対応して神経支配比が増大する．

問題 6-❶
1 個の運動単位は異なる強さの筋力を生み出せるか？　それはどうしてか？

問題 6-❷
大きい運動単位と小さい運動単位を同時に収縮させたい．運動ニューロンに対し，どういう時間的指令を与えればよいか？

ここまで，最も一般的な筋線維について，神経筋シナプスで局所的な膜の脱分極に反応して活動電位が発生し，それが伝導し，各活動電位に反応して筋の単収縮が起こることまでについて議論してきた．

別のタイプの比較的珍しい筋線維があり，これは眼球や咽頭，耳の動きに関わる筋で，緊張性筋線維（tonic fiber）と呼ばれることがある．個々の緊張性筋線維は，線維上の多くの部位で神経支配を受けている．それは，シナプス前膜からの入力に対して活動電位を発生せずに，局所電流により局所のシナプス後膜性脱分極を分散させる．その結果，シナプス前刺激に対する緊張性筋線維の反応は，「全か無かの法則」には従わず，段階的に反応を増加させることができる．しかし，このような通常とは異なる筋線維については，これ以上言及しないで，身体と四肢の随意運動に関わる「正常の」単収縮を生ずる筋線維の話に戻ろう．

2．速い運動単位と遅い運動単位

個々の筋は多くの運動単位から構成されている．この数の範囲は，眼球運動を制御する小さな筋では 100 個未満から，身体の大きな部分を制御するような筋では数 1000 個にまで達する．1 個の筋でも，相対的な大きさばかりではなく，その収縮特性においても異なる運動単位で構成されている．

運動単位の機能的な特性を調べるために，2 つの基本的な手法が使われる．1 つは単収縮（twitch contraction），もう 1 つは疲労（fatigue）を調べる方法である．図 6-2 A に，3 種類の運動単位の単収縮を示した．3 つの運動単位は，それぞれ異なるレベルの最大張力を発生し，その最大張力に至るまでの時間も異なることに注意しよう．特に，MU 3 の運動単位は，単収縮が終わるまでに最も長い時間を要し，その最大張力は最も低い．一方，MU 1 の運動単位は，最大張力に最初に到達し，その大きさは最大である．このような運動単位が高頻度で刺激されると，強縮（tetanic contraction）を引き起こす（第 4 章を参照）．外部から電気刺激装置で運動単位の軸索を

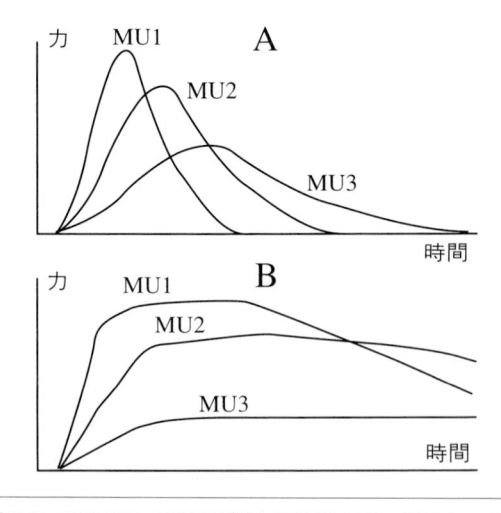

図 6-2 運動単位の単収縮(A)と強縮(B)の図．最速かつ最強の運動単位（MU 1）は，時間とともに発生張力が最大の低下（疲労）を示す．一方，最小の最も遅い運動単位（MU 3）は，全く疲労を示さないことに注目しよう．

刺激することで，このような収縮を誘発することができる．もし刺激頻度が3種類の運動単位について同じだったら，最大張力はMU1が最大で，MU3が最小になる（図6-2B）．運動単位がかなり長い時間刺激されれば，各運動単位はその疲労に関連した収縮力の変化を示す（図6-2B）．疲労のメカニズムについては，のちに議論する．ここで注目すべき重要な点は，MU2，MU3の張力変化は小さいのに，MU1の張力が有意に低下を示すことである．

したがって，3種類の運動単位が存在すると考えられる．MU1タイプの運動単位は，速い収縮特性をもち，早く疲労が起こる（fast twitch, fatigable），MU2タイプは速い収縮特性をもち，疲労もしにくい（fast twitch, fatigue resistant），そしてMU3タイプは遅い収縮特性をもち，疲労に対する耐性は大きい（slow twitch, fatigue resistant）．これらの各運動単位群は，順にFF，FR，そしてSという記号で示されることがある．遅い運動単位（S）は基本的には筋線維数はきわめて少なく，小さい運動ニューロンで，軸索は細い．これに対応して，運動単位のニューロン軸索を伝導する活動電位の伝導速度も最も遅い（しかし，これらのニューロンはこれでも早い伝導速度をもっていることになる．なぜなら，I群ニューロンであるα運動ニューロンの軸索は，太くて有髄だからである）．FFタイプの運動単位の伝導速度は，最も速いことが特徴である．これらの運動単位間の軸索伝導速度の差は，たぶん2倍（40〜100 m/s）を超えるくらいであろう．

運動単位間の物理的特性の差異は，それらの生化学的さらには形態的特性の差異と関係が深い．筋の収縮に利用される3つの主要なエネルギー源について考えよう．第1は筋原線維に含まれるATPで，ATPを代謝分解するATP分解酵素の活性の強さで評価される．第2のエネルギー源はミトコンドリアで起こる酸化的代謝（oxidative metabolism）であり，その効率は，2つの酵素，つまりコハク酸脱水素酵素とNADH脱水素酵素の活性で評価する．第3のエネルギー源は，グリコーゲン（glycogen）で，その代謝は嫌気的に行われる．表6-1に，主要な3種類の運動単位とそ

の筋線維の相対的な生理学的および生化学的な性質を示した．この表で見ると，S運動単位は，遅い収縮を示し，よく発達した血液供給網とミトコンドリアの高レベルの酸化過程で特徴づけられ，好気的にエネルギーを得る筋線維であることを示している．Fタイプの運動単位は，ATPやグリコーゲン代謝からのエネルギーをより多く使う．FR運動単位は，S運動単位の場合と同様に豊富な毛細管血流供給を受けているが，FF運動単位では毛細管血流が乏しい．

表6-1　3種類の運動単位の特徴

タイプ	FF	FR	S
線維の直径	大	中	小
ATP分解酵素	高	高	低
グリコーゲン	高	高	低
コハク酸脱水素酵素	低	中	高
NADH脱水素酵素	低	中	高

ほとんどの筋は，異なるタイプの運動単位が混在しているが，遅い運動単位と速い運動単位との割合はさまざまである．遅い筋（この筋はS運動単位を高率に含んでいる）は，通常白っぽく見える（ヒラメ筋が例）が，速い筋（FRやFF運動単位を高率に含んでいる）は，ふつう赤く見える（腓腹筋がその例）．筋の内部では，中枢神経系がどの運動単位を動員するかという動員順序を調整する規則を作っている．この運動単位の動員順序に関する規則性は，それ自体たいへん重要なだけでなく，協調作用のルール（coordinative rule）の例としても独特なものである．

3．ヘンネマンの原理（サイズの原理）

ヘンネマンの原理（Henneman principle；サイズの原理として知られる）によれば，「1つの筋肉内の運動単位の動員は，小さい運動単位から大きい運動単位の順序で進む」と言われている．つまり，弱い筋力で筋を収縮させると，その力のほとんどは最も遅い運動単位群によって生み出されて

いる（図6-3）．筋収縮をさらに強くすると，大きい運動ニューロンが発火し始め，より大きな運動単位が動員される．筋収縮が最大限になれば（随意的最大収縮筋力），最大の運動単位が参加する．注目すべきことは，筋力を減少させるような場合，この順序が逆になることである．すなわち，最大の運動単位が最初に発火をやめ，最小の運動単位が最後まで発火を続ける．

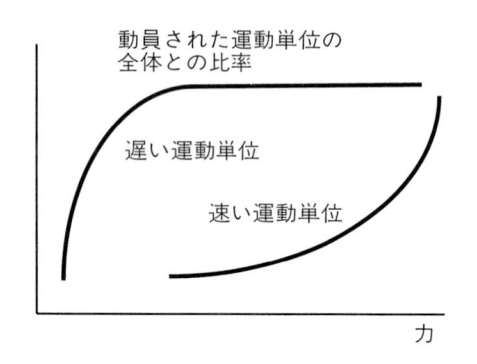

図6-3 ヘンネマンの原理．小さい運動単位は，最初に弱い筋力の段階から動員される．その後，筋力を増すと，より大きな運動単位が動員される．

筋力全体に対する運動単位の貢献度は，運動単位の大きさ（size of motor unit）と到達する活動電位の頻度（frequency）の2つの要因によって決まる．大きい運動単位は1つの活動電位に反応すると，より大きい力を発生させる．その一方で，活動電位が高頻度で到達すると，すべての運動単位はより大きな力（もちろん限界はあるものの）を発生させる．筋力を発生するために運動単位の発火頻度が重要な役割を果たしているので，中枢神経系が一定の筋力を発生する際には，もう一つの選択肢（つまり，発火頻度の調節）をもつことができる．図6-4は，一定の筋力が，運動単位の発火頻度が高いときはより少ない運動単位数で，または発火頻度が低いときは運動単位をより多く動員することで成り立っていることを示している．運動単位の動員と発火頻度変化は，筋力発生の主要な2つのメカニズムである．

持続的な筋収縮中には，新しい運動単位の参加により，よく脱動員（derecruitment；動員消失）が見られたり，すでに動員されている運動単位の

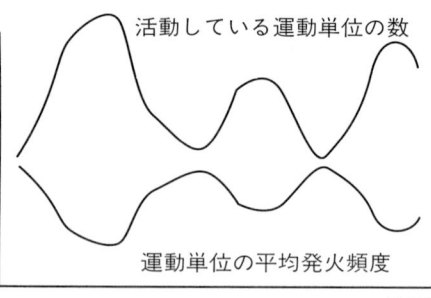

図6-4 筋力は一定に保たれているとする．その条件下で活動する運動単位の動員数とそれらの平均発火頻度には，（負の！）相関がある．

発火頻度が変動する．したがって，ヘンネマンの原理自体が，あるレベルの筋力を発生するときに，どの運動単位が動員されるか，そして，どのくらいの発火頻度になるのか，を定義づけるものではない．しかし，この原理によって，中枢神経系が筋力を発生するための解決法を探す範囲が「文法的に正しい」あるいは「調和した」運動単位の動員順序の中に限定される．すなわち，ヘンネマンの原理は，定型的規則というよりは，むしろ「協調作用のルール（coordinative rule）」である．

問題 6-❸
筋収縮が筋支配神経の漸増的電気刺激で徐々に増大する際の，運動単位の動員順序に関するヘンネマンの原理を公式化しなさい．

ヘンネマンの原理が完璧には作用しない状況が稀ながら存在する．特に，筋が主動筋（primary mover）として運動に参加するのではない場合，その筋の中での運動単位動員の順序は変化し，いくつかの組み合わせの筋の間ではヘンネマンの原理は破られる．すなわち，大きい運動単位が小さい運動単位より先に発火する．ヘンネマンの原理の逆転現象は，ある種の反射反応（これについては後章で解説する）において見られる．特に，皮膚刺激に対する反応でよく見られる．

4．異なる運動単位の機能的役割

　種類の違う運動単位の機能的役割は，それぞれの特性によって大まかに規定されている．すなわち，長く持続する筋力が必要な運動では，主として遅い収縮特性をもち，疲労耐性の高い運動単位が働く．一方，すばやく短時間の筋力増加を要する運動は，主に速い運動単位の動員により遂行される．特に，姿勢の維持に関わる筋では，Sタイプの運動単位の占める割合が高い．一方では，蹴る，打つ，捕る運動のように，すばやい四肢の運動に参加する筋は，FRタイプやFFタイプの運動単位が占める割合が高い．しかしながら，ほとんどの筋は，異なるタイプの運動単位を比較的幅広く含んでいる．

問題 6-❹
マラソンランナー，重量挙げ選手，水泳選手について，どのタイプの運動単位が豊富に見られるだろうか？

　運動ニューロンの持続的な発火頻度は通常比較的高い（8～35 Hz）ので，個々の運動単位の単収縮が重なり合って強縮を生じる．発火頻度に上限があることには意味がある．なぜなら，この頻度では，個々の単収縮は完全に融合しているので，頻度をさらに増加させても筋力を増加をさせることはできないからである．

　すでに述べてきたように，中枢神経系には筋力を増加させる2つの基本的な方法がある（図6-5）．第1は，より多くの運動単位を動員することであり，第2は，すでに動員されている運動単位の発火頻度を増やすことである．新たな運動単位の動員が，随意的な筋収縮中ではより一般的だが，いずれも自然に遂行される随意運動中に用いられる方法である．

　個々の運動ニューロンが，随意運動中に実際に同期して活動することはほとんどない．しかし，

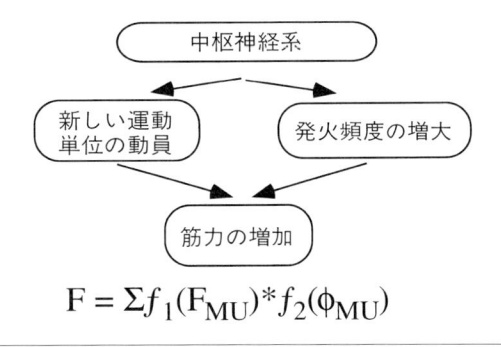

$$F = \Sigma f_1(F_{MU}) * f_2(\phi_{MU})$$

図 6-5　筋力を増加させるには，中枢神経系は新しい運動単位の動員とすでに動員されている運動単位の発火頻度を増大させる．ここではFは力，fは単調増加関数，ϕは発火頻度を表す．

強い筋力発生時や疲労時，そしていくつかの神経学的疾患（例えば，脊髄損傷による随意筋の消失時）では，運動単位の発火の同期現象がより強い筋力を達成したり，かなりの時間，筋力を維持するための1つの方法となる．運動単位の同期的活動には，プラス面とマイナス面の両面がある．利点は明らかである．すなわち，同期的発火は非同期的な運動単位発火に比べて高い筋力の発揮を可能にする．しかし，筋収縮のなめらかさが損なわれ，より早く疲労が出現する．

問題 6-❺
ヒトの筋の運動単位の同期活動を不意に引き起こす方法を見つけたとする．この方法をどの種目の運動選手に勧めるか？　また，どんな種目の選手に試してはいけない，と教えるか？

　運動単位の同期活動は，直接的には相互相関法で，また間接的には「総和（干渉）」筋電図の周波数解析で測定できる．一対の運動単位の活動を長時間記録すると，相互相関関数は，双方がぴったり同期している場合，遅延ゼロにピークを示す．

5. 筋電図

　筋肉の活動を記録するための基本的な方法が2つある。筋内電極あるいは針電極筋電図法 (intramuscular or need electromyography) と，表面電極あるいは干渉波形筋電図法 (surface or interferential electromyography) である．

　第1の方法では，細い針（直径1mm以下）をひとつの筋肉に挿入する（図6-6）．針の内部には，絶縁されたきわめて細いワイヤーが入っている．ワイヤーの先端は絶縁されていない．増幅器は，導線先端と針の間の電位差を拾う．それぞれの電極の大きさとその距離はたいへん小さいので，電極はその先端にごく近いところの信号（活動電位）を選択的に拾う．このような電極は，個々の運動単位の活動パターンを記録するように作られている．各運動単位は，多くの筋線維を含んでいて，それらが同期して活動電位を発生するので，電極は運動単位全体の複合活動電位を拾うことに注意しよう．通常，針電極は，たまたますぐ近くに筋線維がある2，3の運動単位の電気的活動を記録することができる．しかしながら，各運動単位は，筋線維の本数が多少異なることと電極に対する位置関係が異なるという理由から，それぞれが独特な電圧変化パターンを示す（図6-7）．この形の違いのため，1個の電極で数個の運動単位を記録し，かなり高い確率で個々の複合活動電位を識別することができる．針電極筋電図法は，しばしば臨床検査に利用される．

　もう1つの方法は，干渉波形筋電図法 (interferential electromyography) である．この方法は健常人の随意運動の研究に頻繁に用いられる．干渉波形筋電図の基本的な考え方は，1個の筋肉について可能な限り多くの運動単位の活動を足し合わせることである．通常，筋腹上の皮膚に2つの電極を貼付し，その間の電位差を増幅する（図6-8）．

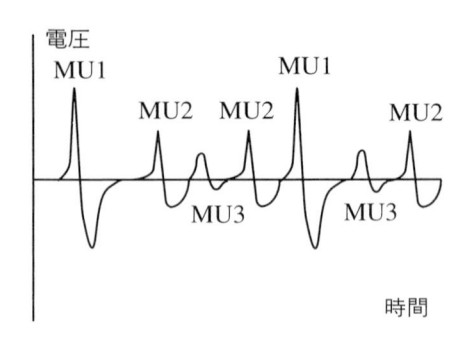

図6-7 針電極による典型的なEMGの記録．運動単位MU1，MU2，MU3として形が異なる複合電位が記録されている．

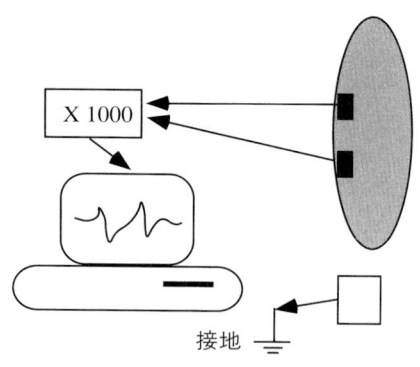

図6-8 表面筋電図記録には，筋腹上に置いた一対の電極が使われる．第3の電極（グラウンド）を使うと，ノイズが減少する．

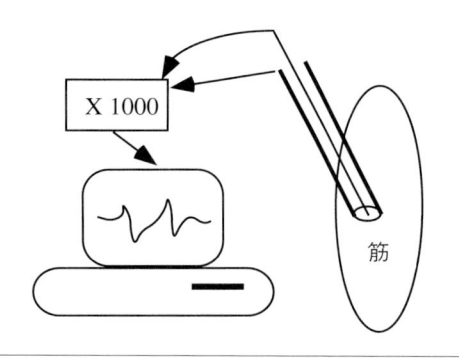

図6-6 筋電図の記録には，細い針電極を用いる．針の内部には針部分とは絶縁されたきわめて細いワイヤーが入っている．ワイヤーの先端と針先の電位差が増幅され，記録される．

　一方では，筋の活動を足し合わせたいと考えると，大きな電極を使い，電極間をできるだけ遠く離して貼り付けようと考えるかもしれない．また，他方では，研究者は1つの筋に焦点を絞り，隣の筋活動の記録（訳注；クロストーク）を避けようとするかもしれない．そこで，それぞれの研

究者，特定のケースによって別々に解決する駆け引きが出現する．例えば，比較的小さい前腕筋や顔面筋の活動を記録する場合，隣の筋活動を拾ってしまうため，大きな電極を用いることは賢明ではない．反対に，広背筋や大腿二頭筋のような大きな姿勢関連筋の活動を記録したい場合には，大きな電極を用いるのが適切である．通常，表面筋電図の電極は直径が1～20 mmまでさまざまであり，その電極中心間距離も5～50 mm，あるいは，それ以上まで幅がある．目的に合致した電極と記録位置の選択は，筋電図記録技術の一部である．

表面電極で記録される筋電信号の絶対値は，およそ数10～数100 μVの大きさであることに注意しよう．生体電気現象を覆い隠し，雑音からの判別を不可能にする電気的ノイズの発生源は無数にある．最も頻繁に出会うノイズの発生源は，どんな実験室でも電源として使われている60 Hz電圧やアンテナのように働く被験者の身体に拾われるラジオの電波である．他の可能性のある発生源は，電気モーターや強力な電磁石があり，たとえ近くの部屋にある場合でも問題が起こる．ノイズを最小にして，生体電位を選択的に記録するには，通常，大きな「不関電極」で被験者の身体表面をグラウンドとする．

6．フィルター，整流，積分

EMGの記録と処理に関して，たった1つの方法を勧めることはできない．手順にはいくつかの標準的方式がある．しかし，各研究者は，研究の実際の目的や想像力に基づいて，独自のデータ処理方法を選択する．表面EMGの処理には，次の3つの操作がよく用いられる．

第1はフィルター（filtering）である．活動電位は，典型的には約数ミリ秒という短時間の速い現象であることに注目しよう．それを考えて，60 Hz以下のすべての周波数を除くハイパス・フィルターがよく使われる．結果的に，60 Hzのノイズは，生体電位よりずっと変化が遅い純粋に機械的要因による反応と同様に記録から除去できる．他方，周波数の上限は，その実験で注目している現象に特徴的な時間をもとにして選ぶ．個々の活動電位の波形のような筋電図の微細構成に興味がない場合には，ふつう数100 Hzの周波数でローパス・フィルターが用いられる．

第2の操作は，整流（rectification）である．基本的は，電位差の陰性値をすべて同じ大きさの陽性値に反転することである（図6-9）．目的は，筋電信号の量的な推定値を得ることである．活動電位が一対の記録電極の下を通過するとき，電極での電位差は徐々に変化して正負が反対になる．実際，ほとんどの生体電位はゼロ電位線から見てほぼ対称である．長時間にわたって未整流処理の信号を積分すると，その値はたいへん小さい値（ゼロに近い）になる．その理由は，信号がほぼ同数の陰性値と陽性値によって構成されているからである．整流されたEMGを積分すると，積分した時間区間の活動の平均的大きさを反映した値になる．

問題 6-❻
1つのEMG記録を手にしたとしよう．それをフィルター処理をしてから整流をする，もしくは整流してからフィルター処理をする．どちらの方法がよい方法であろうか？それはなぜか？

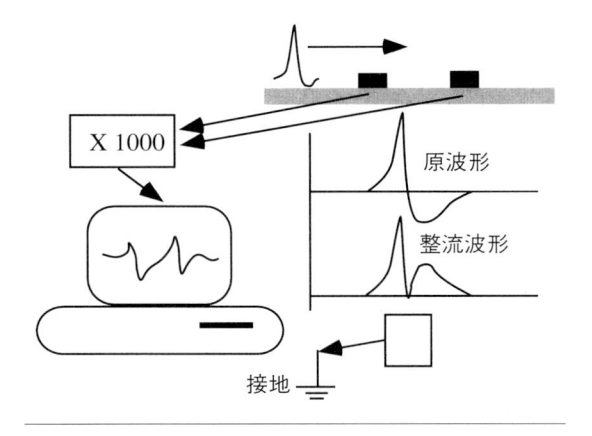

図6-9 1個の活動電位が一対の電極の下を走るとき，2つの電極で記録される電位差は，その基線の上下に振れて記録される（上図）．整流は，すべて電位差の値をプラス（＋）にする方法である（下図）．

第3の方法は積分（integration）である．実際には，目的の違いによって2つの方法が用いられる．もし研究者がEMGの微細な波形よりも全体的な形に関心がある場合，EMG「包絡線（エンベロープ）」を計算する．EMG包絡線図は，数10 msという小さな時間帯の積分の結果を点にして時間関数で表現したものである．もう一方の積分法は，ある時間区間について筋活動量を全体にわたって測定することが必要なときに用いられる．整流EMGの積分は，電極間の全抵抗に流れる総電流を反映する値を算出する．皮膚電気抵抗は，たいへん操作しがたいものである．広い値範囲で変動し，被験者が汗をかいたときには，実験中でも変化する．そこで，積分筋電図測定を被験者間で比較するためには，積分値を正規化をする必要がある．正規化とは，測定値を，測定対象となっている信号の差ではなく，記録条件の差を反映しそうな数（例えば，皮膚抵抗値）で除することである．

$$E_N = EMG/EMG_{st} \quad (6-1)$$

ここでは，E_Nは正規化EMG，EMGは測定対象として関心をもっている信号から計算した積分値，EMG_{st}は基準課題遂行中の同じ時間相当分の積分値である．この方法は，筋電図記録のもう一つの「技術の一端」であるが，きわめて主観的であって，研究者によって異なる正規化の方法が使用される．よくある積分筋電図は，被験者がその筋の最大随意収縮を発揮したときに記録された値，もしくは，ある基準の力を発揮したときに記録された値を基準に正規化される．

問題 6-❼

すばやい動作中のEMGと，筋活動のレベルとしてはたいへん小さい変化をしている動作中のEMGを正規化する方法を考えよ．

図6-10は，ヒトの二頭筋から記録した筋電図信号に，異なるフィルター処理と整流を行ったときの影響を示している．最上段の信号は，コンピュータで高いサンプリング周波数（1000 Hz）で

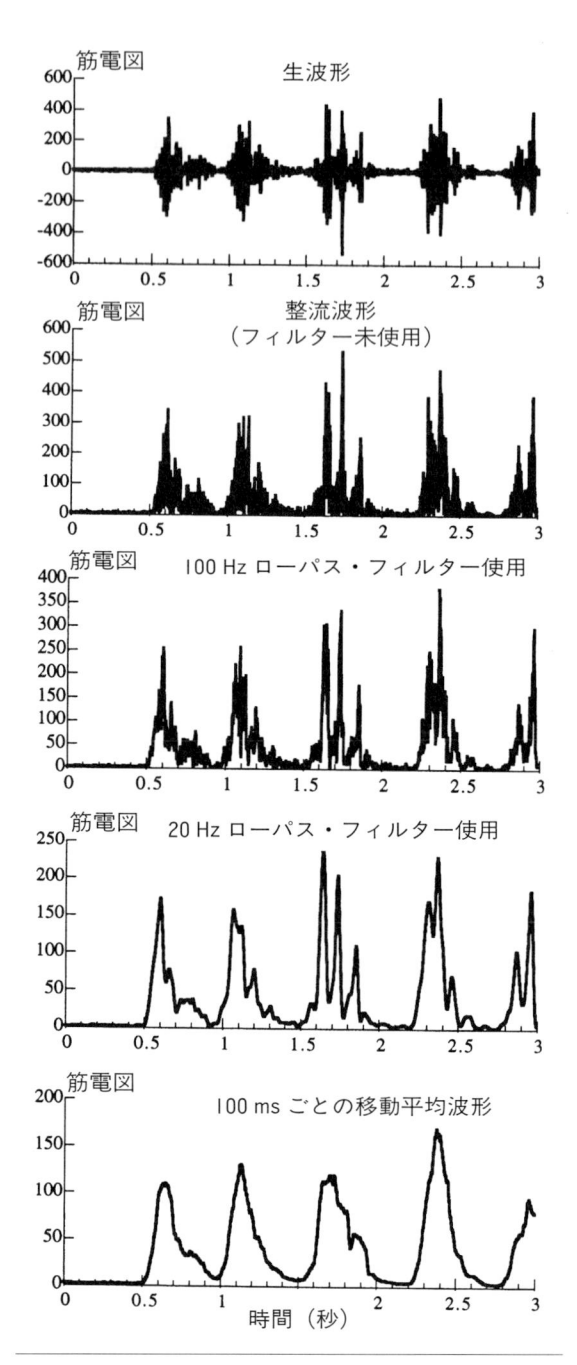

図6-10 短い随意収縮を繰り返すヒトの上腕二頭筋から表面電極で記録された筋電図に，フィルター処理と整流処理を行った効果を示す．上の図は，高いサンプリング周波数（1000 Hz）でコンピュータで取り込んだ「生（未処理）」の筋電図．異なるフィルター処理をしたときの類似性（例えば，放電のタイミング）と波形の差に注意すること．

増幅後とりこまれた「生（未処理）」のEMG信号である．次の波形は，フィルター処理を全くしていない整流波形である．その下の2つの結果は，カットオフ周波数100 Hzと20 Hzのローパス・フィルター効果（2次のバタワースButterworthフィルター）を示している．最下段は，同じ波形を整流したEMGを，100 ms幅の移動平均で処理して包絡線（エンベロープ）信号にしたものである．フィルター処理は，信号の特徴的な振幅に影響を与えることができることに注目しよう．

●第6章のまとめ

　　運動単位は，運動ニューロンとその軸索に支配される筋線維群で成り立っている．運動単位には3つの主要なタイプがあり，遅い収縮特性と高い疲労耐性をもつSタイプ，早い収縮特性と高い疲労耐性をもつFRタイプ，そして早い収縮性特性と低い疲労耐性をもつFFタイプである．小さい運動単位は，小さい細胞体，細い軸索，遅い活動電位伝導速度，そして支配する筋線維が少ない．自然な筋収縮中では，運動単位は小さいものから大きいものへと固定的な順序で動員される（ヘンネマンの原理，またはサイズの原理）．脱動員は，大きいものから小さいものへという逆の順序で起こる．筋電図法は，筋活動のレベルやパターンを研究するための一つの方法である．科学というよりは，一つの技術と言える．

◆自己診断テスト

❶ 細胞内のK$^+$濃度が，150 mmol/lでなく，50 mmol/lしかない通常とは異なる状態の神経系細胞がある．その他の状態は「通常の」細胞と全く同じである．このとき，K$^+$の平衡電位を計算せよ．膜電位と平衡電位と活動電位は，通常の神経細胞とどう違うか．

❷ 温度変化の中で2本の神経線維を観察する．それぞれの線維の一方の端に刺激装置を置き，もう一方の端で反応を記録する．1本の線維は，温度の低下に伴って活動電位の伝導速度が低下し，最終的に伝導を停止した．もう1本の線維は，高温では活動電位の伝導は起こらなかったが，低温で伝導が始まり，極低温では伝導が停止した．これら2つの線維について何を結論できるか．その性質の違いを説明せよ．

❸ 興奮性シナプスと抑制性シナプスがある．両方のシナプス前線維をある刺激頻度で刺激したとき，そのニューロンは活動電位を発生しなかった．そこで，興奮性入力の刺激頻度を変えないで，抑制性入力の刺激頻度を増加させた．しばらくすると，そのニューロンは活動電位を発生し始めた．なぜか．もう1つの実験では，興奮性入力の刺激頻度を増大させた．このときは，そのニューロンはいくつかの活動電位を発生し，沈黙期（silent）になった．なぜか．

❹ 1つの興奮性入力による神経細胞の応答性を研究している．細胞は，ある頻度で活動電位を発生する．それでは，細胞外に興奮性の神経伝達物質を投与したら，その細胞の発火が停止した．何が起こったのであろうか．

❺ 電気刺激を筋に直接与えることによって，その筋に単収縮を起こすことができる．外

部からの負荷はない．筋紡錘の1次終末，2次終末，およびゴルジ腱器官の発火頻度の時間的変化を書きなさい．収縮前には，それぞれの受容器は一定頻度で安定した発火を示していた．等尺性条件で同じ問題を解きなさい．すなわち，筋と腱がその長さを変えないとき，どうなるか．

❻ 最大筋収縮の5％の随意筋収縮を行っている．新たに1個の運動単位だけが動員されるように筋力をわずかに増加させた．この運動単位の性質について何が言えるか．同じく，最大筋力の95％で筋収縮を行っているとき，先と同様に，新たに1個の運動単位だけが動員されるようにわずかに筋力を増加させた．この運動単位の性質について何が言えるか．

◆第Ⅰ部に関する推薦図書

Basmajian JV, DeLuca C (1985). *Muscles Alive and Their Functions Revealed by Electromyography*. Baltimore: Williams & Wilkins.
Enoka RM (1994). *Neuromechanical Basis of Kinesiology*. 2nd ed. Champaign, IL: Human Kinetics. Chapters 3, 4.
Granit R (1955). *Receptors and Sensory Perception*. New Haven: Yale University Press.
Hill AV (1938). The heat of shortening and the dynamic constants of muscle. *Proceedings of the Royal Society of London, Series B*, 126: 136-195.
Lieber RL (1992). *Skeletal Muscle Structure and Function*. Baltimore: Williams & Wilkins.
Partridge LD, Partridge LD (1993). *The Nervous System: Its Function and Its Interaction with the World*. Cambridge, MA: MIT Press. Chapters 10, 11, 12, 13, 14.
Popper KR, Eccles JC (1983). *The Self and Its Brain*. London, New York: Routledge & Kegan Paul.
Rothwell JR (1994). *Control of Human Voluntary Movement*. 2nd ed. London: Chapman & Hall. Chapters 2, 3, 4.

第 II 部

結 合

第7章　脊髄における興奮と抑制
第8章　単シナプス反射
第9章　寡シナプス反射および多シナプス反射
第10章　単一筋の随意的制御
第11章　単関節運動のパターン
第12章　プレ・プログラム反応
◆自己診断テスト
◆第 II 部に関する推薦図書

第7章

脊髄における興奮と抑制

◆キーワード
脊髄の解剖学　シナプス後およびシナプス前抑制　レンショウ細胞　興奮　反回抑制
相反性抑制　Ia介在ニューロン

1. 脊髄

　私たちの研究対象は複雑なので，どの程度の細かさの視点で見るかによって，いくつかの質的に異なる段階の見方がある．ここまで読み進んだ時点で，読者は次の段階に踏み出す準備ができている．最初の段階として，話は単一細胞の部品（膜，イオン，分子，チャンネルなど）の特徴，そして神経と筋細胞内の情報交換の基礎となる電気的現象から出発した．そして，筋細胞や受容器のようなある特定の細胞の特徴と機能の概要に移った．次の段階では，さまざまな神経細胞群がどのように脊髄内で相互に作用し，末梢受容器によってもたらされる信号を取り入れて作用するのかを考える．一般的に反射（reflex）と呼ばれる，外来刺激に対する比較的自動化された反応から始めることにしよう（すでに以前に，「反射」という用語を取り巻く議論は手短に整理した．この見解は第8章でさらに考察する）．脊髄の配線はかなり複雑であり，全神経結合の中である程度確実に解読されているのはごく一部にすぎない．

　脊髄は薄層構造を有する（図7-1）．この言葉は，脊髄が，交差や不連続など横断面構造が急に

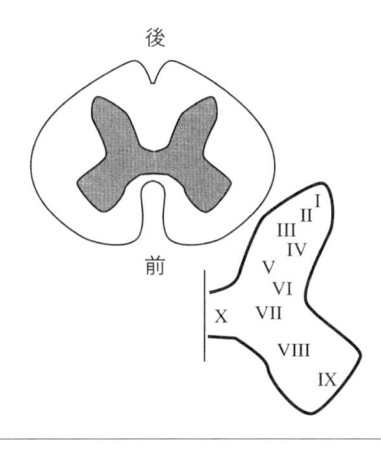

図7-1　脊髄は層構造をもつ．脊髄は身体に沿って，特徴的な横断面構造を保ちながら下行する（上段）．各レベルで，灰白質は10のレクシード層から成る特徴的な「蝶」の模様を形成する（下段）．

変わることなく，脳から「下行して」いることを意味する．「薄層（lamina）」の意味は「階層（layer）」の意味と非常に近い．もし脊髄を中間レベルで切断すると，特徴的な「蝶」の模様が観察できる．「蝶」は灰白質を構成し，横断面の残りの部分が白質である．各レベルで，同じ「蝶」のような領域を灰白質に確認することができる．これらの領域は科学者レクシード（Rexed）によって命名され，第I層からX層までローマ数字で表記される．

ここで人体の「地理的な」用語を紹介する必要がある．これはこの先の章でも役立つであろう（図7-2）．背側（dorsal）は身体の後方を，腹側（ventral）は腹の方を，尾側は尾（caudal；ヒトでは尾の残存）を，内側（medial）は中心に近いことを，外側（lateral）は側方を，近位（proximal）は座標中心（一般的には体幹に）に近いことを，遠位（distal）は座標中心から遠いことを，それぞれ意味する．一般的に，3つの座標面が身体を基準として定められている．前額面（frontal）は髪をとくときに見る鏡に対して平行な面を，矢状面（sagittal）は普通に歩いているときの腕や脚運動の面と平行な面を，冠状面（cornal）は直立しているとき地面と平行で脊柱と垂直な面を意味する．

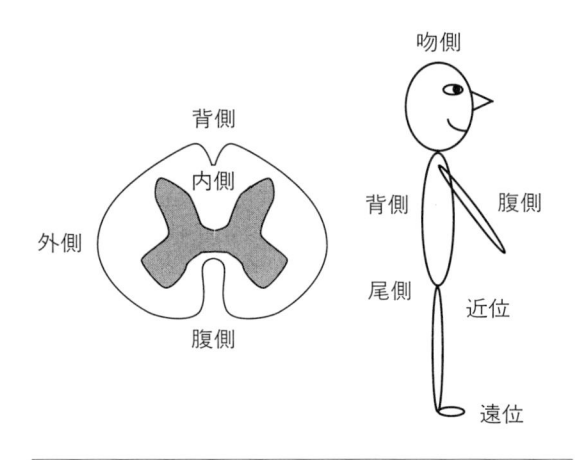

図 7-2 これらの用語は，これ以降の記述に有効であろう．図のヒトは矢状面で描かれている．

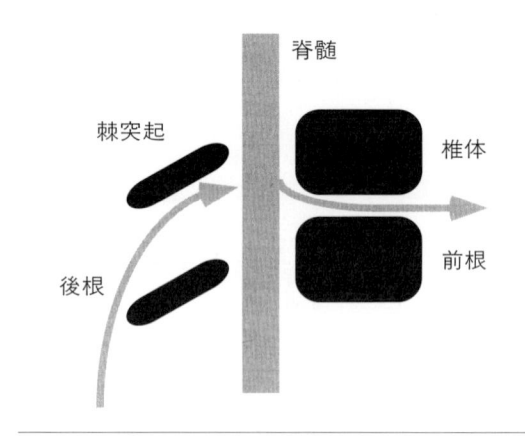

図 7-3 各脊椎は，1つの椎体と棘突起を有する．末梢感覚情報は後根を通って脊髄に入り，遠心性情報は前根を通って脊髄から送り出される．

脊髄はヒトの中枢神経系の中で非常に重要な部分である．脊髄を損傷すると，完全もしくは回復不可能な麻痺につながる可能性がある．脊髄は脊柱によって損傷から保護されている．脊椎は脊柱（骨構造）から成り，弾性のある椎間板（軟骨構造）によって互いに区分けされている．この構造によって，脊椎の柔軟性，圧迫力への抵抗，脊髄の保護が同時に実現できている．各脊椎は2組の角，すなわち，後角（dorsal horn；背中に近い方）と前角（ventral horn；胃や胸部に近い方）を有する（図7-3）．後角は末梢受容器からの情報の入力経路として役立っている．受容細胞の細胞体は，脊髄神経節（脊髄のほんの少し外側）に位置することを思い出そう．これらの細胞はT字型の軸索をもち，その遠位端は末梢にある感覚受容器に達する．一方，近位端は後角を通って脊髄に入る．無数の末梢受容器からの軸索は後根を形成し，同一後角を通って集合する．前角は末梢構造，特に筋（α運動ニューロンの軸索）と筋紡錘（γ運動ニューロンの軸索）に対する信号の出力経路として役立っている．これらのニューロンは前根を形成する．

脊椎は4つの主要なグループ，頸椎（7つの脊椎），胸椎（12椎），腰椎（5椎）そして仙椎によって形成されている（図7-4）．この脊椎は最も吻側部（rostral）から始まって各グループごとに番号が付けられている．脊椎と頭蓋骨のつなぎ目から数えると，椎体はCⅠからCⅦ，ThⅠからThⅫ，LⅠからLⅤ，そして仙椎となる．脊髄は，一般的に，脊髄節から成ると書かれている．この分類は，各脊椎レベルで脊髄に入り，そして出て行く脊髄神経根について述べたものである．各脊髄節は，左右1組の後根を介して末梢の情報を受け取り，1組の前根を介して命令を送る．各脊髄節はまた頸髄，胸髄，腰髄，仙髄に分類されている．

しかし，この分類は椎体の分類とは正確に対応していない．脊髄節は，脳から始まりC1～C8，Th1～Th12，L1～L5，S1～S2の順に並ぶ．脊髄節の長さと椎体の長さとは正確に同じ

の領域は一般に白質と灰白質と呼ばれる（図7-1）。白質はほとんどが下行性および上行性経路の軸索の切り口から成り，一方，灰白質は細胞体を含んでいる。「蝶の羽」の腹側（前方）部は（αとγの両方の）運動ニューロンが局在する場所であり，前根が脊髄を離れる場所である。この領域はとりわけ興味深い。この章では，脊髄の前方領域のニューロンとそこに生ずる事象に絞って考察する。しかし，脊髄に存在するニューロンの大多数は，運動ニューロンではなく介在ニューロンであることに注意しよう。これらのニューロンは求心線維や中枢神経系内の他のニューロンからの情報を受け取って，活動電位を発生し，他の介在ニューロンや運動ニューロンに伝達される。

2. 中枢神経系内の興奮

　特定の軸索経路や，1つの領域の1つの型の細胞から出る軸索を標識するために，頻繁に用いられる方法がある。この方法は，細胞体または神経線維の中に，ある種の化学物質を注入する。その化学物質は，軸索や軸索側枝を含めた神経細胞の軸索全体に，ほとんど単純な拡散によって運搬される。そうすると，この物質が存在する領域を明らかにする組織化学的分析が可能になる。もちろん，このような実験は麻酔された動物で行われる。神経経路を標識する一般的な物質は，西洋ワサビ過酸化酵素（HRP）である。特に，この酵素は，さまざまな求心性線維の末端の形態や中枢神経系のニューロンの軸索を標識することができる。

　興奮性神経経路を標識することによって，中枢神経系では事実上どのニューロンも相当数のシナプスを介して他の各ニューロンと結合していることが明らかになった。したがって，もしどこかで興奮が生じると，理論的には結合を有する細胞，そしてすべての神経細胞に拡散する可能性があり，最終的には全身の筋群の収縮が引き起こされる可能性がある。中枢神経系内のニューロンに求心性線維によって形成されるすべてのシナプスは

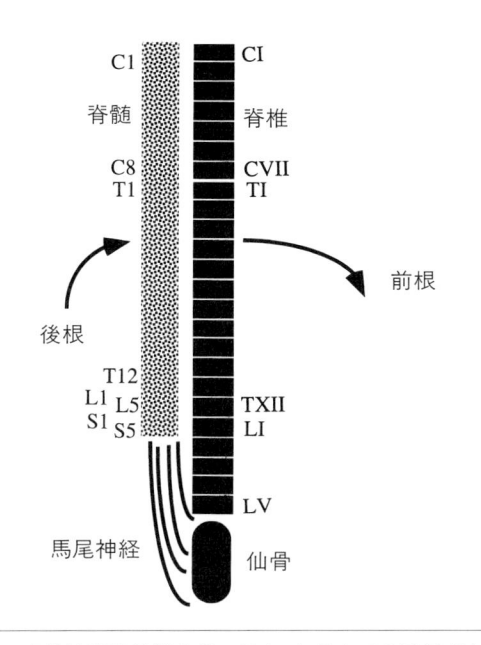

図7-4　脊椎は頭蓋骨側より，C1〜L5までの番号が付けられており，その後に仙骨がある．脊髄分節はC1からS5まで番号が付けられているが，この分類は必ずしも正確に脊椎の分類と一致していない．脊髄はL1椎体レベルで終わり，それ以下では，それ以下の分節の根が馬尾神経（cauda equina）を形成する．

ではない．したがって脊髄節の番号と椎体の番号との間にはズレがあり，そのズレは尾側になるほど拡大する．結果的に，脊髄はL1の椎体のレベルで終わる．尾側の脊椎は脊髄を全く含まず，下位の脊髄節の後根と前根を形成する軸索だけを含む．この部分は，その外観から「馬尾神経（cauda equina）」もしくは「馬尾」と呼ばれる．

　各脊髄節は決まった身体部位からの末梢情報を受け取り，ほぼ同一部位にある筋群に命令を送る（図7-5）．これらの領域はシマウマの縦縞のように，体幹から四肢に広がる．例えば，大腿の前面はL2，L3髄節の神経支配を受け，一方，足部はL5，S1髄節によって支配される．これらの神経分布図は，神経学者たちによく知られており，特に脊髄障害のレベルを決定するために用いられている．

　脊髄の横断面のどのレベルにも見られる「蝶」に戻ってみよう．「（蝶の）羽」の後ろの部分は後根が脊髄に入る場所である．後根を形成する軸索は横断面のさまざまな領域に側枝を延ばし，シナプスを形成する．横断面に見られる異なった色彩

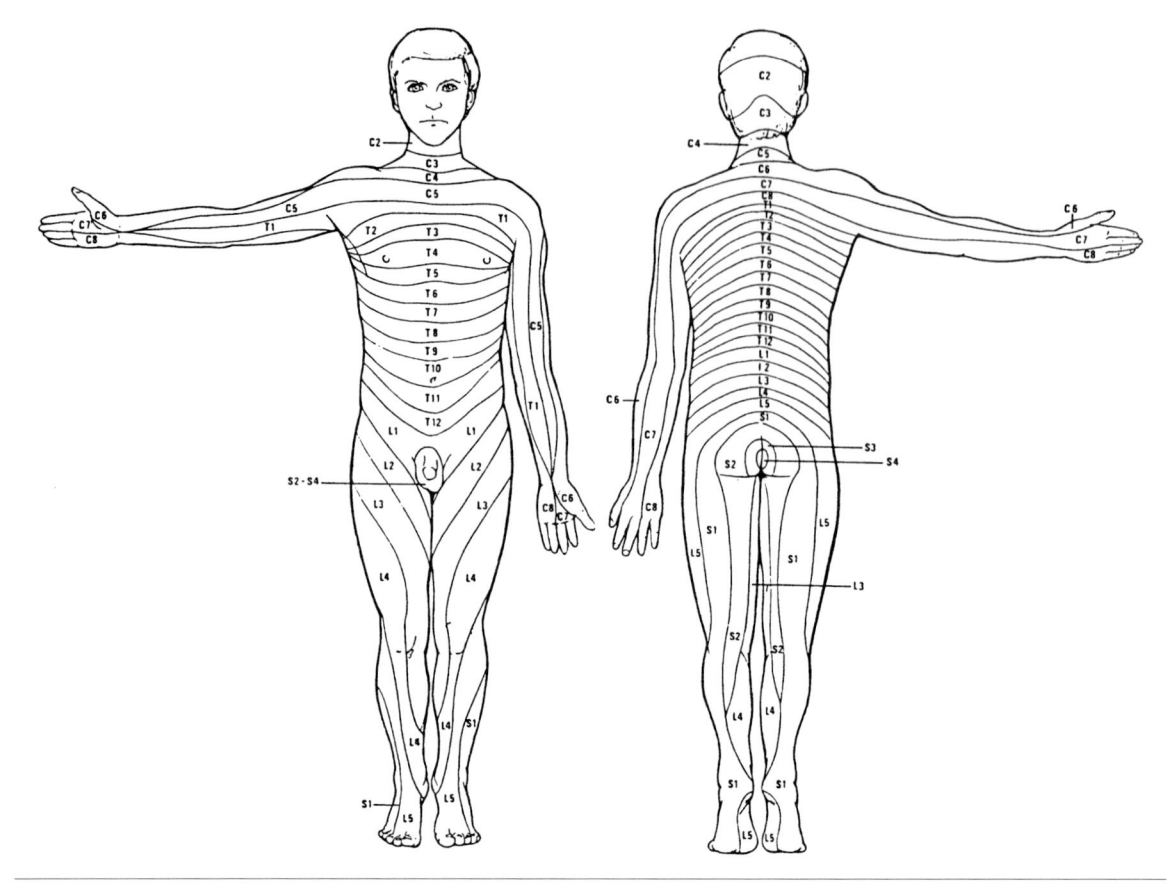

図7-5 各脊髄節は身体の特定領域を支配する．この領域は「シマウマ」のような縞模状に身体表面を分割する．〔図の◎は巻末に記載〕

興奮性である，ということを考慮することが重要である．これはヒトの中枢神経系が，常に興奮性刺激の流入による影響下にあることを意味し，もし，抑制性刺激によってバランスがとられなければ，好ましくない運動効果を引き起こすだろう．ある病的状態では，この種のことが起こり得る．すなわち，腕の一部をつまんだだけで全身の筋の「痙攣」が起こることがある．したがって，明らかに中枢神経系は，制御不能な興奮の拡大を防ぎ，力強く信頼性の高いメカニズムを必要としている．さらに一歩進み，中枢神経系における情報伝達の本質は，好ましくない経路を断ち切ることであると主張することさえ可能である．次のような類比を考えてみよう．すなわち，川の流れを制御するためには，水の反乱を防ぐダムが必要となる．

以上から，中枢神経系は興奮性シナプスの効果を下げる手段が必要であるという結論に至る．中枢神経系には，シナプス後抑制，シナプス前抑制と呼ばれる2つの基本的な抑制機構が存在する．前者は，到達するどんな興奮性信号の感度も低減させる（脱感作する）．後者は，より巧妙かつ選択的であり，他の入力に影響を与えることなく，ある神経細胞に対する特定の入力（シナプス）の感度を下げる．

3．シナプス後抑制

最初に，第3章で学んだように，シナプスはシナプス前膜，シナプス間隙，シナプス後膜から成り立っていることを思い出そう（図7-6）．シナプス後抑制という用語は，シナプス後膜に生ずる

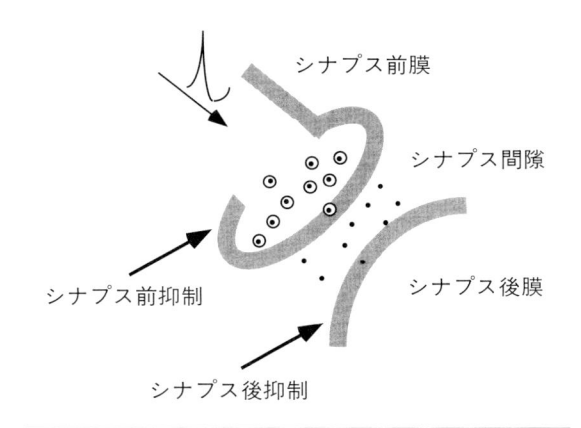

図7-6 シナプスは，シナプス前膜，シナプス間隙，シナプス後膜により構成される．シナプス伝達の抑制は，シナプス伝達効率の低下を意味し，シナプス前膜もしくはシナプス後膜における抑制の結果，生ずる．

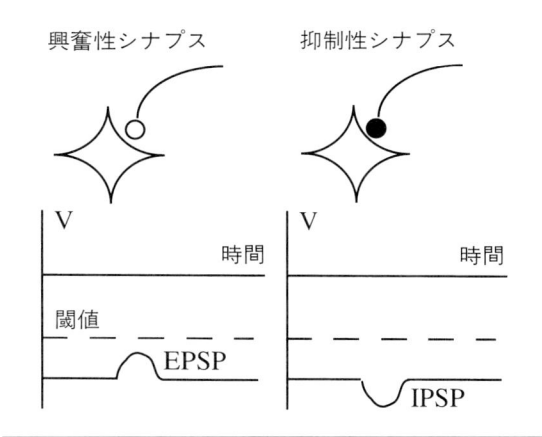

図7-7 興奮性シナプスは，シナプス後膜に脱分極（EPSP）を引き起こす．すなわち，膜電位を閾値に近づける．一方，抑制性シナプスはシナプス後膜に過分極（IPSP）を引き起こす．

抑制であることを意味する．シナプス後抑制のメカニズムはかなり単純である．興奮性シナプスはシナプス後膜の脱分極を引き起こす．すなわち，負の静止膜電位の絶対値を減少させる（EPSP）．もし，多くの興奮性シナプスの複合作用が閾値に到達すると，シナプス後膜は活動電位を発生する．

中枢神経系のニューロン間のシナプスは，興奮性か抑制性かのどちらかである．抑制性シナプスは静止膜電位の絶対値を増大させ，膜の過分極を引き起こす（図7-7）．このように，抑制性シナプス後電位（IPSP）は膜電位を閾値からさらに引き離し，興奮性刺激に対して活動電位を発生しにくくする．IPSPはEPSPのもつ時間的・空間的加重などの特徴を同様に有することに注意しよう．したがって，多数の抑制性シナプスは，それに匹敵する多数の興奮性シナプス効果を無効にする．

問題7-❶
抑制性ニューロンを使って，他のニューロンの興奮性を増大できるか？

随意筋収縮の制御にとって特に重要な脊髄シナプス後抑制の例を2つ考えてみよう．

4．レンショウ細胞

運動ニューロン（そしていくつかの介在ニューロン）は，同一の機能をもつプールとして組織されている．特に，1つの筋を支配しているすべての運動ニューロンは，運動ニューロン・プールと呼ばれる．図7-8は，同一筋を支配するいくつかの運動ニューロン（αとγ）を模式的に表したものである．α運動ニューロンの軸索は（錘外）筋線維を支配し，それを収縮させる．一方，γ運動ニューロンの軸索は錘内筋線維を支配し，筋の長さや速度に対する筋紡錘の感覚終末の感度を変化させる．しかし，運動ニューロンの軸索は前角中の細胞体のすぐ近くで枝分かれし，特殊な介在ニューロンと興奮性シナプスを形成する．この介在ニューロンはレンショウ細胞と呼ばれる．レンショウ細胞の軸索は運動ニューロンの細胞体とγ運動ニューロンの細胞体に戻り，抑制性シナプスを形成する．レンショウ細胞による抑制は，プール内のすべての運動ニューロンに及ぶことに注意しよう．

この図式は奇妙に見えるかも知れない．運動ニューロンの出力は，同じ運動ニューロンを抑制する細胞を興奮させるのである！しかし，このことは運動ニューロン・プールの活動レベルを制限

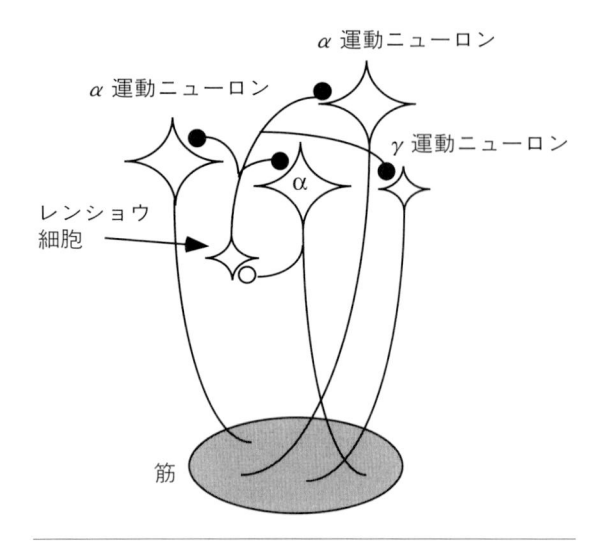

図 7-8 α運動ニューロンの軸索は細胞体の近傍で枝分かれし，レンショウ細胞とシナプスを形成する．そして，レンショウ細胞は，同一プールのα運動ニューロン，および同様に同一筋の筋紡錘に軸索を送るγ運動ニューロンと抑制性シナプスを形成する．

するメカニズムとして非常に重要な意味をもつ．このような図式は，負のフィードバックと呼ばれる．随意運動制御のメカニズムとして実に多くの負のフィードバックが存在する．中枢神経系は変化を嫌っているようである．そして，もし変化が生ずると，その変化を最小限にとどめることができるメカニズムが常に存在するかのようである．負のフィードバックのメカニズムにより，中枢神経は外乱の効果を最小にすることができ，同様に外乱への身体の反応を弱くすることができる．

問題 7-❷
1つの筋が一定の負荷に対して活発に活動している．γ運動ニューロンに対するレンショウ細胞の活動から何が予測されるか？

レンショウ細胞は，下行性入出力，すなわち脳からの信号も受け取る．これらの信号は負のフィードバックの効率（利得）を制御するための手段と考えられる．例えば，もし脳が最短時間で筋収縮力を最大にしたいのなら，レンショウ細胞を休止させることが理にかなっている．一方，もし，筋の出力を微細に制御する課題であれば，α運動ニューロンの活動レベルの突発的な変化を打ち消すために，レンショウ細胞を活性化させなければならない．

5．Ia介在ニューロン

もう1つの重要な抑制性介在ニューロン群は，筋紡錘Ia求心性線維から信号を受ける（図7-9）．これらの信号は常に興奮性であることに注意しよう．これらの介在ニューロン（Ia介在ニューロン）は拮抗筋，すなわち，Ia求心性線維が起始をもつ筋の活動と反対の収縮をする筋に軸索を送る．このような神経投射は異種投射と呼ばれ，一方，ある筋からの求心性線維から同じ筋を制御する運動ニューロンへの投射は自己投射と呼ばれる．Ia介在ニューロンは，拮抗筋プールに属するα運動ニューロンの膜に抑制性シナプスを形成する．

この装置は負のフィードバックのもう1つの例である（図7-10）．ある筋が伸張されているとしよう．一般的には，これは拮抗筋の動的収縮の結果として拮抗筋が短縮しているときに起こる．伸張された筋の筋紡錘終末は活性化され，Ia介在ニューロンを興奮させ，結果的に拮抗筋の収縮レベルを低下させる．このように，Ia介在ニューロンの活動は拮抗筋のα運動ニューロンの活動レベルの増加を打ち消す．

図7-10に示したように，Ia介在ニューロンはレンショウ細胞によって抑制される．繰り返しになるが，これは負のフィードバック・メカニズムである．α運動ニューロンの活動レベルが増大しているとすると，α運動ニューロンが制御する筋の動的筋収縮ならびにその筋に対応する関節運動が生じるであろう．レンショウ細胞はIa介在ニューロンを抑制するので，拮抗筋のα運動ニューロンを抑制する効果を減少させる．このような活動は脱抑制と呼ばれ，拮抗筋のα運動ニューロンの興奮が増大するのと同じ効果をもつ．拮抗筋の活動性上昇は，主動筋活動による関節運

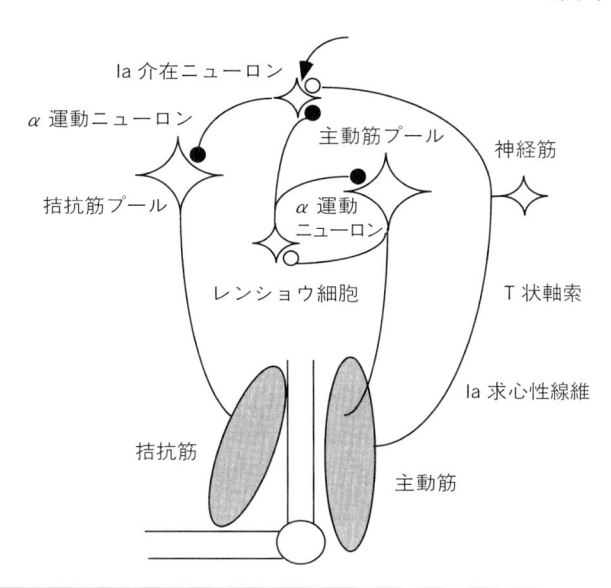

図 7-9 Ia 介在ニューロンは，Ia 求心性線維から興奮性入力を受け，拮抗筋を支配する運動ニューロンに対して抑制性シナプスを形成する．Ia 介在ニューロンはレンショウ細胞に抑制され，かつ下行性入力も受ける．

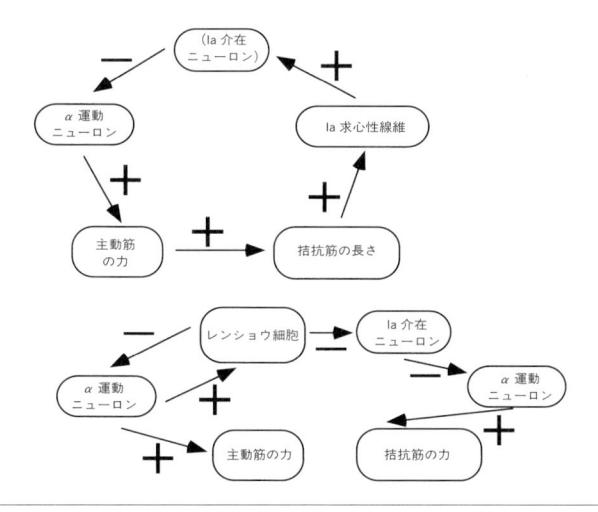

図 7-10 Ia 介在ニューロンとレンショウ細胞を含んだフィードバック・ループ．＋はその入力の増加が出力を増加させ，－は入力の増加が出力を減少させることを意味する．

動に明らかに抵抗する．

問題 7-❸

Ia 介在ニューロン・プールを刺激すると，主動筋と拮抗筋の筋力はどのように変化するだろうか？ レンショウ細胞の発火頻度にはどのような変化が見られるのであろうか？

6．シナプス前抑制

レンショウ細胞と Ia 介在ニューロンは，標的ニューロンのあらゆる興奮性刺激に対する反応性を低下させることに注意しよう．中枢神経系における第 2 の主要な抑制は，これらよりも選択性が高い．その目的は，他の入力に影響を与えることなく，1 つのニューロンに対する 1 種類（もしく

は数種類）の入力効率を低下させることにある．もう一度，典型的な抑制性シナプスを見てみよう（図7-11）．明らかに，シナプス後膜に対する作用はすべて，膜電位変化の拡散により他のシナプス効率に影響を与える．したがって，1つのシナプスを休止させるには，シナプス前レベルで作用させるシステムが必要がある．

> **問題 7-❹**
> シナプス後抑制は，すべてのシナプス前興奮性シナプスに対して，等しくその細胞の反応性を低下させる効果があるのだろうか？

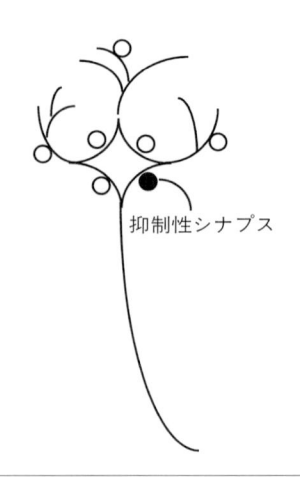

図 7-11 シナプス後抑制性シナプスは，シナプス後膜を過分極させ，すべての興奮性シナプス（○）の応答性を低下させる．

この抑制は逆説的に行われている．興奮性シナプスがシナプス間隙の近傍でシナプス前の軸索膜に作用する（図7-12）．そのシナプスは伝達物質としてガンマ-アミノ酪酸（GABA）を用いている．GABAはシナプス前膜に持続的な脱分極を引き起こす．確かに，この作用は活動電位がシナプスに到達するのを妨げていない．しかし，活動電位に反応して放出される興奮性伝達物質の量は，活動電位の最大振幅に非常に強く依存する．シナプス前膜の脱分極は，活動電位の最大振幅を減少させ，結果としてシナプス間隙に放出される伝達物質の量をかなり低下させる．結局，シナプス後膜の脱分極は低下し，その閾値に膜電位を引き上げることができなくなる．このように，1つのシナプスを付加することが，選択的な抑制効果を引き起こす有効な手段となる．

> **問題 7-❺**
> もし抑制性シナプスがシナプス間隙の近くのシナプス前膜で作用したら，何が起こるだろうか？

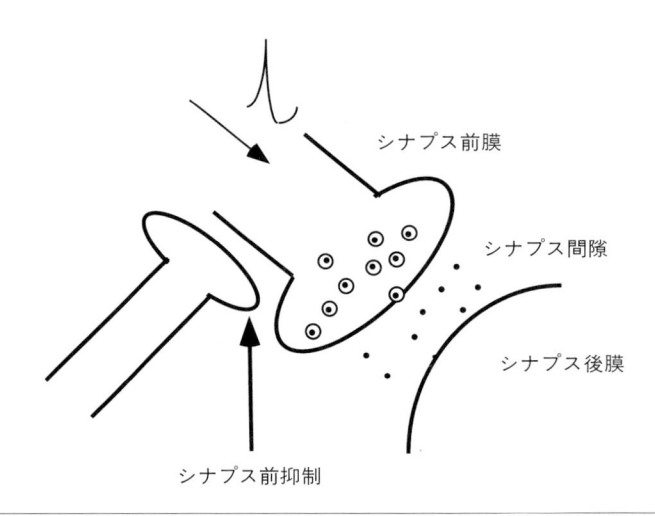

図 7-12 シナプス前抑制は，特定のシナプスに対して選択的に働く．それは，シナプス前膜に作用する興奮性シナプスを含み，シナプス前膜に持続的な閾値下脱分極を誘発する．そのため，1つのシナプス前活動電位によって放出される伝達物質の量は低下する．

> **問題 7-❻**
> もしシナプス前抑制のメカニズムがシナプス後抑制を起こすシナプスに作用したら、何が起こるであろうか？　もしシナプス前抑制のメカニズムが他のシナプス前抑制シナプスに作用したら、何が起こるであろうか？

　図7-13は、シナプス前抑制の作用を模式的に表したものである。この図では、1つの興奮性シナプスがα運動ニューロンの近くでシナプス前求心性感覚線維に作用している。シナプス前シナプスの作用は、求心性線維活動に対する反射を低下させることになる。一方、運動ニューロンの活動は変化しないか、もしくは増加する。このような例は次章で考察する。

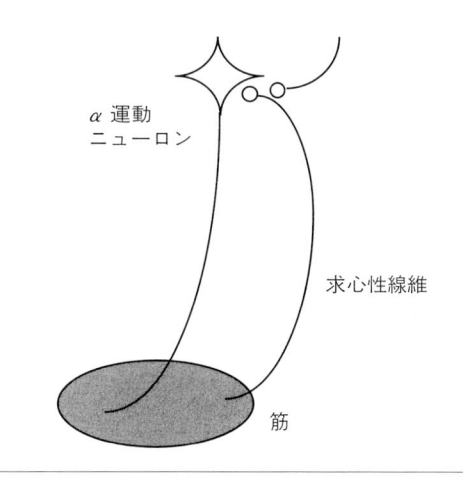

図7-13　シナプス前抑制の一例．この図では1つの興奮性シナプスが標的α運動ニューロンのシナプス近くでシナプス前求心性線維（感覚神経線維）に作用している．

● **第7章のまとめ**

　脊髄は脊椎に守られており、層構造をもち、特定の身体領域を支配する髄節に分けられる。脊髄は膨大な量の運動ニューロン、介在ニューロン、下行性および上行性情報の伝達経路を含む。求心性情報は後根を通って脊髄に入り、一方、運動指令を運ぶ遠心性線維は前根を通って出て行く。中枢神経系における抑制は、中枢神経系が適切に機能するためには、きわめて重要である。シナプス後抑制はシナプス後膜を過分極させ、すべての興奮性入力に対して細胞の反応性を低下させる。シナプス前抑制はシナプス前膜の脱分極によって作用し、限定された入力の効率のみを選択的に低下させる。レンショウ細胞は、α運動ニューロンの軸索によって興奮する介在ニューロンであり、同一プール内の運動ニューロンを抑制する（反回抑制）。Ia介在ニューロンは、筋紡錘からのIa求心性線維によって興奮を受ける。これらは拮抗筋プールのα運動ニューロンを抑制する（相反性抑制）。

第8章

単シナプス反射

◆キーワード
反射の一般的な図式　　H反射　　随意筋収縮の影響　　反射弓　　M反応　　F波
潜時　　T反射

1. 反射

「反射」という言葉は，「他のある事象によって引き起こされた結果，あるいはそれを反映したもの」ということを意味している．これに対応して，筋反射は外部刺激によって引き起こされる筋収縮ということになる．しかし，外部刺激によって生じる多くの活動が反射とは考えられていない．例えば，運転手が赤信号を見てブレーキペダルを踏んだとする．これは反射であろうか？　おそらく多くの人は，運転手が「考えることなく」ペダルを自動的に踏んだのであれば「反射である」と言うであろう（「良い反射」と「悪い反射」をもつ運転手がいることを忘れないようにしよう）．もし，同じ運転手が遠くから信号を見て，その後ブレーキをかけるのを決めたとすると，これはたぶん，反射ではなく随意運動である．この例は，反射と反射でないものを形式的に区分することが非常に困難であることを示している．

私たちの目的に則して，私は筋反射の以下のような定義を受け入れ，たとえ，それが一見失敗に見えるときでも用い続けることにしたい．「反射とは外来刺激によって引き起こされる筋収縮であ

り，"単に考えるだけ"では変化させることができない，すなわち，他の筋の活動を伴う意識的な行為でなければ変化させることができないものである」．この定義は完璧なものではないが，少なくとも出発点にはなり得る．

多くの反射は動物標本，すなわち，中枢神経系を実験的に破壊した動物で研究されている．このような実験手続きでは，多くの場合，外科的に脳から脊髄を切り離している．このような動物を脊髄動物，もしくは脊髄標本と呼ぶ．もし，随意的筋収縮のすべてが脳から来るとすれば，脊髄動物における外来刺激に対する筋反応はすべて，明らかに反射である．なぜなら，脳からの信号は脊髄に到達できないからである．

20世紀当初，筋反射は随意運動のための基盤と考えられていた．この考え方は，シェリントン（Sherrington）とその門下生が行った非常に印象深い一連の脊髄動物の実験結果に基づくものである．その後，随意運動の複雑性と多様性が認識され，運動遂行の外部条件（外部の力場）が瞬間的に変化しても，随意運動が比較的一定していることが注目されてきた．それによって反射は運動が意図した行動計画からずれたときだけに重要な役割を果たすだけの取るに足らないメカニズムであるという，もう一方の極端な考え方が出てきた．

近年，「随意運動はある特定の反射群のパラメータが中枢性に修飾を受けた結果である」と考える運動制御に関する仮説によって，筋反射は再び注目の的となった．

2．反射弓

すべての筋反射に関連した中心的な概念は，反射弓（図8-1）である．反射弓には，外来刺激を知覚する求心性ニューロン，中枢処理ユニット，そして筋収縮を引き起こす遠心性ニューロンが含まれる．中枢処理ユニットにはたった1つのシナプスから成る非常に単純なものから，多数のシナプスと異なる起源からの情報を含んだ非常に複雑なものまで存在する．最も単純な反射弓には，たった1つの中枢性シナプスが含まれている（筋収縮に含まれる神経-筋シナプスは数えない）．これらの反射は単シナプス反射と呼ばれる（図8-2）．多数のシナプスが含まれる反射は，多シナプス反射と呼ばれている．2，3のシナプスが含まれる反射は，寡シナプス反射と呼ばれる．

各反射は刺激と反応の間に時間差がある．この時間差は反射潜時（図8-3）と呼ばれる．これは3つの要素，すなわち，求心性伝導時間，中枢潜時，遠心性伝導時間から成る．各伝導時間は，明

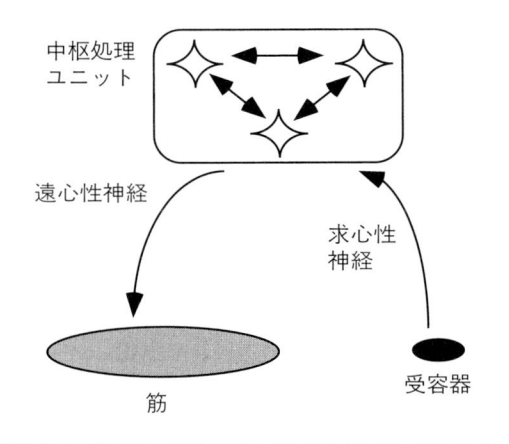

図8-1 反射弓は感覚器（受容器），求心性（感覚）線維，中枢処理ユニット，遠心性（指令）神経，そして効果器（例えば，骨格筋）より成る．

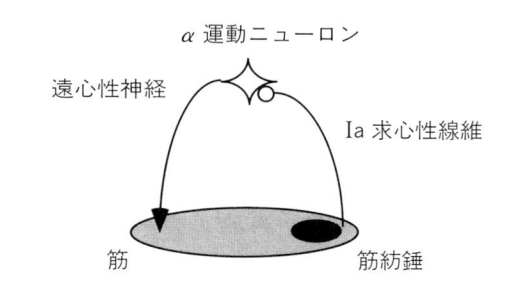

図8-2 単シナプス反射は，反射弓に唯一つのシナプスを持つ．このシナプスは，求心性線維とα運動ニューロン間にある．

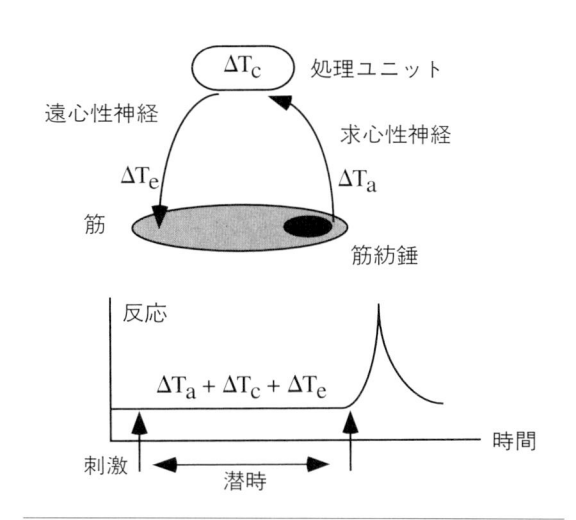

図8-3 刺激と反射反応の時間遅れは，反射潜時と呼ばれる．これは，求心性伝達時間（ΔT_a），中枢潜時（ΔT_c），そして遠心性伝達時間（ΔT_e）より成る．

らかに神経線維の活動電位の伝導速度と線維の長さに依存する．中枢潜時は，求心線維の発射活動を処理し，遠心性の指令を生み出すまでに使われるシナプスの数によってほぼ決まる．最も単純な単シナプス反射の中枢潜時は，およそ0.5 msである．中枢潜時は，シナプスの数の増加に比例して延長する．

問題 8-❶
反射潜時の定義に欠けているものは何か？

まず，最も単純な単シナプス反射から始めて，同じ反射の2つの異型を考察しよう．このうち1

つは皆が当然知っているものであり，腱の叩打によって誘発され，腱反射を引き起こす（膝蓋腱反射）．

3．H反射，T反射，M反応

単シナプス反射は，ただ1つ，その求心性神経の起源と反射経路が比較的よくわかっている反射である．この反射は一次求心性線維から始まり，その筋紡錘が存在する筋（もしくは，時として主動筋と同方向の関節運動を行う筋）のα運動ニューロンとの興奮性結合（シナプス）を1つだけ脊髄内で形成する．

筋神経の近くに1組の刺激電極を置いた実験を考えてみよう（図8-4）．求心性神経（筋感覚受容器の軸索）と遠心性線維（運動ニューロンの軸索）が，脊髄と筋の間をいっしょに，すなわち1本の神経（束）の中を行き来していることに注意しよう．神経（束）は多数の遠心性線維，すなわちα運動ニューロンの軸索と，同時に多数の感覚神経軸索の末梢側枝を含んでいる．したがって，短いパルス電流で神経を刺激すると，求心性および遠心性神経の両方が同じ刺激を「感じる」．

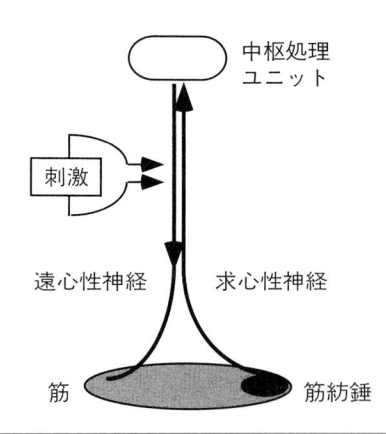

図8-4 筋神経の電気刺激実験の模式図．刺激は求心性線維と遠心性線維の両者に与えられることに注意しよう．

短い矩形波の刺激（時間幅は通常0.5〜1 ms）を神経に与え，その振幅をゆっくりと大きくしてみよう．そうすると，刺激によって神経内のすべての軸索の膜が脱分極するであろう．各線維の脱分極の大きさは，2つの要素に依存する．第1は，刺激電極から見た神経線維の位置である．電極に近い線維は脱分極が大きい．第2に，脱分極の大きさは，各神経線維の特性に依存する．特に，太い線維は細いものより大きく脱分極する．もし，神経束内の各軸索がランダムに混在していると仮定すると，第1の位置的な要素は重要な役割を果たさないであろう．第2の要素が，刺激に対する筋反応のパターンを決定するのに非常に重要である．

1本の筋神経内で最も太いものは，筋紡錘から発する求心性Ia線維であり，α運動ニューロンの軸索はそれよりわずかながら細い．したがって，刺激強度を上げ始めたとき，最初に反応する線維はIa求心性線維である．これらの線維は筋紡錘から脊髄内部につながり，筋紡錘が存在する筋を支配するα運動ニューロンと単シナプス性に結合する（図8-2）．したがって，Ia求心性線維の発火活動は，単シナプス反射を誘発すると考えられる．この反応は，筋神経の電気刺激によって引き起こされるときH反射と呼ばれる（著名なドイツの科学者ホフマン P. Hoffmann にちなんで名付けられた）．H反射は，一般的に脛骨神経（ふくらはぎの筋群を支配する）の電気刺激に反応するふくらはぎの筋群（下腿三頭筋）で研究されている．下腿三頭筋のH反射の潜時は30〜35 msであり，被験者の脚の長さに最も依存している．

もし，刺激の振幅を上げ続けると（図8-5），H反射の振幅も増大する．なぜなら，刺激によってより多くのIa線維が興奮し，結果的により多くのα運動ニューロンが活動するからである．ある刺激強度を超えると，刺激はα運動ニューロンの軸索の活動電位を引き起こすことが可能となる．

問題 8-❷

もし，α運動ニューロンの軸索が外部からの電気刺激によって興奮させられたら，活動電位はどちらの方向に伝播するであろうか？

第 8 章　単シナプス反射　81

すると活動電位を発し，その活動電位は両方向，すなわち筋の方向（これは順行性伝導と呼ばれる），そして脊髄の方向（逆行性伝導と呼ばれる）に伝導するからである．筋方向へ伝導する活動電位は，筋収縮を引き起こす（M 反応）．もう一方向の活動電位は，脊髄，そして運動ニューロンの細胞体に伝わり，2 つの事象が生ずる．すなわち，活動電位は消失するか，もしくは順行性活動電位を引き起こす（後者のケースについては後でさらに考察する）．

> **問題 8-❸**
> もし，逆行性活動電位が軸索丘に到達したら何が起こるであろうか？

> **問題 8-❹**
> もし，2 つの活動電位（1 つは順行性，もう 1 つは逆行性）が互いに向かって動き，軸索上のある場所で衝突したら何が起こるであろうか？

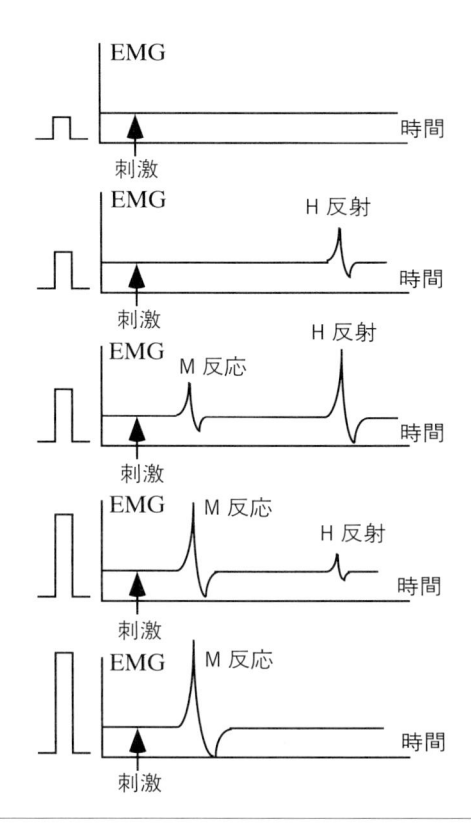

図 8-5　漸増する電気刺激に対して，最初に反応するのは求心性線維である．この反応は反射性筋収縮（H 反射）を誘発する．刺激強度を強くすると，遠心性線維も興奮し，直接的な筋収縮（M 反応）が誘発される．さらに刺激強度を強くすると，M 反応が増大し H 反射は減弱する．

刺激の場所が筋に近いので，α 運動ニューロン軸索の活動電位は短時間で筋に到達し，筋収縮を引き起こす．この下腿三頭筋群の筋収縮は，約 8 ms 程度の潜時で生じ，M 反応（M は "muscle" を表している）と呼ばれる．時として，これは Ia 求心性線維によって引き起こされる反射性筋収縮と対比して，直接性筋収縮と呼ばれる．

さらに刺激強度を上げ続けると，M 反応の振幅は増大し始める．なぜなら，より多くの α 運動ニューロンの軸索が脱分極して閾値に達するからである．H 反射の振幅は最初のうちは大きくなるが，その後，減少し始める．電気刺激強度の増大に伴うこの単調でない H 反射の振る舞いは，H 反射の生理学的メカニズムによるものである．α 運動ニューロン軸索が外部刺激によって興奮

さて，活動電位が Ia 求心性線維を通って α 運動ニューロンに到達したとき，何が起こるか考えてみよう（図 8-6）．通常，この活動電位は運動

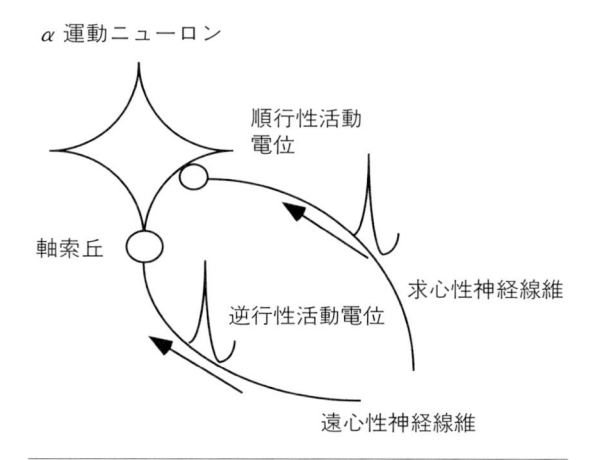

図 8-6　ある運動ニューロンの軸索丘がちょうど逆行性活動電位に応答しているとき，求心性線維が活動電位を伝達すると，その運動ニューロンは不応期により活動電位を発生できなくなってしまう．

ニューロンの軸索丘に閾値を超える脱分極を引き起こす．そして，運動ニューロンは発火し，筋収縮を引き起こす．しかし，活動電位が同じ運動ニューロンの軸索を通って逆行性に伝導している．Ia求心性線維の活動電位の伝導速度は，α運動ニューロンの軸索の場合より速い．しかし，Ia求心性線維の活動電位の経路は少し長く，0.5 msのシナプス遅延を含む．したがって，これら2つの信号は標的となるα運動ニューロンにほぼ同時に到達する．この場合，膜の不応期により，2つの信号は互いに打ち消しあってしまう．例えて言えば，乾いた広場に火が燃えているとする．火を消す最善策は，最初の火に向かって広がる火をもう1つつけることである．2つの火が衝突したとき，どちらの方向に向かうにも燃料がなくなり，火は消える．神経線維は，別の「火」をつけて伝えるためには，時間を必要とする「導火線」と見なすことができるかもしれない．

このように，刺激強度を大きくすると，より多くのα運動ニューロンの軸索が直接反応する．これにより活動電位が順行性および逆行性に伝導され，結果的に多数のニューロンがIa求心性線維によって伝導される活動電位に反応できなくなってしまう．結局，すべての遠心性軸索が直接刺激されると，H反射は消失する．一方，M反応は最大振幅に到達する．

もし，2つもしくはそれ以上の電気刺激が，筋神経に対して同時にもしくは比較的短い時間遅れで与えられると，直接性筋反応と反射反応は全く異なった振る舞いを示す．連続刺激に対するM反応は（かなり高頻度で刺激しない限りは）ほとんど変化しないのに対し，第2の刺激に対するH反射は小さくなる．もし第3の刺激が与えられると，H反射はさらに小さくなるか，最終的には消失してしまう（図8-7）．このM反応とH反射の異なる振る舞いは，H反射弓の一部であるシナプスの特性によるものである．不応期はNa⁺チャンネルの不活性化によるものであり，比較的短い時間であることを思い出そう．そのため，膜が感度を回復し，活動電位を伝達できるように戻るために必要な時間は比較的短い．

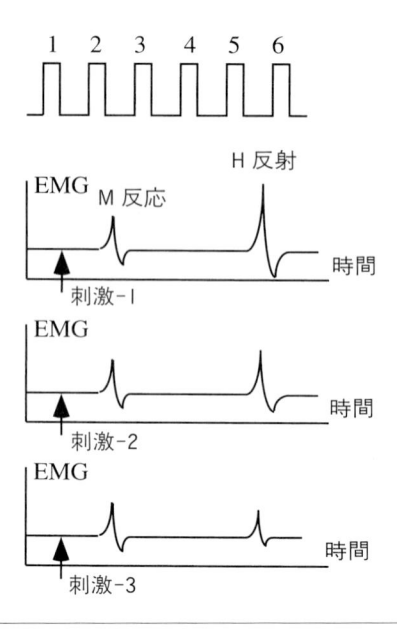

図8-7 高頻度の連続刺激（最上段）は同じ振幅のM反応を誘発するが，H反射は漸減する．時間尺度は最上段とそれ以下の図では異なる．

問題 8-❺
M反応が小さくなると予想される刺激頻度は，どのくらいだろうか？

一方，シナプスでは，シナプス小胞の伝達物質が初期量に回復するにはかなりの時間を必要とする．そのため，シナプス伝達は約1秒程度，減弱傾向を示す．

H反射と同じ単シナプス反射は，より生理学的刺激，つまり急速な筋伸張（図8-8）によっても引き起こされる．筋紡錘一次終末は筋長と速度に非常に感度が高いので，急速な筋伸張は筋紡錘一次終末群の同期発火を引き起こす．この活動電位の一斉発火はIa求心性線維を通って脊髄に伝達され，α運動ニューロンの反射反応を引き起こし，筋の単収縮につながる．この反射はT反射もしくは腱反射と呼ばれる．腱の叩打による筋伸張は，よく知られた膝蓋腱反射やアキレス腱反射をもたらす．急速な筋伸張は，α運動ニューロン軸索を直接興奮させることはないので逆行性伝導はないことに注意しよう．結果として，伸張の振幅や速度を大きくすると，T反射の振幅は，

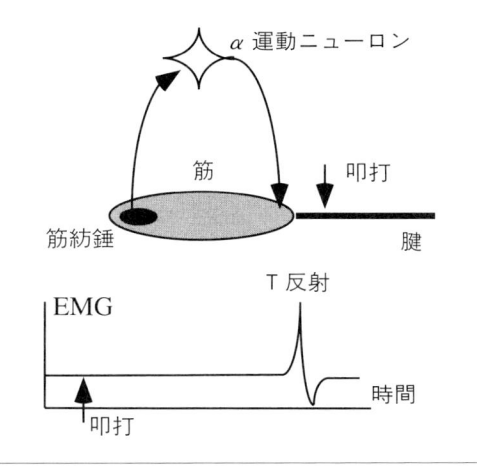

図 8-8 腱の叩打は筋紡錘終末を興奮させ，単シナプス反射（T 反射）を誘発する．この反射経路は H 反射と同じである．

最大に達するまで単調に増大していく．

4. 随意筋収縮が単シナプス反射に及ぼす影響

　単シナプス反射は，被験者が意図的に制御することが非常に困難である．しかし，サルでは長期間のトレーニングによって単シナプス反射の振幅を変えることが可能であることが明らかにされている．ヒトでは，特定の筋群を活動させることにより，単シナプス反射の振幅を間接的に変えることができる．随意筋収縮は，主動筋運動ニューロン・プールにシナプス後興奮をもたらし，拮抗筋にシナプス後抑制を引き起こす．例えば，ふくらはぎの筋群の随意活動は，電気刺激に対する H 反射を増大させる（図 8-9）．この H 反射の振幅増大は，運動ニューロン・プールの興奮性上昇によるものである．随意運動指令は，プール内の多くの運動ニューロンに閾値下の膜の脱分極を引き起こす．結果として，電気刺激によって誘発される求心性線維の通常の発火に反応して，より多くのニューロンが活動電位を発生できるようになる．
　一方，拮抗筋の随意運動は，単シナプス反射の振幅を減少させる（例えば，前脛骨筋を活動させると，ふくらはぎの筋群の H 反射は減少する）．これ

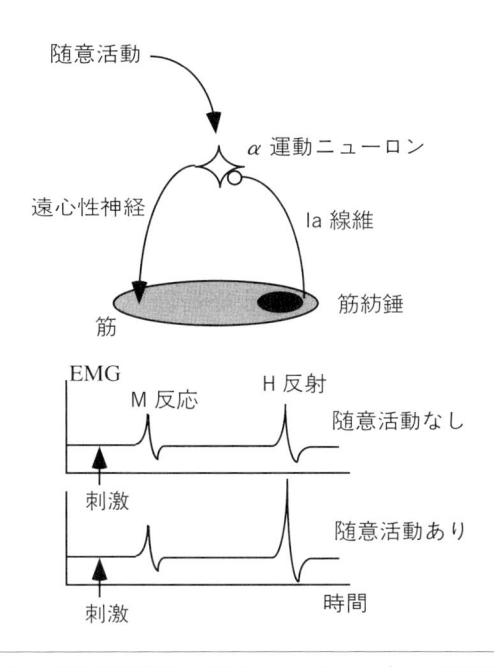

図 8-9 随意筋収縮は，運動ニューロン・プールの興奮を介して H 反射を増大させる．

は，拮抗筋に対する下行性運動指令によって興奮した Ia 抑制性介在ニューロンの活動によると考えられている．Ia 抑制性介在ニューロンは，電気刺激に反応する Ia 求心性線維によって活動する運動ニューロン・プールに，シナプス後抑制を引き起こす．
　さらに，遠くの大きな筋の活動は，ふくらはぎの筋群の H 反射を修飾する．これらは，例えば，イェンドラシック（Jendrassik）手技と呼ばれる方法によって観察できる．これは，胸の前で両手を組み，肩や背中の筋群の強い収縮によって両手を引き離そうとすることによって施行できる．この手技の数秒後，ふくらはぎの筋群の H 反射が変化する（通常は増大する）．この効果のメカニズムは不明である．

5. F 波

　H 反射はいくつかの筋でのみ導出可能である．これは，多くの要素が理由として考えられる．特に，α 運動ニューロンに対する Ia 求心性線維の

単シナプス結合の効率や密度の違い，Ia求心性線維と遠心性軸索の直径の違い，などである．

> **問題 8-❻**
> どうしてα運動ニューロンに対するシナプスは，他のシナプスよりも多かれ少なかれ効果的なのだろうか？

筋によっては，神経に対する刺激によりH反射と同様の潜時で反応が認められる．しかし，この反応は刺激強度の増加に伴って小さくならず，H反射のように刺激頻度の増大によって低減しない．この反応はF波と名付けられている．これまでに報告されているF波の特徴から，シナプス伝達がないことが示唆される．F波はα運動ニューロン軸索を通る逆行性伝達の結果として生じる．細胞体における膜の脱分極の時間経過の特徴により，連続的な脱分極に反応するうちに，軸索丘の膜は不応期から脱する．ある意味では，これは，逆行性活動電位がニューロンに達し，もう1つの順行性活動電位を引き起こす特殊なケースである（図8-10）．

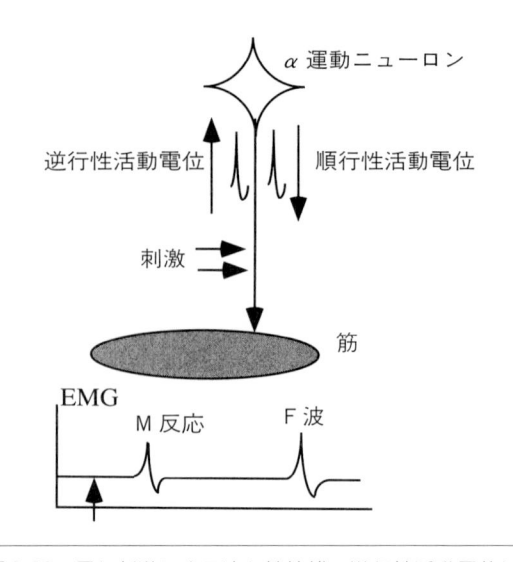

図8-10 電気刺激による遠心性線維の逆行性活動電位は，順行性活動電位を誘発させ，筋収縮を引き起こす．これはF波と呼ばれている．

正確な測定により，F波の潜時はH反射の潜時よりほんの少し短いことが明らかにされている．正確には，その差は0.5 msであり，典型的なシナプス遅延に対応する．なぜなら，H反射の反射弓は1つのシナプスを含み，F波はシナプス遅延を含まないからである．

● 第8章のまとめ

「反射」は，外来刺激に対する不随意的な運動反応を意味する包括的な概念である．最も単純な反射は，受容器，求心性線維，中枢神経の少なくとも1つのシナプス，遠心性線維，そして効果器によって構成される．単シナプス反射はたった1つの中枢性シナプスから成り，α運動ニューロンに対する興奮性効果を誘発する．それは，腱叩打（T反射）もしくは神経に対する電気刺激（H反射）に反応する筋紡錘一次終末求心線維の急激な活動によって誘発される．H反射では運動神経の軸索も刺激され，直接の筋反応を引き起こす（M反応）．筋の随意活動は単シナプス反射を増大させる．筋によっては，F波が観察可能である．これは，電気刺激によって誘発された軸索を逆行性に伝導する活動に対するα運動ニューロンの直接反応である．

第9章

寡シナプス反射および多シナプス反射

◆キーワード
寡シナプス反射　　多シナプス反射　　相動的あるいは持続的反射　　屈曲反射
持続的伸張反射　　関節間および肢間反射

1．寡シナプス反射

　単シナプス反射はヒトにおいて機能している種々の反射の中でも，最も単純なものである．しかし，その機能的重要性には疑問が多い．単シナプス反射は，すばやく持続時間の短い筋収縮を引き起こし，随意的に制御することが困難であることから，随意的な筋制御のメカニズムの重要な候補者ではなさそうである．

　寡シナプス反射は，その定義によれば，2つ以上の少数のシナプスを含むと考えられている．しかし，通常，寡シナプス反射は2つもしくは3つのシナプスを含むものを指す．最もよく知られた抑制性の寡シナプス結合は，筋紡錘一次終末から拮抗筋運動ニューロンに対するものであり，1つの介在ニューロン（Ia抑制ニューロン）によって伝達される（図9-1）．この結合によって伝達される抑制性筋反応の潜時は，同じ刺激によってその筋紡錘が存在する筋に誘発される単シナプス反射の潜時と非常に近い．その差は加わったシナプスによるもので，全体の伝達時間に0.5 msを加えたものである．

　もう1つの重要な寡シナプス反射群はゴルジ腱器官より発するもので，その軸索はIb求心性線維群に属する（図9-2）．Ib求心性線維の作用は，Ia求心性線維と正反対のようである．すなわち，ゴルジ腱器官からのIb求心性線維は，そのゴルジ腱器官を含む筋を制御するα運動ニューロンに2シナプス性に抑制を引き起こし，拮抗筋α運動ニューロンに2もしくは3シナプス性に興奮を引き起こす．Ib求心性線維からの興奮性ならびに抑制性経路は，少なくともIa介在ニューロン群に属する1つの介在ニューロンを含むことに注意しよう．Ib求心性線維の作用は，負のフィードバックの1例である．もし，筋の活動張力が増大したら，ゴルジ腱器官は活性化され，拮抗筋の運動ニューロンを興奮させつつ，自分自身の運動ニューロンを抑制する．

　ネコによる最近の一連の研究に基づき，アメリカの神経生理学者ニコルス（T. R. Nichols）は，ゴルジ腱器官からの反射性効果は1つの肢の複数の関節間の筋の協調に主要な役割を果たせることを示唆している．この示唆は，一般に主動筋群として作用すると考えられている単関節筋と多関節筋（例えば，下腿三頭筋群の異なる筋頭のような）で，力に関連する反射の効果が異なるという観察に基づいている．

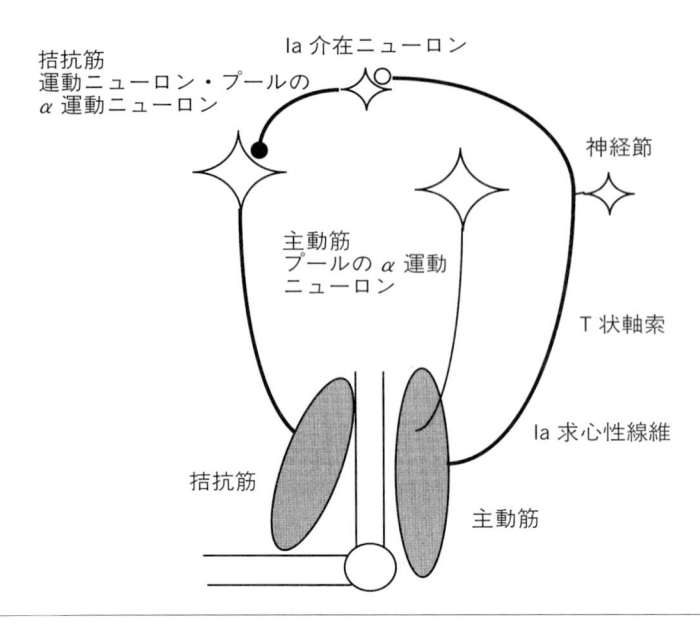

図 9-1 Ia 介在ニューロンは，Ia 求心性線維から興奮性入力を受け，拮抗筋を支配する α 運動ニューロンに抑制性シナプスを形成する．したがって，これらは，寡シナプス（2 シナプス）性の抑制性反射効果をもつ．

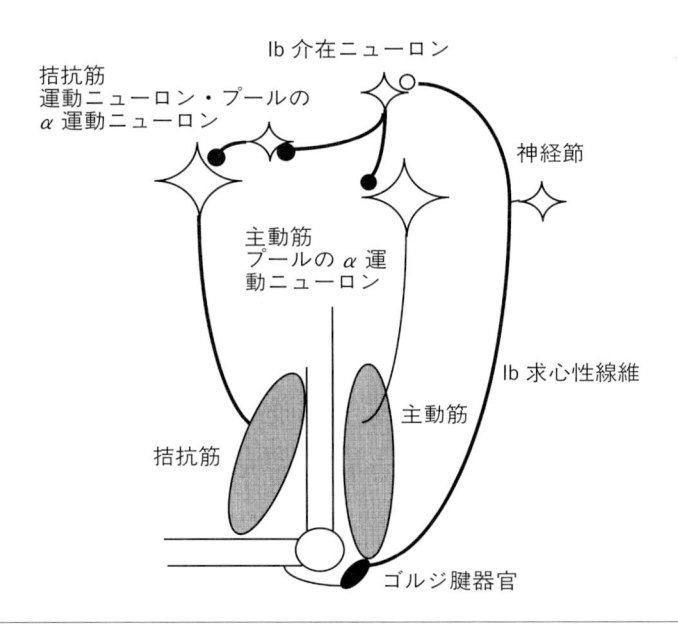

図 9-2 ゴルジ腱器官はその軸索を Ib 介在ニューロンに送る．Ib 介在ニューロンは主動筋 α 運動ニューロンに抑制作用を，拮抗筋 α 運動ニューロンに脱抑制（興奮）作用を与える．

問題 9-❶
一定の外力に抗した急速な屈曲運動中に，Ib 求心性線維からはどのような反射効果が予測されるか？

問題 9-❷
動かない障害物に対して伸展力を急激に発揮している最中，Ib 求心性線維からどのような効果が予測されるか？

寡シナプス反射の多くの特徴は，単シナプス反射と同様であるが，唯一の例外はやや反射潜時が長いことである．しかし，少なくとも，1つ加わったシナプスの存在が反射弓の特徴を変化させる．特に，その高頻度刺激に対する反応が変化する．通常，α運動ニューロンへの刺激伝達に含まれるシナプスの数が多いほど，刺激頻度の増大に伴って，より明確に反射効果の減弱が観察される．

日々の運動では，単収縮のような筋収縮は決して多くはない（おそらく，ヒトはそれを避けているのであろう！）．単シナプスおよび寡シナプス反射は基礎研究や臨床研究で有用な，どちらかといえば人工的な現象を示しているのかもしれない．これは「正常な」生活ではめったに観察されない．しかし，このことは，これらの反射の基礎となるメカニズムが日常生活における運動制御で機能していないとか，重要ではないということを意味するのではない．要するに，日常生活では，私たちは円滑な運動を行っていて，筋伸張を引き起こす末梢性刺激は，単シナプス反射を引き起こすような強力で同期化した求心性線維活動をほとんど引き起こさないということである．

2．多シナプス反射

多くの筋反射は，多シナプス性であると考えられている．つまり，「多」（4つ以上）シナプスが反射弓に含まれている．これらの反射は，通常，単もしくは寡シナプス反射よりも潜時が明らかに長く，活動様式が複雑であることが特徴である．この反射は反射弓に多くの介在ニューロンを含むので，単純な反射の範囲を超えた別の神経階層レベルのより多くの情報を提供する．

反射を含めた神経生理学的な現象は，通常，相動性（phasic）と緊張性（tonic）の2つのグループに分類される．緊張性とは，通常，時間経過に伴う変化が少なく，定常的であることを示す．相動性とは，時間経過に伴って変化することを意味する．この分類は，単純明快というにはほど遠い．すなわち，時間の尺度（例えば，一般的には観察時間）に依存しているので，同じ現象が緊張的と評価されたり，相動的と評価されたりする．複雑な過程では，緊張性，相動性いずれの要素も持ち得る．

相動性反射は，ある受容器に対する刺激レベルの変化に応じて出現する．それは単収縮的な運動もしくは連続的な単収縮運動を引き起こす突発的な筋活動（もしくは短時間の減弱）をもたらす．すべての単シナプス反射は相動的であることに注意しよう．

緊張性反射は，刺激のレベルそのものに応じて出現する．それは，持続的な筋収縮もしくは比較的なめらかな運動を引き起こす．この反射は常に多シナプス性である．単シナプス反射を誘発する刺激を連続して与えると，連続的な単収縮の重なり合いにより持続的な筋収縮を引き起こすことを考慮しなければならない．すなわち，私たちは持続的筋収縮と緊張性反射を明確に区別する必要がある．

例えば，長さ感受性筋紡錘の活動は，両方の型の反射を引き起こす（図9-3）．もし，筋が急に引き伸ばされると，単および多シナプス反射が筋伸張の経過の中で観察される．もし，筋がある新たな伸張状態に達すると，相動性反射は急速に消失する．しかし，もし筋が伸張される前から活動していると，伸張が終了し，筋が新たな定常状態となった後，持続性の筋収縮の変化がいつでも観

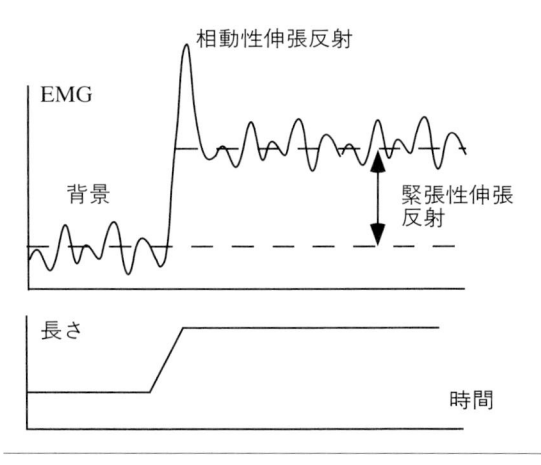

図9-3 筋伸張に対する緊張性および相動性要素．

察される．このメカニズムはT反射の別名の相動性伸張反射との対比から，しばしば緊張性伸張反射（tonic stretch reflex；TSR）と呼ばれる．

相動性-緊張性という二分法は慣習的なものであり，メカニズムの性質の違いより量的な違いに基づいている．例えば，単シナプス反射はIa求心性線維と運動ニューロンの単シナプス結合によって成り立っている．筋紡錘由来のIa求心性線維は，筋長とその変化率の両者に感度が高い．これらの単シナプス性投射はゆるやかな筋伸張や一定の緊張維持の際には確かに機能しているのに，単シナプス反射は誘発しない．したがって，Ia求心性線維の単シナプス性結合は，明らかに緊張性反射でも役割を果たすことができるし，実際に果たしていそうだ．筋伸張の割合が閾値に達したとき，単シナプス反射が引き起こされる．その閾値よりも低ければ緊張性反射だけが観察される．

単シナプス反射と多シナプス反射には大きな違いがある．単シナプス反射は求心線維の起源と反射弓がある程度確かめられている．多シナプス反射では反射性筋収縮を引き起こす正確なメカニズムが理解されているとは言い難い．したがって，通常，多シナプス反射は機能的概念と考えられている．図9-4は多シナプス反射の典型的な模式図である．刺激が与えられると，多数の受容器（一般的に異なる属性をもつ）が活動する．その刺激は筋の活動レベルに変化をもたらす．このような筋は，異なった肢であっても，刺激部位にきわめて近く，あるいは，少しだけ遠くに位置している．結果として，多シナプス反射は，刺激とその機械的もしくは筋電図上の結果との間の入出力関係であると言われる．

3．屈曲反射

屈曲反射は，その名前が示すように，刺激に対する屈筋群の反射性筋収縮である．屈曲反射には多くの固有感覚受容器が関与しており，それらを一群としてまとめて，屈曲反射求心性線維（flexor reflex afferents；FRA）と呼んでいる．この一群には，筋紡錘二次終末，細くて伝導速度の遅い軸索のⅢ群やⅣ群線維に支配され筋全体に分布する自由終末，いくつかの皮膚感覚受容器，そして侵害受容器（痛み刺激受容器）が含まれる．屈曲反射は皮膚に対する痛み刺激，もしくは，例えば，腓腹神経のような皮膚神経に対する電気刺

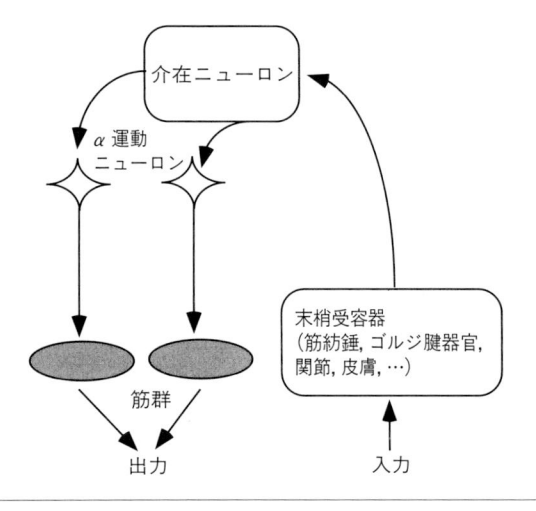

図9-4 多シナプス反射の機能的な模式図．通常，これらの反射は異なる属性をもつ受容器からの入力を受ける．その中枢経路は不明である．

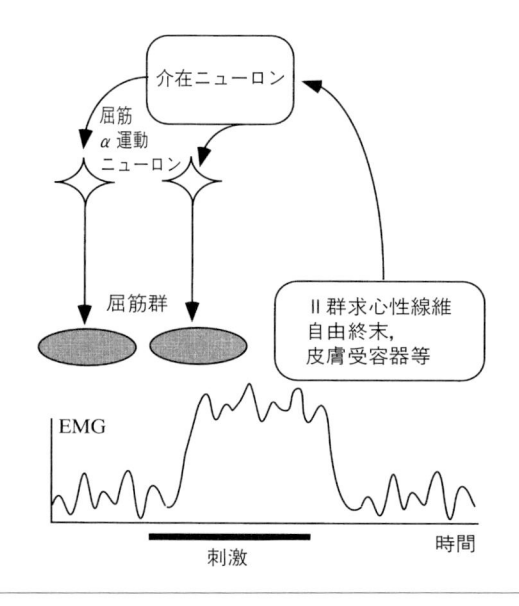

図9-5 屈曲反射は，屈曲反射求心性線維（FRA）と呼ばれる一群の求心性線維によって誘発される．FRAには筋紡錘二次終末，自由終末，皮膚受容器などが含まれる．屈曲反射は同一肢の屈筋に活動をもたらす．腓腹神経の電気刺激に対する後肢の屈筋（例えば，前脛骨筋）の典型的な反射反応．

激により誘発される（図9-5）．屈曲反射は，潜時が比較的長い（一般的には約70 ms）．これは，大多数の求心性線維の伝導速度が遅いこと，および中枢伝導時間が長いことによる．適切な刺激が加えられると，刺激が加えられた肢の主要な屈筋群すべてに，急速で持続的な筋収縮を誘発する．これらの反射は乳児では多少異なり，脊髄損傷患者，脳障害，多発性硬化症などの患者では変化することがある．

4．緊張性伸張反射

　私はすでに，緊張性伸張反射（TSR）がゆっくりとした筋伸張，あるいは，新たにより長い筋長に維持することに反応した筋収縮であることを明らかにした．ある意味では，緊張性伸張反射はバネ様の性質という，非常に重要な筋の特性を与えるメカニズムである．この反射はシェリントン（Charles Sherrington）卿という高名なイギリスの生理学者によって記述され，今日に至るまで多くの人々によって研究されてきた．

　正常な筋（すなわち，すべての神経結合が保たれている筋）が外力によりゆっくりと伸張されたとき何が起こるか考えてみよう（図9-6）．まず最初に，受動的な粘弾性特性により（筋は直列および並列の弾性抵抗をもつことを思い出そう），筋は伸張に抵抗するであろう．次いで，ある一定の長さで，筋紡錘の活動性の上昇により，能動的に筋力を発生し，伸張に抵抗するいくつかの運動ニューロンの自動的な動員が引き起こされるであろう．その動員が始まる筋長は，緊張性伸張反射の閾値と呼ばれる．さらに筋の伸張を続けると，さらに多くの運動ニューロンが動員され，筋力が増大する．

　結局，このような実験は，緊張性伸張反射の特性（力-長さ特性）を調べるものである．力-長さ特性曲線の傾きは，筋の硬さ（スティフネス stiffness）と考えられる．実際には，「見かけ上のスティフネス」という用語を用いた方がよいであろう．なぜなら，筋とその反射は，単一の理想的バネとは見なし得ないからである．この見かけ上のスティフネスは，2つの要素をもつことに注意しよう．第1の要素は純粋に末梢性のものであり，いかなる反射性要素にも依存しない．第2の要素は，反射特性を有する．そして，この曲線の傾きは，筋長とともに変化することにも注意しなければならない．これは，筋は非線形バネのように振る舞うことを意味している．

　実際には，「緊張性伸張反射」という用語は少々誤解を招きやすい．この反射は，筋紡錘一次終末の速度に対する感受性による速度依存的要素をもつからである．このことは，もし筋がある速度で伸張され，ある筋長を通過して変化したとき，収縮力は，その長さで一定に維持しているときよりも大きくなることを意味している．

問題 9-❸

筋が短縮中にある筋長を通過するとき，同じ筋長で静的条件で発生する筋力と比べて，筋力はどのように変化するだろうか？

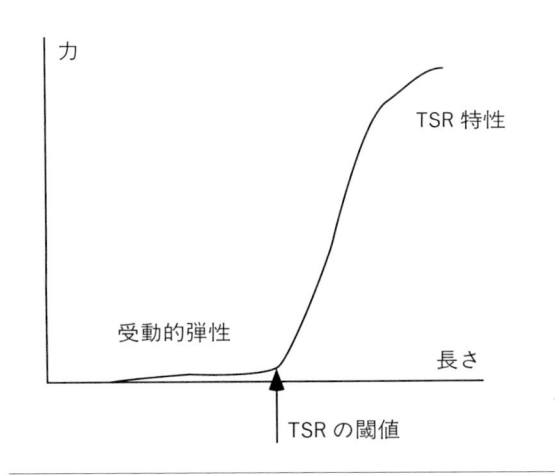

図9-6　筋が外力によってゆっくり伸張されている．最初に，筋はその受動的な筋弾性により伸張に抵抗する．次いで，閾値に達するとα運動ニューロンの動員が始まり，筋張力が増大する（緊張性伸張反射）．この曲線全体は，緊張性伸張反射特性と呼ばれる．

5. 緊張性振動反射

　高周波数，低振幅の筋振動は，筋紡錘感覚終末への非常に強力な刺激となる．例えば，ヒトでは約 100 Hz，振幅約 1 mm の筋振動は，筋内のすべての筋紡錘のすべての一次終末を駆動するに十分な強度である．駆動（driving）とは，各振動周期に応じた活動電位が誘発されるということである．筋紡錘二次終末は，大部分の皮膚と皮膚下受容器と同じく振動に対する感度が高い．事実，皮膚振動は時折，個々の皮膚感度をテストするのに用いられる．

問題 9-❹
すべての Ia 求心性線維が振動によって駆動するとき，各振動周期に応じた単シナプス反射が誘発されないのは，なぜか？

　振動は，通常，振動が与えられた筋に緊張性の筋収縮を引き起こす．この収縮は緊張性振動反射と呼ばれる（なんと奇妙な言葉の組み合わせであろう．すなわち，「緊張性 tonic」は定常状態を意味し，一方，「振動 vibration」は高周波数の振動 oscillation を意味する．しかし，これら 2 つの用語は，高周波刺激が比較的ゆっくり変化する筋収縮を起こすときに両立する）．振動の開始後，数秒で筋収縮が始まり（図 9-7），そして徐々に増大し，振動が切られるまで比較的一定のレベルを維持する．その後，筋収縮は数秒間にわたり徐々に減少する．緊張性振動反射中の EMG は，随意筋収縮中の EMG と非常によく似ている．しかしながら，詳細な解析により，振動周期に同期して非常に多くの運動単位が発火することが示されている（振動刺激により Ia 求心性線維が駆動されるので，このことは驚くに値しない）．一方，随意的 EMG はそれほど同期化しない．

　動物実験による筋振動中のシナプス後電位の分析により，2 つの EPSP（興奮性シナプス後電位）

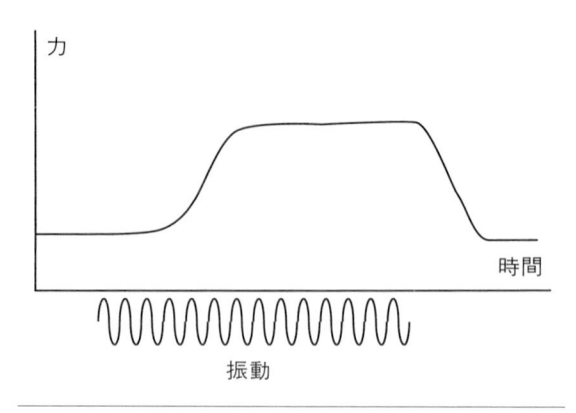

図 9-7　高周波の筋振動は，ゆっくりとした反射性の筋力増大（緊張性振動反射）を引き起こす．緊張性振動反射は少し遅れて始まり，刺激が切られた後もしばらく継続する．

の存在が明らかにされている．1 つは，振動と同期した EPSP であり，もう 1 つは振動とは同期しないゆっくりした脱分極である．この緩徐な脱分極は，Ia 求心性線維（他の筋からの求心性線維の潜在的な関与も含まれる）からの多シナプス性活動に由来する．一方，同期化した EPSP は，Ia 求心性線維と α 運動ニューロン間の単シナプス，もしくは多シナプス性結合の活動によるものである．

　筋振動には，あまり一般的ではない 4 つの現象が随伴する．第 1 は，緊張性振動反射を随意的に，すなわち，「単に抑制しようと思うだけで」被験者が抑制できることである．時折，反射を減少させたいという願望が強い結果，被験者は抑制しない方法を教わる必要性に迫られる．私たちの以前の定義によれば，この事実によって緊張性振動反射は「反射ではないもの」になってしまう．しかし，私はこの定義には落とし穴があることを以前に注意しておいた．これはその一例である．

　第 2 の現象は，振動中の単シナプス反射の抑制である（図 9-8）．時として，単シナプス反射は完全に消失する．この効果はやや逆説的である．なぜなら，緊張性の随意的筋収縮は，一般的に，同名筋の H 反射を増大させるシナプス後興奮という過程と関連しているからである（この点については第 8 章で考察した）．このように，緊張性振動反射に似かよった随意筋収縮は，H 反射の振幅の増大を引き起こす．

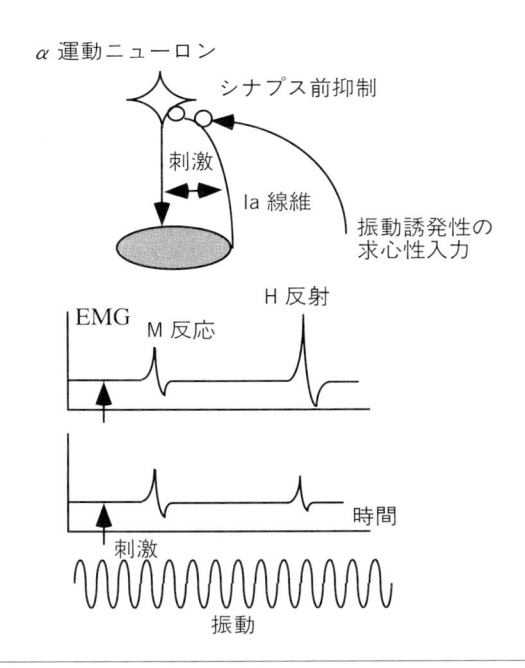

図 9-8 緊張性振動反射に伴って，振動が加えられている筋の単シナプス反射（例えば，H 反射）が抑制される．この抑制の起源は前シナプス性である（上図）．

問題 9-❺
緊張性振動反射中の H 反射の抑制の説明を考えなさい．

振動による単シナプス反射の抑制は，シナプス前性に生じることが明らかにされている．すなわち，振動による複雑な求心性情報の流入が α 運動ニューロンとのシナプスで Ia 求心線維の終末に選択的にシナプス前効果をもたらす．他のシナプスには影響をもたらさない．結果として，多シナプス反射は緊張性振動反射を引き起こし，一方で単シナプス経路は相対的に見ると効果が少なくなってしまう．

第 3 の筋振動の珍しい効果は，振動を受けていない筋に反射性の筋収縮を誘発することである．具体的には，もし振動が筋に与えられると，反射性筋収縮がその筋，主動筋，拮抗筋，異なる肢の関節に働く筋にも観察される．どの筋が活動するかは，特に肢位（関節角），重力場から見た方向性，足底の支持の存在，他の要素を含む数多くの要因に依存する（図 9-9）．これらのパターンは，

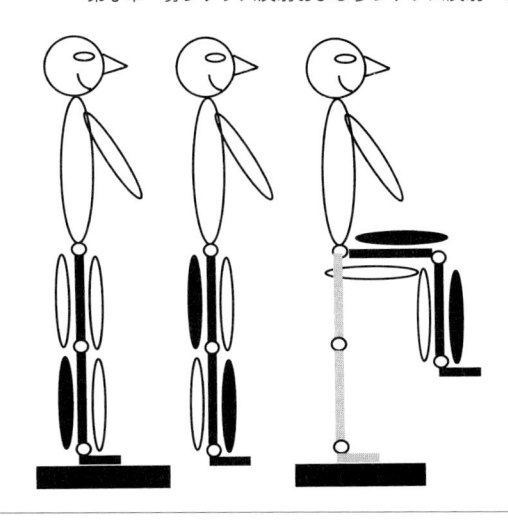

図 9-9 筋振動は，同一肢内のさまざまな筋に反射性筋収縮を引き起こす（黒で示してある）．これらの筋は，歩行中，図に示した姿勢を通り過ぎるときに，活動する筋と同じであることに注意しよう．振動はアキレス腱と膝蓋腱に加えられた．

振動には立位，歩行のような一般的な運動にも用いられる「高次の」（脊髄節をこえた）メカニズムが含まれることを示唆している．

第 4 の効果は運動錯覚であり，これは後に考察する．

6．反射経路間の相互作用

前節で，Ia や Ib のような特定の求心性線維の反射効果は，文脈から離れた，独立した現象であると考察した．しかし，もし日常生活で起きているような求心性線維の活動がすべて同時に起こったら，どうなるであろうか．実際のところ，正確な答えはわからない．しかしながら，ルンドバーグ（A. Lundberg）とヤンコースカ（E. Jankowska）に率いられたスウェーデンの傑出した研究グループの一連の実験により，前述の Ia 介在ニューロンと Ib 介在ニューロンを含む大多数の介在ニューロン群は，高度に融合した情報を受けていることが証明された（図 9-10）．すなわち，もし，Ib 求心性線維の発火レベルが一定に保たれていても，Ib 介在ニューロンの出力は，Ia 求心性線維の発火レベルに依存して変化するかもしれ

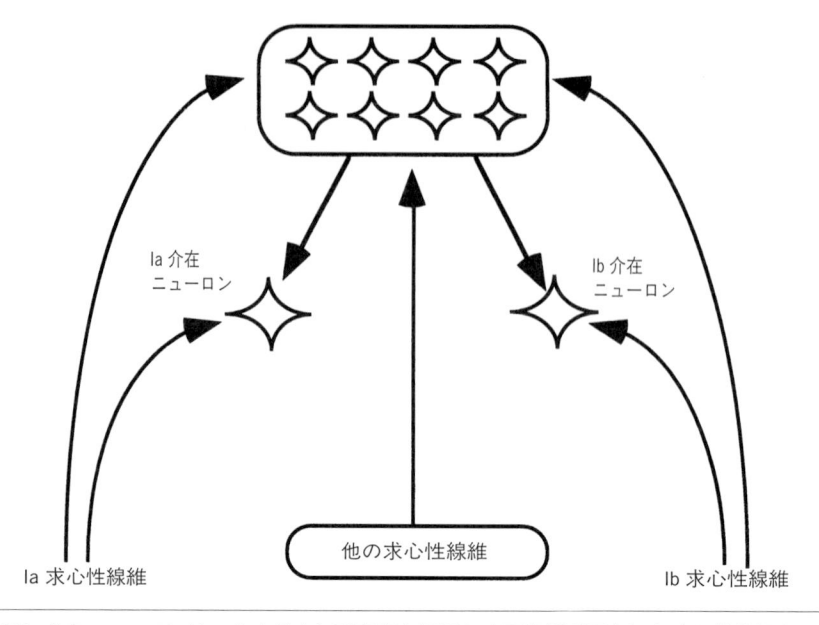

図 9-10 Ia および Ib 介在ニューロンは，さまざまな受容器を起源とする情報が混在した求心性情報を受け取る．

ない．脊髄の神経結合は，よく計画された固有の機能をもつフィードバック回路網というより，全体として乱雑であるような印象を強く与える．

しかし，これらの知見は絶望の原因となるものではない．これらのことは，古典的な神経生理学のアプローチは，特定の神経回路をテストするのには優れているが，おそらく中枢神経系全体の機能を解析するには単純すぎるという限界を示している．これは，ヒトの身体の機能研究における還元的なアプローチの限界を示す1例である．

7．関節間反射と四肢間反射

前節で私たちは，関節をこえた反射の例に触れた．すなわち，筋への振動は，同じ肢の中で他の関節に働く別の筋に持続的な筋収縮を引き起こす．実際，屈曲反射も1つの肢のほぼすべての屈筋群に筋収縮を引き起こす．これは関節間もしくは肢全体の反射と考えられる．

関節間反射は動物実験でよく観察される．そこでは，神経が切断され，残りの中枢神経系から「上位」脳構造が切り離されている．このような動物では，多くの脊髄反射は下行性の抑制効果から解放されている．特に，皮神経の電気刺激や針刺激は，刺激が与えられたときに「正常の」屈曲反射，そして，その対側に伸展反射を引き起こす．この反応は交叉性伸展反射と名付けられている（図9-11）．

前庭系，眼球運動系，姿勢系を含めたより複雑な多シナプス受容器については後述する．

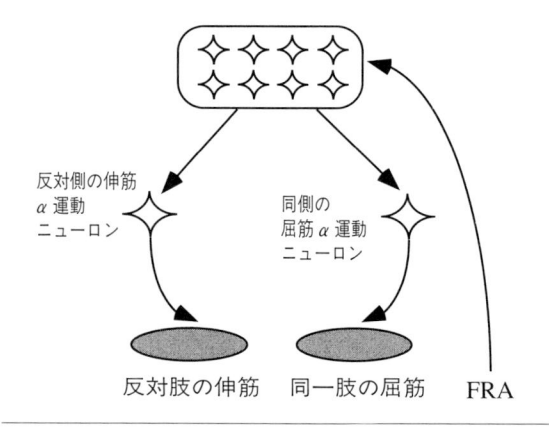

図 9-11 1つの肢の屈曲反射求心性線維（FRA）刺激は，その肢に屈筋に反射反応を，その対側肢の伸筋群に交叉性伸展反射を引き起こす．

● 第 9 章のまとめ

　寡シナプス反射は数個の中枢シナプスを含み，一方，多シナプス反射は多数の中枢性シナプスを含む．これら 2 つの反射群は，興奮性もしくは抑制性効果をもつ．相動性（phasic）の刺激や反応は，急激に変化するものであり，緊張的（tonic）な刺激や反応は定常的なものである．筋紡錘とゴルジ腱器官は寡シナプス反射の起源であり，負のフィードバック・ループと考えられている．反射には，屈曲反射のような肢全体の筋が含まれ，比較的細い軸索をもつ受容器の活動により引き起こされる．緊張性伸張反射は，外力により伸張された筋を支配する運動ニューロンの活動増加である．緊張性振動反射は，高振動で低振幅の振動刺激が与えられた筋の活動レベルの定常的な活動増大である．緊張性振動反射は，シナプス前抑制の増大による単シナプス反射の抑制を伴う．

第10章

単一筋の随意的制御

◆ **キーワード**
制御理論の要素　　サーボ仮説　　平衡位置制御説　　フィードフォワードとフィードバック
α-γ 同時活性化　　筋制御における反射の役割

さて，話を次のステップへと進め，シェリントン以来の伝統に従って，すでに述べてきた神経生理学上の下位システム（反射）が随意運動の制御にいかに利用されるかについて考えよう．最初に，最も単純なケースである単一筋のコントロールから話を始めることにする．ただし，単一筋といっても，その活動は種類の異なる末梢受容器から始まり，介在ニューロン・レベルで混在するおびただしい数の反射メカニズムが関与する．しかも，最も単純な随意運動を行う場合でさえ，これら多くの反射メカニズムの間には，何千ものニューロンが介在している可能性が高い．したがって，これらすべての反射経路を一つ一つたどって随意的筋活動中の機能を述べることは非現実的である．

そこで視点を変えて，次のような疑問を考えてみる．「ほんの少しのパラメータで，多様なすべての反射活動を説明できるか？」．これを可能にするために，個々の反射経路を考えることから，新たな複雑さのレベル（これは機能的な意味をもつ新たな変数のセットで特徴づけられる）へと移行する必要がある．ちょうど，膜とイオンの生理学から細胞間相互作用（反射）の生理学に進んだときのように．

1. フィードフォワード制御とフィードバック制御

制御について述べる前に，それを理解するうえで必要となるいくつかの基本的な概念を紹介したい．図10-1に示されている出力は，仮想上の中枢の制御器（コントローラー）から出される指令信号が何らかの情報処理を経てから出力される様子を示している．この指令信号を作り出すために利用される変数は，独立被制御変数（independently controlled variables）と呼ばれる．ここでいう「独立」とは，その変数が出力の変化や外的

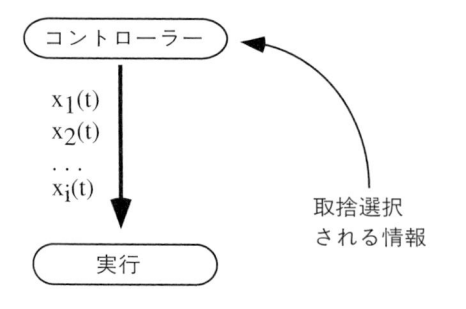

図 10-1　フィードフォワード制御の概念図．コントローラーは独立被制御変数［$x_1(t)$；…$x_i(t)$］を用いて，「下部」構造（実行する部分）に伝える指令信号を生成する．

因子の影響を受けないという意味である．ただし，このことはコントローラーが末梢からの情報に基づいて独立被制御変数を変えられない，という意味ではない．コントローラーは，末梢情報に対して反応するかしないかの選択権をもっているということが重要である．

コントローラーが出力とは無関係に信号（1つ，あるいはいくつかの変数）を発したとする．この種の制御は，フィードフォワード制御といわれる．フィードフォワード制御の典型的な例は，サッカーボールを蹴るときに見られる．脳は，蹴る動作中，筋に指令を送る．しかし，その指令は蹴る前に作られたものであり，もちろん，蹴った結果がどうなるかを知る以前のものである．

もし，コントローラーが結果に基づいて指令信号を修正するとすれば，この種の制御はフィードバック制御と呼ばれる（図10-2）．フィードバック制御システムで大切な要素は，比較器（comparator）である．比較器は，計画した出力と現在の出力を比較し，その誤差に基づいて指令信号を修正する．例えば，ある一定速度で車を運転するとき，視覚的情報である速度計や車窓を通り過ぎる景色の変化からの視覚情報を使って，アクセルペダルやブレーキペダルの踏み方を加減する．この種の制御のおかげで，上り坂や下り坂を走るとき，あるいは風の勢いが変わったとき，はたまたパトカーが目に入ったときに，望みどおりの車の速度を維持できるのである．

負のフィードバック・ループとは，制御変数（x）から末梢変数の偏位（Δy）に比例する量（Δx）を差し引くことで機能し，典型的には，もとの偏位を減少させる（図10-2 A）．このようなシステムは，出力変数をある一定値（あるいは，ある時間関数）に維持するのによく使われる．正のフィードバックは，制御変数に末梢変数の偏位に比例する量を加えて機能し，典型的には，元の偏位を増大させる（図10-2 B）．正のフィードバック・システムでは，末梢変数の偏位が拡大しがちで，一般的には制御からはずれ，システムの振る舞いの質的変化を引き起こす（第2章で述べた活動電位生成の項を参照）．

フィードバック・ループを性格づける重要な特性が2つある．利得（ゲイン）と遅延（ディレイ）である．利得は，末梢変数の変化に対する制御変数の変化の割合である（$\Delta x/\Delta y$）．遅延は，秒やミリ秒といった時間単位で計測できる．あるいは，その過程で典型的に見られる時間間隔に対する比率のような相対的な時間単位で計測できる．正と負のフィードバック・ループが，誤差を増幅したり減少させるという機能的目的を達成するためには，十分な利得が得られることと許容範囲内の遅延で収まること，が条件となる．遅延が大きすぎると，時としてとんでもない状況を作り出すことがある．図10-3にその例を示した．いま安定した出力にsin（t）という外乱が加えられたとする．フィードバック・ループは，利得0.9で働き，遅延は，0あるいは外乱関数1サイクルの半分（π）とする．遅延0の場合は，外乱に対しほぼ完璧に補正される．しかし，遅延πの場合は，負のフィードバックがかかっているにも関わらず誤差が増幅されてしまう．このように，正や負のフィードバック・ループについて語るとき，システムの実際の構成要素と全体の機能的効果を区別する必要がある．

時間遅れは，フィードバック制御の重要な障害要素である．したがって，もしスピードが重要なら，フィードフォワード制御の方が適しており，もし正確さが要求されるのであれば，フィードバック制御の方が有利である．

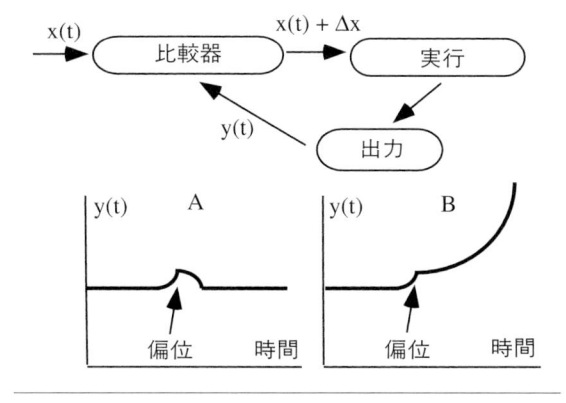

図10-2 フィードバック制御は，出力結果の情報をもとに指令信号を修正する．これは比較器と呼ばれるユニットでなされる．負のフィードバック（A）は，比較器の出力変化させ，出力の偏位を元に戻す．一方，正のフィードバック（B）は，出力の偏位を増幅させる．

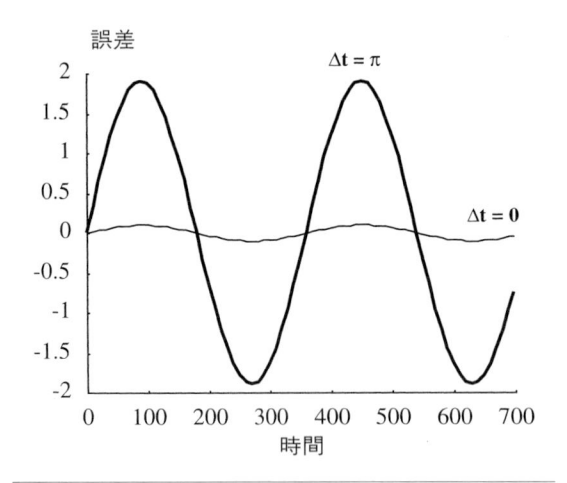

図 10-3 フィードバック回路における大きな遅延は，予期できない結果をもたらす．図中では，システムの出力に外乱信号（最大値が1のサイン曲線）が乗っているとする．そこに 0.9 の利得で負のフィードバックがかかっている．もしフィードバックの時間遅延がゼロであれば，誤差はほぼ理想的に修正される（細い線）．もし時間遅延が π とすると，誤差は実質的に増幅される（太い線）．

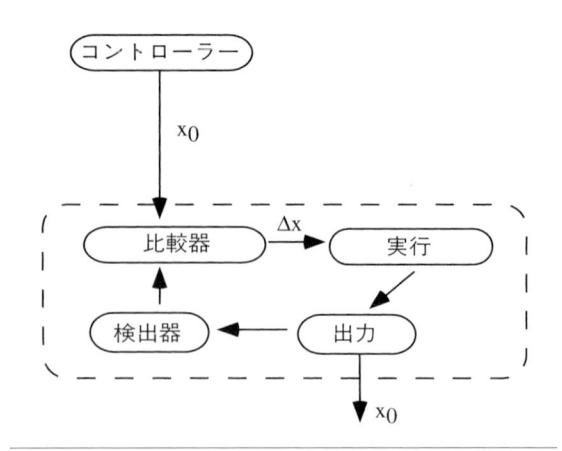

図 10-4 この回路は，フィードフォワードとフィードバックの制御機構の組み合わせで成り立っている．フィードバック・ループ（サーボ）は，コントローラーが指定する変数値を変動させようとする外部環境の変化にも関わらず，それを一定に維持する．

問題 10-❶
本書ですでに考察した題材，および日常生活の中で考えられるフィードフォワード制御とフィードバック制御の例を示しなさい．

2．サーボ制御

しばしば，フィードバック方式とフィードフォワード方式の制御は，複雑さの異なる機構の中に組み合わせて利用される．フィードフォワード方式で指令信号を生成し，もし，その結果が計画した結果と異なる場合は，フィードバックを使って信号を修正することができる．ネコがネズミを追いかける場合，フィードフォワード制御とフィードバック制御両方の制御を組み合わせて使う．まず，猫はネズミが何をしようとしているか推測し，それを妨げようとする（フィードフォワード制御）．その一方で，ネコは視覚情報を利用し，ネズミの実際の動きに合わせて自分の動きを修正する（フィードバック制御）．これら2つの制御の組み合わせをもつ機構は，一般的に数個の制御回路（図 10-4）から成り立っている．そこで，種々の制御回路の中から，いわゆるサーボ機構を取り上げて考えてみよう．これは時として単にサーボと呼ばれる．

図 10-4 において，フィードフォワード制御によって作られた一つの信号が，中枢のコントローラー（central controller）によりサーボ・ループに送り出される．その信号は，一定に保つべき出力パラメータの望ましい値をコードしている．サーボ・ループは，フィードバック機構の助けを借りながら，その値を一定に維持するように働いている．センサーは，そのパラメータの現在の値を測定し，比較器に伝える．比較器は，測定値を設定された値と比較し，出力（Δx）を誤差（計画した値と実際の値の差）に基づいて修正する．サーボは，誤差という要素があるからこそ機能することに注意しよう．良いサーボとは，非常に小さな誤差を感知し，すばやく修正できるものである．言い方を換えれば，高い利得と少ない時間的遅延をもつものが良く，劣ったサーボとは，修正までにかなりの時間がかかるために，誤差がむしろ拡大してしまうようなものをいう．

サーモスタットは，サーボ制御の典型的な例といえる（図 10-5）．これは，前もって設定された温度と室内温度の差を感知する比較器を使って，

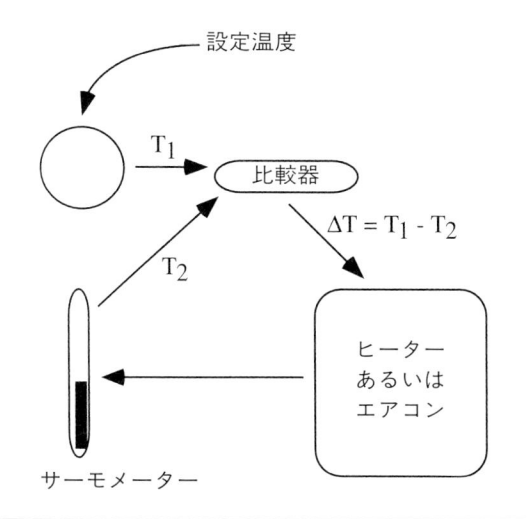

図10-5 室内温度を一定に保つ単純なサーモスタットの概念図

室温を一定に保つ．もし，室温と設定値の差が十分大きいと，ヒーターあるいはエアコンが作動する．このサーボの設定値は，温度調節のダイヤルで決められることに注意しよう．

問題 10-❷
サーボ機構が優れたパフォーマンスに重要な役割を果たすスポーツの分野を，1つ述べなさい．また，それがひどい影響を与えるような分野を述べなさい．

すでに私は，サーボ（あるいはフィードバック・システム）の重要な特徴，つまり時間遅れについて述べてきた．遅延が大きいほど，サーボの修正機能が働く以前に，より大きな誤差が蓄積することは明らかである．電気的なシステムなら誤差はきわめて小さいだろう．しかし，人間の身体では，情報伝達のスピードが活動電位の伝播速度によって制限される．したがって，数10から数100 ms遅延は普通である．このくらいの遅れは，最も速い随意運動の運動時間に相当する．そのため，私たちの身体の最高のサーボでも，十分に機能するとは言えない．

サーボは，制御システムの中では，自律的要素である．これは，指定した値が一定である限り，計画した出力パラメータ値に従って，他の因子に影響されることなくサーボ機構が働くことを意味している．サーボを使うことは，明らかに複雑なシステム内の制御を簡単にする．なぜなら，システムにかかる責任の一部を「低次の」サーボが代わりに負い，「優れたコントローラー」は細部を無視しながら，より一般的で重要な変数を指定することに集中するからである．

3．サーボ仮説

1950年代初頭，マートン（R. A. Merton）は，人間の動作研究の分野において初めて制御仮説の基本原則を提唱した．サーボ仮説と呼ばれるこの仮説は，随意運動発現の問題を，筋反射の神経生理学的機構に関する知識を用いて制御の言葉で初めて定式化したといえる．マートンは，γ系による筋紡錘の制御が，筋長を制御するためのサーボ機構の一部であると考えた．

このサーボ仮説の中心的な考えを図10-6に示し，以下にステップを踏んで説明を加える．

① 中枢から下行してきた信号がγ運動ニューロンに到達し，筋紡錘の感覚終末の筋長に対する感受性を変化させる．γ系活動が増大したときの

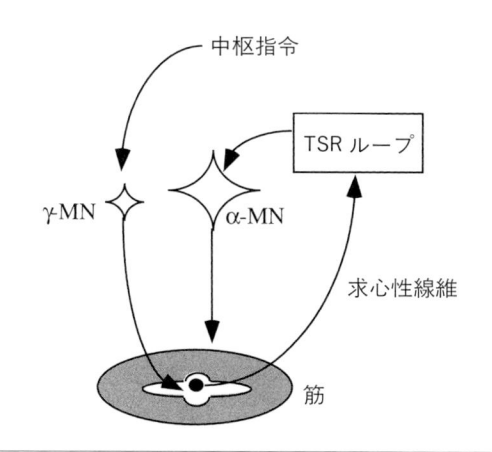

図10-6 マートンのサーボ仮説は，フィードバック・ループである筋長-筋紡錘-緊張性伸張反射（TSR）-α運動ニューロン-筋力の変化-運動-筋長の変化を完璧なサーボと考えている．下行する信号はγ運動ニューロンの活動レベルを指定し，それにより筋長を調整する．

効果は，筋が長くなった状態の効果と同様で（どちらも筋紡錘の求心性活動レベルを高める），活動性の低下は，筋短縮の効果と同様となる．したがって，図10-6中で下行してきた指令は，あたかも筋長が変化したような状態を作るといえる．

② 筋紡錘神経終末の活動性が変化すると，緊張性伸張反射を介して，筋を支配するα運動ニューロンの収縮レベルが変化する．実は，最初に出されたマートンの仮説では，この変化は同一筋のα運動ニューロンに接続するIa求心性線維の単シナプス活動に基づくものとされていたが，のちに，このサーボ機構は緊張性伸張反射に基づくと訂正された．

③ 筋の収縮力の変化は，関節運動を引き起こす．つまり，筋長が変化するのである（外部負荷は一定，すなわち等張性状態と仮定している）．ここが重要な点であるが，筋紡錘の活性化はさらなる筋収縮を促し，筋は短縮する．筋が短縮すると筋紡錘の活動性は低下する．結局，緊張性伸張反射は，負のフィードバック機構の役割を果たしている．

④ 関節運動が続き，筋紡錘活性が筋収縮を強めて外部負荷量と正確にバランスがとれる状態，つまり新たな平衡状態に至るまで，筋長は変化する．

もし上位からの指令が常に一定であれば，たとえ外部負荷量が変化しても，緊張性伸張反射の機能により筋長が一定に保たれることが保証される．つまり，完璧なサーボとして機能すると考えられる．例えば外部負荷が増加すると，この増加分は筋を伸展することになり，今度はそれがα運動ニューロンの活性を高めて，筋の収縮力増大に作用することになる．マートンのサーボ仮説によれば，筋収縮力の増大は外力の変化と正確に均衡するため，筋長は変化しない．

図10-7は，サーボ仮説を筋の力-長さ特性（force-length characteristic）で表したものである．中枢からの指令は，ある筋長に対応する力-長さ関係の位置を特定する．サーボが外力の変化に対する完璧な修正を保証するためには，力-長さ特性は垂直になっていなければならない．つま

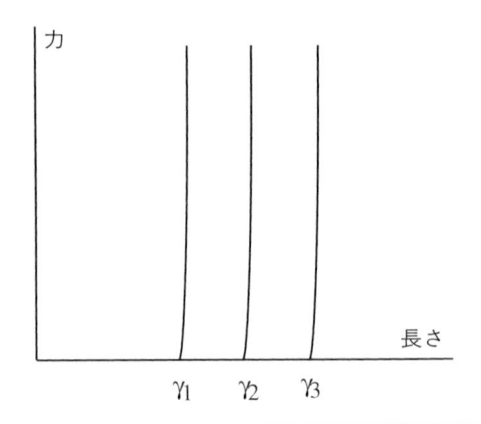

図10-7 マートンのサーボ仮説は，中枢からの下行信号（$\lambda 1$, $\lambda 2$, $\lambda 3$）によって横軸上の位置が決まるほぼ垂直の力-長さ曲線で表されると考えられる．外力が大きく変動しても，緊張性伸張反射機構が完璧に補償すると仮定していることに注意しよう．すなわち，この機構は非常に高い（無限大の）利得をもっている．

り，筋長は，筋力（あるいは外力）から独立したものとなる．随意運動は，力-長さの関係をX軸上でシフトさせることで行われる．したがって，独立被制御変数は，γ運動ニューロン（図10-7の$\gamma 1$, $\gamma 2$, $\gamma 3$）への信号であろう．

問題 10-❸
もし等尺性筋収縮を試みる場合，あるいは等張性収縮や弾性負荷に対する筋収縮を試みると，何が起こるだろうか？ サーボ仮説の視点から説明しなさい．

4．アルファ-ガンマ（α-γ）同時活性化

サーボ・モデルによれば，随意運動の開始はγ運動ニューロンの活動変化によるとされ，緊張性伸張反射の反射弓を通過する時間遅れの後に，α運動ニューロンが活動することに注意しよう．この仮説提唱後に多くの実験手法が開発された．特筆すべきものに，スウェーデンの科学者バルボ（A. Vallbo）により開発された人の末梢神経の活

動を直接記録する方法がある．これを利用し，随意運動発現時のαとγ線維の興奮が起きる相対的時間が測定された．その結果，随意運動時には，αとγ運動ニューロンの活動変化が事実上，常に同時に起こることが明らかとなった．これがα-γ同時活性化といわれるものである．

これは1960年代中頃のことであるが，当時この発見にもかかわらず，サーボ仮説を諦めるにはかなりの抵抗感があった．そして新たに，マートンの言うように，サーボ機構は機能しているが，随意運動はフィードフォワード制御による指令信号（α運動ニューロンに伝達される）と長さ制御サーボ（γ運動ニューロンに伝達される）の組み合わせにより開始される，という仮説が提唱された．

問題 10-❹
止めようとする抵抗に対して，さらに屈曲力を増しているときの，屈筋の筋紡錘求心性線維の活動には何が起こるだろうか？

問題 10-❺
一定の外部負荷がかかっている状態で，すばやい屈曲運動をしているときは，どうなっているだろうか？

新たに提唱されたモデルは，本当に格調の高いモデルである！　しかしながら，この仮説でさえも，緊張性伸張反射回路において非常に高い（実質的には無限大の）利得が必要になることを意味していることに注意しよう．つまり，非常に高い利得によって，外部負荷（かなり大きな場合）にどのような変化が起こっても，筋力の変化によってすぐにバランスをとることができる一方で，筋長の変化はきわめて少ない（実際はゼロ）と仮定されている．実は，サーボ仮説にとって運の悪いことに，緊張性伸張反射弓での利得は比較的低いことが後の研究で明らかにされた．この反射機構は，完璧なサーボとは言えないのである．その結果，サーボ仮説は新しいモデルに取って代わられることになった．

5．筋の随意活動

現在，随意的筋活動については2つの見解がある．第1の見解は，中枢からの指令がα運動ニューロン群の活動レベル，つまり，筋活動レベルを直接決定するというものである．ここでは，反射機構の役割があまり重要ではなく，もっぱら外力の急激な変化時（外乱）に機能すると考えられている．しかしながら，この見解は観察される事実と相反することが多い．

例えば，大きな負荷をかけて強い筋収縮を保持させる（図10-8）とする．そのままの状態で不意に負荷をはずす．すると，早い関節運動（肘の屈曲）が起こる．この現象を筋電図で検証すると，負荷を除いた直後に筋活動（肘の屈筋）が実質的には全くゼロとなる期間が現れる．これは，負荷除去による反射（unloading reflex）と呼ばれるものである．負荷を除去した後にすばやい筋の短縮（負荷と逆方向への高速度な筋長の減少）が起こっていることがわかる．これは，筋紡錘の感覚終末が沈黙し，同一筋のα運動ニューロンへの反射の影響がなくなったことを示している．

このことから，負荷除去による反射は，伸張反射とはまさに反対のものと考えることができる．その反射が起こっている間に，筋活動が消失する事実は，この反射が随意的筋活動を100％押さえ込むほど強いものであることを物語っている．反射機構が付加的で重要でないと考えてはいけない．この第2の見解は，前者のものよりずっと魅力的に感じられる．

6．平衡位置制御仮説

第2の見解によると，中枢からの指令は，筋の活動レベルを変化させるのに筋の反射機構を利用し，反射のパラメータを特定化している．この見解は，随意的筋活動への反射の効果についてのすべての観察結果と矛盾せず，その一方で，サーボ

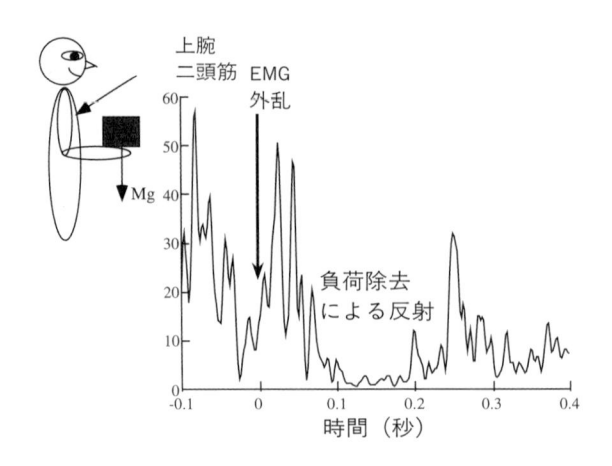

図 10-8 被験者は上腕二頭筋を働かせ，肘をある位置に保持する．負荷を突然取り除く．被験者は上腕二頭筋を一定の強さで収縮し続けようと試みている．にも関わらず，上腕二頭筋の筋電図はほぼ完全に無活動状態を示す（負荷の除去による反射）．この図は，筋電図が独立制御変数でないことを示している．

仮説で指摘された問題点，反射弓における無限大の利得という極論を避けることができる．この見解は，動物実験における単一筋の力-長さ特性カーブ，および，人から得られた単一筋のトルク-角度特性カーブから得られる膨大な実験結果を説明できる正当な用語として生まれたものである．動物実験では，随意運動ができないように中枢神経系が破壊されたネコが使われた．切断された末梢側の脳の切断部に電気刺激装置が取り付けられ，脳から下行する指令に似せた何種類かの刺激を送ったときの反応を調べる実験が行われた．

一定の外部負荷をかけ，固定した刺激を送り続けると，筋-負荷システムは，ある筋長で平衡状態になる．平衡状態にある筋長と力の関係は，平衡位置と呼ばれる（図10-9）．これは，平衡位置制御仮説として知られている仮説の中心的概念である．外部負荷が変わると筋長は変化する．筋長が変化すると，緊張性伸張反射弓を介して筋の活動レベルも変わる．このように中枢からの指令が一定であっても，その筋の活動レベルが同様に一定となるわけではない．筋活動の変化は，筋長と力の変化に平行して平衡位置に達するまで続く．上位からの指令が一定に維持されていると仮定して，強さ-長さのグラフ上ですべての平衡位置を結んで出来る曲線を不変特性（invariant characteristic：IC）という．

前述の動物実験において，電気刺激のレベルを

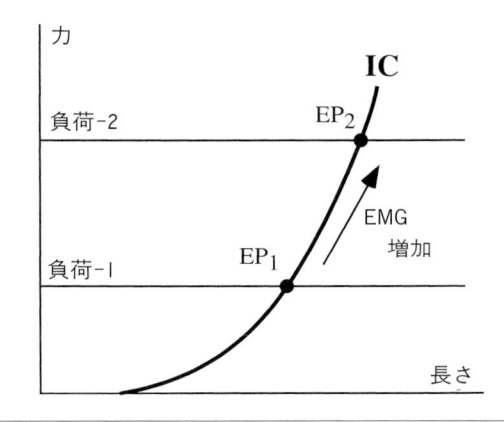

図 10-9 平衡位置制御仮説によれば，筋の反射は筋の力と長さの関係を規定する（不変特性 IC）．筋+負荷系では，筋力と外力（負荷）が等しくなったとき平衡状態となる．これが平衡位置（EP）である．もし外部負荷が変化すると，筋の力と長さ両者ともに新しいEP（EP_2）まで変化する．筋活動（筋電図）は，IC曲線にそって変化することに注意．

変えることで見かけ上の中枢からの指令を変化させると，最初の曲線がシフトする形で新しい不変特性の曲線が描かれる（図10-10）．こうして，不変特性の位置，例えば α 運動ニューロンの活動が起こる点（緊張性伸張反射の閾値）をコードする変数が明らかになった．この変数は，前述した独立被制御変数である．なぜなら，外部負荷の変化は，平衡位置を不変特性の曲線上において移動させるだけだからである．

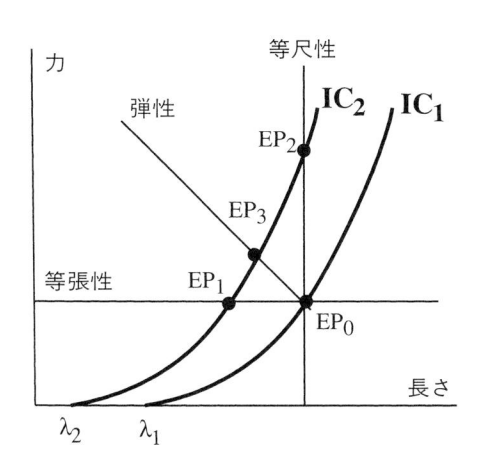

図10-10 中枢からの指令は，筋のICの位置を規定する．これは，緊張性伸張反射の閾値（λ）がシフトすることで表すことができる．外部負荷に依存して，λのシフトは筋長を変える（等張性状態，EP_1），あるいは筋力を変える（等尺性状態，EP_2），あるいはまた両方を変える（弾性負荷，EP_3）．筋電図の変化は中枢からのλと外部負荷の両方によることに注意．

この理論では，運動は図10-9のように外部負荷が変化したり，図10-10のように不変特性曲線が中央にシフトすることで引き起こされる．不変特性のシフトは，外部負荷量の違いにより，末梢に対して異なった影響を与えることが重要な点である．図10-10が示すように，標準的な不変特性のシフトは，筋長を変化させたり（EP_0とEP_1の等張性状態を参照），筋力を変化させたり（EP_0とEP_2の等尺性状態を参照），あるいは，その両方が起こることも考えられる（EP_0とEP_3の弾性負荷の状態を参照）．

問題 10-❻
平衡位置制御仮説によれば，随意運動の速度をどのように変化させることができるか？

神経生理学的メカニズムに関して言えば，「緊張性伸張反射（不変特性を規定する）は，γ運動ニューロン，α運動ニューロン，あるいは介在ニューロンの活動レベルや興奮レベルによって影響を受けるすべての反射回路を結合する」と平衡位置制御仮説では仮定している．単一の解剖構造を「最も重要なもの」として選び出してはいない．さらには，筋以外の受容器（例えば，皮膚や皮下の受容器）からのフィードバック回路もまた，不変特性曲線の形を作るうえで重要な役割を果たしているはずである．このように，随意運動を起こす中枢からの指令は，脊髄にあるすべてのタイプのニューロンにバランスよく組み合わさった情報として与えられていると仮定される（図10-11）．実際の筋活動レベル（EMG），筋力，そして動きは，これらの中枢の指令に引き続くプロセスの結果として作り出されるものである．

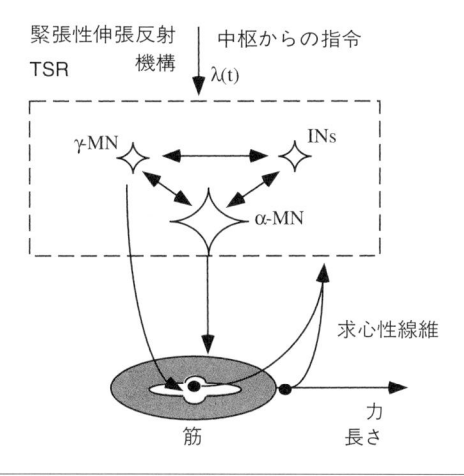

図10-11 平衡位置制御仮説によれば，中枢からの指令とは，α-MNs，γ-MNsおよび介在ニューロン（INs）を含むすべての脊髄のニューロン群に対する中枢からの下行信号群がバランスよく組み合わさったものを意味する．緊張性伸張反射は，末梢にあるすべての受容器からの反射効果に組み込まれていると仮定されている．筋長の変化（運動），筋力，そして筋の活動レベルは，中枢からの指令と末梢受容器からの信号が等しく影響する中で起こってくるものである．

● 第10章のまとめ

　制御信号は，フィードフォワード形式，あるいはフィードバック情報をもとに作られる．正のフィードバックは誤差を増幅し，負のフィードバックは誤差をなくす傾向をもつ．しかし，厳密な効果は，フィードバック回路内での利得と時間の遅延に左右される．サーボ機構は，フィードバック回路の特別なものであり，前もって定めた値に出力を維持する．マートンの仮説は，筋長を制御する完璧なサーボとして筋紡錘を受容器と考えたが，それは誤っていることが証明された．筋の随意活動は，α運動ニューロンとγ運動ニューロンの同時活性化を伴っている．平衡位置制御仮説では，随意運動の制御は，筋の緊張性伸張反射の閾値を中枢が制御する過程と考えている．緊張性伸張反射と末梢の筋腱の弾性は，筋にバネ様の特性を付与している．反射効果は，筋活動レベルを規定するうえで重要な役割を示している．

第11章

単関節運動のパターン

◆キーワード

多関節運動と単関節運動　等張性運動　運動学的プロフィール　課題パラメータと実行パラメータ　等尺性収縮　二重戦略仮説　三相性筋電図パターン

1. 等張性運動と等尺性収縮

私たちが日々行っている動作には，たいてい多くの関節が関与している．しかも動作が行われる環境では，外力は常に変化する．「全く同じ動作」，例えばテーブルからお茶の入ったカップを取る動作を何度か行おうとしたとしても，行うたびに毎回少しずつ違う動作になるだろう（図11-1）．この現象は，運動の変動性（motor variability）と呼ばれ，どんなに練習をつんだ被験者にも必ず見られる．それに加えて，世の中に誰一人として同じ人間はいない．身体部分の寸法が違い，経験が違い，新しい運動タスクに対する学習能力も違う．ところが，科学的研究は，実験室や被験者が違っても，実験が再現され同様のデータが得られる可能性を示している．

この問題の少なくとも一部を解決するためにしばしば行われるのは，運動課題のパラメータを減らすことと，その課題を行う際に被験者が使える変数を減らす試みである．一般的には，対象とする運動を単関節・単軸のものに絞ることと，多くの場合それに加えて，外力を一定に保つという方法がよく行われる．一定の外力に対して行われる運動は，等張性（isotonic）と呼ばれる．等張性にするために，重力の明らかな変化を受けないように運動を水平面内に限定するという方法がよく使われる．

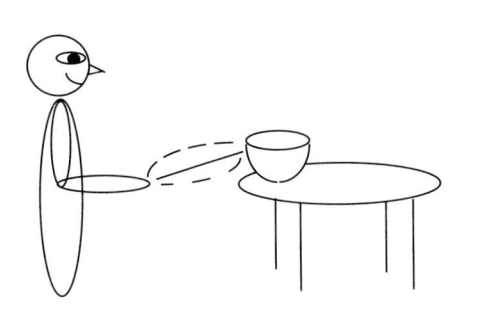

図11-1 ある人が「同じ」運動を何回か行おうとする場合，例えば，ティーカップを取るようなとき，すべての関節と手先の軌道は毎回異なったものになるだろう．

問題 11-❶

すばやい等張性運動の際，ゴルジ腱器官の活動はどうなるか？

もうひとつ実験でよく使われる筋活動状態は，等尺性収縮（isometric contraction）と呼ばれるものである．「等尺性」という言葉は，筋長の変

化がないことを表すが，これは動物実験においてさえ確実に行えるものではない．筋線維が能動的に収縮すれば，必ず長さが減少する．この減少がたとえ比較的小さなものであっても，高速で行われた場合には，長さ感受性・速度感受性のある筋受容器（紡錘終末 spindle endings）の活動に変化が起こる．腱と軟部組織が関節ならびに筋を取り囲んでいるので，ヒトでの研究では，筋活動レベルが変化すると必ず筋線維長は変化する．

問題 11-❷
等尺性筋収縮時には，筋紡錘（一次終末，二次終末）の活動レベルはどうなるか？

なるべく運動課題のパラメータを減らしたいと思っても，ヒトの関節で研究に使われる代表的な部位（肩，肘，手，足関節）には，残念ながら次のような特徴がある．関節の回転軸（いわゆる運動の自由度 degree of freedom）が複数あり，関節運動を制御する筋は3つ以上あり，それらの筋の中には，二関節筋として隣接する2つの関節のトルクや運動に関与するものもある．それだけではなく，ある1つの関節の運動が起これば，筋力と関節トルクの関係に変化が生じる．ということは，一定の外部負荷に釣り合うには，筋活動レベルを変える必要がある．結局，筋長変化がない（等尺性）単関節運動は存在しないし，一定の外部負荷に抗する（等張性）単関節運動もないという結論に達する．

もし単関節の運動ならびに筋収縮というものが存在して，実験条件としてそれが得られるとしても，そういうものが「実生活上の」運動や一般的な随意運動制御の問題にどう関係するのかを疑うべきだろう．それなのに，このような虚構的現象の実験は，相変わらず続けられている．それにはもっともな理由がある．

まず第1に，科学の進歩は，簡単なものから複雑なものへと進み，より進んだレベルの研究には，低い機能レベルの理解が必要となる場合が多い．

第2に，確かに，単関節実験での結果は，そのままでは多関節運動に当てはめることはできない．しかし，そこから導かれる理論的な枠組みと実験方法は，運動に関係する関節や筋の数とは無関係に，一般的な運動制御の原理を理解するためには役立つはずである．

第3に，単関節運動について調べられたことは，臨床研究に役立ってきたことがあげられる．ある種の患者では，随意運動制御が単一の筋，または単関節に制限されている．このため，単関節の運動制御についての基礎的な原理を理解することは有益である．

第4に，実験研究では実験条件に再現性が求められ，また，被験者のパフォーマンスに影響がありそうな重要な因子は，すべて考慮に入れなければならない．ヒトの単関節運動でさえ，厳密にいえば，すべての因子を考慮に入れることは実際は不可能である．まして多関節運動では，一般に状況はもっと複雑になる．それは，関節相互に働く力が活動するようになり，二関節筋の役割が重要になるだろうし，たいていの運動では，それぞれの関節ごとに重力の作用する方向は異なり，関係する変数の数は劇的に増加するからである．このため，多関節運動の研究では，実験条件をコントロールしきれないことが多くなってしまうのである．

そこで，被験者に単関節の等張性運動，あるいは等尺性収縮を行わせる実験研究について考えてみよう．こういった筋収縮様式が存在すると考えてもよいが，その考えは間違っている可能性があることを忘れてはならない．

2．課題パラメータと実行パラメータ

たいていの運動制御実験では，課題パラメータ（task parameters；被験者に求められるもの）と実行パラメータ（performance parameters；被験者が行っているもの）との関係が調べられる．単関節運動なら，課題パラメータに相当するものは，

運動の大きさ，運動時間（または速度），外力，要求される精度，そのほか被験者に対する特別の指示（例えば「なめらかに運動して」「運動の最後で揺れないように」「目標からはずれても最終位置を修正しないで」など）である．実行パラメータとは，運動学的変数（関節の位置，速度，加速度），動力学的変数（関節トルクとその微分），筋電図，精度の指標（最終位置の変動性や目標に達した試行の割合など），そのほかに記録された指標，計算された指標である．

研究者が課題パラメータと実行パラメータの関係に注目するのはなぜだろうか．これは典型的な「ブラック・ボックス」アプローチの例である．このアプローチでは，複雑系の入出力関係を調べて，そのブラック・ボックスの内部構造や作用原理についての仮説を検討する．新しい仮説はどんなものでも，「課題パラメータと実行パラメータとの関係について，それまで観察されたことがなく実験的に検証可能な予想（prediction）」と，「パラメータ間で以前に観察された関係の説明（"postdiction"）」の両方を導き出せることが期待される．実験的に反証可能であることも，新しい仮説には絶対に必要な条件である．それは，その仮説を否定して代わりのものと置き換えることを可能にするために，その仮説に基づいて課題と実行のパラメータや変数の関係を調べる実験は，その仮説に矛盾する結果も出せなければならないからだ．したがって，この2つのグループのパラメータや変数の関係についての研究は，運動制御の領域の発展のために非常に重要である．

例えば，ある仮説が与えられたとき，いくつかの結果を予想できる．実験に際しては，「慣性負荷が大きくなると，ピーク速度はどうなるか？」「運動を大きくすると，積分筋電図はどう変わるか？」などの問題を設定できる．実行パラメータには正常変動（課題を同じように繰り返し行おうとしても起こる変化）という特徴があることに注意．この正常変動のために，被験者が同一条件で見かけ上は同じ運動を行っても，全く同じ信号が得られるとは期待できない．したがって，この領域の研究では，数試行おこなって，適切な統計処理を行う必要がある．

> **問題 11-❸**
> 課題パラメータが変化しても実行パラメータには何の変化もないことを示すためには，どうすればよいか？

運動制御研究でよく用いられる指標に運動時間がある．しかし，これはかなり信頼性の低い測定項目と言えそうだ．図11-2に，すばやい肘屈曲時の典型的な運動学的データを示す．運動の開始点は比較的決定しやすいが，それでも二頭筋の筋電図発火の開始点とすることもできるし，あるいは運動学的な特性の1つが適当な閾値（図中の T_{acc}，T_{vel}，T_{ang}）を超えた時点とすることもできる．このうちどれを選択するかで，運動時間の計測値はかなり影響されるだろう．運動の終了点について言えば，問題はさらに悪くなる．なぜなら，速い運動では最終点で振動することが多いからである．運動の終了点としては，位置が最初にターゲットに達した時点，速度の軌跡がゼロと交

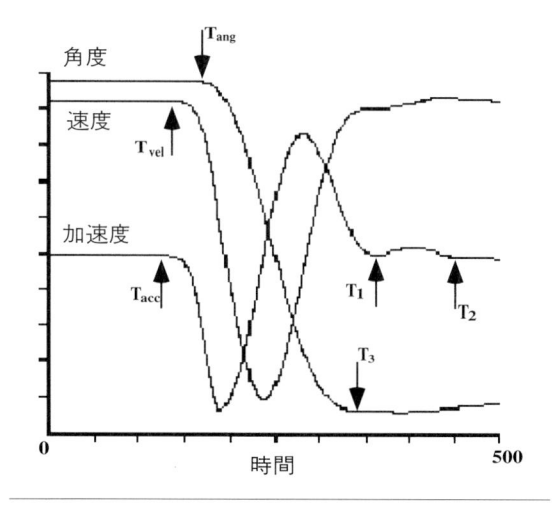

図11-2 単関節運動の典型的な運動学的パターン（54°の肘屈曲，6回分の平均）．運動の開始点は，加速度（T_{acc}），速度（T_{vel}），角度（T_{ang}）のどの変化点を基準にするかで，定義が異なるだろう．運動終了点の決定は，さらに難しい．加速度の方向が変わるとき（T_1），加速度がゼロになるとき（T_2），関節位置が最初にターゲットをとらえたとき（T_3），あるいは，何か速度に関した基準などを使うこともできる．この図は比較的なめらかで終わりの部分に大きな振動がない運動を示しているが，振動があれば問題はさらに複雑になる．〔図の ⓒ は巻末に記載〕

わる点，加速度の軌跡が2度目にゼロと交わる点，その他にもいくつか考えることができる．それぞれの指標にはプラス面，マイナス面があるが，どれも「運動時間」に利用できる．実際にどの指標を採用するかは，それぞれの研究者が自分の理論と研究テーマに基づいて決定する．

3. 単関節の等張性運動時の筋電図パターン

話を進める前に，2つの基本的な概念，「主動筋」と「拮抗筋」を説明しておこう．主動筋はその活動により望みの方向へ手足を加速したり，関節トルクを増大させる筋である．運動にブレーキをかけたり主動筋のトルクに抵抗する筋が，拮抗筋と呼ばれる．これは，等張性運動や等尺性収縮の概念と同様に，一長一短の概念である．しかし，この研究領域での主な結果を記述するのに役立つ．

> **問題 11-❹**
> 同一の筋が同一動作（または筋収縮）の主動筋と拮抗筋の両方になることはできるか？

等張性の単関節急速運動時の筋活動記録によって，三相性パターン（triphasic pattern；図11-3）と呼ばれる典型的な筋電図パターンが明らかにされた．急速随意運動で通常，最初に見られるのは，主動筋の筋放電である．これは，運動学的な変化が検出されるよりも数10 msほど先行する．主動筋の最初の筋放電は，比較的低いレベルの拮抗筋の同時収縮（coactivation）を伴う．その後，拮抗筋が発火するが，このときの主動筋の活動は比較的小さい．拮抗筋の発火に続いて，主動筋の2回目の発火が見られる場合もある．最終位置では，通常，主動筋・拮抗筋ともに明らかに緊張性に筋活動が高まる．三相性パターンは，非常に速い運動時に見られる．運動速度が遅くなると筋放

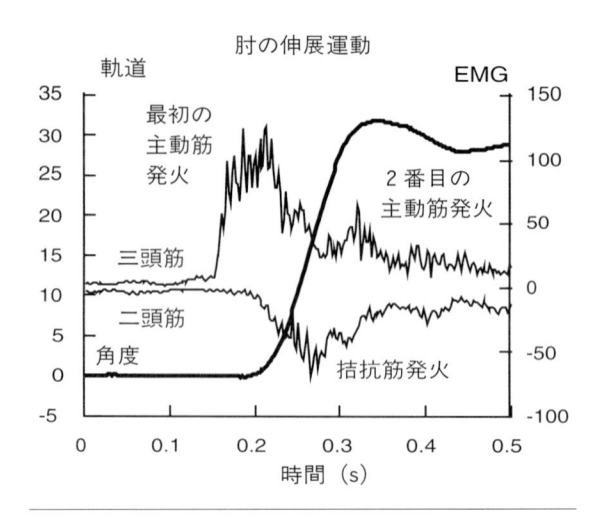

図11-3 三相性筋電図パターンは，主動筋（三頭筋）活動の発火から始まり，つづいて拮抗筋の発火が起こる（二頭筋：見やすいようにこの筋の筋電図は反転して表示してある）．このあとに主動筋の第2の発火が見られることもある．最初の主動筋の発火は，関節運動の開始に数10 msほど先だっていることに注意．（図の◎は巻末に記載）

電がはっきりしなくなり，最終的に，ゆっくりした運動では，主動筋の持続的な活動と拮抗筋活動の低下を伴う．

他の課題パラメータを変化させると，三相性パターンには種々の再現可能な変化が現れる．典型例として，被験者は運動を行うときに「できるだけ速く」「いろいろな速度で」「速く，しかも正確に」などと要求される．さらに，運動の大きさ，負荷，目標の大きさ，あるいはこれらを組み合わせたものを変化させる．その結果，三相性パターンを特徴づけるいくつかのパラメータには影響がないことがわかるだろう．不変なのは，筋電図の持続時間，発火筋電図の積分値，引き続いて起こる2つの発火の間隔，運動の最終点での筋の同時収縮レベル，などである．

① 運動の大きさと負荷は一定のままで，運動速度を大きくすると（図11-4），筋電図の立ち上がりの傾き，ピーク値，最初の主動筋の筋電発火領域の面積（図11-4に示した肘屈曲中の二頭筋曲線）は増大し，拮抗筋の発火までの時間遅れは減少し，拮抗筋の発火筋電図の振幅と面積は増大する．最初の主動筋発火の持続時間は，増大すると

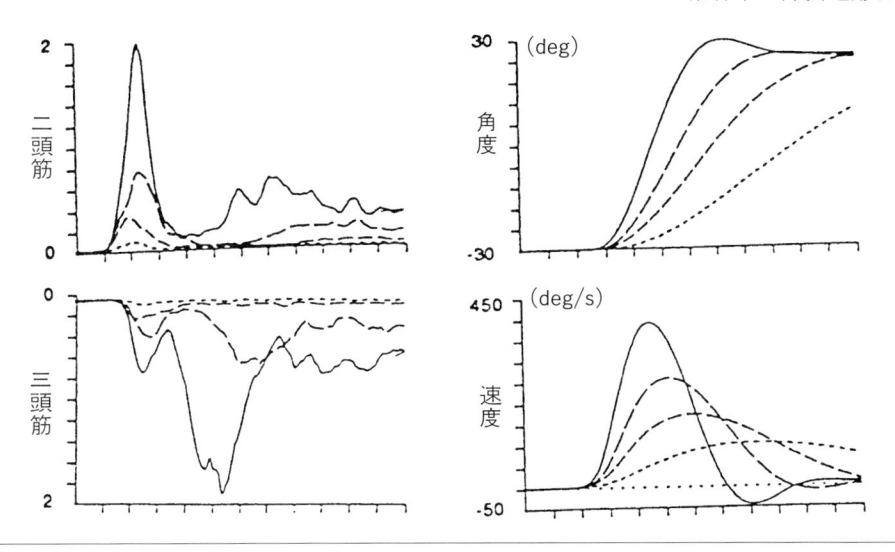

図11-4 運動の大きさと外部負荷を一定にして，スピードを変えて運動した場合の典型的な三相性筋電図パターンの変化．（図の◎は巻末に記載）

いう報告と不変という報告の両方がある．この違いは，筋電図パターンの本質的な違いによるものではなく，発火の持続時間を測定する方法論上の違いによるものではないかと考えられる．最終の主動筋と拮抗筋の同時収縮レベルは，運動速度とともに増大する．

② 外部負荷や運動速度に関する指示（「できるだけ速く」「一定の速度で」など）を変えないで運動の大きさを大きくすると，次のようになる．主動筋筋電図の立ち上がりの傾きはほとんど一定で，最初の筋電発火はより高く，より長くなり，それに対応して面積は大きくなり（図11-5の二頭筋曲線），拮抗筋の発火の遅れは長くなり，拮抗筋の発火の大きさと持続時間には一定しない変化が現れる．比較的小さな運動の範囲で運動の大きさが増大した場合には，拮抗筋の発火は増大する．ところが，運動の大きさをさらに増やすと，拮抗筋の活動は減少する．

③ 運動の大きさや運動速度に関する指示（「できるだけ速く」など，図11-6）を変えないで，慣

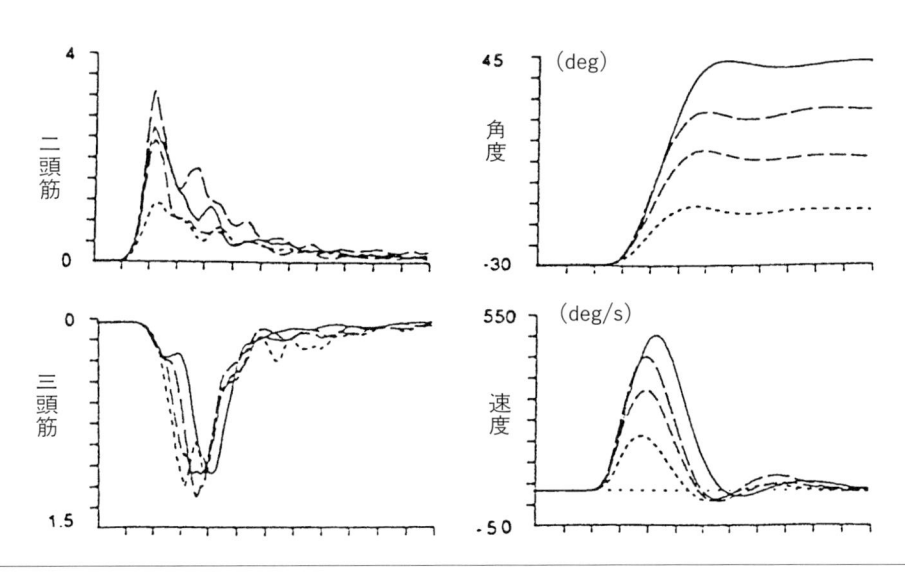

図11-5 外部負荷一定で，「できるだけ速く」運動しなさいという指示のもとで，運動の大きさを変えて運動した場合の，典型的な三相性筋電図パターンの変化．（図の◎は巻末に記載）

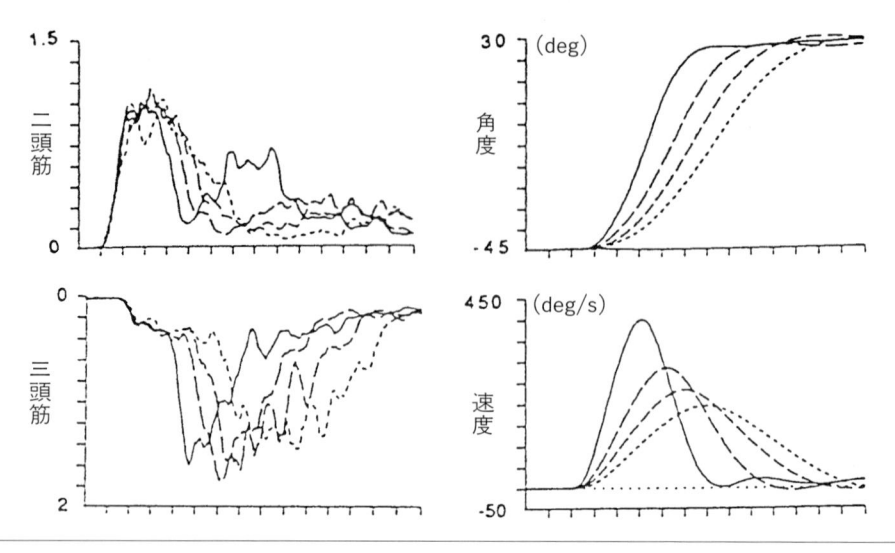

図11-6 運動の大きさは一定,「できるだけ速く」という指示は不変で,慣性負荷を変化させた場合.〔図の◎は巻末に記載〕

性負荷を大きくすると,主動筋活動は大きく,長くなる(しかし,筋電図の立ち上がりの傾きには変化がない).そして,拮抗筋の発火の遅れは長くなり,拮抗筋の発火特性には明らかな変化はない.最後の主動筋と拮抗筋の同時収縮は,慣性負荷とともに増大する.

3つの主要な課題パラメータ(大きさ,速度,負荷)を組み合わせて変化させると,筋電図パターンにも複合的な影響が現れる.これは,例えば,同じ運動時間で異なる大きさの運動を被験者が行ったときなどに見られる.

問題11-❺
被験者が同じ運動時間でいろいろな大きさの運動を行う場合には,1番目の主動筋の発火と拮抗筋の発火はどうなるか?

問題11-❻
被験者が急速な等張性運動で目標まで達した後,すばやく元の位置に戻るとしたら,どのような筋電図パターンになると予想するか?

---

4. 単関節の等尺性収縮時の筋電図パターン

通常,2種類(ステップ収縮とパルス収縮)の等尺性収縮が研究されてきた.ステップ収縮では,ある一定レベルになるまで関節トルクを増加させる.一方,パルス収縮では,関節トルクが一定レベルまで達したら,すぐに最初のレベル(通常はリラックス状態)に戻す.その他の指示として,トルク増加の時間,正確さの指示など,単関節の等張性運動での指示と同様のものが用いられる.急速等尺性収縮では,急速等張性運動時に観察されるものと同様に,三相性筋電図パターンが見られる.しかし,主動筋の2つ目の発火は見られないことが多い.トルク増加率が減少すると,筋活動の発火は,小さくなり不明瞭になる.関節トルクの増加が遅いときには,主動筋の筋放電が持続的に増加し,拮抗筋の筋放電はわずかに増加する.

同様の計測は,等尺性収縮と等張性運動のパラメータを,筋電図パターンの変化と関連づけることに使われてきた.このことについて,まずステップ実験から述べることにしよう.

① 最終的なトルク・レベルは一定のままで,

トルク増加率を大きくすると，筋電図の増加率は大きくなり，主動筋の最初の発火のピーク値と面積は増大し（図11-7の二頭筋を参照），拮抗筋発火の遅れ時間には明らかな変化はなく，拮抗筋の発火の大きさと面積は増大する．トルク増加率を変化させても，発火持続時間にも，主動筋と拮抗筋の最終的な同時収縮レベルにも，明らかな変化はない．

② トルク増加率に関する指示は変えずに（例えば「できるだけ速く」，図11-8），最終トルクのレベルを大きくすると，主動筋の筋電図はほぼ一定の割合で増加し，主動筋と拮抗筋の発火および両筋の積分筋電図活動は大きくなり，両筋の筋電図の最終レベルはそれぞれ大きくなり，両筋の発火持続時間に一定の変化は見られない．

パルス収縮では，筋電図パターンはより「相動性（phasic）」になる．それぞれの発火がわかりやすくなり，2番目の主動筋の発火ははっきりし，最終状態での同時筋収縮レベルは低くなる．この場合に，トルク増加率は一定でパルス・トルクの大きさを増やすと，主動筋の最初の発火は長

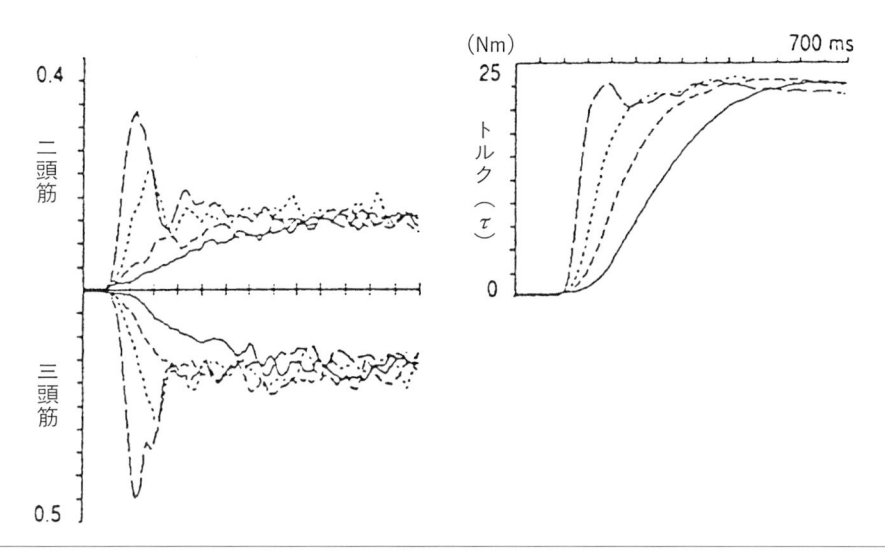

図11-7 異なるトルク増加率での等尺性収縮における三相性筋電図パターンの典型的な変化．〔図の◎は巻末に記載〕

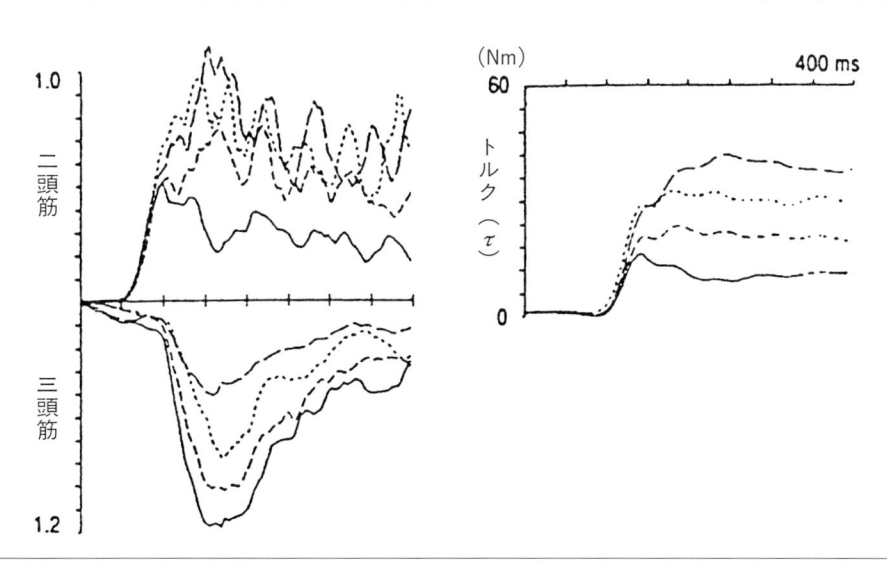

図11-8 トルク増加率は同じにして，目標トルク値を変えた場合の，等尺性収縮における三相性筋電図パターンの典型的変化．〔図の◎は巻末に記載〕

くなり，拮抗筋の発火には遅れが起こるが，拮抗筋の発火の大きさと面積には，一定の変化は見られない（図11-9）．パルスの大きさを変えずにトルク増加率を大きくすると，最初の主動筋と拮抗筋の筋電図がすばやく立ち上がる．

5．二重戦略仮説

単純な運動における筋電図パターンの変化は，これらの運動の制御についての多くの仮説の基礎として利用されてきた．このような仮説には，筋電図を随意運動制御の過程を反映した中枢神経系内の制御信号の指標として，信頼できるものとして考えている説がある．また，他の仮説では，中枢での制御信号と末梢での反射弓の活動が合わさったものが筋電図であるという考えに基礎を置いている．筋電図パターンの解析は，どちらの仮説にとっても重要な道具である．前者の仮説の中の最も進んだものの1つが，二重戦略仮説である．

単関節実験から得られた多様な結果は，とても混沌としているような印象を与える．これらのデータにある秩序（分類）を導入する試みの1つが，二重戦略仮説という形で始まった．この仮説の基本的なアイデアは，割合シンプルなものである．運動は，「同じ速度」でも「異なる速度」でも行うことができる．「同じ速度」で行われる運動は，速度不感戦略（speed-insensitive strategy）を用いて制御され，一方，「異なる速度」で行われる運動は，速度感応戦略（speed-sensitive strategy）で制御されていると考えられる．ただし，実際の運動速度は時間の関数であり，その関数は特に外部負荷の状態に依存する．したがって，二重戦略仮説は，実際の運動速度（あるいは平均速度やピーク速度など）についてのものではなく，脳が運動速度を変える際に利用している内部変数についてのものである．例えば，もしある被験者が「できるだけ速く」運動を行うように求められたとしたら，その被験者はたぶん，この「内部速度」変数の使用可能な範囲で最高の値を用いるだろう．しかし，実際の速度は，例えば，もし運動が異なる慣性負荷に対して行われたなら（図11-6参照），全く異なるだろう．

「主動筋と拮抗筋の α 運動ニューロン・プールに指令を送ることによって，私たちは運動を制御し，それが筋電図パターンを決定する」という考えに基づいて，二重戦略仮説が作られた．この仮説にとって不運なことに，α 運動ニューロン・プールは，脳からの下行信号を受けるだけではなく，反射を引き起こす末梢受容器からの信号も受けている．この変化は，当然，筋電図パターンに反映されるだろう．末梢受容器の活動は，筋長，

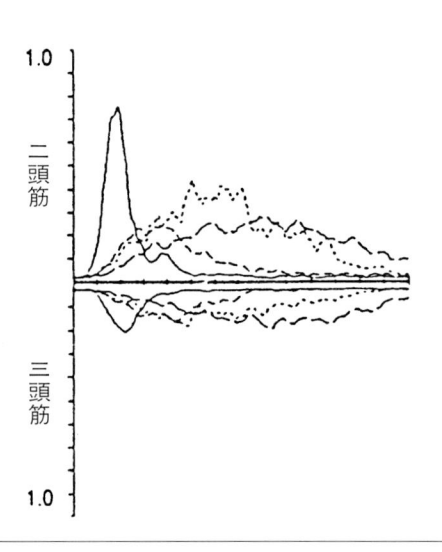

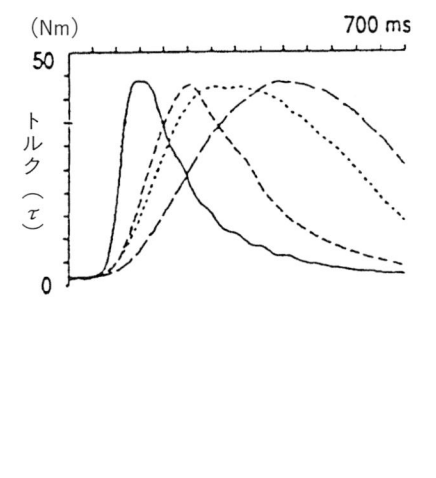

図11-9 等尺性のパルス状収縮における典型的な筋電図パターン．（図の©は巻末に記載）

関節角度，腱にかかる力のその時点の変化に依存する．2種類の運動を制御するのに，脳からの信号は同じものを使うとする（図11-10）．2つ目の運動では慣性負荷は4倍に増やされる．明らかに運動速度は低下する．このことは，実質的にすべての末梢受容器の活動に変化をもたらすだろう．その結果，α運動ニューロンに与える受容器による反射の影響に変化が起こり，筋電図パターンは変化する．この例からもわかるように，筋電図パターンは，中枢の制御信号の指標として信頼できるものではない．

> **問題 11-❼**
> 等尺性収縮時の筋電図パターンは，仮説的な中枢指令を純粋に反映したものと考えることができるか？ また，その理由は？

二重戦略仮説は，単関節運動における最初の主動筋の発火の規則性を表現するのには成功していた．これは驚くには当たらない．速い運動の際の最初の主動筋の発火は，一般に100 ms程度の長さなので，反射の影響が及ぶ時間はない．拮抗筋の発火のような時間的に遅れた事象や，等張性運動と等尺性収縮を比べるような，明らかに運動学的に異なる条件での筋収縮に二重戦略仮説を利用すると，その問題点が浮かび上がってくる．しか

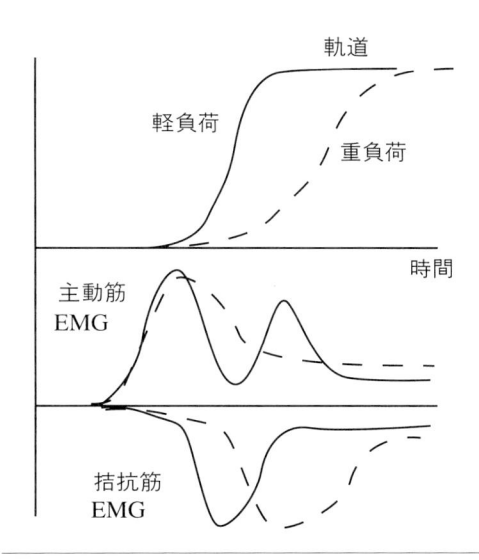

図11-10 ある2つの運動の運動学的パターンと筋電図パターンの概念図．どちらの運動も，運動の大きさは同じで，「できるだけ速く」という指示も同じであるが，2番目の運動では，慣性負荷が4倍になっている．2つの運動の運動学的なパターンが異なっていることに注意．この違いは明らかに主動筋・拮抗筋のα運動ニューロンへの反射効果の違いに反映されている．

しながら，仮説的な中枢指令を2つのカテゴリーに分けるという基本的なアイデアは，α運動ニューロン（そして筋電図）の活動への唯一の中枢制御を仮定せずに用いることができる．これは，いろいろな実験室で行われた多くの実験結果を整理するのにも役に立っている．

● 第11章のまとめ

課題と実行のパラメータ（または変数）の間の関係を調べることは，複雑なシステムの研究に通常使われる方法である．速い単関節運動は，典型例では，主動筋と拮抗筋に三相性筋電図パターンを伴い，ほぼ対称なベル型速度，二峰性の加速度を示す．課題パラメータと三相性パターン・パラメータの間には，再現性のある関係がいくつかある．これらの関係は，等張性ならびに等尺性負荷条件において広く研究されてきた．二重戦略仮説は，すべての運動を2つのグループ，すなわち，明示的にせよ暗示的にせよ，運動時間を制御するグループとしないグループに分けるという考え方を導入した．この考えは，もともとは運動ニューロン・プールへのシナプス前の入力全体を中枢が独立して制御していることを前提としているが，筋電図パターンにおける反射の影響を考慮していない．

第12章

プレ・プログラム反応

◆キーワード
外乱に対する修正反応　　プレ・プログラム反応の性質　　つまずきに対する修正反応
姿勢修正

　人間の随意運動が行われるのは，運動制御の実験室内だけではなく，現実の世界の中で行われている．そこでは，感覚情報や外力，目標物などに予期できない変化がふんだんに起きている．したがって，人間が予想できないものは多々あるが，その中でも外部の力やその変化を完璧に予測することはできない．ある運動やある姿勢をとる目的で（脳から）指令が発せられた場合でも，それを筋が実現したときにはすでに外界の状況が変化してしまい，予定された運動や姿勢にはこの変化によって外乱（perturbation）が加わる．姿勢や運動は毎日経験する外乱に対してある意味で安定である必要があり，人間の身体にはこのような外乱に対して安定な状態を得ることができるようにさまざまなメカニズムが備えられている．各々のメカニズムは独自の機能的な目的をもっている．

　これらのメカニズムのいくつかについては前章で概説した．例えば，第4章では筋と腱弾性について，第9章では外乱の力に対して筋力を変化させる筋反射について述べた．この章では，外乱に対して起きる他の重要な筋反射について学習する．この反応は，比較的短い（しかし，単シナプス反射よりは長い）遅延時間で発生し，外部からの予期せぬ外乱が起きた場合に動作や姿勢をその状況に合わせて修正するように働く．

1. プレ・プログラム反応について

　筋長の変化に対して起きる（場合によっては他の刺激に対して起きる）もう一つの半自動的な反応がある．これを仮に「反射」と呼んでおこう．実はこれらの反射には，実に多くの用語が使われている．長潜時反射（long-latency reflexe），プレ・プログラム反応（preprogrammed reaction），機能的伸張反射（functional stretch reflex），M_2-M_3，誘発反応（triggered reaction）などである．このようにさまざまな用語が存在するのは，これらの反応がもっている特性や機能的な特徴に対して，異なった理解がなされていることを示している．ここでは便宜上，これらを総称してプレ・プログラム反応と呼ぶことにする．

　プレ・プログラム反応を引き起こす最も一般的な方法は，まず被験者のある関節に外界から一定の負荷を加え（例えば，モーターなどによって），これに対して被験者はこの関節を一定の位置に維持するように筋の収縮を起こさせる．被験者に「外乱が与えられた場合は直ちに元の位置に戻しなさい」と指示を与える．モーターから生じた予

知できない急な負荷の変化によって，筋から一連の筋電図変化が生じる（図12-1）．最初の変化は，その潜時から見て単シナプス的伝達で，これは打腱（T反射）などで見られる相動的伸張反射である．それに続いて，中間的潜時で2つのピーク（識別が困難な場合もあるが）が現れる．最初のピークは一般的にM_2，次のピークはM_3とされ，それに続いて随意的反応が現れる．一般的に中間的反応の潜時は50〜100 msの範囲で生じる．下の図は人間の上腕二頭筋に負荷を与えたときの筋電図で，M_2-M_3のピークがはっきりと現れている．

以前より，プレ・プログラム反応を大脳皮質経由反射（transcortical reflex；大脳皮質ニューロンをループに含んだ反射．第13章を参照）とする仮説があり，現在もこの説は生きている．しかしこれらの反応（あるいはM_2-M_3に酷似した他の反射）は，除脳あるいは脊椎だけにされた動物にも見られる反応である．

問題 12-❶
単シナプスとM_2反応の潜時の違いは，腕の筋肉と足の筋肉に同じように現れる．この現象からM_2と大脳皮質の性質について何が言えるだろうか？

プレ・プログラム反応は，被験者に与える指示の影響を大きく受ける点において，他の反射と非常に異なっている．例えば，上記で説明した実験で，被験者に「外部からの外乱に対して抵抗せず，腕の動きはモーターに任せなさい」と指示すると，プレ・プログラムの振幅は顕著に低下し，反応が消えてしまうことさえある（図12-2）．

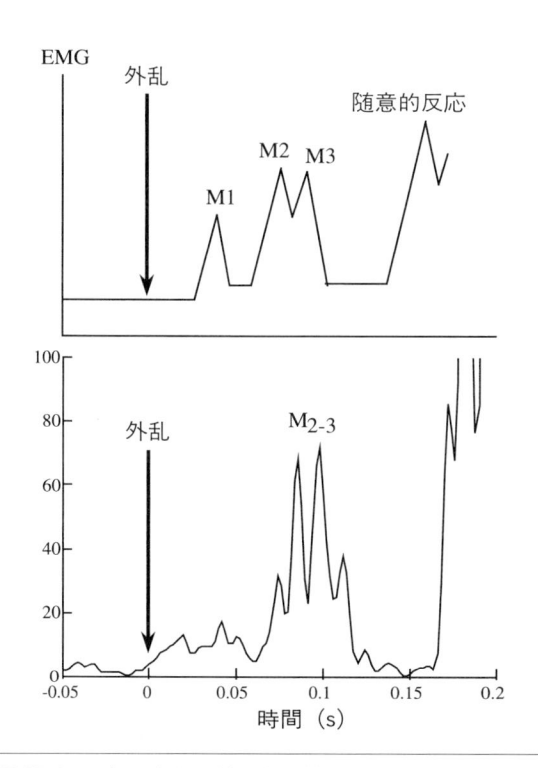

図12-1 予知できない外乱を関節に与えると，伸張した筋から一連の筋電図変化が生じる．最初の変化は短い潜時（40 ms以内，M_1）で現れ，続いて2つのピーク（M_2-M_3）が50〜100 msの遅れで現れる．このM_2-M_3がプレ・プログラム反応と考えられている．それに続いて，随意的反応が現れる．下の図は，人間の上腕二頭筋が予期せぬ外乱を受けた場合の反応を実際に記録したものである．

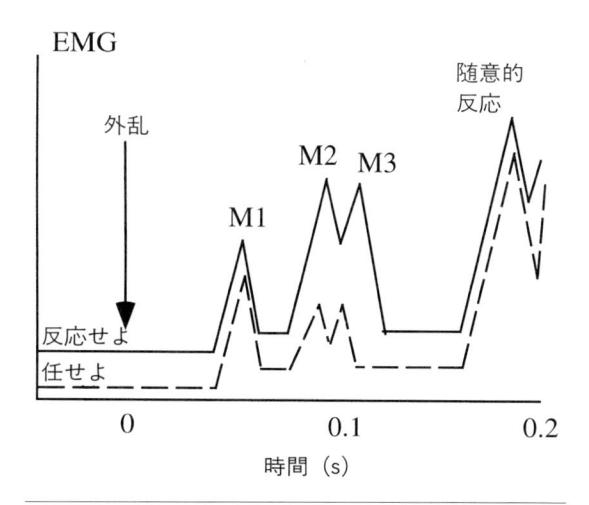

図12-2 プレ・プログラム反応が，指示の与えられ方によって強く影響されることを示している．被験者が外乱に抵抗するように指示すると，プレ・プログラム反応は強く現れる（実線）．被験者が手足を動くままに任せるように指示した場合，プレ・プログラム反応は小さい（破線）．この場合，M_1の反応は不変であることに注目しよう．

2. プレ・プログラム反応は伸張反射ではない

いくつかの実験結果を見れば，プレ・プログラム反応が伸張反射の一種とはとても考えられないだろう．なぜなら，この反応と筋長変化との間に明確な依存関係が認められないからである．被験者への指示の仕方によって，プレ・プログラム反応は伸張した筋だけではなく，外乱によって短縮した筋にも生じるし，全く筋長が変化しない筋にさえも見ることができる．さらに，被験者が外乱を予期しなかった場合，プレ・プログラム反応の振幅と外乱の振幅には相関がない．つまり，外乱がプレ・プログラム反応によって補整される確率は0〜100％，場合によっては過剰に補整されることさえある．

この反応が外乱の振幅と無関係であるという事実は，外乱は反応を発生させるうえで無段階的なシグナル，つまり引き金であって，反応の振幅は刺激が起こる前にすでに他の要因によって定められていることを示している．ゆえに，これらの反応は引き金で発動されたもの，あるいは，プレ・プログラムされたものと言えるのである．

プレ・プログラム反応を発生させる手順を次のように考えてみよう（図12-3）．被験者に「関節に外部から負荷を与えても，関節の位置を維持するように」指示すると，被験者はその関節をコントロールするための筋に随意的な命令を与える．被験者が，外乱が起きることを承知していた場合，前もって修正指示の準備がなされ，適切なシグナルで引き金を引かれる状態になる．この手順の意味するところは，プレ・プログラム反応の準備は何らかの高次の中枢，例えば大脳でなされるが，この高次の中枢は反応のループには含まれていないのではないか，ということである．

それでは「適切な末梢の信号」とは何かを定義してみよう．

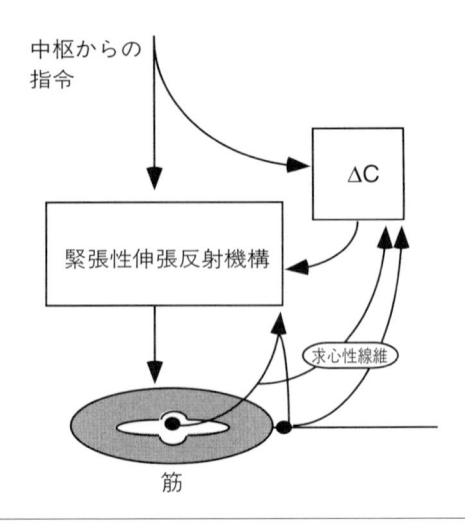

図12-3 被験者は中枢から筋肉に刺激を与えて，負荷に対して関筋を一定の位置に保っている．被験者が外乱が起きると予期している場合，中枢からの指令に予期された外乱を補正するための準備を追加する．このプログラムされた指令（ΔC）は，外乱で引き金を引かれた末梢からのシグナルで起動し，外乱による機械的な効果を減衰させる．

3. プレ・プログラム反応の求心性情報源を求めて

プレ・プログラム反応を外乱がもたらしたシグナルに対する反応だと考えると，この反応の求心性情報源を求めても不確かな結論になりそうである．実際，もし外乱が単にシグナルを与える引き金にすぎないとすれば，シグナルの根源はあまり重要な問題ではない（図12-4）．外乱が起きたという情報を提供すれば，それで十分なのである．つまり，プレ・プログラム反応を起動させるシグナルは，負荷や位置の変化，皮膚に対する圧力，または，ある種の実験環境下では視覚や聴覚，あるいは前庭での知覚から得られた情報の変化など，あらゆる末梢受容器から得ることができるのである．

以上の理由で，ある種の求心系統の伝達を部分的にブロックする実験を行っても，プレ・プログラム反応を起こす求心神経の役割についての決定的な情報をもたらさないのである．手足の求心神経の機能が全く失われて，中枢神経が外乱につい

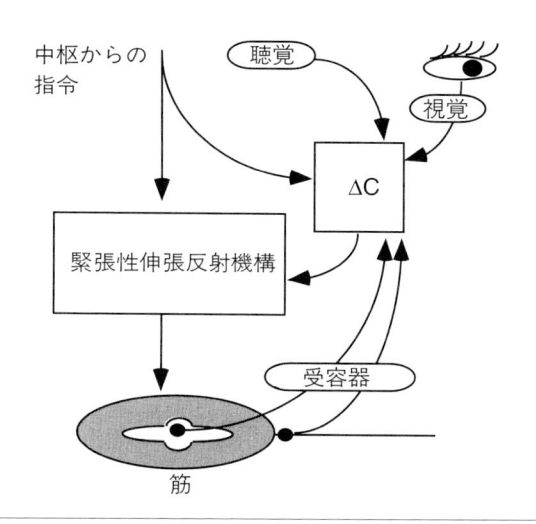

図12-4 プレ・プログラム反応の引き金を引くシグナルの源が実際に何であるかは，そのシグナルが十分な情報をもっている限り重要ではない．固有受容器，一閃の光，大きな音などでも引き金となる．

てのシグナルを全く受信できなくなった場合には，プレ・プログラム反応は消滅する．

プレ・プログラム反応の好例は，物をつかむ反応（grasp reflex）の実験で観察することができる．テーブルの上にコップを置き，被験者にコップのすぐそばに親指と人さし指をもっていくように指示し，コップをつかむ寸前の状態にさせる．この場合，コップをつかめ，という命令をしなくても，被験者にコップをつかむ動作のプレ・プログラムを明確に指示したことになる．この動作はコップが手よりも下になるように不意に被験者の腕を上げたときに，プレ・プログラム反応特有の潜時で，実際に観察される．このケースでは，外乱はコップをつかむという動作に直接的に関わる筋長変化とは無関係である点に注目されたい．

問題 12-❷
もし前例で，コップが急に落ち始めたら，何が起きるだろうか？

次に腕のいろいろな部位に麻酔をかけて実験を行った場合を考えてみよう．手に麻酔をかけて

も，この反応はまだ見ることができる．次に前腕に麻酔をかけてみる．これでもまだ反応は生じる．肩までの腕全体に麻酔をかけて，やっとプレ・プログラム反応を除去することができる．この実験から，観察された反応の求心情報の根源が，腕の近位部分だという結論が導かれるかもしれない．実際，この部分からの情報は，プレ・プログラム反応を発するためのシグナルとして十分ではあるが，必要条件であることは証明されていない．無経験な被験者では，大きな音に対しても同じように反応することは大いにあり得るのである．

4．動作中の外乱から生じる プレ・プログラム反応

ここまで，腕や足の姿勢に外乱を与えたときにプレ・プログラム反応が起きることに注目してきた．これと同様の反応が，動作中に不意に外乱が起きたときにも似たような潜時で起きるのを見ることができる．

例えば，被験者がスタート位置から終点位置まで，一定の外部負荷に抵抗して肘を速く屈曲させる場合を考えてみよう．外乱のない動作では，前に説明したように典型的な三相性筋電図パターン（triphasic EMG pattern）が出現する（図12-5）．予期せぬ負荷変化を起こさせる方法はいろいろある．例えば，電気モーターに内部負荷の増減をまねたような動作をさせて，機械的に予期せぬ負荷変化を起こさせることが考えられる．もし負荷を予知させずに増加させた場合は，約70 msの潜時で肘屈筋活動の増加と肘伸筋活動の減少を見ることができる．逆に，もし負荷を予期せずに減少させると，同じ潜時で肘屈筋活動の減少と肘伸筋活動の増加を見ることができる．プレ・プログラム反応の典型的な現象として，外乱によって生じた影響は完全には補整されず，随意的な修正が後に続くのである．図12-5には随意的修正は示されていない．

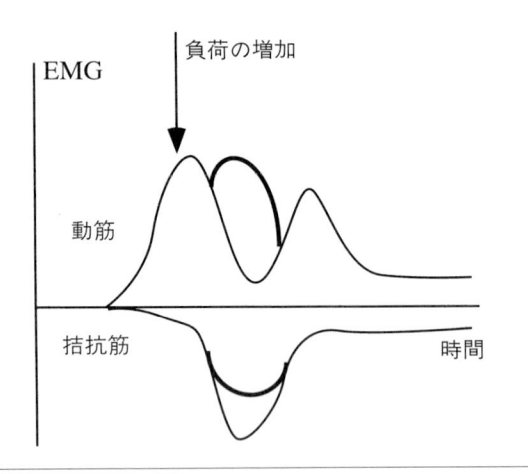

図12-5 急速随意運動の最中に外乱が起きた場合，筋電図で見られる変化は，プレ・プログラム反応に特有の潜時で発火する．一般的にこの変化は，外乱に抵抗するための筋肉活動の増加，そして外乱によって助けられた筋肉活動の低下を伴う（太線）．

問題12-❸
腕をまっすぐに伸ばした状態で薪の束を運んでいるとしよう．薪が急に落ちた場合，上腕二頭筋と三頭筋にどのような反応が起きるだろうか？

次の重要な仮説を公式化してみよう．さまざまな運動課題中に外乱を与えた場合のプレ・プログラム反応の分析から次のように考えることができる．「いかなる運動課題の実行も，予想可能な外部からの外乱に対して即時に修正反応を起こすプレ・プログラムと相互に関連している」．

この仮説は主に常識に基づくものである．つまり，生活の中の日常的な動作は予測不可能で，かつ頻繁に起きる外界条件の変化に必然的に関連せざるを得ないからである．これらの変化の顕著な例は，外部からの負荷が急変したり運動軌道に障害物が出現した場合である．つまり，あらゆる運動課題は，効果的に予期できない負荷の増加や減少した場合の反応で引き起こされるプレ・プログラム修正と関連していると考えることができる．プレ・プログラム反応の振幅は，被験者の過去の経験によって違ってくるとも考えられる．

5．プレ・プログラム反応の基本的な性質

① 前に述べたように，この反応は，被験者に与える（被験者にとって重要な課題要因と認知される）指示によって非常に影響を受ける．すなわち，「できるだけ早く補整せよ」と指示されたときには生じるが，「無視せよ」と指示されたときには，この反応は小さいか，あるいは全く現れない．被験者が前もってプログラムするかしないかが自由であるがゆえに，このプレ・プログラム反応の特性が明確なのである．

② 外乱によって筋が短縮する場合に現れるプレ・プログラム反応も，同様に理解しやすい．なぜなら，被験者は外乱が筋長にどのような影響を与えるかということとは無関係に，（指示や意思によって）どの筋や筋群を，どの組み合わせで指令するかをプレ・プログラムすることができるからである．

③ プレ・プログラムされた動作の振幅は外乱が来るよりも前に規定されているので，外乱の振幅がランダムに変化した場合は，プレ・プログラムを外乱の振幅変動に合わせるように修正することはできない．検査を繰り返して同じ大きさの外乱を何度も与えた場合には，プレ・プログラム反応の修正は上達するであろう（このような結果は実験で観察されている）．

問題12-❹
同じ方向だが違った振幅の外乱を連続して与えた場合に生ずるプレ・プログラムの筋電図を積分せよ．この積分値と外乱の特性との間に何らかの関連性が予想されるか？

---

④ 前に論じたように，高周波の振動を筋に与えると，単シナプス反射は著しく抑制される．しかし，振動が背景にあってもプレ・プログラム反応は変化しない（図12-6）．

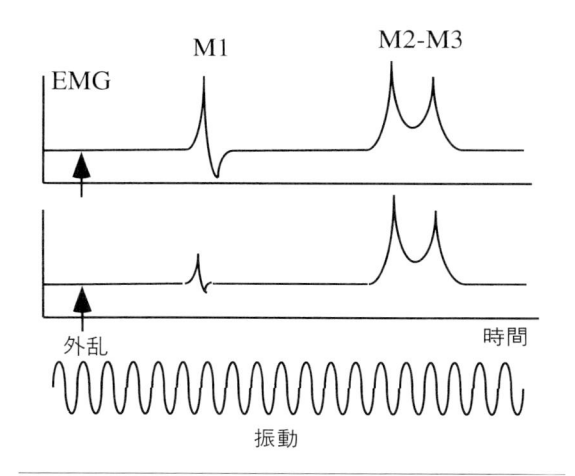

図 12-6 筋に振動を与えると，外乱に対する反応とは異なった部分に異なった影響を与える．初期の反応（M_1）はH反射と同様に抑制されるが，プレ・プログラム反応（M_2-M_3）は不変である．

振動によって引き起こされた筋の求心活動の変化は，プレ・プログラムすることとは直接的に関係がなく，したがって，この振動はプレ・プログラム反応を呼び出すための信号の大きさに影響を与えるだけである．一方で，プレ・プログラム反応の振幅は，反応を立ち上げるための引き金となる信号の大きさには依存していない．これは，プレ・プログラム反応が振動から影響を受けないことを示している．筋に振動を与えると，選択的な抑制機能であるシナプス前抑制によって単シナプス反射が抑制される点に注目してほしい．明らかにそれは，プレ・プログラム反応をもたらす仮説上の回路の中の介在ニューロンではなく，α運動ニューロンのIa求心性神経の末端に作用するのである．

6. プレ・プログラムによる直立姿勢の修正

直立姿勢時に予知できない外乱を与えると，四肢の筋に見られたプレ・プログラム反応に類似した潜時，すなわち，相動性伸張反射と随意的反応との中間的な潜時で修正反応が生じる．この反応は，直立姿勢中，あるいは歩行中に観察される．

直立姿勢への外乱は外界からだけではなく，しばしばその人自身の自発的な動作からも発生する．姿勢制御の章（第19章）で読者が学ぶように，速い腕の動作は胴体に大きな反動トルクを生じさせ，これが直立姿勢に外乱をもたらすことになる．

直立姿勢を保つのは，たぶん最も普通に行われる運動課題であり，多くの自発的運動の一部であることに注目してもらいたい．直立姿勢をコントロールするメカニズムは，外界の予知できない変化に対しての防御であると仮定できる．すなわち，このことは，直立姿勢を保つためにプレ・プログラムされたさまざまな修正が，特に指示が与えられなくても，ある引き金になるシグナルに対していつでも反応する準備ができていることを示している．重力の場で直立姿勢を保つためには，足や胴体のいろいろな筋肉をグループごとに活動させるという比較的複雑な補整反応が必要なのである．

姿勢筋活動の変化は，直立を保っている人のいろいろな部位に外乱を与えたときの反応として観察されている．このような修正的姿勢反応（corrective postural reactions）は，姿勢平衡に対する外乱の力学的効果に特有なものであるが，外乱を与える場所には特有ではない．特にこの外乱によって直接的に筋長が影響されない筋に反応が生じることもあり得る．私たちの全般的な見方によれば，この反応はプレ・プログラムされた運動指令であり，これは外乱についての情報源がどこであっても，末梢からシグナルが来たときに生じる．

人は立っているときに腕の筋を補助的に使うことがある．この場合，足や胴体の姿勢筋に加えて，腕の筋にも修正反応を見ることができる．例えば，被験者が何かを握って姿勢を保持している状態を考えてみよう．もし，この握っているものが地面にしっかりと固定されていれば，つまり信頼できる支持であれば，肩の筋にもある種のプレ・プログラム反応のパターンを見ることができるであろう．しかし，この握っているものの慣性が小さい場合は，この反応は反対に拮抗筋群に生じることもあり，例えば，その動作のパターンは，人が紅茶の入ったコップを手に持った姿勢に

外乱を受ける状況に似ている．

他の例を考えてみよう．人が粘土の入ったコップを手に持って台車の上に立っている（図12-7）．この台が動き始めると，この人の腕を含む姿勢に変化が起こる．実験者が，直立姿勢と腕の姿勢を保つための筋肉の筋電図を計ると，筋活動の変化を見ることができる．いくつかの筋の活動変化は，プレ・プログラム反応と類似した潜時で生じる．今度は，コップの中に粘土ではなく，熱いお茶を入れて同じ実験を繰り返してみよう．台車は前と全く同じように動き始める．加える力や初期の姿勢その他の条件は，前の実験と同じであると仮定しよう（とはいえ，これを保証するのは不可能であるが）．その人がプレ・プログラムした姿勢や腕の動作の変化は，かなり違ったものとなるだろう．

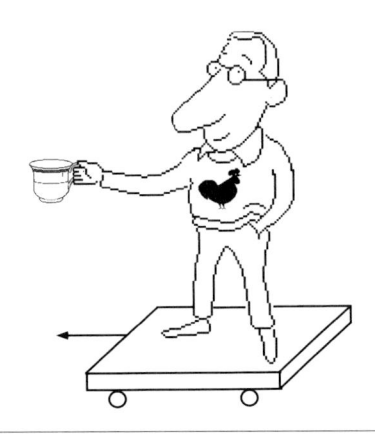

図 12-7 台車が動くことによって生じる外乱に対して姿勢を修正するプレ・プログラムは，状況に依存する．コップが粘土で満たされている場合とお茶で満たされている場合では，修正に違いが生じるであろう．〔図の◎は巻末に記載〕

この違いは人の意思の違いによるものである．最初の場合，いちばん大切な課題は転ばないことであって，腕の動きに大きな制限はなかった．次の場合，お茶をこぼさないことは転ばないことと同じぐらい大切であった．だから，いくら姿勢課題が「物理的」に同じであっても，人間の意思はプレ・プログラム反応のパターンに貢献しているのである．

> **問題 12-❺**
> 小さいものを持ち上げようとしたら，予期に反して非常に重かった．この場合，どのような反応が予測できるか？

7．つまずきに対する修正反応

歩行運動（Locomotion）は，動物や人間の日常生活の中で行われる非常にありふれた運動である．したがって，歩行動作の発生機能は，いつでもプレ・プログラムされた状態であると考えられる．

猫（あるいは人間）の歩行運動の最中に予知できなかった障害物をまたぐ場合，特有な長潜時反射反応が現れる．これをつまずき修正反応（corrective stumbling reaction）と呼ぶ．このパターンは，猫の足底，または足の皮膚に弱い機械的刺激（空気をフッと吹きつけるような），あるいは皮神経に短い電気的刺激を与えることによっても見ることができる．

上で述べたような刺激を，遊脚期に与えると，後ろ脚に仮想の障害物をまたごうとするような屈筋反射が発生する（図12-8）．同じ刺激を立脚期

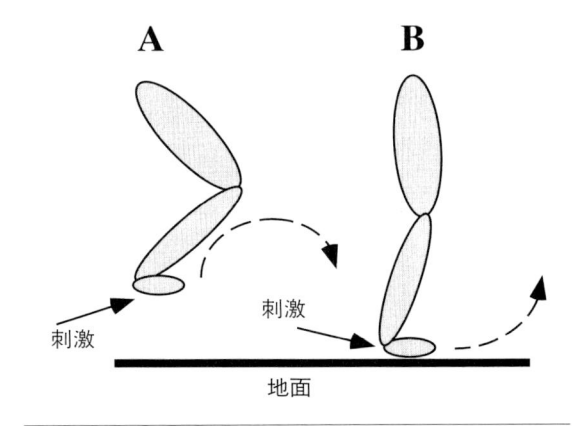

図 12-8 前脚が歩行運動をしているときに機械的あるいは電気的刺激を与えた場合，遊脚期と立脚期では異なった反応を引き起こす．遊脚期（A）では脚が架空の障害物をまたぐように屈筋が反応する．立脚期（B）では立脚期間を縮めるように伸筋反応が起きる．

に与えると，伸筋反射を引き起こすこともできる．この反応が協調的で，機能的にも適切なパターンをもっていることや，この反応が刺激の種類に対して比較的無関係であることから，プレ・プログラム反応が日常生活で本当につまずいた場合の修正反応として役に立っている，ということを示している．

問題 12-❻
脚から次々に神経を除去すると，すなわち，脚の各部分の求心神経の入力を除去していくと，つまずき修正反応に関わる求心源を突き止めることができるか？

非常に複雑だが，明白なプレ・プログラム反応の例を示そう．士官が兵士に命令している状況を想像してみよう．「伏せろ！　立て！　伏せろ！　立て！……伏せろ！　立て！　立て！」．この最後の命令で兵士の何人かは伏せたであろう．ある決まった順序を何度も繰り返したあとでは，運動反応はプレ・プログラムされた状態になり，士官の声はただ単に動作の引き金としてシグナルの意味しか持たなくなるのである．

● 第12章のまとめ

　外的刺激（普通は機械的な外乱）に対して起きる反応のグループは，その潜時が普通の反射潜時よりも長く，随意的反応潜時よりも短く，プレ・プログラム反応，誘発反応，あるいは長潜時反射と呼ばれる．この反応は，前もって指示を与えることによって，変化させることができる．この反応は，最初の外乱の機械的効果を和らげるために敏速で粗雑な修正活動を生じさせる．この反応は外乱によって伸張，短縮，あるいは不変長の筋にも起こる．そのプレ・プログラム反応を発生させる感覚の情報源は，外乱の情報をもたらすのに十分でさえあれば，それが何であるのかは重要ではない．プレ・プログラム反応は，毎日の活動，特に姿勢制御や歩行運動を行ううえで重要な要素である．

◆ 自己診断テスト

❶ 脊髄後根の均質な線維群の近くに電極を装着する．この線維を刺激し，パルスを1つ与えると，その反応として同じ関節の中で屈筋活動の一次的な増加と，伸筋活動の減少が起こる．その関節に外部から力を加えて屈曲させると，これらの線維の活動が増加する．伸筋に分布している γ 運動ニューロンを刺激しても，この線維活動に変化はない．この線維の起源はどこか．

❷ 被験者は，一定の外部負荷がかかっている状態で，肘を40°曲げる非常に早い屈曲運動を繰り返している．運動時間は200 msである．被験者が予期できないように1つの試行の屈曲運動を外力でブロックしたとき，上腕二頭筋と上腕三頭筋の筋電図の時系列的なパターンを，中枢にプログラムされた筋電図パターンと平衡位置制御仮説の考えに基づいて描きなさい．

❸ 脊髄後根の均質な線維群の近くに電極を装着する．この線維を刺激し，パルスを１つ与えると，その反応として同じ関節の中で，屈筋活動の一次的な増加と伸筋活動の減少が起こる．この関節に外部から力を加えて伸ばすと，この線維の活動が増加する．屈筋と伸筋両方に分布している動的γ運動ニューロンを刺激すると，この線維活動に変化はない．この線維の起源はどこか．

❹ 被験者は，一定の外部負荷に対抗して，肘を40°曲げる非常に早い屈曲運動を繰り返している．運動時間は200 ms である．動作が始まる直前に，被験者が予期できないように，外力でそれをブロックし，100 ms 後に解放する．外乱がない場合とブロックされた場合のそれぞれについて，筋電図と肘の軌道と速度パターンを描きなさい．主動筋と拮抗筋の筋電図と各々の変数を別々の違うグラフに描くこと．

❺ 被験者のヒラメ筋Ｈ反射を測定する．ある種の外的刺激が加わった場合，Ｈ反射の大きさが50％下がる．この筋を制御しているα運動ニューロン・プールの興奮性の変化について述べよ．他の実験で，被験者が薬を服用すると，Ｈ反射とＭ反応の両方が50％減少する．薬が与えた中枢性，末梢性効果について述べよ．

❻ 被験者が，一定の外部負荷に抗して，ある関節を同じ位置に維持している．そこで，「たとえ外乱があっても，最善を尽くしてその位置を保つように」と指示する．しかし，不意に外部負荷が増大すると，関節は動いてしまう．被験者が指示に従うために手助けとなる，すべてのメカニズムを記述せよ．

◆第II部に関する推薦図書

Evarts EV, Granit R (1976). Relations of reflexes and intended movements. *Progress in Brain Research* 44: 1-14.
Feldman AG, Levin MF (1995). The origin and use of positional frames of reference in motor control. *Behavioral and Brain Sciences* 18: 723-804.
Gottlieb GL, Corcos DM, Agarwal GC (1989). Strategies for the control of voluntary movements with one mechanical degree of freedom. *Behavioral and Brain Sciences* 12: 189-250.
Houk JC (1979). Regulation of stiffness by skeletomotor reflexes. *Annual Reviews in Physiology* 41: 99-114.
Latash ML (1993). *Control of Human Movement.* Champaign, IL: Human Kinetics. Chapters 1, 3, 4.
McInryte J, Bizzi E (1993). Servo hypotheses for the biological control of movement. *Journal of Motor Behavior* 25: 193-202.
Nichols TR (1994). A biomechanical perspective on spinal mechanisms of coordinated muscular action: An architecture principle. *Acta Anatomica* 151: 1-13.
Prochazka A (1996). Proprioceptive feedback and movement regulation. In: Rowell L, Sheperd JT (Eds.), *Handbook of Physiology.* Section 12, *Exercise: Regulation and Integration of Multiple Systems,* pp. 89-127. New York: American Physiological Society.
Rothwell JR (1994). *Control of Human Voluntary Movement.* 2nd ed. London: Chapman & Hall. Chapters 5, 6.
Stein RB (1974). Peripheral control of movement. *Physiological Reviews* 54: 215-243.

第Ⅲ部

構　造

第 13 章　脳研究の方法と脳の解剖学的構成要素
第 14 章　大脳皮質
第 15 章　小脳
第 16 章　大脳基底核
第 17 章　上行路と下行路
第 18 章　記憶
◆自己診断テスト
◆第Ⅲ部に関する推薦図書

第13章

脳研究の方法と脳の解剖学的構成要素

◆ キーワード

脳研究の方法　　EEG（脳波）　　CT（コンピュータ断層撮影）
PET（ポジトロン放射断層撮影）　　MRI（磁気共鳴イメージング）
延髄および脳の機能解剖学的構成要素

　ヒトの脳には，少なくとも100億の神経細胞（ニューロン）がある．各ニューロンは，流入する情報を多様な方法で処理することが理論的に可能な複雑な構造をもち，多数のニューロンからの入力を受け取り，多数の出力結合（シナプス）をもつ．各シナプスの効率は，隣接するニューロンの活動を含めた多くの要因により修飾される．この事実は，おそらく，一つ一つのニューロンの活動によって生ずる脳活動を完全に記述しようとする試みが，いかに非現実的で，時間の浪費であるかを読者に伝えるに十分であろう．しかし，この試みは，脳の構造や結合状態を研究する神経生理学者の本当の目的ではない．複雑系のアプローチで，中枢神経系（CNS）の活動をモデル化することは，科学というよりSF（空想科学小説）に属するようなモデルや仮説につながりやすい．研究者は，興味の対象がブラック・ボックスではなく，理論家たちの無限な想像に制限をかける実際の構造物（脳）であることを忘れてはならない．あらゆる仮説に関する究極の試験は，常に回路上での部位を特定でき，さまざまな活動における行動を再現できることである．したがって，脳に関する解剖学的，形態学的，および神経生理学的研究は，脳がどのように機能しているのかを理解するために，非常に重要な情報をもたらす．そのうえ，これらの研究はさまざまな脳損傷（例えば脳卒中），もしくは，機能異常を経験している患者を扱う臨床医にとって，きわめて重要である．

　行動学的，神経生理学的，病理学的知見が多く集積されることによって，脳機能や主要構造に関する推論が可能である．この膨大なデータベースの諸要素を考察する前に，これらの知見の蓄積に用いられた主な方法論について見てみよう．

1．単一ニューロン活動の記録

　単一ニューロン活動の記録技術は，以前に考察した針電極による筋電図と同様のものである．これは1本（もしくは多数）のワイヤーをもつ針を神経組織内に挿入することが基本である．通常，ワイヤーと針の間，もしくは2本のワイヤー間の電位差が記録される．この方法は非常に選択性が高く，最小の単一ニューロンの活動でさえ記録可能である．この方法は，脳と脊髄のさまざまな構造や機能に関する豊富な情報を提供してくれる．しかし，この方法は，明らかに神経組織へ直接接

近する必要があるので，その使用は，動物実験や，検査目的で針の刺入を必要とし，それが可能な神経外科手術に限定される．

しかし，この方法は，動物実験において脳活動の急性記録および慢性記録の両方に使われてきた．慢性記録の場合，多数の針電極を脳に刺入し，それを日常生活に支障を来さないよう動物の頭頂に置かれた「王冠」に接続する．実験者がニューロンの活動を記録したいときには，コネクターを王冠の上に置き，記録が行われる．この技術は数週間から数カ月間，脳の同一領域でのニューロン活動の記録を行うことができる．

2．脳波

脳波（EEG）は，大規模なニューロン群の集合的な電気活動を研究する方法である．この方法は，身体表面に置かれた比較的大きな電極を用いる表面筋電図と同様のものである．脳波の電極は，頭蓋の特定領域，一般的には4つの主要な皮質領域である前頭葉，頭頂葉，後頭葉，側頭葉の上に置く（図13-1）．不関電極は，一般的には耳朶に置く．

脳波は細胞間間隙を通過する電流を反映する．この電流は「随伴現象」，すなわち，それ自身なんら機能的意義をもたないが，機能的に重要な過程の一部を反映しているか，もしくは，脳の機能発現にとって重要な要素のどちらかと考えられている．脳内の情報伝達は，電気的過程（活動電位とシナプス電流）が基礎となっていることに注意しよう．したがって，脳波に見られるかなり大きな外部電磁場変化が，個々のニューロンの活動電位の生成過程に影響を与えることができると期待できる．もしそうなら，脳は，ニューロン活動の産物であると同時に，ニューロン活動を決定づける重要な因子ということになる．

脳波は，ランダムな信号のように見えたり，ある周波数で比較的規則正しい波を示したりする．典型的な脳波の周波数は1～30 Hzの範囲にあり，頭皮上での振幅は数10 μV程度である．脳波はその周波数によって4つの主要なグループに分類されている（図13-2）．ベータ波（13～25 Hz），アルファ波（8～13 Hz），シータ波（4～8 Hz），そしてデルタ波（0.5～4 Hz）である．低周波（デルタ波とシータ波）は振幅が大きく，一般的に睡眠中の特定の時期に観察される．アルファ波は，安静覚醒状態に関連したものである．しかし，その出現は個人間で大きく異なる．ベータ波は，活発な精神活動中に優位となる．

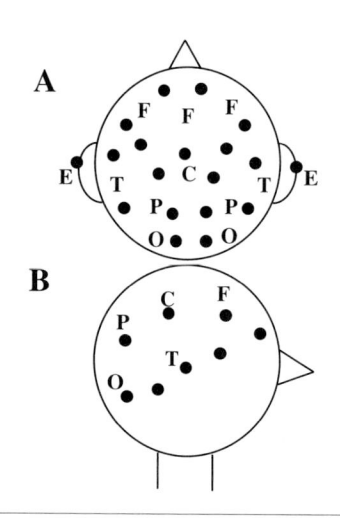

図13-1 典型的な脳波電極の配置．A：頭頂面，B：側頭面，C：中心，F：前額部，O：後頭部，P：頭頂部，T：側頭部，E：耳朶

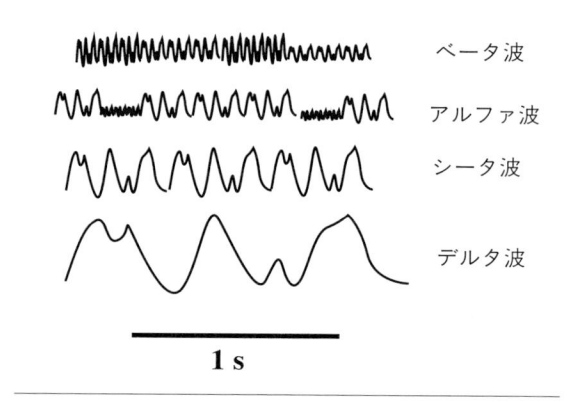

図13-2 ベータ波（13～25 Hz），アルファ波（8～13 Hz），シータ波（4～8 Hz），デルタ波（0.5～4 Hz）を含んだ典型的な脳波波形．

> **問題 13-❶**
> 活動電位発生の固有時間は約 10 ms であり，周波数約 100 Hz に対応している．ニューロン活動はどのように EEG で観察される徐波を生み出すのであろうか？

脳波の全般的なパターンは，てんかん発作のようなある特定の病態では劇的に変化する．てんかん時には，同期化した振幅の大きい波がすべての電極の信号の中に見られる．

3．誘発電位

ある1つの感覚刺激は，その感覚の種類に対応した末梢感覚受容器によって生み出される同期化した活動電位の発火を引き起こす．末梢感覚受容器は軸索を中枢神経系に送っている．これらの活動電位は脳に到達し，結果的に脳波信号に変化を与える．通常，これらの変化はかなり小さく（数 μV もしくは1 mV の数分の一程度），感覚刺激がないときのノイズが多い背景脳波信号中にははっきりと見ることはできない．しかし，背景ノイズは刺激に対して同期化していないが，誘発された脳波変化は同期化している．したがって，基準刺激に対する多数の反応を平均加算することにより信号-ノイズ比が増大し，感覚刺激に対する脳波の反応を視覚化することができる（図 13-3）．このような反応は，誘発電位（evoked potential）と呼ばれる．刺激強度と刺激の種類によっては，誘発電位を同定するためには，数回の反応，あるいは時として数百回，数千回の平均加算が必要となる．

1つの感覚刺激は，誘発電位の中に潜時の異なるいくつかの連続的なピーク（あるいは，連続的な誘発電位）を引き起こす．潜時差は，活動電位の経路，伝導速度，シナプスの数などに依存している．このことにより，誘発電位は，神経生理学的および臨床研究の強力な道具となっている．なぜなら，ピークによって相対的な振幅が変化する

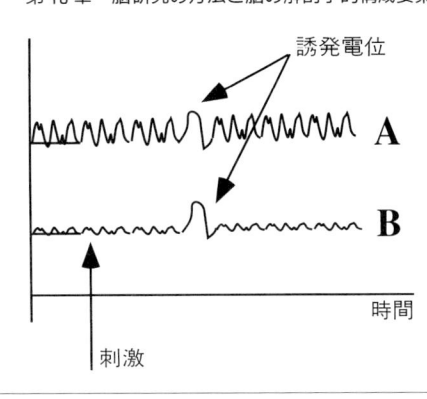

図 13-3 末梢刺激（例えば，電気刺激）に対する大脳誘発電位は，背景活動によりぼやけてしまう（A）．しかし，非常に多くの試行を平均加算すると，誘発電位が浮かび上がってくる．

ことから，対応する伝導経路の効率に関する情報がわかるからである．

誘発電位は脳波ばかりでなく，背中に貼った表面電極から記録される脊髄の電気活動にも見ることができる．例えば，この電位は末梢の感覚神経刺激によって誘発される．特に H 反射を誘発する一般的な条件で見られる．脊髄誘発電位の振幅も非常に小さく，大きな背筋群の安静時活動によって打ち消されてしまう．したがって，この電位の記録には数百回の反応の平均加算が必要である．この方法は脊髄損傷後の脊髄伝導系の障害に関する有益な情報を提供してくれる（図 13-4）．

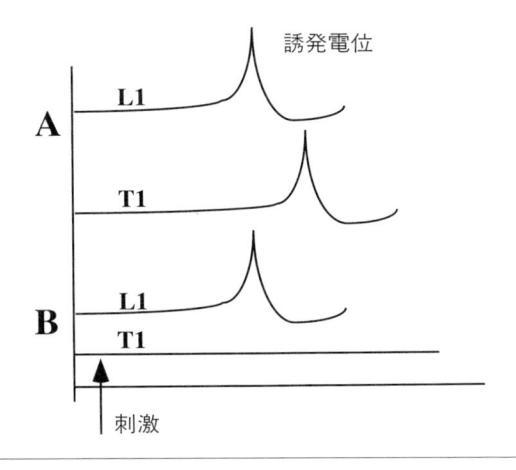

図 13-4 脊髄誘発電位は，末梢神経の電気刺激により背中から記録できる．Aでは脛骨神経刺激によりL1，T1脊椎に誘発電位が見られ，一方，BではL1には誘発電位が見られるが，T1では見られない．おそらく，Bでは脊髄での伝達が障害を受けている．

> **問題13-❷**
> 下肢の神経に与えた刺激により，脳の誘発電位は観察できるが，脊髄誘発電位は観察できない．その理由をどう考えるか？

> **問題13-❸**
> 下肢の神経に与えた刺激により，脳の誘発電位は観察できるが，対応する皮質運動野を刺激したときの筋の反応は観察できない．その理由をどう考えるか？

4．レントゲン写真

　X線を用いることにより，X線（ガンマ線）を吸収する能力の違いによって，構造物の視覚イメージを作り出せる．したがって，X線は骨（特に頭蓋）をイメージ化するのに非常に有効である．しかしながら，灰白質と白質，もしくは両者の違いを同定することはできない．従来のX線法の大きな限界のひとつは，3次元構造を知りたいとき，対象物の2次元イメージしか作れない点にある．X線の大きな利点はその非常に高い空間分解能であり，これは1 mmの数％のオーダーである．

　従来のX線法には，脳のイメージ像の有用性を高めるさまざまな変法がある．第1は，気脳写であり，空気のX線に対する高い透過性に基づくものである．そして，もし少量の脳脊髄液を取り除き，それを空気に置き換えると，空気泡は脳室に到達し，脳室系を観察できる．しかしながら，この方法は痛みと危険を伴うので，今日では通常使われない．

　もうひとつ，従来からより広範に使われているX線法として，血管造影法（angiography；アンギオ）がある．血管造影中，ガンマ線不透過物質（造影剤）が循環系に注入される．結果として，血管，特に脳血管の構造変化を同定できる．この方法は侵襲的ではあるが，磁気共鳴アンギオ（アンギオの非侵襲的なもの）よりもさらに正確である．血管造影法は，血管奇形，動脈瘤，脳卒中の診断に有用である．

5．コンピュータ断層撮影法（CT法）

　コンピュータ断層撮影法（CT法）は，基本的にX線法であり，細く連続したX線のビームを用いたものである（図13-5）．X線の発生源を頭蓋の一側に置き，X線検出器をその反対側に置く．そして，X線放出器と検出器の両方がステップ状に回転し，各ステップで連続的なX線の透過を記録する．このようにして，脳の小領域について，膨大な量の測定値が得られる．結果として，比較的小さなX線密度の差を示す領域が，黒から白間の灰色の明度の違いとして観察される．より特異的な性質として，CTの分解能は従来のX線法よりもやや低いが，灰白質と白質を視覚化できる．CTは組織の2次元の薄いスライスから2次元のイメージを作り出すが，従来のX線法は3次元物体の2次元イメージを作り出すことに注意しよう．

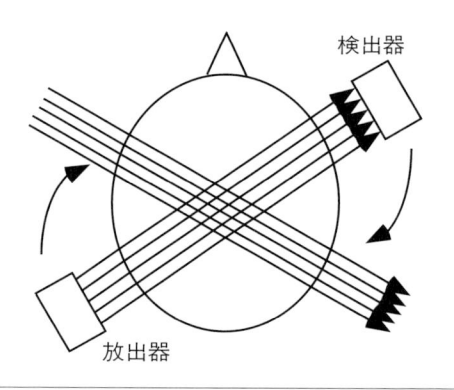

図13-5 コンピュータ断層撮影法は，X線の放出器と検出器が回転しながら，連続的なX線画像を作成する．

　CTは血管造影法（循環系にX線不透過物質を注入する）と組み合わせることができ，脳血管に関する両方法の精度を高めることができる．

6. ポジトロン放射断層撮影法（PET法）

ポジトロン放射断層撮影法（PET法）は、いろいろな方向のX線の解析を基礎とする点でCTに類似している（図13-6）。しかしながら、X線の発生源は外部の放射器ではなく、循環系に注入した放射性同位元素である。例えば、グルコース様の物質は、放射性イオンでラベルすることができる。そして、その物質は神経細胞で代謝され、細胞の中で代謝産物の1つが蓄積される。結果として、細胞が放射するX線量が、代謝されたグルコース様分子（すなわち、細胞活動の一般的な活動レベル）の割合を示す。最近、この技術をもとに、特定の脳構造の特殊機能に関する多くの推察が行われている。しかし、一足飛びにそのような結論に至るのは危険である。なぜなら、このような結論は、「スタジアムでは多くの人々がいっしょに大声で叫んでいるので、そこで最重要な政治的決定が行われている」と結論づけるのと似たようなものだからだ。

> **問題13-❹**
> ある活動中に特定の皮質領域における神経細胞活動レベルが上昇したとき、その理由をどう考えるか？

PET法は、低分子量の原子を崩壊する他の放射性原子（放射性ポジトロン）に置き替えることを基礎としている。1つの典型例としては、炭素、窒素、酸素をフッ素（^{18}F）に入れ替えることである。放射性ポジトロンは、どこにでもたくさん存在する電子とすぐに衝突し、1対のガンマ量子を生成して消滅する。ガンマ線は、頭部の周囲に置かれた検知器で固定される。そして、CTと同様の方法で、薄い脳スライスの2次元イメージを作る。この方法の分解能は1mmのオーダーである。

7. 磁気共鳴イメージング法（MRI）

さらにもう1つの異なる断層法として、磁気共鳴イメージング法（MRI）がある。これは原子核による特徴の違いを基礎としたものであり、異なる化学組成をもつ構造を視覚化するのに非常に効果的である。MRIは、白質と灰白質を区別する非侵襲的な方法としては、他のいかなる方法よりも優れている。この方法は、水分子の動態を視覚化することにより、血管の画像を作ることができるので、血管造影法の非侵襲的な方法として用いられている。

MRIは、一定の外部磁場に沿って原子核の回転軸を整列させるときの奇数の原子量をもつ元素の性質に基づいている（図13-7）。短い電磁パルスが、回転軸方向を乱すために用いられる。パルスが切られたとき、核は外部磁場によって定義された元の方向に戻る。この過程で、エネルギーが電磁波として放出される。放出された波の周波数は、原子ごとに異なる。そして、もう1つの特徴的なパラメータは、原子核が元の状態に戻る緩和

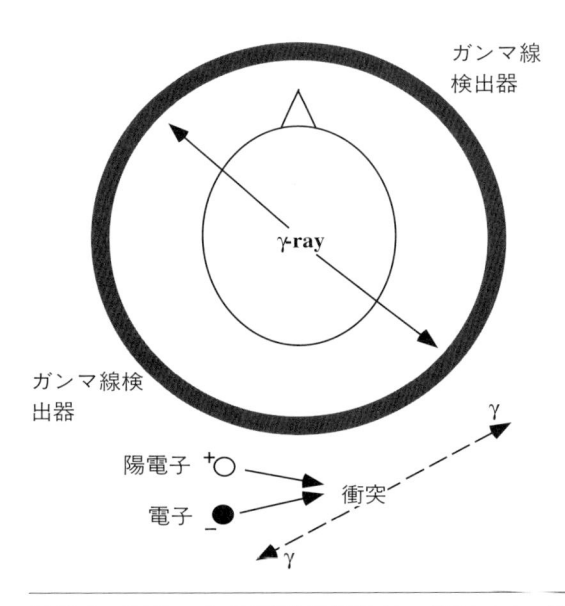

図13-6 ポジトロン放射断層撮影法は、ポジトロン（陽電子）を放出する低分子量の放射性同位元素を用いる。ポジトロンは電子と衝突して、X線（ガンマ線）を放出する。これを頭部の周囲に配置されたガンマ線検知器で検出する。

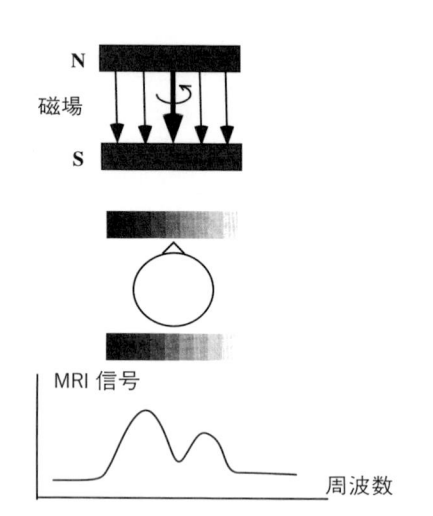

図13-7 磁気共鳴画像は，奇数の原子量をもつ元素が，外部磁場に沿って回転軸を整列させる能力に基づくものである．もし，磁場が摂動を受けると，回転軸の方向が乱れる．摂動が停止すると，回転軸は以前の整列状態に戻り，この過程でX線を放出する．波の周波数と原子核が低いエネルギー状態へ移行するのにかかる時間は，各原素に特異的である．空間内で変化する磁場を用いると，ある特定の元素の位置を特定することが可能となる．

時間である．これらのパラメータは，原子のタイプばかりではなく，物理化学的環境にも影響される．MRIは組織の識別という観点からは，他の技術より優れているが，相当に高価なものである．

8. 神経解剖学的トレーシング

　神経経路をトレーシング（追跡）するために広くに使われる方法は，速い軸索輸送という現象を基礎としている．大きな細胞内粒子は，細胞体から軸索終末（順方向移送），および軸索末端から細胞体（逆行性移送）へと，両方向へ移動する．速い軸索移送の目的は，神経終末への物質配達と，物質の除去や再使用のための終末から細胞体への物質移送である．もし，移送可能な物質が放射性アミノ酸や糖類でラベルされるなら，この現象はX線と組み合わせることができる．一方，特殊な物質は，適切に組織化学的分析を行うと，のちに陰影や色として観察できる．神経経路のトレーシングのためによく用いられるのが，西洋ワサビ過酸化酵素（HRP）であり，これは逆行性に移送される．

9. 主要な脳構造

　中枢神経系で最も複雑で神秘的な部位，すなわち脳の解剖学に話を進めるときが来た．私は，多くの脳構造が2つ以上の名前をもつこと，同じ1つの構造がさまざまなより大きな脳部位に属すること，構造を同定するために多くのシステムが存在するという事実を，前もってお詫びしたい．すべての学術用語を提示するには数十ページが必要であり，これはこのテキストの目的ではない．これらすべての情報を見出せる神経解剖学の詳細な書物があるので，ここでは（私の全くの主観的見方で）最も混乱が少ない脳構造の名前を用い，それに代わる名前には言及しないことにする．

　脊髄と脳は，骨の容器によって守られている．脊椎は脊髄を守り，頭蓋骨は脳を守っている．神経組織は周囲の骨構造と接触することはない．神経組織は，多くの髄膜により構成される保護膜によって仕切られている（図13-8）．中枢神経系は脳脊髄液につかっていて，脳室と脊髄管，そして中枢神経系全体を取り巻くクモ膜下腔を循環している．

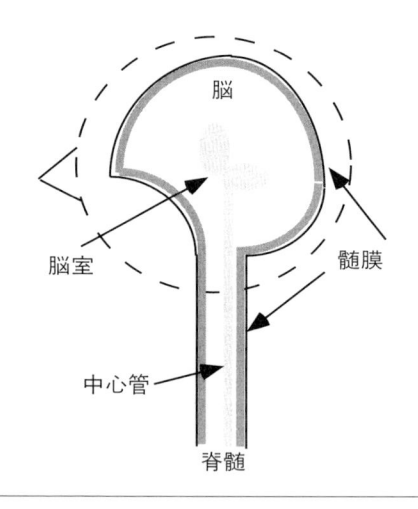

図13-8 中枢神経系は脊髄と脳から成る．両者は脳脊髄液に満たされ，髄膜に囲まれている．

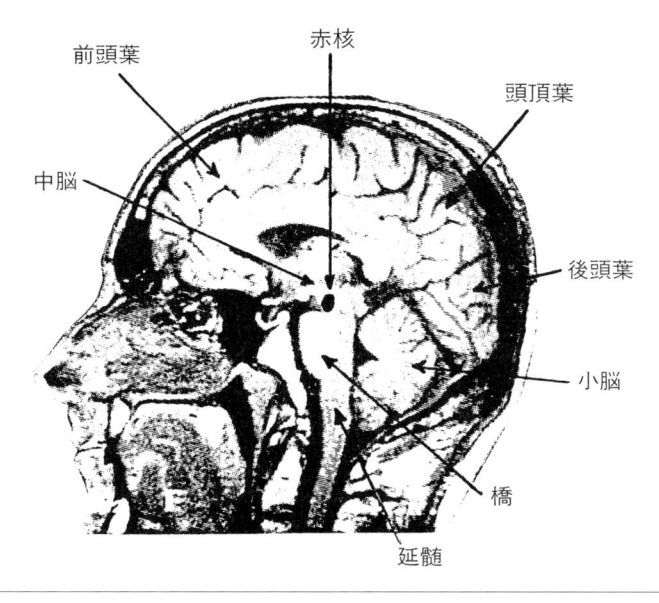

図 13-9　中枢神経系吻側部の主要構造をヒトの頭部の矢状面で示す．(図の◎は巻末に記載)

　中枢神経系は，常時，酸素と栄養の供給が必要なほどの非常に大きな代謝率で特徴づけられる．脳はその重量が体重の約2％にすぎないのに，安静時心拍出量の約20％を受け取る．結果として，脳は酸素欠乏，薬物や毒物に非常に敏感である．脳脊髄液と血液の間には障壁があり（血液脳関門），それは中枢神経系の恒常性を維持するのに重要な役割を果たす．この関門は，水の極性により水溶性物質を通さない傾向にあるが，脂溶性物質は通過させる．血液脳関門の存在には，良い面と悪い面の両面があることに注意しよう．この関門は毒物のような潜在的な危険から中枢神経系を守る．そして，水溶性薬物が関門を通り抜け，標的細胞に到達するのを防いでいる．

の中枢神経系の主要構造のMRI画像で全体像を見てみよう（図13-9）．

　脊髄は上方終末部（吻側部）で，長さ約1インチの細長く，膨らみのある延髄（medulla）につながる（図13-10）．脊髄吻側部から延髄に至るまで，網様体（reticular formation）と呼ばれる神経細胞と線維の複雑なネットワークがある．事実，網様体は延髄の吻側部から中脳まで続いている．延髄内部は，第4脳室（fourth ventricle）と

問題 13-❺
一群の神経細胞に水溶性物質を到達させる必要があるとき，血液脳関門を通過して水溶性物質を届ける方法を示しなさい．

　脊髄から上方に上がりながら，中枢神経系の解剖学的構造を記述することにしよう．ほとんどの図は模式的に描かれている．しかし最初に，頭部

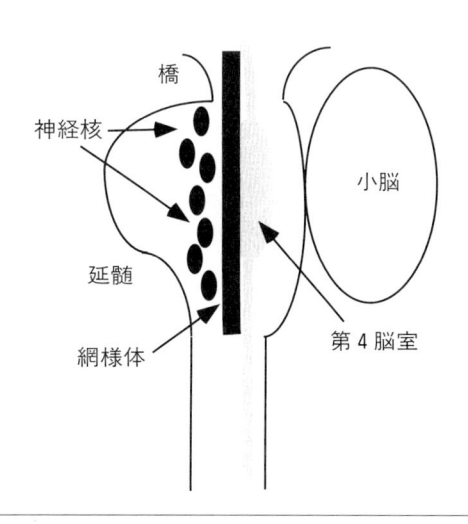

図 13-10　脊髄は吻側終末部で延髄と隣接する．延髄は多くの重要な神経核，網様体尾側部，第4脳室を含む．延髄は吻側終末部で橋と隣接している．

呼ばれる空間であり，その尾側部は脊髄中心管に，吻側部は中脳水道につながっている．延髄には，いくつかの重要な神経核がある．末梢から他の脳構造への情報伝達を担う神経核（薄束核，楔状束核）や，脳神経の起始部となる神経核（疑核，舌下神経核）がある．延髄は，ヒトの神経系の中でも自律神経系の機能，すなわち心臓，肺，循環器系，消化器系のような生命活動に必要な内部諸器官を適切なレベルで機能させるのに重要な役割を果たしている．多くの自律神経機能は無意識的に働いている．延髄は生命にとって重要な3つの神経核を内包している．心臓中枢，血管運動中枢，そして呼吸中枢である．また，延髄は，くしゃみ，咳，嘔吐，嚥下のような多くの随意的，不随意的活動の制御中枢でもある．

延髄の吻側にある，次の明瞭な構造は，橋である（図13-11）．これは脳の下方にある丸い胴体のように見える．橋は脳神経に関連したさらに多くの神経核とともに，持続性呼吸，および呼吸調整領域という2つの呼吸制御に関連した中枢を含む．

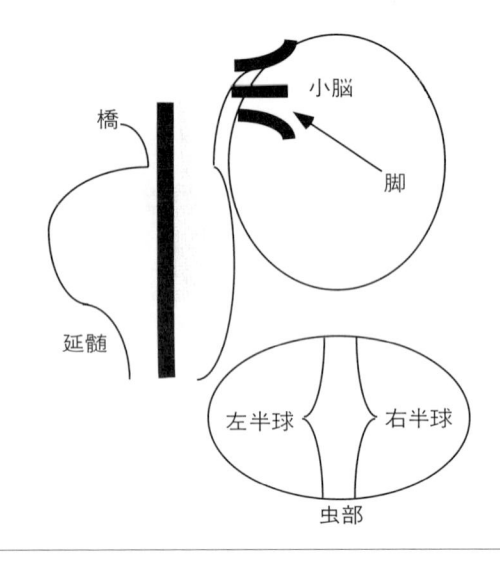

図13-12 小脳は，延髄と橋のちょうど後ろに位置する．小脳は半球と中心部（虫部）により構成される．小脳は3つの脚（神経線維の束）によって支えられている．

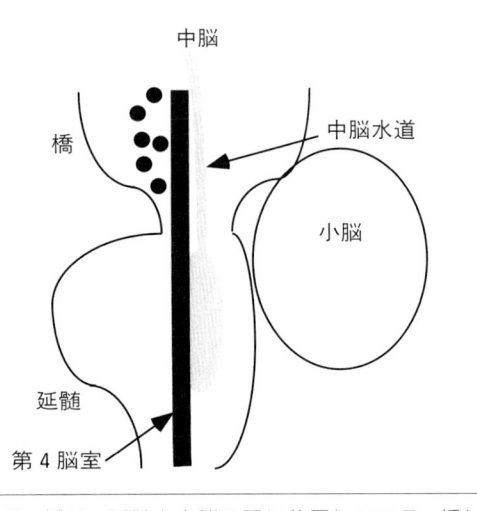

図13-11 橋は，延髄と中脳の間に位置している．橋は（上行性および下行性）神経経路と第Ⅴから第Ⅷ脳神経を含むいくつかの神経核を含む．

延髄と橋のちょうど後ろ側には，2番目に大きな脳構造である小脳がある（図13-12）．その構造と神経結合および機能については，特別な章（第15章）を当てることにする．小脳は2つの半球と虫部と呼ばれる中心領域より構成されている．3組の神経束が小脳を支え，これらは他の脳との連絡手段となっている．これらの神経束は脚（peduncle）と呼ばれ，上小脳脚，中小脳脚，下小脳脚と名付けられている．時に，橋と小脳は，後脳と分類される．

主要経路に戻り，さらに上に行ってみよう．橋の吻側部は中脳の境界を形成する．中脳（図13-13）はいくつかの重要な神経核を含み，第3脳室と第4脳室をつなぐ中脳水道を含む脳幹の一部である．特に，中脳は背側にある4つの小さな丘，四丘体を含む．これらの丘は小丘（colliculi）とも呼ばれる．上方にある2つの丘は，上丘（superior colliculi）と呼ばれ，視覚や視覚反射に重要な役割を果たし，下方の2つの丘は，下丘（inferior colliculi）と呼ばれ，聴覚情報処理に重要な役割を果たす．赤核は中脳の深部に位置し，随意運動の発現にとって潜在的に非常に重要な構造であることから，私たちには興味深い部位である．黒質（substantia nigra）は，赤核の外側部に位置し，運動制御に非常に重要である．その役割については，大脳基底核（basal ganglia）の章（第16章）で詳細に考察する．また，中脳は大脳を他の脳部位と結合する神経経路で構成される大脳脚を含む．

第13章　脳研究の方法と脳の解剖学的構成要素　131

す．その機能については後に詳細に考察する．

　視床下部は視床の下方に位置し，いくつかの神経核より構成されている．この部位は身体の自律神経機能および情動（感情）機能に重要な役割を果たす．特に，心臓血管系の制御，体温調節，水分電解質バランス調節，消化器系活動の制御，睡眠調節，性機能の制御，情動反応（怒り，恐れ，喜びのような）の発現，内分泌機能の制御に関与している．したがって，サイズは小さいにもかかわらず，視床下部は自律神経活動の制御中枢であると考えられている．

　視床下部は，脳幹の周囲を取り巻いている神経線維と神経核の集団である辺縁系（limbic system）の一部である（図13-15）．辺縁系は視床下部，脳弓（神経線維束である），海馬（hippocampus），扁桃核（amygdaloid nucleus），そして大脳皮質の帯状回（cingulate gyrus）を含む．この系は，怒り，空腹，性的興奮などの情動反応に関与している．海馬を取り上げてみると，その役割は情動反応だけにとどまらない．周知のように，海馬は短期記憶に関しては重要な役割を果たしており，短期記憶から長期記憶へと情報が固定していく過程において主要な役割を果たしている．この海馬の記憶に関する役割については，記憶の章（第18章）でより深く考察する．

　間脳の2つの構造は主要な内分泌腺であり，他の内分泌腺のように化学物質，すなわちホルモンの助けにより身体機能を調節することにある．視

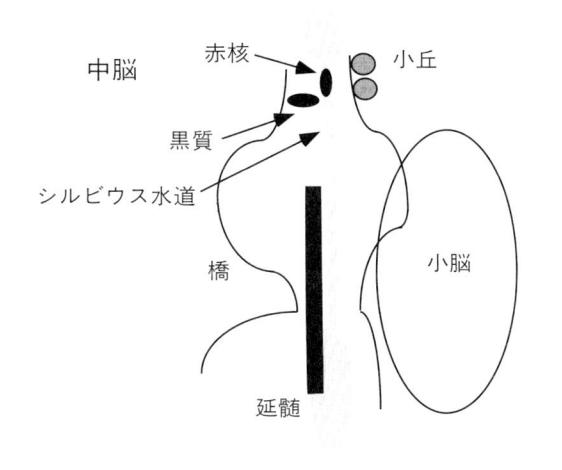

図13-13　中脳には4つの小丘と呼ばれる小高い部分，すなわち2つの上丘と2つの下丘がある．中脳は2つの主要な神経核，すなわち赤核と黒質，そしてシルビウス水道を含む．

　次なる脳構造は間脳（図13-14）であり，大脳半球によってほぼ完全に囲まれている．間脳の内部は，第3脳室によって構成される空洞である．4つの主要構造が間脳に見出せる．すなわち，視床（thalamus），視床下部（hypothalamus），視床上部（epithalamus），下垂体（hyophysis）である．

　視床は間脳の80％の容積を占める．視床とその神経核は，感覚-運動統合に重要な役割を果た

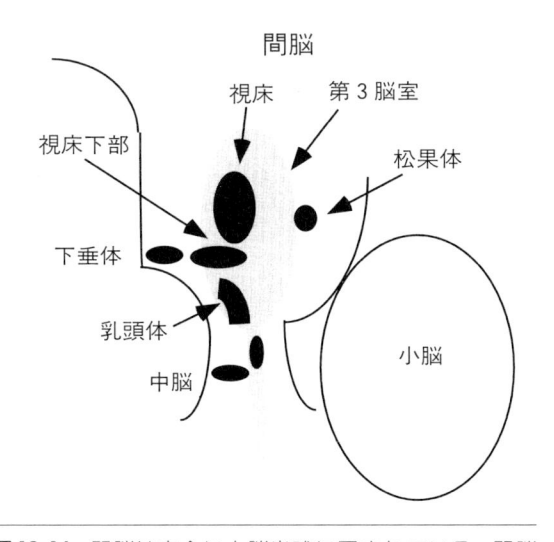

図13-14　間脳は完全に大脳半球に囲まれている．間脳は，視床，視床下部，下垂体，松果体（松果体腺）を含む．間脳の内部は第3脳室である．

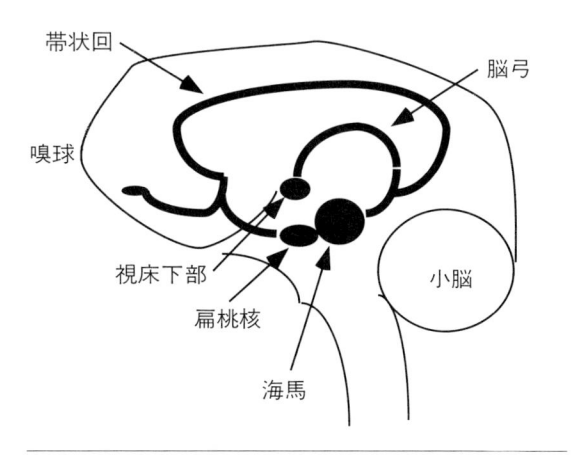

図13-15　辺縁系は，視床下部，脳弓，海馬，扁桃核，および大脳皮質の帯状回を含む．

床上部は間脳の背側領域に位置し、松果腺、松果体を含む。中脳に対してやや腹側吻側には下垂体が位置し、これは直径約0.5インチの円形である。内分泌については、本書では考察しない。

問題 13-❻
第3脳室の容積がかなり大きくなった。患者にどのような種類の脳の病態変化が疑われるか？

さて、私たちは脳の最も大きな部位、大脳に来た（図13-16）。大脳は終脳という別名をもつ。大脳は2つの半球よりなり、大脳縦列により区分けされ、脳梁と呼ばれる太い神経線維束と前交連によってつながっている。各半球は側脳室で構成される中心腔を有し、脳脊髄液で満たされている。大脳の表層は、大脳皮質（cerebral cortex）と言われており、深さ数ミリの灰白質からなる。大脳皮質は特徴的な溝と襞をもち、この構造は脳回と呼ばれる。その盛り上がった部位は回、めり込んだ部位は溝と呼ばれる。脳回の存在により皮質の面積は著しく増加する。皮質の下には、樹状突起、有髄線維と神経膠からなる厚い白質がある。白質には大脳のさまざまな領域間の神経結合が豊富にある。

各大脳半球は裂溝または溝により、5つの葉に分けられている。4つは、前頭葉、頭頂葉、後頭葉、側頭葉であり、半球の外表面に見出せる。一方、5番目のものは島と呼ばれ、大脳の深部に位置し、前頭葉、頭頂葉、側頭葉の一部に覆われている。前頭葉は各半球の前方を形成し、ローランド溝もしくは中心溝によって頭頂葉と隔てられている。頭頂葉は頭頂-後頭溝によって後頭葉と隔てられる。側頭葉は側方に位置し、前頭葉と頭頂葉よりいくぶん下方に位置し、外側溝とシルビウス溝によって隔てられている。

大脳は、運動調節や感覚に関連した多くの非常に重要な機能をもつ。これらについては別章（第14章）で考察する。

大脳の白質には、大脳基底核（basal ganglia、図13-17）がある。大脳基底核の3つの神経核は、大脳の深部、視床の外側部に位置する。系統発生学的には最も古い神経核は、淡蒼球（globus pallidus）であり、古線条体（paleostriatum）とも呼ばれる。淡蒼球は、内部（Gpi）と外部（Gpe）

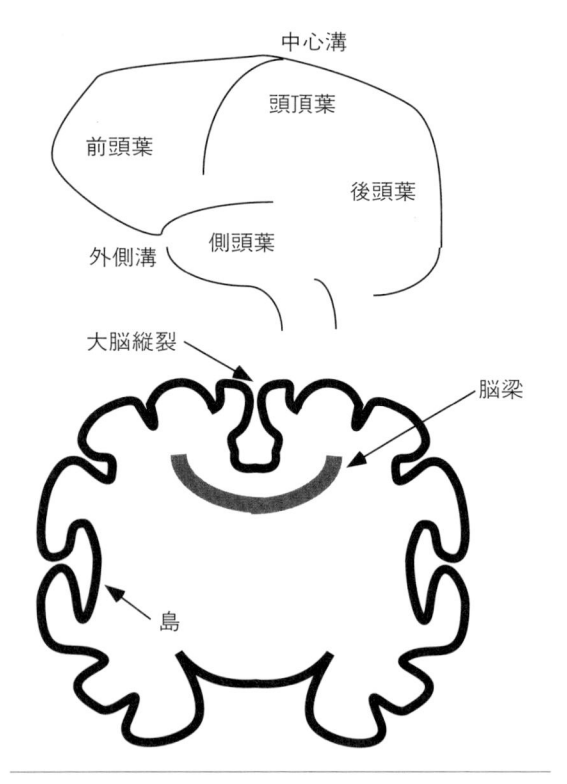

図13-16 大脳皮質は、脳梁と前交連によって結合している2つの半球を含む。各半球は脳溝によって、前頭葉、頭頂葉、後頭葉、側頭葉、および島の5つの片葉に分けられている。

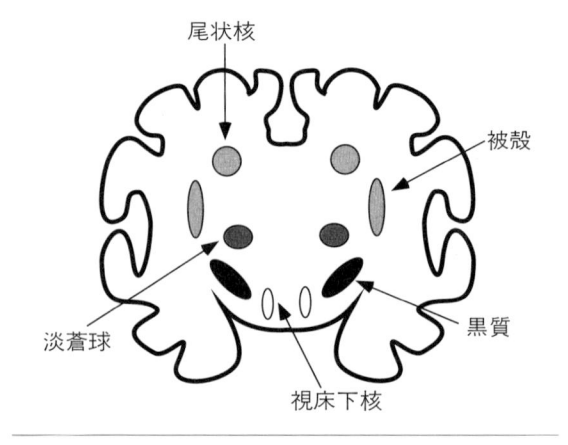

図13-17 大脳は、脳梁と前交連によって結合している2つの半球から成る。各半球は溝によって、前頭葉、頭頂葉、側頭葉、そして島の5つの片葉に分けられている。

の2つの部位より構成されている．これらの部位は，他の脳構造と異なる結合をもつ．尾状核（caudate nucleus）と被殻（putamen）の2つの神経核は，新線条体（neostriatum，もしくは単に線条体 striatum）を形成する．大脳基底核の他の2つの神経核である視床下核（subthalamic nucleus）と黒質は中脳に位置する．大脳基底核は随意運動の発現に重要な役割を果たす．その機能障害は，パーキンソン病やハンチントン舞踏病を含むさまざまな運動障害に通ずる．大脳基底核については，本書の後半部（第16章）でさらに詳しく考察する．

● 第13章のまとめ

　脳研究の各種方法は，脳内の興奮および抑制過程（単一ニューロン活動記録，EEG，誘発電位），脳組織の物理的特徴（X線とCT），神経群間の解剖学的な結合（神経解剖学的トレーシング），血流に反映される脳内の代謝過程（MRIとPET）に関する情報を提供してくれる．中枢神経系は脳脊髄液につかっていて，脊髄，延髄，大脳より構成されている．脳は膨大な量の神経核（神経細胞の集合）を含み，その機能は身体内部過程の制御，随意運動の制御，純粋な精神過程にまで及んでいる．多くの脳構造の機能は，十分に理解されているとは言いがたい．ほぼ間違いなく，この有機体の外部機能は，多くの神経構造の相互作用の結果として起こる．

第14章

大脳皮質

◆キーワード

大脳皮質の解剖学　　運動野・運動前野　　ニューロン集団の研究　　半球の非対称性
運動身体地図　　大脳皮質の入力と出力　　ブロードマンの領野　　皮質脊髄路

　大脳皮質は（他の主な脳部位と同様に）きわめて複雑な構造物であり，その機能および他の脳部位との関連は多様で不明瞭なものである．大脳皮質に関しては，豊富な情報が蓄積されており，本書でほんの一端を紹介する．大脳皮質に関する知見の多くは暫定的なものなので，この章の記述は，この領域のすべての研究者に受け入れられるとは限らない．大脳皮質に関するすべての知見を，教科書の1つの章に公平に記載することは不可能である．したがって，この興味深い構造物の現時点での理解に多大な影響を与えた多くの研究者について言及しないことをお詫びする．

1．大脳半球

　大脳皮質は，感覚情報の受容と認知，意思決定，および随意運動の制御を含む「高次神経活動（higher nervous activity）」に関連した脳の領域である．「運動課題」「運動目標」「正確さの要求」「意図」「意志」などの観念形成は，大脳皮質内での処理過程，あるいは大脳皮質が大きく関与する処理過程に基づくものと考えられている．

　大脳半球の側面と上面を，図14-1に示す．これらの図は，皮質領野の位置を決めるうえで目印となる主な回と溝を示している．

　左右の大脳半球（hemispheres）は同じではなく，機能上も明らかに異なっている．特に，言語機能は一般に優位半球（dominant）と呼ばれる片方の半球に限局していることが知られている．右利きの人の約96％，左利きの人の約70％において左半球が優位である．脳脊髄路（cerebrospinal tract）は反対側の身体へ走行しているので，右半球は左半身の運動をコントロールしていることに注意しよう．したがって，右利きの人の96％では優位半球が利き手の運動をコントロールし，左利きの人の70％では劣位半球が利き手の運動をコントロールしていることになる．半球の非対称性に関する研究の多くは，分離脳（split-brain）患者において行われたものである．てんかんの場合に，脳梁と前交連が外科的に切断されることがあり，この場合，半球間の直接的な情報のやりとりは遮断される．分離脳患者の行動は，健常者と何ら変わりはないが，それぞれの半球が異なる情報を受け取る場合のような感覚情報を処理するとき，その違いが明らかになる．これは，左右の耳へ異なる聴覚刺激を用いて，左右の視野に物体を置く実験などによって調べられる．一般的に，優位半球は，分析的な情報処理，特に

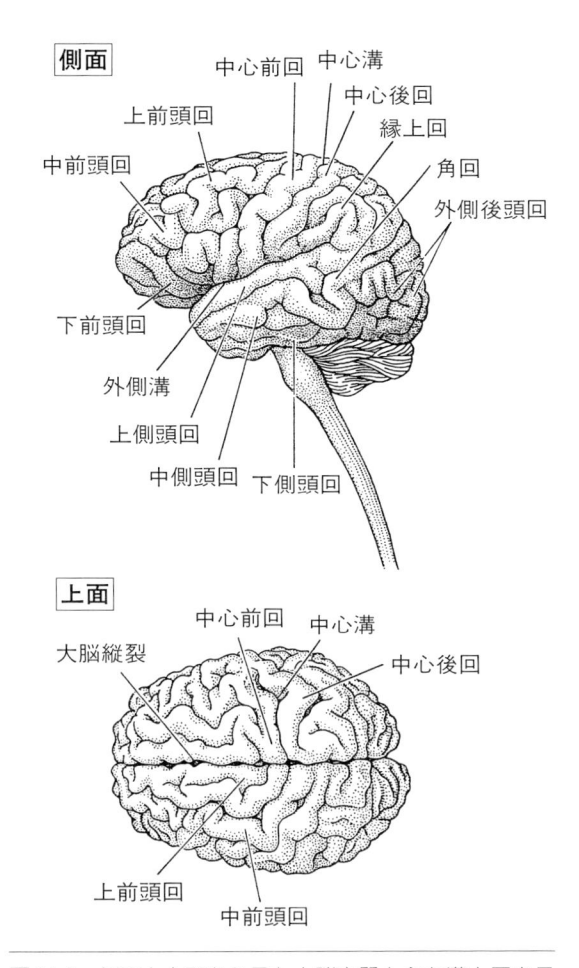

図 14-1 側面と上面から見た大脳皮質と主な溝と回を示す．（図の◎は巻末に記載）

（数学のような）抽象的な情報の処理に適しており，右半球は，より感情的で直感的な情報処理に適している，と言われている．しかし，これは分離脳の場合での事実であって，通常はすべての機能がほぼ同様に両半球を基本とするような情報交換が行われている．

問題 14-❶
もし，左利きか右利き，あるいは左半球優位か右半球優位を選べるなら，あなたはどちらになりたいですか？ それはなぜですか？

私たちの現在の理解レベルでは，運動機能のコントロールは，両半球で同様に行われているので，半球間の相違よりも類似性について考察することにする．

2．大脳皮質の構造

大脳皮質には，主に 2 種類の神経細胞がある（図 14-2）．それらは錐体（pyramidal）細胞と星（stellate）細胞（または顆粒細胞）である．皮質には，垂直断面で層構造（layer structure）が見られる．最上層は分子層（molecular layer）と呼ばれ，この層は主に軸索と頂上樹状突起で構成され，若干の細胞体を有している．次の層は，多くの小錐体細胞と星細胞を含む外顆粒層（external granular layer）である．続いて主に錐体細胞を有する外錐体層（external pyramidal layer）がある．次の層は星細胞と錐体細胞で構成される内顆粒層（internal granular layer）である．5 番目の層は大錐体細胞を有する神経節層（ganglionic layer）である．そして最後の 6 番目の層は，軸索の多くを皮質外に送るさまざまな神経細胞で構成される多形細胞層（multiform layer）である．

星細胞は，大脳皮質内で介在細胞の役割を担っている．つまり，これらの細胞の軸索は，皮質外

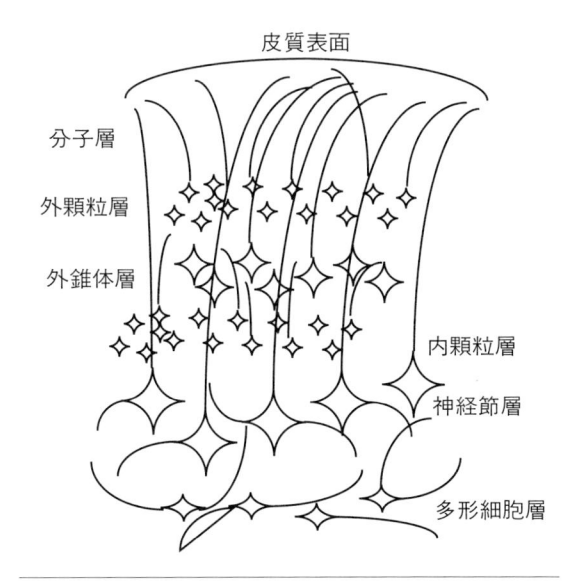

図 14-2 大脳皮質は垂直面で特徴的な多層構造を示す．

に出ることはない．錐体細胞の軸索は皮質を出て，最も目立った出力になる．錐体細胞の樹状突起には，皮質表面に向かい分子層に達するものもある．その他の樹状突起は2，3，4層を水平方向に向かい，数ミリの長さに及んでいる．

皮質神経細胞への入力信号（input signals；求心性）は主に視床核（thalamic nuclei）から，またその他の皮質神経細胞からもやって来る．視床核は，末梢求心性線維，小脳，基底核からの情報を中継し，伝達する役割を担っている．視床入力は，第4層でほとんどシナプスを形成する．この層は，錐体細胞にシナプスを形成し，垂直方向に走行する樹状突起をもつ星細胞を多く含んでいる．したがって，出力（錐体）細胞は，視床と皮質の両方で処理される感覚情報を受け取っている．垂直（カラム）入-出力機構は，皮質構造に典型的なものであって，水平方向に走行する樹状突起によってカラム間結合で組み合わされている．

前頭皮質野では，特に随意運動の関連した処理が行われている．20世紀の初頭にブロードマン（Brodmann）が示した皮質の古典的地図を用いることが最も自然なようである（図14-3）．しかし，ブロードマンの52の領野すべてを考察することは非現実的なので，皮質の前頭部の領野に的を絞って考察することにする．ブロードマンの4野と6野には，前頭葉皮質の主な運動に関する領野がある．これらは前頭眼野（前境界部）がある8野，そして1次感覚野（後境界部）がある3野と接している．

3．1次運動野と運動前野

4野あるいは中心前皮質は，1次運動野として知られている．1次運動野は，特に下肢の筋肉への投射をもつ領域に巨大出力細胞（ベッツ細胞Betz cell）を含んでいる．これらの細胞の軸索は，皮質脊髄路を走行しているが，実際には皮質脊髄路の軸索の約3％に過ぎない．著明な脳外科医であるペンフィールド（Penfield）は，脳の外科手術中の患者の皮質の電気刺激を行い，1次運動野が体部位局在性（somatotopically），つまり身体の運動地図（motor map）をもっていることを最初に発見した．1次運動野の特定領域の電気刺激は，身体の特定の部位に限局した筋収縮を引き起こす．もし末梢の身体部位が対応する皮質領域に描かれると，それはまるでピカソが描いたように，1次運動野表面のゆがんだ小人の絵になる（図14-4）．1次運動野の障害は，完全麻痺ないし部分的麻痺（不全麻痺）を引き起こす．この麻痺は，不随意な筋緊張や安静時の筋収縮レベルの増大（痙性 spasticity）を示す，いわゆる上位運動ニューロン症候群（upper motor neuron syndrome）を伴う．

運動効果は，4野の前部にあるブロードマンの6野の電気刺激によっても引き起こされる．この部分は，運動前野（premotor areas）と呼ばれている．運動前野は，運動前皮質（premotorcortex；半球の外側部表面）と補足運動野（supplementary motor area；半球の前内側面）の2つの主な領域から成っている．これらの領域を刺激して運動を誘発するためには，強い電流が必要である．このような刺激は，しばしば複数の関節を含む複雑な運動を誘発する．補足運動野にも身体の全体図がある．運動前皮質の損傷では，運動をコントロールするための外部からの手がかり信号（例えば視覚

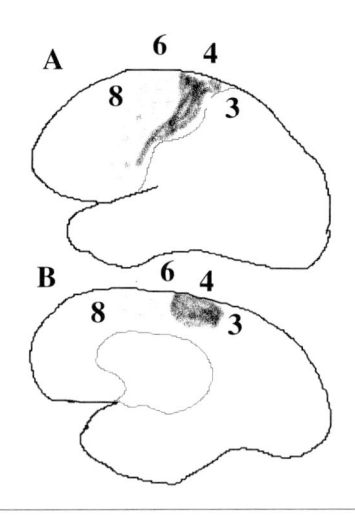

図14-3　ブロードマンは皮質を50以上の領野に分けた．4野と6野は運動のコントロールには特に重要である．A：側面．B：内側面．

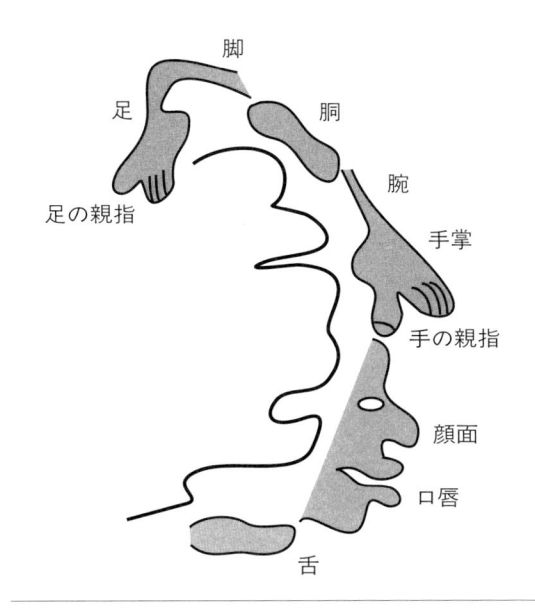

図14-4 1次運動野の電気刺激によって表される「小人図」.

刺激)を用いる能力を損なう.一方,補足運動野の損傷では,内的な運動記憶に基づく運動を構成する能力を損なう.また,動物実験で,ある運動目標に達するために両手協調運動の能力に影響を与える,との報告もある.しかしながら,スイスの科学者ヴィゼンダンガー(M. Wisendanger)による最近の報告では,両手運動課題における腕の運動の相対的なタイミングは,補足運動野を損傷した動物でも変化しない,としている.

問題 14-❷
運動前野において,目に見える筋収縮を引き起こすためには,1次運動野への電気刺激よりも強い刺激電流を必要とするという事実を,どのように解釈するか?

---

4. 運動皮質への入力

脊髄,大脳基底核(淡蒼球),そして小脳からの入力は視床の腹側基底核(ventrobasal nuclei)に投射している.これらは1次運動野,補足運動野,そして運動前野へ投射している(図14-5).この図は,錯綜する視床皮質投射を模式化したものである.

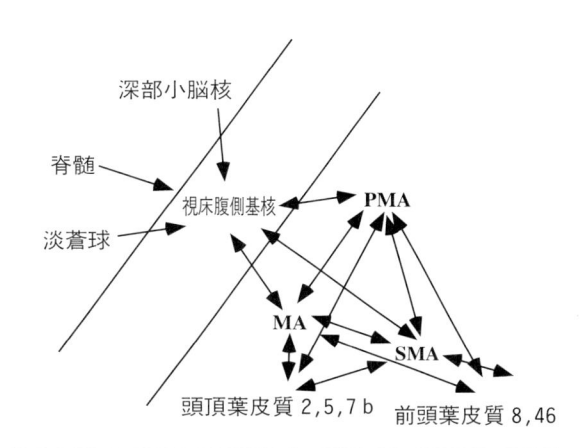

図14-5 脊髄,大脳基底核,小脳から運動皮質への入力は,視床の腹側基底核を経由する.その他の脳部位からの主要な投射は,頭頂葉皮質と特定の前頭葉皮質からのものを含む.MA:1次運動野.SMA:補足運動野.PMA:運動前野.

運動野へのその他の主要な入力源は,他の皮質領野からのものである.皮質間での入力の大部分は,身体各部の運動とその相対的位置の知覚(運動感覚 kineshesia)に関する入力を受ける頭頂葉から来ている(図14-5).頭頂葉は,会話の理解,思考や感情の言語表現にも関わっている.特に,1次運動野は,中心後回の2野,および5側野からの入力を受けている.5野(そして7b野も同様)は,補足運動野に投射している.また,運動野は,帯状回皮質や前頭前野を含む前頭葉からの入力を受けている.これらの領野は,感情,論理的思考,計画,記憶や言語による会話に対する応答に関連している.ある特定の行動に脳の特定領野が関与するという考え方には疑問があり,局所的な脳疾患や脳損傷の機能異常で見られる状況証拠に基づいたものであることを忘れてはならない.

問題 14-❸
局所的脳損傷後の機能異常の所見を説明する別の案を示しなさい.

5. 運動野からの出力

運動野の出力投射については，2人のアメリカの研究者，エバーツ（Evarts）とアサヌマ（浅沼広）によって，電気刺激を用いて精力的に研究された．動物実験では，微小電極による直接的な刺激が広く行われてきた．近年，ヒトではワイヤーコイルを頭頂部に置くことによる経頭蓋的磁気刺激が行われている．コイル内の電流変化が磁場の変化をもたらすが，これは脳の各部位に比較的正確に焦点を合わせることができる．磁場変化は，直接的な電気刺激と同様に，脳のニューロン活動を引き起こす局所電流を発生する．磁気刺激法は他の方法に比べて，非侵襲的で痛みを伴わないので確かに優れている．しかし，微小電極を使用することで達成される正確で限局した刺激を保証するものではない．

皮質運動野の出力（図14-6）は，大脳基底核，小脳（橋核を介して），赤核，網様体，そして脊髄（皮質脊髄路）へ投射している．皮質脊髄路（corticospinal tract）には約100万本の軸索があり，その約半分は1次運動野から発し，他は補足運動野から発している．皮質ニューロンから α 運動ニューロン（特に指の運動を支配する運動ニューロンに対して），γ 運動ニューロン，そして介在ニューロンに対する直接的な投射がある．また，左右の半球に発する2つの皮質脊髄路がある．これらの経路は，ほぼ延髄のレベルで左右が入れ替わる（この部位を錐体交叉 decussation と呼ぶ）．したがって，右半球から発する経路は脊髄の左側を走行し，左肢の運動を支配している．一方，左半球から発する経路は脊髄の右側を走行し，右肢の運動を支配している．

錐体ニューロンの軸索は，錐体路（pyramidal tract）と呼ばれる皮質脊髄路の1部を構成している．錐体路ニューロンの活動は，主にサルの実験で，単関節の伸展・屈曲などの比較的単純な運動の遂行に関して調べられた．サルが感覚刺激に対して単純運動を応答するように訓練されているとき，刺激提示後，約150 ms の遅延時間（潜時）で筋活動（EMG）が出現する．錐体ニューロン活動の変化は EMG に先行して約100 ms 前から観察される．これらの変化は，感覚刺激よりも EMG の潜時により強く依存しており，このことは錐体ニューロン活動の変化が，実際に運動を引き起こしていることを示している．動物実験で錐体ニューロンの発火頻度の変化量は，運動応答中の関節位置よりも，発揮する力に密接に関係している．

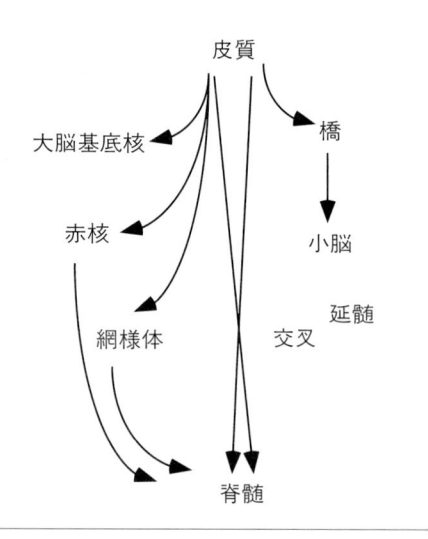

図14-6 運動皮質の出力は，大脳基底核，小脳（橋を介して），赤核，網様体，そして脊髄への投射を含む．左右半球からの皮質脊髄路は，延髄レベルで左右が入れ替わる（交叉）．

問題 14-❹
最後の知見は，錐体ニューロンが筋力をコントロールしていることを証明しているか？それはなぜか？

大型錐体ニューロンと小型錐体ニューロンの性質は，大小の脊髄 α 運動ニューロンの性質とやや似ている．小型細胞は，関節が一定負荷に対して位置を保持している際には，一定の発火レベルを維持している．また，小さな運動や筋力の微調整にも関与しているので，正確な運動にとって特に重要である．大型の錐体ニューロンは，大きな筋力の変化時に動員される．

> **問題 14-❺**
> 小型および大型の錐体ニューロンの性質は，どのような原理に従っていると考えられるか？

　ハンフリー（Humphrey）と共同研究者らによる後のより詳細な研究は，皮質ニューロンには2つの集団があることを示した．1つの集団は，反対方向（例えば伸展と屈曲）の運動中に相反的な活動を示す．他の1つの集団は，関節トルクや関節運動を生じさせることなく，関節スティフネスを調節する主動筋と拮抗筋の同時収縮の変化に伴って，その活動を変化させる．しかし，これらの集団は，他に脳内で同定されるニューロンすべてに見られるように，かなり重複している．先に考察した2つの変数に基づく運動制御仮説，1つは関節の平衡位置に関する変数，他の1つは関節スティフネスに関する変数，について思い出してもらいたい．2つの皮質細胞集団の存在は，この仮説を間接的に支持するものである．

6．随意運動の準備

　随意運動は，頭蓋上のさまざまな場所において記録できる脳波パターンに関係している（図14-7）．安静時脳波パターンの変化は，背景筋活動の最初の信号変化に先立って1〜5秒前に見られる．このような変化は，運動準備電位（Bereit-shaftpotential あるいは readiness potential）と呼ばれる脳波の緩徐な変動として現れる．運動準備電位は，ある特殊な状況や特殊な被験者群における陽性電位を除けば，通常は陰性電位である．準備電位に続いて相対的に小さな運動電位（motor potential）が見られる．運動準備電位は，身体の一側の運動中に両半球で観察されるが，運動電位は運動と反対側の半球でしか見られない．
　準備電位の比較的長い持続時間は，驚くべきものである．明らかに私たちは，1.5秒より短い時間で運動を決断し，開始することができる．実

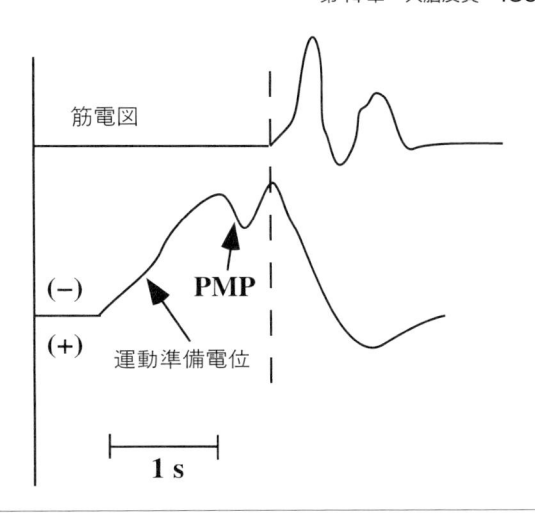

図14-7 緩徐な陰性電位が，随意運動開始の1.5秒前から見られる（陰性のEEGは通常，上方向に表される）．これは小さな陽性電位で終わる（運動前陽性，PMP）．

際，視覚や聴覚刺激に対する反応時間は，100 msを少し超える程度である．

> **問題 14-❻**
> 短い反応時間とかなり長い準備電位との違いに関して説明しなさい．

7．神経の集団ベクトル

　最近，1次運動野（のちに他の領野についても）の多数のニューロンの活動に関して，一連の刺激的な研究が，ジェオゴポラス（A. Georgopoulos）と共同研究者によって行われた．これらの実験では，サルにスクリーン上のさまざまな位置に現れる視覚目標に合わせて手を動かす訓練が行われた．つまり，サルはさまざまな方向への運動を行うことになる．多数のニューロン活動が，慢性埋め込み電極を用いて記録された．個々のニューロンの発火レベルの変化は，ある好みの方向への運動中にピークを示す（図14-8）．好みの方向に近い方向の動きでは，安静時活動のわずかな増加を示す．反対方向への動きでは，安静時

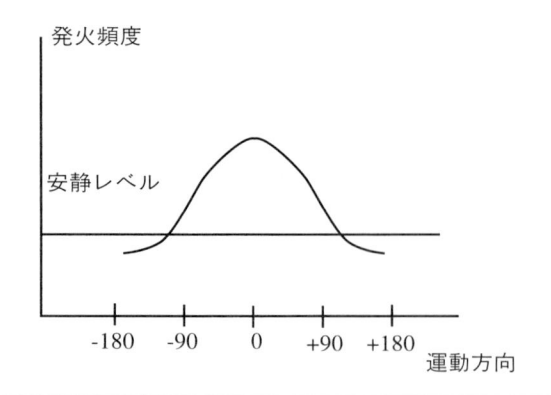

図14-8 皮質ニューロンは，発火頻度が運動の方向に対して余弦関数様の関係を示す．ここに示されたニューロンの好みの方向は0°である．

活動レベルが低下する．

　それぞれのニューロンは，安静時活動の最大増加を示す方向のベクトルと対応づけられた．次に，動物はいろいろな方向への動作を行い，そして個々の運動方向について，すべてのニューロンが記録された．もし，あるニューロンが特定の運動前の一定時間内に1つの活動電位を示せば，そのベクトルが描かれる．もし，そのニューロンが数個の活動電位を示せば，その個数分のベクトルが足し合わされる．この処理によって得られた結果が，図14-9に示されている．集団ベクトル（population vector）は，動きの方向と非常に近い方向を指している．視覚刺激の位置変化に反応した運動方向の変化は，第1目標から第2目標への集団ベクトルの回転を伴っている．それはまるでマジックのようである！

　実際には，この方法論自体が，この結果に大きく関与している．次の2つの特徴を備えているユニット（ニューロンでもニューロンでなくても）の配列からは，同様の結果が得られるだろう．すなわち，①ユニットの活動が，余弦関数で運動方向に関係し，②すべての運動方向をカバーしている場合．例えば，同じ動作課題を行っているときに，すべての四肢の筋電図を記録すれば，結果はかなり類似したものになるだろう．筋紡錘やゴルジ腱器官の同様の活動を記録し処理しても，同じことが起こるかもしれない．

問題 14-❼
なぜ上記のようなことが言えるか？　それを証明できるか？

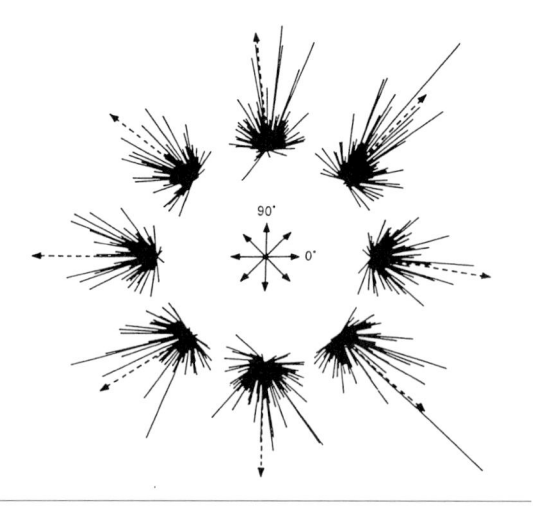

図14-9 個々の運動方向について，すべてのニューロンの活動ベクトルが合計された．結果のベクトルは運動方向を指している．（図の◎は巻末に記載）

　これらの結果は，大脳皮質におけるニューロン集団が，運動方向をコントロールしているということを証明するものではない．これは，相関関係と因果関係との間のきわめて重要な違いの1例である．

　のちに，サルが目標方向への動きではなく，目標から一定の角度だけずれた別方向への運動を要求されるという変更が加わった同様の実験が行われた．この手順は，要求された方向への動きを行うために，明らかに心的計算（または心的回転 mental rotation）を必要とする．この課題では，サルは刺激から反応開始まで，かなりの遅延時間を見せる．これは，明らかに課題の複雑さに関係している．大脳皮質ニューロンの集団活動の記録は，延長した運動準備期間中に，運動方向に対する刺激方向から回転した方向の集団ベクトルを示した．これらの優れた実験は，皮質ニューロンが随意運動方向のコード化に関与していることを強く示している．

● 第14章のまとめ

　大脳皮質は，脳梁と前交連で結合する2つの半球から構成される．2つの半球の機能は異なっていて，言語を司る半球を優位半球と呼ぶ．大脳皮質は，感覚情報の知覚と認知，意思決定や随意運動の制御などの機能に関連している．大脳皮質は，特徴的な層構造を有し，特定の機能に関連していくつかの領域に分けられる．体部位局在の原理は，運動野と感覚野の両方の多くの皮質領野で見られる．低刺激強度での運動野の電気刺激は，短潜時で骨格筋の収縮を引き起こす．また，運動前野と補足運動野も運動発現における重要な役割を担っている．これらの領野は，視床核や他の皮質領野からの入力を受けている．皮質脊髄路は，脊髄運動ニューロンに直接つながる速い伝導速度の軸索と，脊髄介在ニューロンにつながる軸索を含んでいる．皮質ニューロン集団は，随意運動の方向に関係した発火パターンを示す．大脳運動皮質の疾患では，痙性や麻痺を生じる．

第15章

小脳

◆ キーワード
小脳の解剖学　小脳核　小脳の入力と出力　小脳のニューロン構造　プルキンエ細胞
小脳障害

　小脳（cerebellum）は，他の脳部位より多くのニューロンを有している．また，各種のモデル作りには，おそらく最適な構造である．なぜなら，まるで創造主によって意図的に配線されたかのような，非常に規則的な細胞構造だからである．しかし，身体のさまざまな機能における小脳の役割についての現在の知見は，まだ貧弱で断片的なものである．随意運動における小脳の役割について，いくつかの理論が提唱されている．個々の筋収縮の正しい順序とタイミングを確実にする時間調節装置，新たな運動機能の獲得と記憶に関する学習装置，複雑な多関節，多肢の運動要素を1つにまとめる協調調整装置，「運動計画」に基づく運動中に発生する誤差の検出を行う比較装置，あるいは，これらの装置のすべて，として小脳は考えられている．しかし，これらの理論の多くは，小脳疾患患者での運動失調の観察や，小脳のある部分の働きを「停止」した状態での動物実験の結果から再構成されたものである．

> **問題 15-❶**
> 脳のある領野が除去されたり，働きが停止したときに，ある機能が障害されたとする．この場合，脳のその部分はその機能をコントロールしていると結論づけることはできないのはなぜか？

　前述した小脳機能に関する仮説を念頭に置いて，小脳の解剖と生理を段階的に考察していくことにする．

1．小脳の解剖学

　小脳は外層の灰白質（小脳皮質 cerebellar cortex），内層の白質，そして3対の小脳核から構成されている．ヒトの小脳は，2つの半球（two hemispheres）と虫部（vermis）と呼ばれる正中部の隆起部を有している（図15-1）．3対の核，すなわち，室頂核（fastigal），中位核（interposed；球状核 globose と栓状核 emboliform から成る），歯状核（dentate）が正中線に対して対称に位置している．小脳脚（peduncles；下小脳脚，中小脳脚，および上小脳脚）と呼ばれる3対の太い神経経路は，小脳と脳幹を結ぶ入力と出力を含んでいる．小脳はその出力線維（遠心性）よりも多い入力線維（求心性）を受けており，その比は

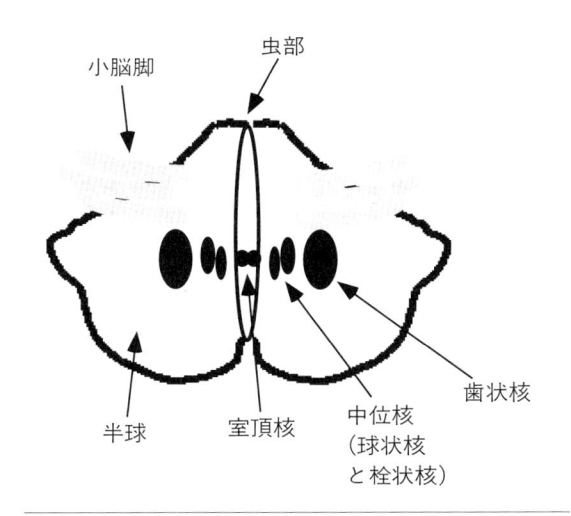

図15-1 小脳は2つの半球と虫部と呼ばれる正中部から成る．小脳は3対の小脳脚によって他の部位と結合している．図は小脳の背側部を示し，小脳脚と小脳核は被い隠されている（黒い部分）．

40：1である．

2つの深い横断溝（transverse fissures）が小脳を3葉（lobes）に分割している（図15-2）．上部表面の第1裂は小脳を前葉（anterior）と後葉（posterior）に分割し，小脳下部の後外側溝は後葉と片葉小節葉（flocculonodular）を分割する．小さな裂が葉をさらに小葉に分割している．したがって，小脳の矢状面は白質の幹に茂る枝をもつ樹木のようである．

小脳皮質（cerebellar）は，3つの層と5種類のニューロンで構成される比較的単純な構造をし

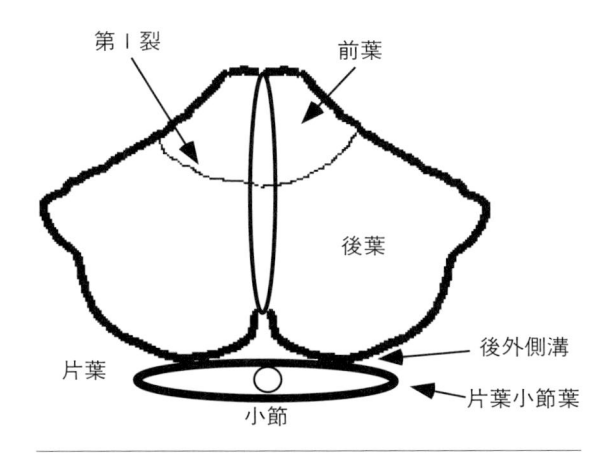

図15-2 小脳は3つの葉に分かれる．前葉，後葉，そして片葉小節葉である．

ている（図15-3）．表面から順に，分子層（molecular layer），プルキンエ細胞層（Purkinje cell layer），そして顆粒層（granular layer）である．最も外側の分子層は，主に平行線維（parallel fibers）と呼ばれる顆粒細胞（granule cells）の軸索で構成される．また，この層は小脳で介在ニューロンとして機能する籠細胞（basket cells）と星細胞（stellate cells）を含んでいる．これらは平行線維の入力を受けてプルキンエ細胞（Perkinje cells）を抑制する．中間層であるプルキンエ細胞層には，プルキンエ細胞と呼ばれる脳内で最大のニューロンがある．この細胞は抑制性（その伝達物質はGABA）で，小脳の唯一の出力要素である．プルキンエ細胞の樹状突起は，分子層に向かって外側に伸びている．そして，小脳回の長軸方向に対する1つの垂直面中に伸びる大きな樹状突起を形づくっている．

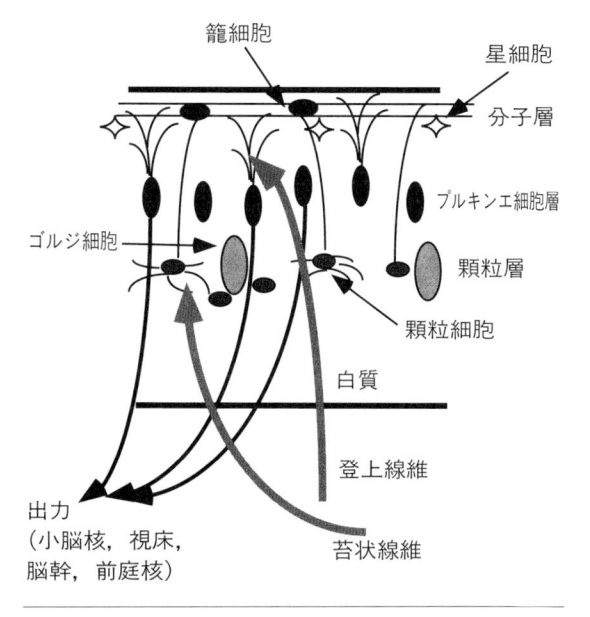

図15-3 小脳皮質は3つの層と5種類のニューロンから構成されている．小脳への入力は苔状線維（橋核，前庭系，脊髄から）と登上線維（下オリーブから）によってもたらされる．小脳の唯一の出力系はプルキンエ細胞の軸索である．

プルキンエ細胞はその軸索を，白質を通って下方の小脳核や前庭核へ送っている．最も内側に位置する顆粒層には，ぎっしり詰まった小型の顆粒細胞があり，その外縁部にはやや大型のゴルジ細

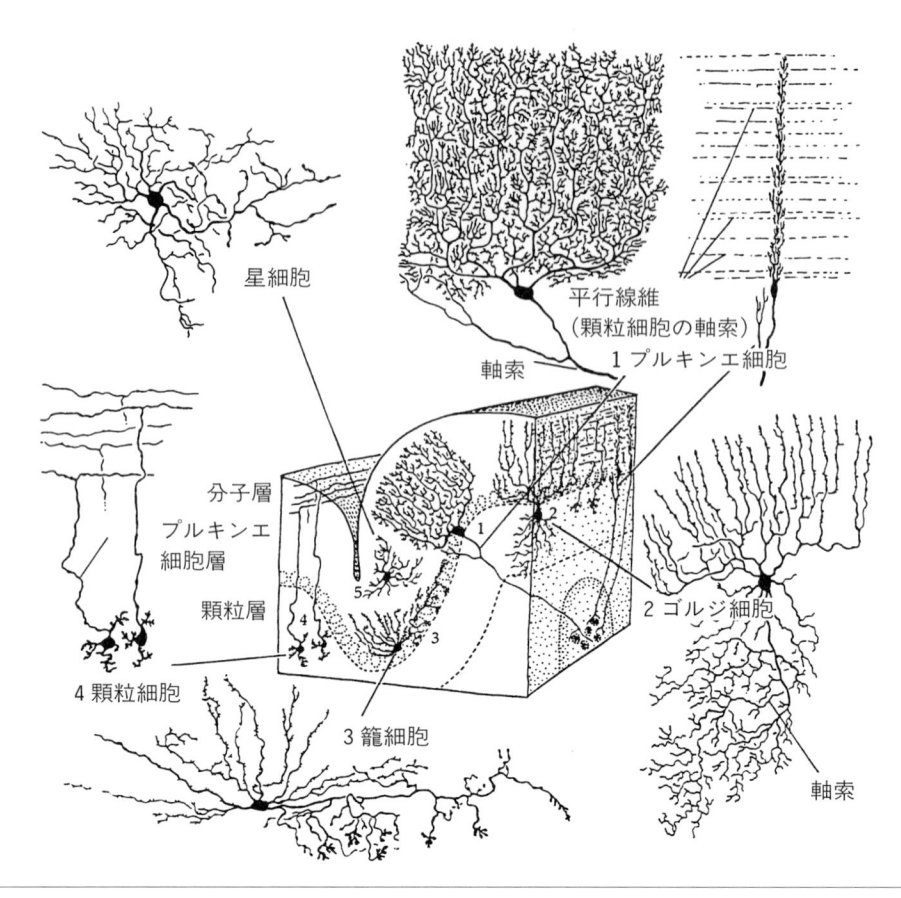

図 15-4 個々の小脳ニューロンのより写実的な図.〔図の◎は巻末に記載〕

胞 (Golgi cells) がある.ゴルジ細胞は平行線維からの入力を受け,顆粒細胞を抑制する.

図 15-3 は模式図であって,必ずしも小脳ニューロンの美しさをありのままには表現していない.図 15-4 は,個々の小脳細胞をより忠実に表現している.特に,典型的なプルキンエ細胞の驚くべき樹状突起に気づいてもらいたい.

顆粒層には,糸球 (glomeruli) と呼ばれる組織がある (図 15-5).そこでは,顆粒層からの細胞が求心性線維である苔状線維の球状膨張部とシナプス結合している.糸球は入力となる苔状線維,数十の顆粒細胞からの小さな樹状突起のかたまり (ロゼッタと呼ばれる),そしてゴルジ細胞の軸索から構成される.1本の苔状線維は,多くの糸球を支配している.

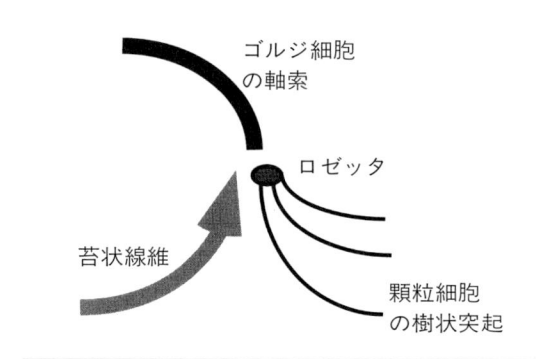

図 15-5 単一の糸球は,1本の入力苔状線維,数十の顆粒細胞からの小さな樹状突起のかたまり (ロゼッタと呼ばれる),そしてゴルジ細胞の軸索から構成される.

2. 小脳への入力

小脳では,苔状線維 (mossy fibers) と登上線維 (climbing fibers) の2つの興奮性の求心性シ

ステムが入力として作用している（図15-6）．苔状線維は，脳幹の諸核や脊髄小脳路を形成する軸索をもつ脊髄ニューロンから発している．脊髄小脳路（spinocerebellar tract）は体性感覚情報を伝えている．その投射には，体部位局在がある．すなわち，小脳表面に描かれるもう１つのゆがんだ小人図として表される（今回はピカソではなく，稚拙な画家が描いたようなものである）．実際，脊髄小脳の２つの領域に，２つの身体全体の体部位局在性がある．１つは前葉に，他の１つは後葉にある（図15-7）．図15-7では，反対方向の投射が見られる．この図は単純化しすぎたものであって，実際の体部位局在性はかなり断片化されたものである．

苔状線維は，顆粒細胞上に興奮性シナプスを形成している．顆粒細胞の軸索は分子層へ上行する．そこでは，個々の軸索が２本に別れ平行線維系につながっている．個々の顆粒細胞は，多くの苔状線維からの入力を受けている（これは神経情報の収斂 convergence の１例である）．一方，個々の苔状線維は，数百個の顆粒細胞を支配している（これは発散 divergence の１例である）．個々のプルキンエ細胞は，無数の平行線維からの入力を受けている（20万本に達する）．

登上線維は，延髄の下オリーブ核（inferior olivary nucleus）から発している．それらの軸索は，小脳皮質に入りプルキンエ細胞の細胞体と樹状突起の近位部に巻きついており，そのシナプスは強力な興奮性である．個々のプルキンエ細胞は，その細胞体と樹状突起に数百以上のシナプスを形成するたった１本の登上線維からのシナプス入力を受けている．１本の登上線維は，数個のプルキンエ細胞を支配している．登上線維の１つの活動電位は，プルキンエ細胞に１つの複雑活動電位（複雑スパイク）を必ず誘発する．つまり，その活動は強制的なものである．

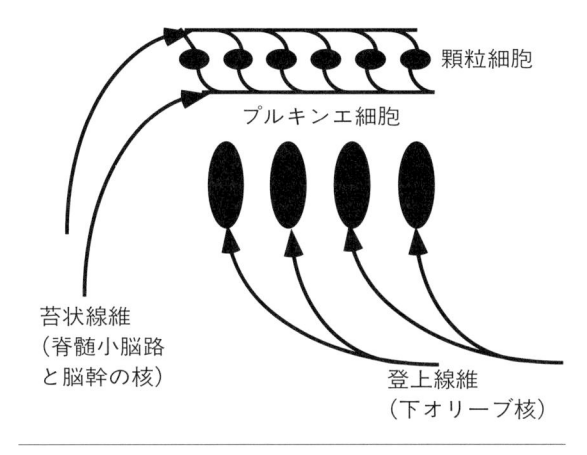

図15-6 小脳への興奮性入力は，苔状線維と登上線維によってもたらされる．苔状線維は脊髄小脳路と脳幹の核から発し，顆粒細胞を興奮させる．登上線維は延髄（下オリーブ）から発する．これらはプルキンエ細胞にシナプス結合している．

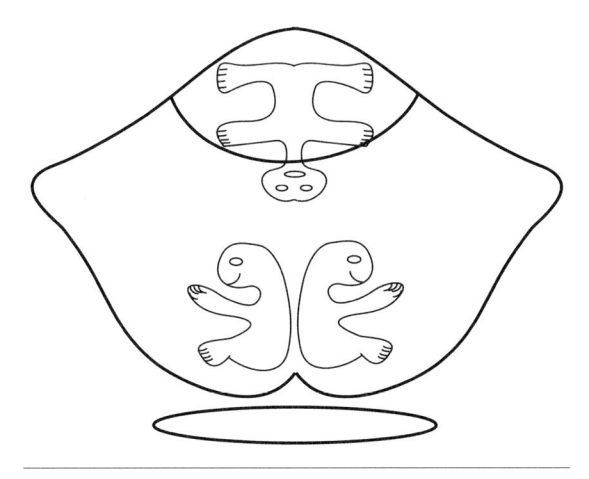

図15-7 小脳表面上の体部位局在性投射（もう１つの小人図）．

> **問題 15-❷**
> シナプス前神経線維の強制的活動を示す他の例はあるか？

3．小脳からの出力

プルキンエ細胞は，小脳の唯一の出力を供給している．単一の興奮性入力に対する応答において，プルキンエ細胞は単一の活動電位（単純スパイク），あるいは，数個の小さい活動電位に続く大きな活動電位で構成される一連の電位（複雑スパイク）のいずれかを生じさせる（図15-8）．通常，複雑スパイクは，登上線維からの興奮性入力

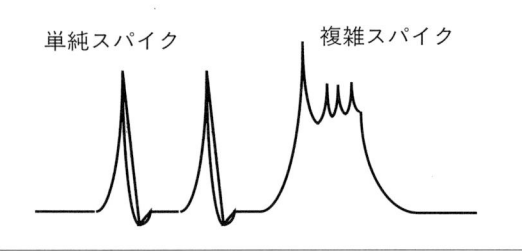

図15-8 単一の興奮性刺激に対する応答では，プルキンエ細胞は単一活動電位（単純スパイク．苔状線維入力に対する応答），あるいは数個の小さな活動電位に続く大きな活動電位（複雑スパイク．登上線維入力に対する応答）のいずれかを発生する．

によって誘発される．一方，単純スパイクは，苔上線維からの入力によって生じるシナプス後電位の時間的・空間的加重によって生じる．

問題 15-❸
単純スパイクと複雑スパイクの存在は，「全か無かの法則」に反するものか？　なぜ，そうなるのだろうか？

プルキンエ細胞は，動物が安静にしているときでさえ，非常に高い発火周波数（80 Hz以上）を示すという特徴をもっている．したがって，小脳は，常に他の部位に持続性の抑制性入力を与えている．活発な運動中には，プルキンエ細胞は数100 Hzの発火を示す．一方，最も強力な入力（登上線維）は，1 Hz以下の発火頻度である．

プルキンエ細胞の活動は，星細胞，籠細胞，ゴルジ細胞の3種類の抑制性介在ニューロンによって調節されている．星細胞は分子層内において，プルキンエ細胞近くの樹上突起上で抑制性シナプスを作る．籠細胞の軸索は平行線維に垂直に走行し，比較的遠位のプルキンエ細胞の細胞体と近位の樹状突起に抑制性結合を作る．結果として，平行線維梁が活動すれば，プルキンエ細胞群と籠細胞群が活動する．籠細胞は，平行線維梁のやや外側にあるプルキンエ細胞の活動を抑制する．その結果，プルキンエ細胞の活動レベル間の違いを際立たせる（図15-9）．ゴルジ細胞は，平行線維によって興奮し，糸球の中で顆粒細胞の樹状突起と抑制性結合をもち，苔状線維からの興奮性入力に対する反応を減少させる．

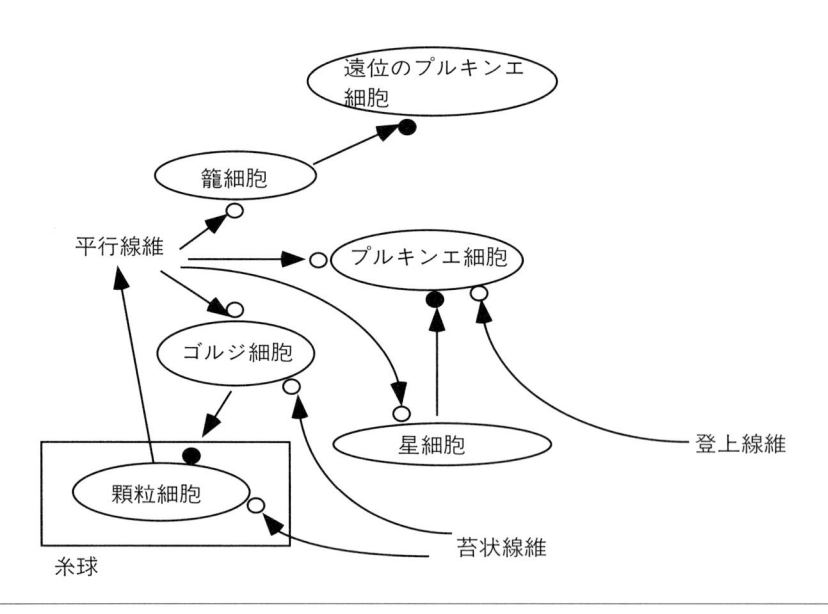

図15-9 星細胞は，プルキンエ細胞の樹状突起上に抑制性シナプスを作る．平行線維はプルキンエ細胞，籠細胞，星細胞，ゴルジ細胞を活動させる．籠細胞は比較的遠位のプルキンエ細胞を抑制する．ゴルジ細胞は顆粒細胞を抑制し，苔状線維に対する顆粒細胞応答を減少させる．

> **問題 15-❹**
> 星細胞，籠細胞，ゴルジ細胞の機能を，負あるいは正のフィードバックという観点から解釈できるか？

プルキンエ細胞の軸索は，小脳核（cerebellar nuclei）や前庭核（vestibular nuclei）のニューロンに抑制性シナプスを作る．これらの核の出力線維は，小脳からの信号を脳内の諸部位や脊髄に送る．

3対の小脳核はすべて視床に投射し，そこから大脳皮質に投射している．これらはまた，脊髄における場合と同様，中脳や脳幹のさまざまな核に結合している．小脳出力のほとんどは，中位核（interpositus nuclei）と歯状核（dentate nuclei）によって供給されている．これらの軸索は，中脳レベルで正中線を越える経路内を走行し，上行性経路と下行性経路に2分される．下行性の軸索は，橋と延髄において網様体を支配している．一方，上行性の軸索は，小脳核からの入力のみを受けている視床腹外側部と同様に赤核を支配している．視床腹外側部は時に「小脳視床」と呼ばれ，小脳から大脳皮質への投射を仲介している．小脳投射の大部分は，大脳皮質の4野と6野，すなわち，随意運動に関与する領野に投射している．赤核ニューロンの一部は，小脳へ投射（登上線維）する下オリーブ核に投射している．したがって，オリーブ-小脳-小脳核-赤核-オリーブ-小脳……という完全なループが形成される．

> **問題 15-❺**
> オリーブ-小脳-小脳核-赤核-オリーブというループは，正のフィードバックなのか負のフィードバックなのか，これまでの知識から推測できるか？

4．小脳活動と随意運動の関係

小脳のニューロンは，脊髄ニューロンに直接的には結合していない．したがって，その活動は筋収縮の特定のパターンに関係しているわけではない．サルの実験で，運動の開始に関する小脳核ニューロンの背景活動のタイミング変化にかなりばらつきがあることが示されている．単関節（手関節）運動中，平均すると，歯状核は中位核や室頂核の活動変化に先立って，運動野と同時にその活動を変化させる．しかし，腕全体のリーチングでは，背景活動の変化は室頂核で見られる．これらの観察から導かれる仮の結論は，以下のようなものである．すなわち，歯状核ニューロンの発火は随意運動の開始に関係し，中位核ニューロンは実際の運動軌道に関係して発火している．そして，室頂核ニューロンの活動は，運動課題における姿勢成分の有無に関係している．他にこれらの結論を支持する観察は，(a)ネコの歩行中の筋電図のタイミングと中位核ニューロンの活動との関連，そして，(b)歩行の中止と再開という外乱に対する歯状核ニューロンの活動の応答性，などである．さらに，歯状核の冷却（可逆的な活動停止が可能）により運動野ニューロンの発火時間が遅延し，反応時間（視覚刺激に対する運動）が遅延する．

多くの研究者が，小脳ニューロンの発火頻度と筋力，関節の角速度，運動の大きさ，運動方向，などの運動変数との関係の研究を試みてきた．これらの研究結果は，不明確で矛盾したものだった．いくつかの研究で，中位核ニューロンは筋力や筋電図と関係があったが，運動の速度や方向とは関係がなかった．一方，歯状核ニューロンはいかなる運動変数とも関連性を示さなかった．他のいくつかの研究によって，次のようなことが示された．サルのプルキンエ細胞は，屈曲あるいは伸展のどちらから一方向の力を出しているときには相反性に活動するのに，屈筋・伸筋が同時に活動している場合にはその活動は抑制される．この一連の研究から導かれる仮の結論は，プルキンエ細胞の活動は，拮抗筋活動の抑圧に関係している，

5. 神経活動の集団ベクトル仮説

　運動野におけるニューロン集団の性質を調べるためのジェオゴポラス（Georgopoulos）の方法が，小脳にも同様に適用された．この方法は，個々のニューロンの「好みの方向」（ニューロンの最も高い発火周波数に一致している運動方向）の発見に基づいたものであって，ある特定の方向への運動の開始中に活動するすべてのニューロンのベクトルの累積を計算していることを思い出してほしい．すでに述べたように，単一の小脳ニューロンの発火頻度と運動方向には，明確な相関関係はない．しかしながら，大集団のニューロンへのこの方法の適用により，集団ベクトルと運動方向との間の良好な対応が示された（図15-10）．この図は，運動野ニューロンにおける同様の図よりも，よりノイズ成分が多く「髪の毛」のようにばらついているように見える．しかし，すべてのベクトルの総和は，多少なりとも運動方向を指している．この結果は，プルキンエ細胞，歯状核ニューロン，そして中位核ニューロンの集団においても得られた．この方法のもつ有用性と限界に関する前述の議論を考慮すれば，以下のように結論づけられる．すなわち，これらの結果から，小脳のニューロン活動は運動方向との関係は弱く，むしろ（実験ではコントロールされなかった）他の要因が重要であるということがわかる．

6. 小脳損傷の影響

　小脳の損傷は，動物の種類によってかなり異なる影響を生じさせる．ネコやイヌでは，このような病変は筋緊張（どんなものであっても！）を増大させることが報告されている．緊張の増大は，典型的な伸筋固縮（extensor rigidity）を生じさせ，特に四肢や頸部の伸筋において強い．これら

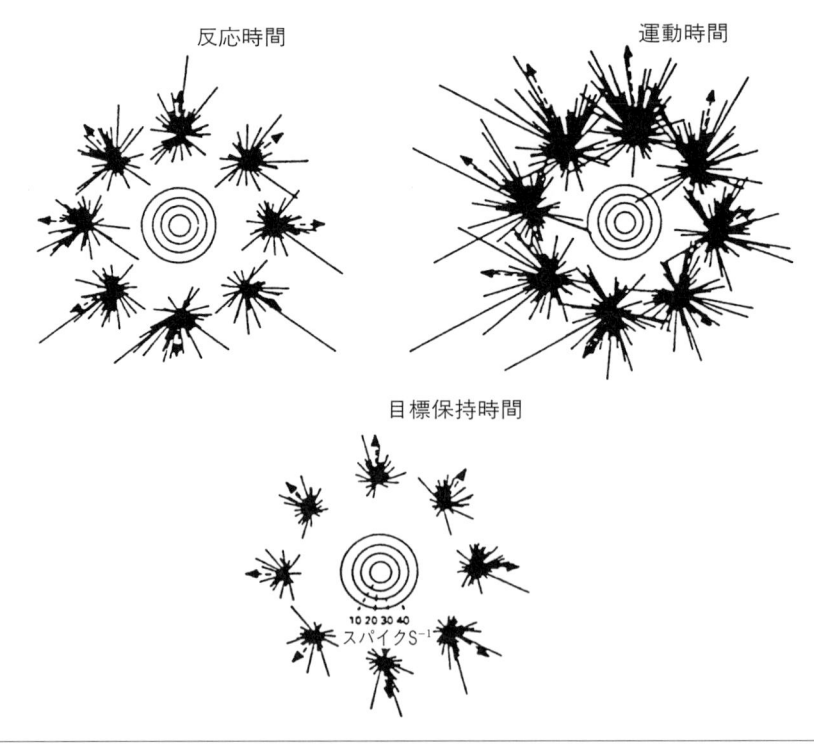

図15-10　大脳皮質ニューロンの集団ベクトルよりもばらつきは大きいが，プルキンエ細胞，中位核，歯状核のニューロン集団ベクトルは，運動に近い方向を指している．（図の©は巻末に記載）

の影響は，小脳前葉のみを除去した後にも見られることがある．固縮は，脊髄後根を切断しても減少しない．これは固縮が伸張反射（あるいは自己受容器からのその他の反射）に依存していないことを意味している．したがって，この固縮は，主には α 運動ニューロンの興奮性の増大に依存したものと考えられ，アルファ固縮（alpha rigidity）と呼ばれている．伸筋固縮のメカニズムは，通常は小脳前葉から抑制性入力を受けているダイテルス核（Deiters'nucleus；前庭核）に発する前庭脊髄路の活動増大に基づくと考えられている．これらの動物における小脳損傷は，筋紡錘運動系の活動にも影響を及ぼしている．その影響は抑制性で，伸張反射を減少させる．小脳損傷の影響は比較的早く，数日で正常の伸筋の緊張と伸張感度に回復する．

　霊長類では，小脳からダイテルス核への入力は少ない．おそらく，この事実のために，小脳損傷が α 運動ニューロン興奮性に直接影響しないのであろう．運動に関する小脳損傷の影響の多くは，筋紡錘運動系の活動を介したものであることが推測される．このような損傷により，回復が非常に遅く，時には全く回復しない筋緊張の低下（低緊張状態 hypotonia）が生じる．また，随意筋収縮の速度と力が不足し，同時に小脳性振戦（cerebellar tremor）（約 3〜5 Hz）と呼ばれる低周波数の振戦も見られる．この障害は，姿勢要素を含む運動中に特に顕著である．これらの観察から，小脳は α 運動ニューロン系と γ 運動ニューロン系の活動のバランスに関与している，という仮の（かなり非特異的な）結論が導かれる．

　動物実験において，可逆的な脳の局所冷却は，局所脳損傷の運動への影響を研究するためにしばしば用いられる．サルでの歯状核と中位核の局所冷却は，小脳疾患の患者の運動障害に似た運動障害を生じさせる．単関節運動では，以下に示される典型的な変化が見られる，すなわち，

① 反応時間の増大．
② 主動筋筋電図発火の延長と拮抗筋筋電図発火の遅延を伴う運動距離の増加（目標を通り過ぎること．測定過大 hypermetria）．
③ 折り返し点で時間がかかるために起こる振動運動のリズムの乱れ．
④ なめらかさを欠き，3〜5 Hz の振戦を伴う，緩徐運動の分割化．
⑤ 外乱によって誘発され，関節の振動を引き起こす屈筋-伸筋の交互筋電図パターン（図 15-11）．

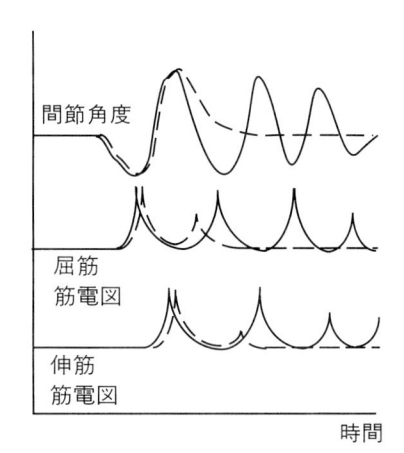

図 15-11 小脳損傷後，関節への外乱は，関節の屈筋と伸筋の交互筋電図パターンと関節の振動をもたらす（破線：損傷前，実線：損傷後）．

⑥ 目標追従課題中における，なめらかさを欠いた運動と速度関連情報を利用する能力の明らかな喪失．

　しかし，上述した障害は比較的軽度なもので，動物は通常，ぎこちなくても課題を達成することはできる．

　これらの障害は，多関節運動を行うときにより顕著になる．室頂核の冷却は，座位，立位，あるいは歩行を不能にし，頻繁な転倒を生じさせる．中位核の冷却は，目標追従運動中に特に顕著になる 3〜5 Hz の激しい振戦を生じさせる（動作時振戦 action tremor）．歯状核の冷却により，大きく目標を通り過ぎたり，食物をとるための正確な把持能力が障害される．

　したがって，小脳は単純な単関節システムの制御よりは，おそらくは多くの筋肉の協調にあずかっているという結論が導かれるだろう．

　ヒトでは，小脳障害は随意運動の失調を伴う．つまり，なめらかさを欠く多くの断片に運動が分解される．典型的なケースでは，サルでの局所冷

却実験のところで述べたような，反応時間の延長やその他の徴候を伴っている．小脳疾患の運動異常の記述には，以下のように多くの用語が用いられる．

① 運動振戦（kinetic tremor）は，随意運動中に見られる振戦を示す．
② 企図振戦（intentional tremor）は，目標への腕の接近中に見られる大きな振戦を示す．
③ 姿勢振戦（postural tremor）は，四肢を一定の位置に維持する際に見られる．
④ 推尺異常（dysmetria）は，要求された最終的な位置への到達を不能にさせる．オーバーシュート（測定過大）とアンダーシュート（測定過小）がある．
⑤ 反復拮抗運動不全（dysdiadochokinesia）は，一定のリズムでの運動不能である．
⑥ 低緊張状態（hypotonia）は，受動的な関節運動に対する抵抗の減少である．

問題 15-❻
低緊張状態をメカニズムのレベルで定義しなさい．

---

⑦ 協同運動障害（asynergia）は，関節間の協調の障害である．これには，歩行と立位の疾患が含まれる（特に小脳の内側が損傷された場合）．

また，小脳疾患は，会話での不明瞭な発音や眼振（反復する眼球運動の急な回転）をもたらすように，顔面筋のレベルにおいても見られる．

小脳疾患患者では，腱叩打は，それに続いて関節がゆっくりと減衰しながら振動する，いわゆる振り子反射をもたらす．緊張性振動反射は抑制される．

問題 15-❼
小脳疾患における緊張性振動反射の抑制はどのように解釈できるか説明しなさい．

小脳疾患患者では，ある運動課題における学習障害（impaired learning）が見られる．類似の障害は，小脳冷却実験を行ったサルにおいても見られる．より具体的な例として，健康なヒトや動物では，視覚をゆがめるプリズム眼鏡をかけると，前庭動眼反射（頭部の運動中に眼球軸を一定の位置に維持するための反射）は，すばやく適応するが，この適応は小脳疾患では消失する．

小脳が学習（learning）の場であるかどうかという尽きることのない議論がある．小脳の規則的で比較的単純な細胞構築は，モデルの研究者にとっては魅力的なものである．学習はシナプス荷重の変化（個々のシナプスの効率）に基づいているとの仮定に基づいて，多くのモデルが提唱されている．この仮定は，とても自明のものとは言えないし，実際には間違っているかもしれない．

これらのモデルのいくつかは，物理学のホログラフィーの原理（holographic principle）に類似した原理に基づいている．すなわち，もし1つのシナプスに同時に異なる場所から2つの信号がやって来たとすれば，そのシナプスはその出来事を「記憶」し，その状態を永久に変化させる．例えば，登上線維は，プルキンエ細胞の平行線維からのシナプス伝達効率を変化させることができる（図15-12）．

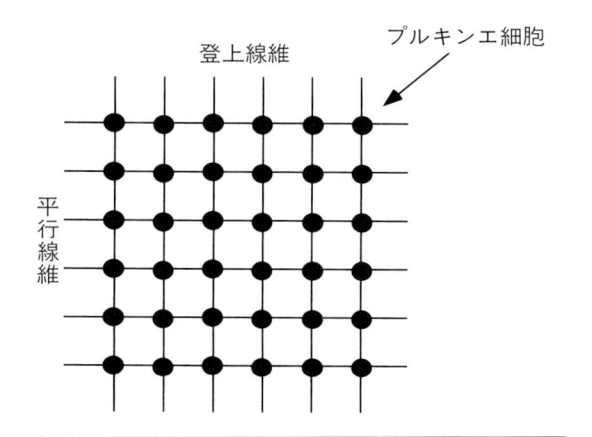

図15-12 もし，登上線維の1つの活動電位ともう1つ別の平行線維の活動電位が，プルキンエ細胞に同時にやって来たら，細胞は，シナプスの伝達効率を変化させる化学的メカニズムや後シナプスメカニズムによって，この出来事を「覚える」．

問題 15-❽
記憶がシナプス荷重に基づいているというのはなぜ非現実的なのか，その理由を説明しなさい．

● 第 15 章のまとめ

　小脳には，他の脳部位より多くのニューロンがある．小脳は，独特の規則的な細胞構築をもっている．ヒトの小脳には，2つの半球と虫部がある．3対の小脳核，すなわち，室頂核，中位核，歯状核が正中線に対して対称的に位置している．小脳脚と呼ばれる3対の大きな線維経路は，小脳と脳幹を結ぶ入出力線維を含んでいる．小脳への入力は，苔状線維と登状線維を通って，脳の諸核や脊髄からやって来る．この入力は，上行性および下行性信号が混じったものである．小脳の出力は，常に抑制性である．この出力は，前庭核や小脳核へ投射しているプルキンエ細胞によってもたらされる．小脳の損傷は，固縮，振戦，低緊張状態，推尺異常，そして協同運動障害などの重篤な運動失調を生じさせる．運動学習は，小脳損傷の場合には強く影響を受ける．小脳は，多関節や多肢の運動の記憶と協調というような幅広い機能に関係していると考えられている．

第16章

大脳基底核

◆ キーワード

大脳基底核の解剖学　　大脳基底核と運動制御　　パーキンソン病　　入力と出力
大脳基底核の機能異常　　ハンチントン舞踏病　　直接および間接ループ

　大脳基底核は皮質下の5つの大きな神経核で構成され，脊髄との直接的な入出力経路をもたない．随意運動制御における大脳基底核の重要性は，ほとんど臨床的観察によって推測されてきた．大脳基底核の疾患では，麻痺は見られないが，過剰な不随意運動から運動の欠乏や緩徐化までかなり異なる臨床所見を示す．これらの臨床的観察のために，大脳基底核は錐体路系（pyramidal system；皮質脊髄路）と平行し，独立して運動制御に関与していると考えられる錐体外路系（extrapyramidal system）の主要な要素であると，過去において考えられていた．

　しかし，この分類は十分なものではない．なぜなら，錐体路系と錐体外路系は互いに独立したものではないからである．むしろ，これらは，運動制御に協同して関与している．さらに，視床や赤核といったその他の脳部位も運動制御に関与しており，それらの損傷は運動障害をもたらす．

　大脳基底核の機能は，運動制御に限定されるものではない．大脳基底核は，認知や感情機能にも役割を果たしている．したがって，ここでは，脳がもつ多くの機能にとって重要な複雑系の一部としての大脳基底核について考察する．

1. 大脳基底核の解剖学

　大脳基底核のうちの3つの核は，大脳の深部，視床の外側部にある（図16-1）．系統発生学的に最も古い核は，旧線条体（paleostriayum）とも呼ばれる淡蒼球（globus pallidus）である．淡蒼球は内節（GPi）と外節（GPe）の2つの部分から成る．これらの部分は，他の脳部位と別々に結合している．尾状核（caudate nucleus）と被殻

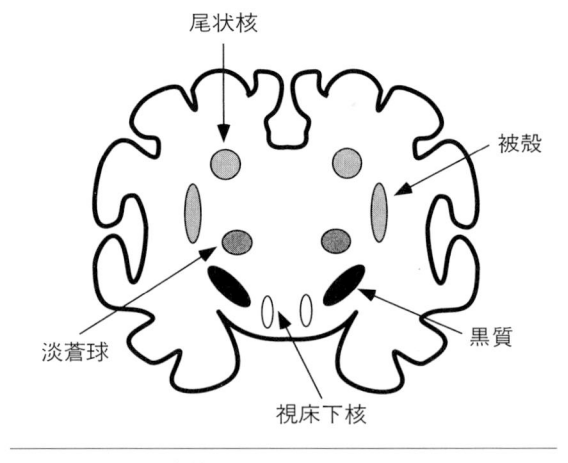

図16-1　大脳基底核は5対の組織，すなわち，淡蒼球，被殻，尾状核，視床下核，黒質から成る．

(putamen) という 2 つの核は，新線条体 (neostriatum；あるいは単に線条体 striatum) を形成し，内包 (internal capsule) によって互いに分けられている．大脳基底核の他の 2 つの核は，中脳にある視床下核 (subthalamic nucleus) と黒質 (substantia nigra) である．黒質はヒトの中脳では最も大きい核である．それは解剖学的に 2 つの部分に分けられる．背側部は緻密部 (pars compacta) と呼ばれ，腹側部は網様部 (pars reticulata) と呼ばれる．網様部と淡蒼球内節は，大脳基底核における主要な出力部である．

線条体は，ストリオゾーム (striosomes) とマトリックス (matrix) と呼ばれる部分で構成されている（これらは皮質ニューロンのカラム構造と類似している）．ストリオゾームは細胞が密に詰まった島状の部分であり，より大きな部分を占める比較的粗なマトリックスの中にある．

2．大脳基底核の入力と出力

大脳基底核は，主要な入力を大脳皮質から受けている（図 16-2）．さまざまな皮質領野からの入力は，完全に分離されたまま大脳基底核を含むループを巡る（これは時に局在性の原理 topographic principle と呼ばれる）．例えば，運動回路内において，腕，顔面や下肢の領域からの入力は，大脳基底核では終始分離されたままである．大脳基底核の出力の多くは，視床を通って大脳皮質へ戻る（図 16-3）．

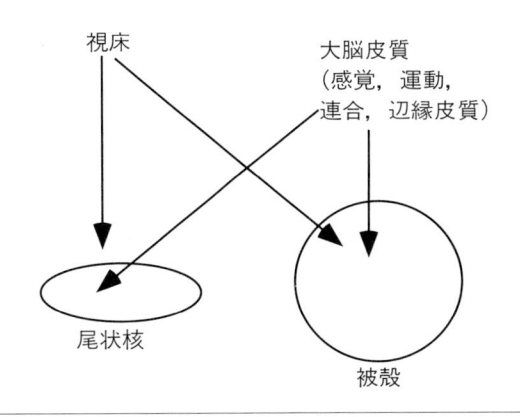

図 16-2 尾状核と被殻（線条体）は，大脳基底核へのほとんどの求心性入力の場である．入力の多くは，大脳皮質のさまざまな領野からやってくる．その他の入力は視床から来る．

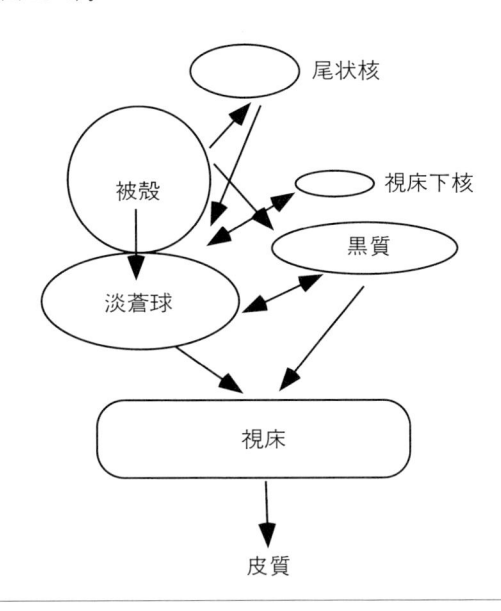

図 16-3 大脳基底核のすべての核は，相互に結合している．主要な出力（遠心性）経路は，淡蒼球（内節）と黒質（網様部）から発する．これらの核は視床に投射し，皮質に戻る．

大脳皮質ニューロンは，線条体ニューロンへ投射している．この投射は，グルタミン酸作動性 (glutamatergic) である．線条体ニューロンは，伝達物質として GABA (ガンマ-アミノ酪酸) を用いて淡蒼球と黒質網様部の両方へ投射する．淡蒼球内節と黒質への投射は，大脳基底核を通る直接経路 (direct pathway) を形成している．これらの構造のニューロンは，視床腹外側に直接的に投射し，そこから皮質へ戻る．淡蒼球外節への線条体投射は，間接経路 (indirect pathway) を形成する（図 16-4）．淡蒼球外節から視床への投射は，ごくわずかである．淡蒼球外節の出力の大部分は，視床下核へ直接向かい，それから淡蒼球と黒質へ（伝達物質としてグルタミン酸を用いる）投射し，続いて視床を経て大脳皮質へ至る．したがって，間接経路は直接経路が迂回する視床下核を通り抜けている．

また，淡蒼球外節と黒質から中脳への若干の投射がある．特に，上丘への投射は，眼球運動のコントロールに重要な役割を果たしている．

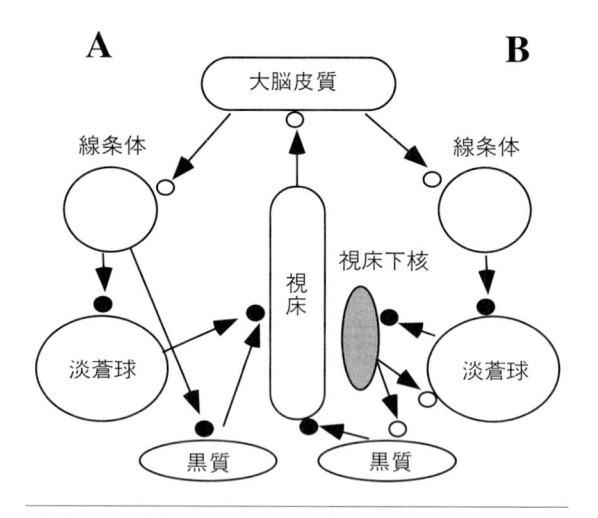

図16-4 大脳基底核を含む直接(A)および間接(B)ループ．直接経路は，大脳皮質ニューロンから線条体へ行き，それから淡蒼球と緻密部（黒質）の両方へ行く．そして視床へ行き，皮質に戻る．間接経路は，皮質から線条体へ行き，それから淡蒼球外節へ行く．そして視床下核（それから淡蒼球と黒質に投射する），視床を通って皮質に戻る．抑制性結合は黒丸で，興奮性結合は白丸で示される．

　GABA作動性投射は抑制性であり，グルタミン酸作動性投射は興奮性である．つまり，直接経路には，2つの興奮性結合と2つの抑制性結合があり，結果として皮質ニューロンを興奮させる（正のフィードバック，図16-4）．間接経路には，3つの興奮性および3つの抑制性投射があり，全体として皮質ニューロンへ抑制性効果をもたらす（負のフィードバック）．しかしながら，同一の皮質ニューロンが，直接および間接経路の両者の標的になっているかどうかは明らかではない．

問題 16-❶
間接ループが標的とする細胞が，直接ループが標的とする細胞の側方にあったとする．このような構造は，なぜ機能的に重要なのか？

　読者は，大脳基底核におけるもう1つの伝達物質であるドーパミン（dopamine）の役割に特に注目しなければならない．なぜなら，パーキンソン病は，ドーパミン作動性ループの機能異常に関係しているからである．大脳基底核内において

は，尾状核と被殻はドーパミン作動性入力のほとんどを黒質緻密部から受けている．標的ニューロン上のドーパミン作動性シナプスの位置から，その細胞が同じ皮質細胞への入力効果の調整役であると考えられる．実際には，ドーパミン作動性シナプスが，興奮性であるのか抑制性であるのかは明らかではない．しかし，直接経路の細胞には興奮性シナプス，そして間接経路の細胞には抑制性シナプスが存在する可能性がある．

問題 16-❷
どのようにして，同一の伝達物質が，あるニューロンへは興奮性，他のニューロンへは抑制性となるのか？

3．大脳基底核が関わる運動回路

　図16-5は，さまざまな皮質領野から発し，大脳基底核と視床を通り，大脳皮質へ戻って終わる主な経路を示している．大脳基底核への入力は，運動野，運動前野，補足運動野，体性感覚野，そして上頭頂葉皮質（体性感覚野の背側部にある）などのさまざまな皮質領野から発している．体性感覚野から被殻への投射は，体部位局在性を示す．すなわち，被殻表面にもまた1つの小人図を見ることができる．この体部位局在性は，被殻から淡蒼球の内節と外節の両方に対する投射の中で維持されている．直接および間接ループは，両方とも大脳基底核の運動回路に関係している．それらはいずれも，視床ニューロンを介している．皮質に対する視床投射の大部分は，運動前野と補足運動野に向かっている．これらの領野同士は相互に結合しており（ほとんどは抑制性），また運動野とも結合している．そして，それらのすべては，脳幹の運動中枢や脊髄に直接投射している．

　大脳皮質の体性感覚野と運動野の大部分は，線条体マトリックスに広範囲に投射している．一方，多くのストリオゾームは辺縁系（limbic

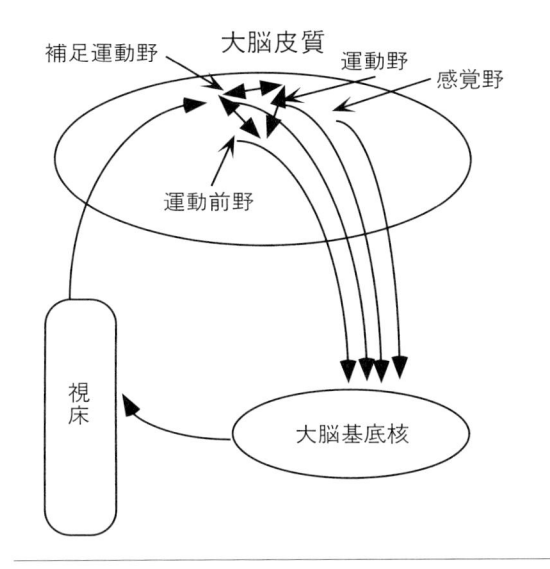

図 16-5 さまざまな大脳皮質領野から発し，大脳基底核を含む主な経路．直接および間接ループは，両方とも大脳基底核の運動回路に関与している．皮質への視床投射の大部分は，運動前野と補足運動野に向かっている．これらの領野は，互いに結合（ほとんど抑制性）をもち，運動皮質とも結合する．これらすべては，脳幹と脊髄に直接に投射している．

structures）からの入力を受けている．辺縁系は，視床下部，脳弓，海馬，扁桃核，そして大脳皮質の帯状回を含み，注意や感情（第 13 章を参照）などの行動要素に関わっていると考えられていることを思い出そう．辺縁系からの投射を受けるストリオゾームは，中脳のドーパミン作動性細胞へ投射し，続いて中脳ニューロンは，マトリックスとストリオゾームに投射を送り返す．後者の投射は，同じニューロンへの皮質性入力効果を調節している．したがって，このサークルにより，注意や感情要因に基づいて，脳は大脳基底核の運動ループの伝達効率を変化させることができる．

4．運動中の大脳基底核の活動

少なくとも淡蒼球や黒質網様部には安静時にもニューロン活動（50～100 Hz の周波数）が確実に存在するが，大脳基底核の他の部位にはニューロン活動はほとんど見られない，ということが動物での研究で明らかにされた．淡蒼球内節のニューロンは，一定の比較的速い頻度で発火している．一方，淡蒼球外節は，群発性の高周波数の発火を示す．

> **問題 16-❸**
> 淡蒼球のニューロンが安静時に高い頻度で活動している機能上の理由を示しなさい．

大脳基底核のニューロンの多くは，身体の対側の随意運動中には，その発火頻度は相動的に変調される．これらのニューロンの中のあるものは，その発火頻度が，速度や力や大きさなどの運動についての変数との相関を示す．しかしながら，他のニューロンの発火パターンは，運動と前後関係の両方に依存している．

大脳基底核細胞の発火パターンの変化は，かなり遅延して生じるという重要な特徴をもっている．したがって，反応時間課題においては，大部分の細胞は，運動開始後にその発火を変化させる．運動野の多くのニューロンは，運動開始に先立ってその発火を変化させることに注意しよう．したがって，大脳基底核のニューロンは，このような実験条件下では運動を開始させるのではなく，すでに行われている運動の制御により深く関係していると結論することができる．

大脳基底核ニューロンのもう 1 つの重要な性質は，その発火が運動の遂行に必要な力よりも運動方向により密接に相関していることである．

> **問題 16-❹**
> 皮質や小脳のニューロンの集団ベクトルの研究と同様の研究を大脳基底核のニューロン集団のベクトルで行ったら，どのような結果になるか？

運動制御における大脳基底核の機能については，いくつかの仮説がある．
① 大脳基底核は，運動系（例えば運動野皮質）を脱抑制し運動の開始を促す．

② 大脳基底核は，常に存在する姿勢活動を停止させる．そして随意運動の開始を促す．
③ 大脳基底核は，運動の断片を配列したり，さまざまな運動に関係する．
④ 大脳基底核は，運動に関連する多くのことを同時並行して行う．

問題 16-❺
これらの仮説のうち，どの仮説が他の仮説より有望（あるいは，そうでない）か？ それはなぜか？

5．大脳基底核損傷の影響

【動物での研究】大脳基底核は脳組織の深部に位置しているので，周辺部位や神経経路に影響しないで破壊することは非常に困難である．したがって，動物で観察されたことの多くは，そのまま鵜呑みにしてはならない．淡蒼球の局所的な破壊（通常，局所冷却 local cooling や神経毒によって行われる）は，パーキンソン病（Parkinson's disease）患者にかなり類似した運動障害をもたらす．具体的には，動物は反応時間が遅延し，運動時間が著しく遅延し，運動の大きさが減少し，運動の軌道がばらつき，そして一般には単純な運動中に拮抗筋の同時収縮が見られるようになる．運動進行中の淡蒼球の刺激（つまり，そのニューロンが発火を変化するとき）は，運動の持続時間の変化とそれに伴う筋電図パターンの変化をもたらす．このことは，大脳基底核ニューロンの遅延した発火でさえ，すでに進行中の運動を変化させ得ることを意味している．

比較的最近，ヒトでパーキンソン病と非常に類似した徴候をもたらす神経毒薬物が発見された．この薬物（MPTP）により研究者は，実験的にサルに「パーキンソン病」を発症させることができ，さまざまな実験的治療効果の研究を可能にした．特に，MPTP は，淡蒼球内節での安静時のニューロン発火の増加と淡蒼球外節での安静時のニューロン発火の減少をもたらす．さらに，淡蒼球のニューロンは，末梢性入力に対する反応を増大させる一方で，さまざまな入力に対する選択性を消失させる．

【ヒトでの大脳基底核疾患】最もよく知られている大脳基底核機能異常の疾患は，パーキンソン病である．詳細については後述する．ここではパーキンソン病の4つの基本症状について述べる．それは大脳基底核の損傷の影響や動物でのMPTPの効果と類似している．4つの症状とは，

① 運動緩徐（bradykinesia；反応時間の延長を含む運動の緩徐化）
② 振戦（tremor；4～6 Hz の周波数での不随意な振戦運動）
③ 固縮（rigidity；外力による関節運動に対する抵抗の増加）
④ 姿勢障害（postural deficits）

これらの症状が組み合わさって，パーキンソン病患者の運動のすべてのパターン，すなわち，足を引きずる歩行，前傾姿勢，手の震え，そして緩徐で多くは無意味な随意運動などに影響している．

大脳基底核は，その重量が脳の総重量の約0.5％しかないのに，脳内の総ドーパミン量の約80％を含有している．したがって，大脳基底核は最も顕著なドーパミン作動性活動を行う部位である．パーキンソン病は，ドーパミン作動性活動の劇的な減少に関係しており，一般には血液脳関門を通過できるドーパミン前駆体である薬物（L-dopa）で治療する．

問題 16-❻
L-dopa が血液脳関門を容易に通過できることから，何が言えるか？

大脳基底核内，および大脳基底核と他の脳部位との間の結合についての知識から，ドーパミンの不足によってもたらされる結果について推測する．黒質緻密部は線条体のドーパミン作動性支配

を有している（図16-6）．したがって，ドーパミンの不足は，淡蒼球内節のドーパミン作動性興奮の減少（直接経路のわずかな活動）と淡蒼球外節の抑制の増大をもたらす．間接経路を介して，淡蒼球外節の活動の減少は，視床下核の脱抑制（活動の増大）と，結果的に淡蒼球内節のさらなる興奮をもたらす．結果として，視床の皮質への絶対的出力は減少する．これはパーキンソン病における運動の緩徐化と欠乏を説明することになる．

【舞踏病とバリスム】舞踏病とバリスムは，運動過多（hyperkinesia）の例である．すなわち，過剰な運動が特徴の疾患である．舞踏病はハンチントン病（Huntington's disease）の主要な症状であり，不随意，不規則で無目的な運動を生じさせる．このような運動は，バリスムの症状に比べると，比較的緩徐で小さなものである．他の症状として，徐々に理解しにくくなってついには完全に停止してしまうタイプの構音障害や，ゆがんだ表情などがある．認知機能と判断力の悪化もその症状である．ハンチントン病の初期での病理学的分析は，線条体から淡蒼球外節へのGABA/エンケファリン投射の選択的な消失を示している．これは，淡蒼球外節の脱抑制と視床下核（間接経路）の抑制増大を生じさせる．視床下核の出力が小さくなると，淡蒼球内節の抑制性出力が小さくなり，皮質への視床出力の脱抑制をもたらす．これが舞踏病の原因と考えられている．

バリスム（もし疾患が身体の一側に限定されているなら，ヘミバリスム）は，視床下核の損傷の結果であり，対側肢の制御不能な激しい運動が特徴である．バリスムと舞踏病の運動は，かなり類似したものである．

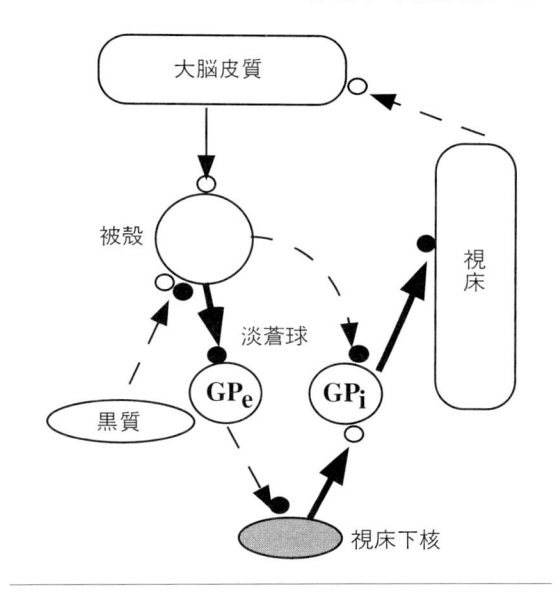

図16-6 ドーパミンの欠乏は，直接および間接経路両方の活動変化のために，視床から皮質への入力の減少をもたらす．破線は弱い結合を，太線は強い結合を示す．

問題16-❼
バリスムは視床下核の機能異常によって起こることを，どのように説明するか？

【捻転ジストニア】捻転ジストニアは，頸部，胴体，あるいは四肢が，ねじられたような姿勢で持続するのが特徴の疾患である．斜頸と呼ばれる頸部への影響が最もよく見られる．その他しばしば見られる捻転ジストニアは，いわゆる書痙と呼ばれるもの（英語では「作家の痙攣」「音楽家の痙攣」「タイピストの痙攣」ともいう）で，その症状は片方の肢に限られ，特に精密な運動に影響する．捻転ジストニアはほとんどの場合，脳に異常は見られない．しかし，大脳基底核の病巣に関係のある症状の場合もある．

● 第16章のまとめ

　大脳基底核は，淡蒼球，尾状核，被殻，視床下核，そして黒質を含む5対の皮質下の神経核から構成される．直接および間接の2つのフィードバック・ループが，大脳基底核を通して視床と運動野を結合している．随意運動における大脳基底核の役割は，明らかではない．おそらく，運動の開始と断片的な運動の連続化の処理過程の機能を担っている．大脳基底核の機能異常は，運動減少と運動過多の重篤な運動障害をもたらす．パーキンソン病は，黒質で産成されるドーパミンの減少に関係している．ハンチントン舞踏病とバリスムは，線条体から淡蒼球外節へのGABA/エンケファリン投射の選択的消失が関係している．また，大脳基底核はジストニアにも関係する．

第 17 章

上行路と下行路

◆ キーワード

神経経路の基本的性質　後索路　錐体路　体部位局在性　脊髄視床路　赤核脊髄路
感覚路　脊髄小脳路　前庭脊髄路　脊髄への入力　脊髄網様体路　網様体脊髄路
運動路　脊髄固有路

1．神経経路の基本的な性質

この章では，感覚情報が末梢から脊髄と脳へどのように伝達されるのか，また，運動指令信号が，末梢や筋肉へどのように送り返されるのかについて考察する．

中枢神経系における情報伝達の一般的な速度は，毎秒数 10 m 程度である．したがって，それによって生じる遅延時間は無視できるものではなく，ある種の行動，特にすばやい運動においては，その進行を妨げるものになり得る．しかし，これでもこの速度は，有髄神経線維をもつ哺乳類では，爬虫類よりもずっと速いのである．

そこで，20 世紀の最も偉大な科学者の 1 人であるベルンシュタイン（Nicholai Bernstein）は，以下のジョークを示した．「恐竜は初期の哺乳類に生きたまま食べられて絶滅してしまった．なぜなら，不幸にも，恐竜が嚙まれていることを感じ，それに反応する間に，哺乳類は肉に嚙みつき，逃げるのに十分な時間があったからである」と．

問題 17-❶
活動電位の伝導速度が毎秒 5 m であるとすると，体長 20 m（後肢の足先から脳まで）の恐竜は，嚙みつかれてからどれくらいでそれを感じることができるか？

個々の神経路は，個々の機能に一致していないことを知っておくことが重要である（図 17-1）．感覚や運動など，それぞれの機能系は，解剖学的

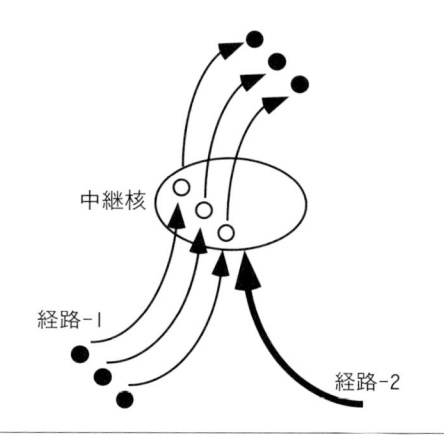

図 17-1　中枢神経系内の経路の典型的特徴には，シナプス中継の存在，異なる経路からの情報の統合，および体部位局在性がある．

に種類が異なる多くの経路が運ぶ情報を利用している．その機能系が関与する活動の種類が変われば，これらの経路の働きもそれに応じて変化する．機能系のこの特徴は，個々の系のシナプス中継は，単に入ってくる情報を伝達するだけではなく，情報を処理しているという事実と密接に関係している．中継核はいくつかの入力を受けているだろうから，個々の経路を通ってくる情報は，処理され統合される．最もよく知られた中継点は視床であり，感覚と運動の両方の情報を受け取り，それを処理し大脳皮質へ送っている．

　感覚路は，中枢神経系全体に見られる体部位局在性と呼ばれる特徴を示している．この特徴は，隣同士の受容器細胞は，中継核の隣同士の細胞に投射し，引き続いて他の中継核でも隣同士の細胞に投射し，最後は対応する皮質の感覚野でも隣同士の細胞へ投射していることを意味している（図17-1）．同様に，運動野（あるいはその他の脳部位）の隣同士の細胞から発する下行（運動）路は，隣同士の身体部位の運動を制御する筋を収縮させる脊髄運動ニューロンに投射している．結果として，中枢神経系には多くの運動地図（motor maps）と感覚地図（sensory maps）が存在する．体部位局在性の乱れは，脳内の中枢性結合において見ることができる．

2．脊髄への求心性入力

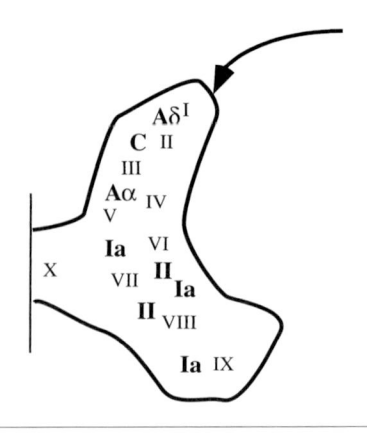

　話を末梢側から始めることにする．感覚（求心性）線維は，後根を通って脊髄に入る（図17-2）．そのいくつかは，脊髄の入り口で側枝を出し上行性と下行性の側枝になって，隣接の脊髄節でシナプス結合する．太い線維は，通常，灰白質のより深部にシナプス結合する．例えば，筋からの一次求心性線維はレクシード（Rex）層のⅤ層からⅨ層のいずれかに至る．侵害受容（タイプC）に関わる最も細い無髄線維は，浅いレクシード層のⅠ層とⅡ層に至る．その他の線維は，図17-2に示すように中間層に至る．

図17-2 求心性線維は，後索を通って脊髄に入る．細い無髄線維（Aδ，C）はレクシード層のⅠとⅡに至る．太い感覚線維はⅢ-Ⅳ層に，一方，筋感覚求心性線維（Ia，Ⅱ）はⅤからⅨ層のいずれかに至る．

問題17-❷

図17-2をもとに，どの線維が α 運動ニューロンへの単シナプス結合をしているのかを示しなさい．

3．後索路

　脊髄の後索は，脊髄神経節内の感覚ニューロンから脳へ情報を送っている（図17-3）．これらのニューロンは，中枢の側枝が後索路（dorsal column pathway）に入るT型の軸索を有している．詳しく言うと，後索路には主な筋感覚求心性線維の軸索がある．これらの線維は直接，感覚細胞から発するので1次求心性線維（first-order afferent fibers）と呼ばれる．

　また，後索路は，2次感覚ニューロン（second-order sensory neurons），すなわち，感覚情報を受け取り，処理し，処理済みの情報を脳へ伝える脊髄ニューロンの軸索も含んでいる．後索路を走行する軸索をもつ他のニューロン群は，脊髄節間の情報伝達を行っていて，脊髄固有ニューロン（propriospinal neurons）と呼ばれる．これらのニューロンの中には，軸索を延ばす1次感覚

4. 脊髄頸髄路

　脊髄頸髄路は，触覚に関する情報と，侵害情報を伝える2次感覚ニューロンの軸索を含んでいる．この経路は，第1および第2頸髄のニューロン群を構成する頸髄核に至る．これらのニューロンは，内側毛帯を経て後外側腹側核へ上行する頸髄視床路を形成する．脊髄頸髄路はネコにおいて顕著であり，サルやヒトでは小さい．しかし，次にあげる経路は，ヒトではたいへん顕著なものであり，ネコではずっと小さい．

5. 脊髄視床路

　脊髄視床路は，灰白質の背側と中間部に細胞体が位置するニューロンの軸索で構成されている．軸索は，髄節レベルで正中線を交叉し，腹外側索で脊髄の対側を走行している（図17-4）．脊髄視床路は，触，圧，温度，および痛みの感覚を伝える．その軸索は，延髄と橋を通り，視床の後外側腹側核に至る．その線維は，途中で網様体へ側枝

図17-3 脊髄後索は，脊髄神経節の感覚ニューロンからの情報を脳へ送る．後索路の上行性線維は，延髄の楔状束核と薄束核に至る（触覚）．これらの信号は，延髄から内側毛帯を経て視床の後外側腹側核に至る．この途中で，内側毛帯は正中線を交叉する．関節受容器とⅠ群筋受容器は背側側索を走行し，内側毛帯に入る前にZ核で中継される．

細胞があり，側枝の1本を他の脊髄節へ送る．
　後索路の上行性線維は，延髄の楔状束核（cuneate）と薄束核（gracilis）に至る．下肢からの求心性線維は，薄束を通って薄束核に至る．一方，腕からの求心性線維は，楔状束を通って楔状束核に至る．これらの信号は，延髄から内側毛帯（medial lemniscus）を経て視床の後外側腹側核（ventroposterior-lateral nucleus）に至る．この途中で，内側毛帯は正中線を交叉するので，身体の左側から来た信号は，右の後外側腹側核が受け止める．

問題 17-❸
右の薄束核と右の後外側腹側核の両方の損傷は，どのような感覚障害をもたらすか？

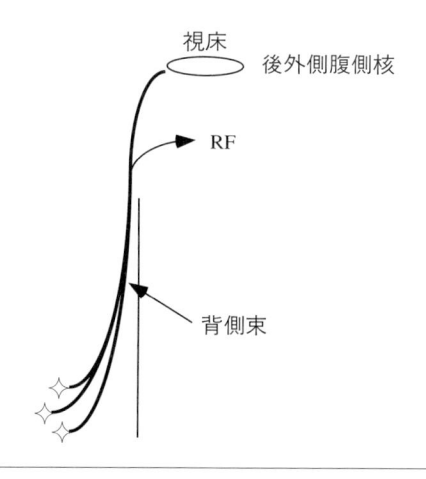

図17-4 脊髄視床路は，灰白質の背側および中間部に細胞体が位置するニューロンの軸索から成る．軸索は，髄節レベルで正中線を交叉し，腹外側索で脊髄の対側を走行する．この経路は，触，圧，温度，および痛みの感覚を送る．その軸索は，視床の後外側腹側核に直接至り，途中で網様体（RF）へ側枝を送る．

を送っている．

前述した3つの経路は，脳の感覚の中枢である視床に感情情報を送っている．情報はそこでさらに処理されて，大脳の皮質へ送られる．

6．脊髄小脳路

小脳は，いくつかの経路によって末梢の感覚受容器からの情報を受けている．これらの経路には，背側（後），腹側（前），吻側の脊髄小脳路，楔状束核小脳路，および脊髄オリーブ小脳路が含まれる（図17-5）．

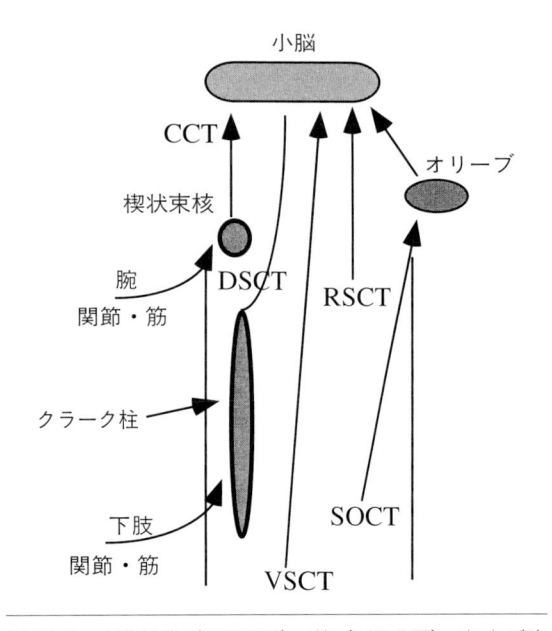

図17-5 小脳は後（DSCT），前（VSCT），および吻側（RSCT）小脳脊髄路，楔状小脳路（CCT），および脊髄オリーブ小脳路（SOCT）によって末梢感覚受容器からの情報を受ける．

筋肉や関節受容器からの速い伝導速度の求心性線維（IaとIb群線維）は，背側核あるいはクラーク柱で脊髄ニューロンに単シナプス結合している．クラーク柱は，ヒトではT1からL2の脊髄節にかけの脊髄背側面にある．クラーク柱のニューロンの伝導速度の速い有髄線維は，後脊髄小脳路の大部分を形成している．また，この経路は皮膚触覚と圧覚受容器，および筋紡錘2次終末からの投射を受けている．しかし，筋受容器や皮膚受容器からの情報の収束は見られない．クラーク柱にあるニューロンの受容野は，かなり小さい．言い換えれば，それらは位置に特異的（また同様に感覚の種類に特異的）な情報を伝えている．クラーク柱は，T1レベルだけから始まっている．つまり，後脊髄小脳路は，前肢からではなく，後肢からの情報のみを伝えることに注意しよう．クラーク柱のニューロン軸索は，脊髄の同側の柱を走行している．前肢において，後肢の後脊髄小脳路と基本的に同じ性質をもつ類似経路は，楔状束核小脳路として知られている．末梢からの求心性線維は，小脳に軸索を送っている楔状束核に投射している．

前脊髄小脳路および吻側脊髄小脳路には脊髄ニューロンの細い軸索があり，それは主には屈曲反射求心性線維からの入力を受け，そして，わずかに1次筋感覚求心性線維入力も受けている．広範囲にわたる収束の結果，これらの経路の中で情報は，さらに混合される．前脊髄小脳路は，後肢（脚）からの情報を伝え，吻側路脊髄小脳は前肢（腕）からの情報を伝えている．前脊髄小脳路の軸索は，正中線を交叉し，対側の側索束を上行する．一方，吻側脊髄小脳路の軸索は，交叉しない．

下オリーブ核は直接的（脊髄オリーブ路を介して）にも間接的（後索核を中継して）にも脊髄求心性線維からの情報を受けている．下オリーブ核のニューロン軸索は，対側の小脳核へ投射し，登上線維として小脳皮質に至る．

7．脊髄網様体路

脊髄網様体路は，脳幹まで脊髄視床路と並行して走行している．そこで脊髄網様体路の軸索は，延髄と橋で網様体のニューロンの樹状突起にシナプス結合する．外側網様体核は，主に体部位局在性投射である屈曲反射求心性線維を受けて，軸索を小脳核と小脳皮質に（苔状線維として）送っている．

脊髄前庭および脊髄視蓋の投射は，比較的少ないと考えられており，その機能はよくわかっていない．

このように，ほとんどの脳への上行路は，視床あるいは小脳に終わり，処理された末梢情報を他の脳部位へ送っている．最終的には，感覚情報や，時に漠然と「意志」や「意図」と表現される脳内処理過程に基づいて，末梢への指令を生成する決断がなされる．次に，運動の実行器官である筋肉への指令を送る経路について考えることにする．

8. 錐体路

錐体路（pyramidal tract）は，おそらく神経生理学者が大好きな下行路であり，他のすべての下行路の注目度を集めたものよりもさらに多くの注目を受けてきた．錐体路の名称は，その線維が延髄錐体（medullary pyramid）を走行することに由来している．ヒトの錐体路は，約100万本の線維から成っている．そのほとんどは有髄線維（90％以上）で，さまざまな速度で伝導している．これらの線維の2％だけが50 m/s以上の伝導速度である．

問題 17-❹
最も速い伝導速度をもつ錐体路中の2％の線維の直径の範囲はどれくらいか？

錐体路（図17-6）は，2つの主要な軸索群から成る．1つの群は，脊髄へ下る皮質ニューロンの軸索を含んでいる．この軸索は皮質脊髄路（corticospinal tract）として知られている．線維の一部は，錐体を通過する際に，あるいはいくぶん早めに錐体路から離れ，脳神経の運動核を支配している．これらの線維は，皮質延髄路（corticobulbar tract）と呼ばれている．

サルでは，錐体路の約60％は前頭葉皮質の運動野から発していて，40％は1次体性感覚野と側頭葉から発している．錐体路を走行する軸索のニューロン細胞体は，ほとんど皮質の第5層に位置しており，特に，巨大な円錐形のベッツ（Betz）細胞を含んでいる．

錐体路線維のほとんどは，脳幹レベル（錐体交叉 decussation of pyramids）で身体の正中線を交叉し，対側の脊髄の背外側柱を通って，すべての脊髄節に向かう．ごく一部の線維は，正中線を交叉せず，脊髄の腹内側部を下行する．非交叉線維のほとんどは，体幹の回旋に関与する体幹筋を支配している．錐体路のこれら2つの部分は，外側皮質脊髄路（lateral corticospinal tract）および前皮質脊髄路（ventral corticospinal tract）として知られている．

皮質脊髄ニューロンは，α運動ニューロン，γ運動ニューロン，レンショウ細胞，Ia介在ニューロン，および他の介在ニューロンを含む多くのさまざまな脊髄ニューロンに投射している．ネコでは，錐体路軸索のα運動ニューロンへの単シナプス結合は，ほとんどない．このような結合は，特に前肢や手の筋を制御している運動ニューロン群をもつ霊長類で多い．ヒトでは，経頭蓋的

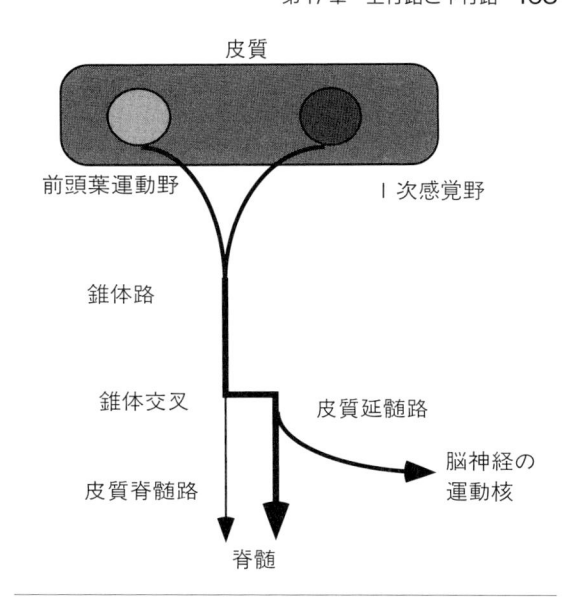

図17-6 錐体路は，2つの主要な軸索群から成る．第1グループの軸索は，脊髄を下行する（皮質脊髄路）．一部の軸索は錐体路を離れ，脳神経の運動核を支配している（皮質延髄路）．

刺激法で，身体中の多くの筋への皮質脊髄路の投射が研究された．その結果，皮質脊髄路は，事実上すべての筋の α 運動ニューロンに単シナプス結合していることが示唆された．

> **問題 17-❺**
> ヒトの皮質脊髄路の投射の研究をするとき，ある細胞から他の細胞への投射が単シナプスであるかどうかを，どのようにして決定するか？

9．赤核脊髄路

脊髄を下行する赤核ニューロンの軸索は，赤核脊髄路（rubrospinal tract）を形成している（図17-7）．この経路は，ネコでよく調べられているが，ヒトではあまり研究されていない．赤核脊髄路は，120 m/s（錐体路より速い）までの広範囲な伝導速度に相当するさまざまな直径の軸索から成る．この経路は，その起源の近くで正中線を交叉し，小脳中位核，オリーブや前庭核を含むその他の脳部位へ側枝を出しながら，対側の脳幹を下行する．脊髄において，赤核脊髄路は，外側皮質脊髄路のやや外腹側に位置している．実際に，脊髄介在ニューロンの一部は，両経路からの入力を受けている．

ネコの赤核への電気刺激は，2ないし3シナプス性に対側の屈筋運動ニューロンの興奮，および伸筋運動ニューロンの抑制を引き起こす．ネコでは α 運動ニューロンへの単シナプス結合はないが，サルや，おそらくヒトには存在している．

赤核は，随意運動制御にたいへん重要な役割を果たしているものと考えられる．アメリカの神経生理学者であるホーク（Jim Houk）は，運動制御に関して以下に示すような1つの仮説を提唱した．すなわち，赤核は，脊髄に対して「理解できる」運動指令の形成過程にとってきわめて重大な部位である，というものである．赤核への主な入力は，同側の歯状核から来ている．一方，その出力はオリーブを経て小脳皮質へ至る．したがって，赤核は，小脳-赤核-オリーブ-小脳ループの一部である．

10．前庭脊髄路

前庭脊髄路に関するほとんどすべての知見は，ネコの実験によるものである．ダイテルス核（または外側前庭核とも呼ばれる）から外側前庭脊髄路（lateral vestibulospinal tract）が発している（図17-8）．これらの軸索は脊髄腹外側柱を同側性に

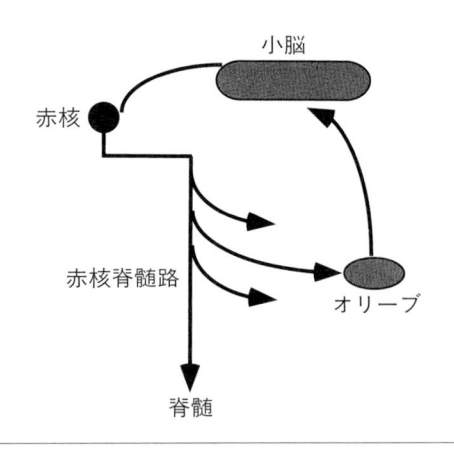

図17-7 赤核脊髄路は，その起源近くで交叉し，小脳の中位核，オリーブや前庭核を含む脳部位へ側枝を送っている．これは，小脳-赤核-オリーブ-小脳ループの一部である．

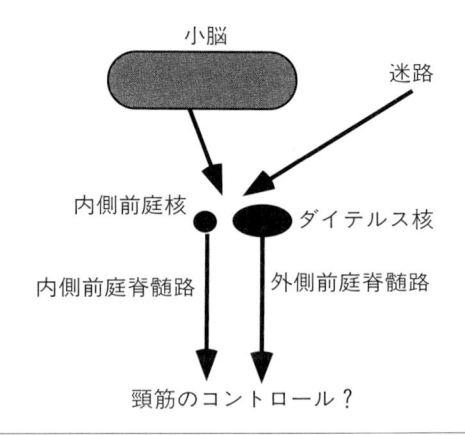

図17-8 前庭核は，小脳と迷路から主要な入力を受けている．ダイテルス核から外側前庭脊髄路が発し，内側前庭核から内側前庭脊髄路が発している．

走行し，脊髄のⅦ層とⅧ層に終わる．その他の小さな経路は内側前庭脊髄路（medial vestibulospinal tract）で，主に内側前庭核のニューロンの軸索から成っている．前庭核は，主に迷路と小脳からの入力を受けている．前庭脊髄投射は，頸筋の制御に重要な役割を果たすと考えられ，前庭核から，頸筋を制御する運動ニューロンへの単シナプス結合が発見されている．

11．網様体脊髄路と他の下行性経路

　網様体脊髄路は，内側被蓋域（medium tegmental field；延髄網様体の1つの領域）から発している．この領域には巨大細胞核（gigantocellular nucleus），副巨大細胞核（paragigantocellular nucleus），および橋網様体核（pontine reticular nucleus）がある．この経路の主要な部分は，脊髄の同側前索（ipsilateral ventral funiculus）を下行している．他の下行性経路と違って，網様体脊髄路には体部位局在性はない．この経路は，脊髄のⅦ層とⅧ層でシナプス結合する．また，皮質脊髄路や赤核脊髄路とともに後外側索を走行する交叉性の網様体脊髄路もある．網様体脊髄路は，驚愕反応をもたらすと考えられている．この反応は，予期しない大きな音に対する反応時に見られ，150 ms程度のさまざまな潜時をもった，顔面，体幹，四肢など，多くの筋の短時間の収縮から成る．

　その他の2つの経路について述べる．視蓋脊髄路（tectospinal tract）は，上丘のニューロンから発する．これは中脳で交叉し，ほとんど頸髄レベルで終わり，おそらく頸筋の制御に関与している．上丘は，皮質視覚野から主に入力を受けている．したがって，この経路は視覚刺激に関連して，頭部方向を調節する役割を果たしているものと考えられる．

　間質脊髄路（interstitiospinal tract）は，中脳吻側部の間質核から発する．前庭脊髄路と同じ脊髄領域に至る．

12．脊髄固有路

　定義によれば，脊髄固有路は，ある脊髄節に細胞体を有し，他の脊髄節に至る軸索を有するとされている．これらのニューロンのいくつかは，比較的短い軸索をもち，例えば，頸髄や腰髄膨大部内で，近接する脊髄節へシナプス結合している．その他のニューロンは，遠い脊髄節に向かう長い軸索を有している．

　ほとんどの脊髄固有ニューロンは，末梢からの強い入力と，上位脊髄から比較的弱い入力を受けている．最もよく研究されている例外は，C3/C4脊髄レベルに細胞体を有する脊髄固有系で，その軸索は，脊髄を下行し，ほとんどがC6-T1レベルに投射している．一部の軸索は腰髄部に向かい，そこで前肢・後肢の筋活動を調整している可能性がある．この系は，強力な単シナプス皮質脊髄路投射と他の下行経路からの弱い興奮性投射を受けている．この系のニューロンは，前肢（腕）のさまざまな筋を制御している運動ニューロンへ投射している．したがって，シナジー（synergy），つまり，多数の筋の協調した収縮の構成に関与している．また，C3/C4脊髄固有ニューロンは，末梢求心性線維と上位脊髄系の両方からの入力を受けている抑制性介在ニューロンからの投射を受けている．

● 第 17 章のまとめ

　神経路は，中枢神経系内の核間における情報の交換と統合の手段を提供している．神経路は体部位局在性を示すが，これは中継核を通して保持され，多くの運動地図と感覚地図につながる．求心性（感覚）情報は，後根を通して脊髄に入り，後索路，脊髄視床路，脊髄小脳路，および脊髄網様体路を経て脳へ送られる．視床は，感覚情報を大脳皮質を含む他の部位へ送っている．下行路は，錐体路と錐体外路を通して運動信号を送っている．錐体路は，皮質脊髄路と皮質延髄路の線維を含んでいる．これらの線維のほとんどは，脳幹レベルで正中線を交叉する．非交叉性線維は，おもに体幹の回旋筋を支配している．その他の重要な下行路は，赤核脊髄路，前庭脊髄路，および網様体脊髄路である．赤核脊髄路は，随意運動制御のための重要なシステムの一部を形成していると考えられている．前庭脊髄路の投射は，頸筋の制御に重要な役割を果たしていると考えられている．脊髄固有路は，脊髄節間の情報交換に関与している．

第18章

記憶

◆キーワード

記憶のタイプ　パブロフ説　可塑性　慣れと反射　記憶のニューロン/シナプス仮説
海馬　学習　記憶の検索　コルサコフ症候群　条件反射　脊髄の記憶

　記憶のメカニズムが，随意運動の研究者の興味の中心になることは稀である．これは驚くべきことである．というのは，大部分の運動制御仮説は，記憶の側面を暗黙のうちに，あるいは確かなものとして含んでいるからである．ある人が目標を見ないで，その目標へのリーチング動作を行うとき，その人は効果器への適切な指令を生成するため，あるいは運動が不正確だった場合には，これらの指令を修正するために，間違いなく記憶（および進行中の運動感覚情報）に頼っている．熟練運動やその運動学習過程にとって記憶の重要性は明らかである．しかしながら，多くの運動制御仮説において，記憶は「上位中枢」からもたらされる．理解を超越しているが信頼に足る外的要素と考えられている．残念ながら，この悲観的な見解は，真実に近いものである．しかし，この章では，いくつかの記憶の側面を，構造に関する第III部から行動に関する第IV部への過渡的なものとして考察していく．

　記憶（memory）と名づけられる現象には，2種類ある．第1グループの記憶（記憶-1）は，ある出来事が終わったあと，しばらくの間，その出来事の痕跡を留めることを意味している．この定義に従えば，地面から小石を拾ったとき，地面のくぼみはその小石の記憶-1を表している．明らかに，日々の生活の多くの現象はこの基準を満たし，生物と無生物の両方に関する現象を含んでいる．第2グループの記憶（記憶-2）は，記憶検索の能動的過程の可能性を意味している．すなわち，過ぎ去った出来事の痕跡はあるが，それがはっきりせず，思い出すには努力や特定の刺激が要求される．この定義に従えば，兵士の顔面の傷は，それ自体は記憶-2ではなく（これは記憶-1），彼の顔に傷を与えた出来事を思い出すことが記憶-2に相当する．研究者がヒトの記憶について語るとき，一般的には，情報の選択，貯蔵，再生に関する第2グループの記憶を示している．

　2種類の記憶の違いは，明確ではない．おそらく，生物対無生物によって分けられるほど単純ではない．例えば，中枢指令に対する筋肉の反応は，その筋肉の以前の収縮，すなわち，過去の出来事に依存しているかもしれない．これは記憶-1なのか，それとも記憶-2なのだろうか？　一方，どのような種類の記憶がコンピュータのハードドライブに備わっているのだろうか？　RAMについてはどうだろうか？

1. デカルトの二元論と記憶の細胞機構

　学習と記憶の現象を論じる2極の立場がある．第1は，デカルトの二元論（Descartes' dualism）である．デカルト（Rene Descartes）は，心（記憶-2のように，学習し，記憶することができる心のすべての特質）を身体から独立した人間の特質と考えた．この場合，身体とは人間の中の心以外の物質的な要素すべてを意味する．第2の立場は，還元論であり，人間の行動のすべての特徴は，ニューロンやその結合（シナプス）の測定可能な物理的特性に明確に反映される，と考える立場である．還元主義によるアプローチでは，学習と記憶はニューロン間のシナプスの生化学的，形態学的変化の中にあるとされる．このアプローチは，これらの変化を測定し，変化の場所を特定し，記憶を回路上で明らかにする点で，より「科学的」なようである．一般的に，実験科学では，正確に測定できないものを嫌う．しかしながら，自然界のすべての出来事は，実験者の望みどおりに起こるわけではない．例えば，ハイゼンベルグ（Heisenberg）の不確定性原理では，ニュートリノや光子のような素粒子を扱う場合に，特に誤差が顕著になるので，粒子の位置と運動量の両方を同時に正確に測定することは不可能であるとされている．実験物理学の研究者は，長年気が進まなかったが，結局はこの事実を受け入れた．今では，物理学者は究極的に精密に電子の位置を確定することはできない，という事実に気落ちすることはない．彼らは全く新しい研究分野をもち得ることで，むしろ幸せである．そこでは，新しい特殊な分析法を必要とし，この世界の物理的基礎に対する新しい洞察が保証される．したがって，もし理論的見解によって，ある現象を何らかの基質（substrate）に還元することができないからといって，この見解が間違っていることを意味しているわけではない．

　ヒトの研究に対する複雑系アプローチは，以下のことを示している．すなわち，複雑系の機能はシステムの全要素で表現される特性であり，個々のニューロンやシナプスの特定の変化によるものではない．この見解は，「心」を，絶対的な独立した実在よりは，むしろ「身体」によって表現される特性とすることから，純粋なデカルトの二元論とは異なるものである．例えば，容器内の水の温度は，容器内の分子の平均エネルギーによって定義される．すなわち，温度がそれらの表現特性である．また，一方では，温度は個々の分子に影響を与える独立した「外的要因」として考えることもできる．

問題 18-❶
すばらしい絵画を見ると，遠い昔に死んだその画家の思想がもたらす感動を覚える．二元論者，還元主義者，および複雑系の見解によれば，脳の中では何が起きているのだろうか？

問題 18-❷
偉大なカナダの神経外科医で科学者のペンフィールド（Wilder Penfield）は，手術中に患者の脳の領野を刺激した．すると患者は，人生の出来事の中から輝かしい思い出を報告した．これらの領域の記憶の貯蔵と検索における役割は何だと考えられるか？

---

2. 反射の慣れ現象

　20世紀初頭，単純な脊髄反射を繰り返し起こさせると，その反射が小さくなったり，より強い刺激が必要になることが知られていた．この効果は，慣れ現象（habituation）と呼ばれる．慣れ現象は長時間保持される．したがって，これは中枢神経系（CNS）内の情報の貯蔵であり，記憶-1の例と考えられる．慣れ現象はヒトにおいても，繰り返されるとその反応が減少する驚愕反応（予期しない強い聴覚刺激に対する動的運動反応）などの実験で見られる．

3．学習と記憶

学習（learning）と記憶（memory）には，明確な違いがある．学習は，経験によって変化してゆく能力であり，記憶は，この変化を長時間にわたり維持する能力である．

物理学において，ヒステリシス（hysteresis）という用語は，あるシステムが直前の履歴に依存して異なる反応を示すことを意味する．ヒトの運動系，特に筋においては，ヒステリシス効果がある．例えば，分離された筋が外部刺激装置によって一定頻度で刺激されるとする（図18-1）．筋長はゆっくりと変化し（したがって，速度の筋力への影響は無視できる），筋力が計測される．もし筋が伸張されれば，その筋力はカーブ1のように変化する．一方，もし筋が短縮中ずっと同じ長さを通って変化すると，その筋力はカーブ2のように変化する．このことから，筋力は筋長だけではなく，以前の状態（履歴）にも依存していることを示している．

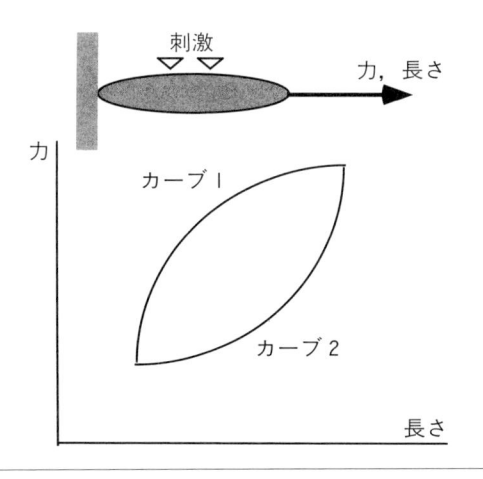

図18-1 分離された筋が一定頻度，一定強度で刺激されている．筋力は筋肉の長さに依存する．ゆっくりした伸張と短縮中，筋は異なる力（長さ）依存性を示す．この性質をヒステリシスと呼ばれる．

> **問題18-❸**
> 日常生活でのヒステリシスの例を示しなさい．

4．学習の型

一般的に，学習現象は，連合型と非連合型に分類される．

連合学習（associative learning）は，2つの刺激の関連を作り出すことである．典型例として，古典的条件づけ（classical conditioning）とオペラント条件づけ（operant conditioning）がある．オペラント条件づけでは，動物の行動と外的刺激（餌の報酬）との関連が学習される．すなわち，刺激の役割の1つが動物自身の行動によって果たされることになる．古典的条件づけは，条件反射（conditioned reflexes）という特殊な種類現象が含まれる．これについては，後で詳しく考察する．

非連合学習（nonassociative learning）は，中枢神経系がある刺激の特定の性質を学習する場合に生じる．つまり，ある性質の刺激が繰り返されたときに，中枢神経系がその反応を調節するということである．例えば，刺激が連続して与えられている間じゅう，刺激の各パラメータが一定に保持されるとき，反射の慣れ現象が見られる．一方，もし新しい刺激を与えれば，持続的な反復刺激に対して反応が増大するかもしれない．この現象は感作（sensitization）と呼ばれる．

5．条件反射

食物を口に入れると，唾液が分泌されることが知られている．特にその食物が乾燥している場合は，なおさらである．食物刺激は，口腔粘膜を刺激する．この刺激は，感覚線維を介して唾液分泌中枢へ伝達され，刺激に応じて唾液腺に指令が送

られる．この現象は，幼年期においても生じる．このような先天的なメカニズムは，無条件反射（unconditioned reflexes）あるいは先天的反射（inborn reflexes）と呼ばれる．著名なロシアの生理学者であるパブロフ（Ivan Pavlov）は，以下のことを発見した．もし餌の30分前に，腹をすかせたイヌが，ベルや笛の音を聞いたり，色電球の点灯を見たり，あるいは他の刺激を経験すると，このパターンを何日も反復した後には，餌をもらえなくても，餌を見ないときでさえ，これらの信号を与えると唾液分泌を始める．この場合，実験者は，人為的に作られた新たな唾液分泌反射が形成される様を目撃することになる．これは，生まれつきの唾液分泌反射のような一般的な刺激ではなく，イヌの経験の強化を反映した反射である．これらの反射は，先天的な無条件反射に対して，条件反射（conditioned）といわれる．

パブロフは，無条件反射と条件反射の相互関連に基づく脳機能理論を提唱した．この理論は，脳を，環境刺激によって規定されて行動するだけの単なる応答器官と考え，一方，ヒト（あるいは動物）の行動は，環境と身体の「平衡化」の過程と考えている．この理論にとって不幸だが，ヒト（多くの他の動物にとっても）にとって幸いだったのは，高等動物は単なる反応器官ではないことである．すなわち，高等動物は，活発に環境を探り，必要なものを明確にし，条件反射への適切な刺激を環境から得るのを待つより，自分たちに必要なものを充足しようとする．したがって，活動は，ヒトの脳機能の推進力になる．

1960年代では，偉大なロシアの科学者ベルンシュタイン（Nicholai Bernstein）だけが，このことを理解していた．彼は，行動の目標を，環境と身体の平衡化ではなく，むしろ環境を凌駕するものとして定式化した．ベルンシュタインは「自発行動の生理学」（physiology of initiative；西側世界では，活動の生理学 physiology of activity として誤って引用された）を生み出した．この全く新しい研究領域は，環境からの刺激とは通常，相容れない，動物（あるいはヒト）の内的要求と目標に基づいて行動の説明を試みるものである．

ベルンシュタインは，労働者や競技者の運動の自動化の過程に関する彼の初期の研究に基づいて，「自発行動の生理学」を生み出した．彼は，運動の自動化の過程において，運動軌道の変動性とその他のいくつかの性質は消えないことを発見した．運動は，たとえ最終的な運動結果が高い再現性をもつようになっても，全く同一に，あるいは機械のようになることはない．例えば，かみそりで髭を剃る，あるいは射撃などの運動では，究極的に正確な結果の成否は，ミリ単位のわずかな距離や角度に依存している．自動化された運動の個々の要素の行動が高い可変性をもつことによってのみ，全く予期しない力が働くような条件下で，高度に正確な反復動作を可能になる．したがって，このような運動の記憶痕跡は，筋力パターンや筋活動レベル，あるいは関節軌道の組み合わせのような「運動の公式」では表記できない．第21章で述べるが，運動制御領域の研究者たちは，自然な随意運動中，中枢神経系はどのような物理学的，生理学的性質の制御変数を用いているのかについて，未だに一致できていない．しかし，運動技術の習熟は，中枢神経系の能動的過程であり，その過程が記憶の神経生理学においてもつ意味は十分には調べられていない，と言って間違いない．

問題 18-❹

パブロフは「沈黙の塔」を建てた．そこでは，彼のイヌは条件刺激として用いた刺激以外にはいかなる刺激も奪われた．条件刺激理論と自発的行動の生理学に基づいてイヌの行動を予測しなさい（訳注：「沈黙の塔」は，インドのパルシー教徒が死者を置き去りにして鳥葬にする高さ30フィートほどの円形の石塔のことで，ここではイヌに条件刺激以外には何も与えないとことを指した比喩的表現として用いているものと思われる）．

動物の記憶研究で用いられるもう1つの典型的な手順は，オペラント条件づけ（operant conditioning）である．これは，正しい行動応答に対する動物への報酬（1片の好みの餌）を含んでいる．

その応答は，明らかに動物によってコントロールされる．例えば，脊髄反射の応答中ではなく，迷路の中で走っているときの正確な方向の選択がこれに相当する．しかし，最も単純な単シナプス脊髄反射であっても，オペラント条件づけ実験では「学習」し記憶痕跡を貯蔵できることが，ウォルポー（J. Wolpaw）らによる独創的な研究で示された．何千回もの反復が必要かもしれないが，ついには動物の中枢神経系は，単シナプス反射の振幅のような明らかにコントロールできない出来事の「コントロール」を学習する．

6．短期記憶と長期記憶

カテゴリーが重なり合う2種類の記憶が，ヒトで同定されている．その1つは短期記憶（short-term memory）である．その効果は通常，数分から数時間に及ぶ．特別な記憶の強化過程（consolidation）によって，短期記憶は数年あるいは一生持続する長期記憶（long term memory）に変換される，と説明されている（図18-2）．記憶喪失や記憶障害をもたらす多くの臨床例（主にさまざまなタイプの脳外傷）がある．特に，これらの臨床例の中には，短期記憶の強化能力が欠如している患者がいる．彼らは通常の短期記憶の維持能力はもっているが，注意が散漫になると，その能力を喪失する．また，脳外傷によって，外傷以前に起きた一定期間の出来事（逆向性健忘症 retrograde amnesia），あるいは外傷後の一定期間の出来事（前向性健忘症 anterograde amnesia）の記憶喪失を来す場合もある．

強化過程は，その出来事の呈示の反復回数だけでなく，記憶された出来事が生じた文脈にも依存している．例えば，感情的な出来事は，たとえ一回しか呈示されなくても，長期記憶へと強化される可能性が高い．この本の内容のような，退屈なものは，覚えるのに反復と努力が要求される．

7．記憶に関わる神経とシナプスのメカニズム

もし，記憶を多くの神経組織に属する多くのニューロンの表現特性として考えるなら，ある特定の記憶のためのニューロンやシナプスの場所を探すことに失敗するのは明らかである．特に，ラッシュレイ（Karl Lashley）による古典的実験においては，ラットが学習した運動課題は，その課題に関係する皮質領野の98％の外科的切除の後も保持された．そのうえ，外科的処置で残す2％の領野がたとえどこであっても，学習された運動課題は保持された．この観察は，記憶は広く分散した現象であることを示唆している．

偉大な神経科学者のレエレエンテ・デ・ノ（Lerente de No）によって，1930年代に発展した理論によれば，短期記憶は，時間的・空間的に持続する特定の活動パターンを作るニューロンの繋がりである反響回路（reverberating circuits）による（図18-3）．しかし，この理論は確立されたものではなく，解剖学的に同定された閉じたループでは反復群発活動を証明できなかった．

もう1つの理論は，短期記憶は，前シナプスでの伝達物質放出機構や伝達物質に対する後シナプ

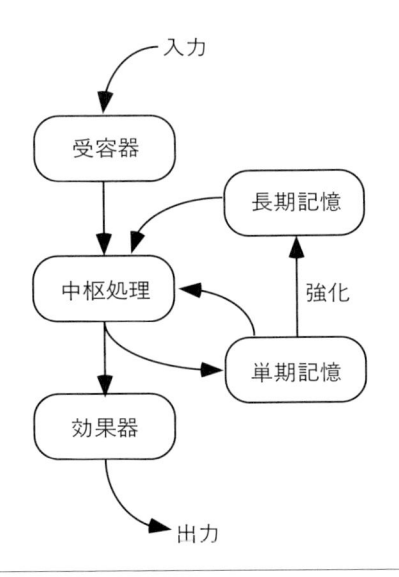

図18-2 感覚刺激の処理は，効果器（運動）出力を生じさせるとともに，短期記憶の痕跡を作る．短期記憶は強化されて長期記憶になる．短期記憶と長期記憶のいずれも，次にくる感覚刺激の処理と効果器応答の形成に関与する．

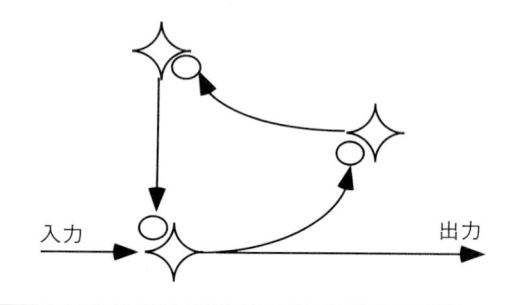

図18-3 単純な反響回路の例．回路の活動は，重要な物質のいくつかが枯渇するまで持続する．白丸は興奮性シナプスを示す．

ス感受性の変化をもたらすニューロンのイオン・チャンネルの変化と伝達物質受容体の変化の結果であることを示唆している．これは，比較的短時間（1秒以内）続くシナプス変化についての数多くの観察結果に基づいている．これらの変化は，明るい物体が短時間提示された後に生じる短時間の視覚的残像のような出来事の原因になっているのかもしれない．また，長期増強（long-term potentiation）や長期抑圧（long-term depression），および活動依存性シナプス前促通（activity-dependent presynaptic facilitation）などの長期にわたるシナプス変化についても述べられている．これらの変化は，比較的長期にわたる情報の貯蔵に関係するかもしれないが，ヒトの記憶との関係については推測の域を出ない．

その他の短期記憶の理論は，神経回路の新生や新たなタンパク合成に基づくものである．しかし，これらの実験は不十分である．タンパク合成は，短期記憶の長期記憶への強化過程にも関係づけられている．

同じような問題が，運動記憶現象でも見られる．これは，仮定の制御変数が中枢神経系においてどのように表現され貯蔵されるかを，研究者が知らないからである．運動記憶はシナプスに備わっていると，一般的に，またかなり独断的に推測されている．これらの推測は，行動に対する特定の神経生理学的変化を比較した実験に基づいている．しかし，行動パターンは，記憶には直接関係しない注意レベル，効果器の状態，その他の多くの要因を反映している．

長期記憶の貯蔵のためのシナプスの利用は，はなはだ不経済である．ある出来事の記憶においてシナプスを利用することは，そのシナプスを占有し，未来の記憶には役に立たないものにしてしまうことになる．結果として，1つの出来事の記憶のために，無数の「使い捨てシナプス」が必要になる．大人の記憶量を考えると，このように粗末で直接的なメカニズムが使われていたとすれば，中枢神経系内の天文学的な数のシナプスでさえ不十分であると考えられる．明らかに，ある出来事を記憶するには，複雑な神経回路での活動パターンが必要であり，その組織や神経構造は変化する可能性がある．

ヒトの随意運動において最もよく見られる特徴の1つは，その変動性（variability）である．よく習熟した運動でさえ，試行を続けると，さまざまな運動特性，さまざまな筋力パターン，そして，さまざまな筋活動パターンを示す．熟練された運動パターンに変動性があることは，固有受容器からの求心性信号に同等の変動性があることを示唆している．その結果，単純な運動課題でさえ，事実上，身体のすべてのニューロンは，その反復中には多少とも異なる活動パターンを示す，と推測して間違いない．これは，熟練運動の制御パターンは，個々のシナプスの安定した変化によって生じるニューロン活動の組み合わせで表すことはできないことの最も強力な論拠である．

8．記憶の検索

記憶は，貯蔵するだけでは不十分である．それを検索する手段が必要である．ヒト記憶検索の特徴は，コンピュータの記憶とは全く違う．コンピュータでは，記憶は連続的に組織化されている．すなわち，記憶は特定のアドレスに蓄えられ，そして，その記憶にアクセスするために正確なアドレスを知る必要がある．動物では，少量の情報，時にはゆがめられた情報でさえ，正しい記憶の検索には十分なものである（ラッシュレイの実験を思い出してもらいたい）．これは，動物の記憶は分配して蓄積され，その検索は内容に基づいて行わ

れるからである．

　無生物界からの記憶の1例は，ホログラフィーで表される（図18-4）．ホログラフィーは，物体の3次元イメージをフォトプレート上に貯蔵する物理的な方法である．それは，情報の貯蔵のために2つの光ビームの相互作用を利用している．1つのビームは，「キー」の役割を果たす．情報（もう1つのビーム）は，キービームの助けを借りてのみ貯蔵される．ホログラフィーの興味深い特徴は，さまざまなキービームを用いて記録されれば，1枚のプレート上に多くのイメージの貯蔵ができるということである．ホログラフィーをヒトの記憶に類似させている他の特徴は，貯蔵されたイメージの品質が十分満足できないものであっても，全体像の貯蔵には，小さなプレートで十分であるということである．多くの記憶モデルは，ホログラフィーの原理と小脳のような特定の脳部位の解剖学に基づいている．

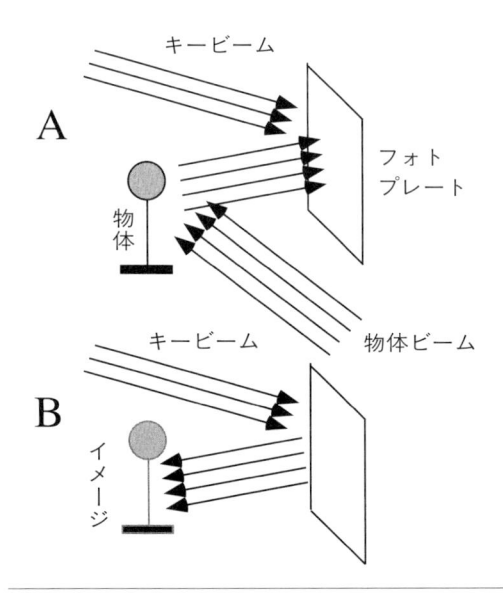

図18-4 ホログラフィーは2つの光のビーム，物体ビームとキービーム（A）の助けでフォトプレート上に物体のイメージ（記憶）を形づくる．1つのプレートは，さまざまなキービームを用いて数多くのイメージを貯蔵できる．もし，プレートがあるキービームで照らされれば，そのキービームに対応した物体のイメージが現れる（B）．

9．記憶の例としての遺伝子コード

　ヒトの能力と運命は，どれくらい遺伝的にプレ・プログラムされているものなのか，そして，どれくらい経験によって変えられるものなのか，という「生まれか育ちか（nature-versus-nurture）」に関する尽きることのない議論がある．遺伝子コードは，情報を世代を超えて伝える方法であり，これは超長期記憶の例と考えられる．遺伝子コードの1部は，すべての人類に共通の情報を伝えている．脚，腕，目や鼻の数だけでなく，何千年にもわたる人類文明において変化しなかった中枢神経系組織の配線の情報も伝えている．しかし，遺伝子コードは，すべての人を異なった外見（身長や髪の色など）や能力にしている．能力差という言葉は，不適切な表現かもしれない．しかし，ある人々には音楽の才能がある一方，他の人々は練習しても単純な音色の口笛を吹くこともうまくいかないということはよく知られている．チェスをすること，数学を勉強すること，詩を書くこと，バスケットボールをすることなど，さまざまな活動でも同じことである．そのうえ，双子の観察は，たとえ彼らが別の場所で生まれていても，彼らはとても類似した知的能力をもっていることを示している．長距離走に適している遅筋を多くもつ人々もいるし，100mダッシュやジャンプに適している速筋を多くもつ人々もいる．これらの「素質」は，間違いなく確率的なものである．すなわち，ある部分母集団内における特定の特徴分布はほぼ正規分布を成し，一方，その集団内の各個人は，多様な能力をもっているのである．

10．脳の可塑性

　中枢神経系内の投射の柔軟性（可塑性）は，その最も顕著な特徴の1つであり，運動学習や損傷

への適応過程に関与しているものと思われる．1930年代のラッシュレイの古典的な研究以来，脳損傷は，特に脳卒中からの回復に関与する近接領野では，体部位局在性の劇的な再構成が起こることが示されている．ネコでは，末梢求心性入力の変化は，受容野の大きさや脳皮質部位の変化をもたらすことが知られている．サルの体性感覚の皮質再現性は，特殊な片手の訓練後や手の切断後，あるいは接合の後に変化することが知られている．中枢神経系の可塑性は，長期のオペラント条件づけ後の単シナプス反射の変化を示す前述の実験でも示したように，著しく変化した病的状態や上位脊髄組織に限定されたものではない．

ヒトにおいて，膝から下の切断後の下行性制御信号の神経生理学的再構成が，経頭蓋的磁気刺激法によって示されている．この研究では，頭皮上の適切な位置でのコイルの刺激は，残された下肢筋をコントロールする多くのα運動ニューロンを動員することが示されている．また，これらの筋は健常側の筋より，より広い頭皮上の領域で活動させることができる．ヒトでの上肢切断後でも，同様の結果が報告されている．

11. コルサコフ症候群

慢性アルコール依存症およびそれに関連した代謝変化は，患者にコルサコフ症候群（Korsakoff's syndrome）あるいはコルサコフ精神病と呼ばれる複雑な症状をもたらす．これらの患者は，強い記憶障害を呈する．このような患者の記憶障害の研究は，少なくともその障害の一部は，記憶検索の障害よりも学習時のコード化の障害によることを示している．これらの患者は，もし彼らに刺激や部分的な手がかりが提供されれば，うまく行うことができる．このような刺激の助けによって検索できる記憶は，プライミング（priming）と呼ばれている．これらは強い記憶喪失の患者でさえ，一般的には正常である．コルサコフ症候群の患者では，視床下部の乳頭体および視床の内背側核の病的変化が見られる．すなわち，これらの組織も記憶メカニズムに含まれていることを示している．

12. 記憶に関わる海馬の役割の可能性

海馬を損傷した患者でも，複雑な機械的パズルを健常者と同じくらいすばやく上手に解くことを学べるかもしれない．しかし，彼らはそのパズルの解き方を思い出すことはできない．この過程には2種類の記憶が含まれていて，これらの患者では明らかに一方のみが傷害されている．第1の記憶タイプは反射型（reflexive；非陳述性記憶）と呼ばれ，反復によって徐々に累積されるもので，比較や評価のような認知過程にさほど依存しない．多くの知覚と運動技能は，反射型記憶の例である．第2の記憶タイプは陳述型（declarative）と呼ばれ，評価，比較，推量などの認知過程に依存し，反復のないただ1度の出来事のあとにも確立され得る．特に，小さな事柄や断片から出来事全体を憶える場合に行われる．例えば，風船を見ることで，1カ月前のお祝いを思い出すようなものである．

上述した例で示されたように，海馬は陳述記憶の貯蔵に重要である．海馬ニューロンが可塑性を示す証拠があり，これは，連合学習の基礎を形成する可能性がある．図18-5は模式的ではあるが，海馬への主要な興奮性入力がいかに相互作用しているかを示している．これらには，海馬台（subiculum）から歯状回（dentate gyrus）顆粒細胞へ至る貫通路（perforant fiber pathway），顆粒細胞からCA3領域の錐体細胞へ走行する苔状線維路（mossy fiber pathway），そして，CA3領域からCA1領域の錐体細胞へ走行するシェファー側枝（Schaeffer collateral）の経路が含まれている．高周波数の短い連発電気刺激を3つの主要な興奮性経路の1つに与えると，数時間，さらには数日から数週間にも及ぶ海馬ニューロンでの安定した後シナプス電位を生み出す．この現象は，長期増強（long-term potentiation；LTP）と呼ばれ

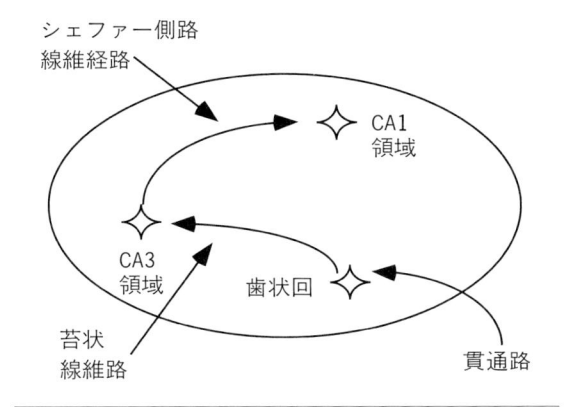

図 18-5 海馬は，陳述記憶の貯蔵のための有力候補である．記憶のメカニズム仮説は，長期増強（LTP）現象に基づいている．LTP には，いくつかの興奮性線維の同時活動が必要である．それは，CA3 領域ではなく CA1 領域に関連している．

ている．この現象は，すぐに記憶回路の第1候補になった．

長期増強にはいくつかの興味深い特徴がある．① LTP をもたらすには，2つ以上の入力が必要である．つまり，協同入力が必要である．② LTP をもたらすためには，入力線維とシナプス後ニューロンが同時に活動すること，すなわち連合活動が必要である．そして，③ LTP を誘発する経路は特異的である．最近，LTP の分子メカニズムが広く研究されており，学習や記憶のための分子機構の存在が示唆されている．

しかしながら，海馬での LTP やシナプスでの持続性変化を含む他のメカニズムが，記憶の基礎であるとする仮説には問題がある．これらの問題は，前項で論じられている．

13. 脊髄での記憶

ラットにおける脊髄記憶の研究は，ラタッシュ（Lev Latash）によって行われた．彼は小脳半球の破壊によって生じる単シナプス反射（第8章を参照）の安定した非対称性現象を，モデルとして用いた．このような外科的処置のあと，下行性信号の非対称性により，左右の後肢の H 反射に非対称性が生じる．この研究では，のちに第2の外科手術が行われ，上部胸髄レベルで脊髄は完全に切断された．この2回目の手術は，H 反射の非対称性をもたらしていた下行性信号の非対称性を明らかに除去するものである．しかし，この2つの外科手術の間隔を十分に長くとれば，脊髄の完全切断後においても反射の非対称性は存続した．

第2手術後の反射の非対称性の原因について考えてみよう．これらは理論的に，単シナプス反射弓をコントロールしている運動ニューロン (motoneuron)，シナプス前求心性線維末端 (presynaptic afferent terminals)，あるいは介在ニューロン (interneurons) などに蓄えられた第1手術の痕跡（記憶）を含んでいる．深部の局所冷却後の加温実験では，非対称性を伴わない反射の初期回復の後に非対称性が回復する．これらの観察は，薬理学的実験とともに，非対称性の背後にある長期変化の場が介在ニューロン（おそらく抑制性介在ニューロンの抑制）であることを示す．脊髄切断後においては，介在ニューロンに対する前シナプスの影響は除去される．したがって，記憶痕跡の場は，おそらく細胞体内の巨大分子を用いている後シナプス (postsynaptic) に違いない．

脊髄での記憶と脳における記憶では，大きな違いがある．しかしながら，これらの観察は，記憶がシナプスでの持続性変化以外のメカニズムに基づいていることを示している．

● 第18章のまとめ

　記憶の効果は，筋収縮のヒステリシスから，反射の慣れ，古典的あるいはオペラント条件づけ，技能の獲得に至るまでさまざまなレベルにおいて見ることができる．パブロフ (Pavlov) の理論は，先天的反射と条件反射の組み合わせとして，動物の行動を考察したものである．この理論は，運動技能は「試行錯誤」の過程として獲得されるものであることを示している．ベルンシュタイン (Bernstein) の自発運動の生理学は，活動の原理を強調し，活動的な探索過程として運動技能の獲得を考えている．短期記憶は数時間続き，強化過程の結果として長期記憶に移行し得る．反射型（非陳述）記憶は，多数の試行の反復によってゆっくりと累積されるものであり，認知処理過程にはさほど依存していない．陳述記憶は，評価，比較や推量などの認知処理過程に依存し，1回の出来事のあとでも確立され得る．記憶は何らかの基質の上に広く分布している．それらの検索は，ホログラフに類似した特徴を示している．記憶の神経メカニズムはよくわかっていない．海馬の長期増強は，記憶の貯蔵部位としてのシナプスを暗示する記憶の神経メカニズムと見なされることが多いが，この見方にはかなり議論の余地がある．記憶は脊髄レベルにおいても見られ，その部位としては，後シナプスが考えられている．

◆自己診断テスト

❶ 左のダイテルス核が完全に破壊されたヒトでは，どのような運動障害が見られると考えられるか．

❷ ある人の第2脳室に腫瘍がある．どのような病的な感覚-運動効果が考えらるか．

❸ 小脳の出力が突然10倍に増大した．運動にはどのような影響が出ると考えられるか．

❹ 被験者に，ある運動課題，例えば，すばやい腕の運動の実行をイメージするように求める．実際の運動や筋活動は生じない．この場合，ニューロンの背景活動に変化が見られるのは，中枢神経系のどの部分であると考えられるか．また，変化が見られないのは，どの部分と考えられるか．

❺ あなたが音楽を聞いているとき，予期しなかった鮮明な記憶が生じた．3つの哲学的立場（還元主義者，二元論者，あるいは複雑系）をとって，この効果の神経生理学的メカニズムを示しなさい．

❻ 中部胸髄レベルの脊髄損傷後，下肢筋への随意信号は送れるが，下肢の感覚は脱失した．この患者は脊髄のどの部分が損傷され，またどの部分が損傷されていないか．

◆第Ⅲ部に関する推薦図書

Bloedel JR (1992). Functional heterogeneity with structural homogeneity: How does the cerebellum operate? *Behavioral and Brain Sciences* 15: 666-678.

Georgopoulos AP (1986). On reaching. *Annual Reviews in Neuroscience* 9: 147-170.

MacKay DM (1966). Cerebral organization and the conscious control of action. In: Eccles JC (Ed.), *Brain and Conscious Experience,* pp. 422-445. New York: Springer-Verlag.

Kutas M, Donchin E (1980). Preparation to respond as manifested by movement-related brain potentials. *Brain Research* 202: 95-115.

Partridge LD, Partridge LD (1993). *The Nervous System: Its Function and Its Interaction with the World.* Cambridge, MA: MIT Press. Chapter 9.

Rothwell JR (1994). *Control of Human Voluntary Movement.* 2nd ed. London: Chapman & Hall. Chapters 7, 9, 10, 11.

第IV部

行　動

第 19 章　姿勢制御
第 20 章　移動（ロコモーション）
第 21 章　多関節運動
第 22 章　視覚
第 23 章　運動感覚
第 24 章　疲労
◆自己診断テスト
◆第IV部に関する推薦図書

第19章

姿勢制御

◆キーワード

立位姿勢　プレ・プログラム反応　共同運動（シナジー）　前庭系
予測的姿勢調節　姿勢に対する振動刺激の効果　視覚の役割

1. 立位姿勢

　人が立位姿勢（vertical posture）をとることができる事実自体が奇跡である．重力下でこれ以上に不安定な機構をイメージしようとしても難しいだろう．立位姿勢制御について解析する場合，ヒトの身体はよく逆さ振り子（inverted pendulum；図19-1）としてモデル化される．逆さ振り子は，特に外乱や方向が変化する場合，平衡を保つことが難しい．しかも，振り子の軸に沿って多くの関節が存在するため，問題はずっと複雑である．物理学的には，重力下でこの機構が安定性を得る場合，その重心線（重心を通る垂直線）が支持基底面内に落ちていなくてはならない（図19-2）．ヒトの立位時の支持基底面は比較的小さく（1平方フィートの単位），平衡バランスを維持するためには，体軸に沿って存在する複数の関節の運動を相互に細かく調整する必要がある．

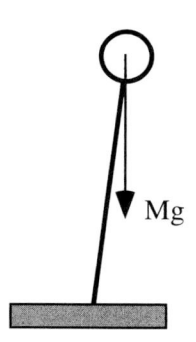

図19-1 重力下での身体は，構造的に非常に不安定である逆振り子としてモデル化できる．

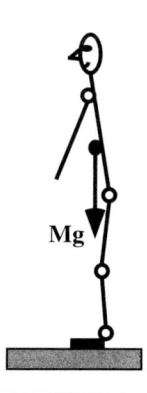

図19-2 人の身体は，垂直軸に沿って多くの関節がある．重力下での平衡維持には，重心線が支持基底面内に落ちる必要がある．

問題19-❶
もし重心線が支持基底面の枠を越えてしまった場合，姿勢の平衡を保っていられるか？

もう１つの奇跡的な現象は，転倒することなく四肢の運動が可能なことである．なぜなら，立位姿勢で四肢の自然な運動の結果生じる力を計算すると，不安定な立位姿勢の平衡を崩すのに十分すぎるほど大きいからである．さらに，運動制御の研究者らが人の歩行を観察するときに経験する深い畏敬の念は表現する言葉もない．すなわち，多関節逆さ振り子は，歩き，走り，そしてつまずいたときでさえ，立位姿勢を保持するのである！

立位姿勢を制御するシステムがあるとして，そのシステムがもつこのようなすばらしい特徴は，ベルンシュタイン（Bernstein）の目を逃れることはなかった．

ベルンシュタインは，今なお最新の研究分野の中心に位置する多くの問題や方法論を系統だててきたが，彼は，随意運動のプログラミングには２つの全く別の要素が含まれなくてはならないことを示唆した．１つ目はその随意運動そのものに関するものであり，２つ目はそのときの立位姿勢の維持に関するものである．

ベルンシュタインはまた，自分が創作した概念である共同運動（シナジー synergy）により，立位姿勢を説明できるものと考えていた．ここでいう共同運動とは，多くの関節に伝えられる運動指令の調和のとれた組み合わせのことであり，この機能が組み込まれているために個々の関節運動がバラバラにならずに，何らかの共通のゴール（例えば，転倒しないこと）を達成することができる．ベルンシュタインは共同運動を，運動課題の特殊性に合わせて大きさを変え，組み合わせる運動を構築するための基本ブロックと見なしていた．共同運動の存在は，立位姿勢制御を単純化して，少なくとも部分的には，第21章で取り上げる機械的冗長性の問題を解決していると考えられている．

次に，姿勢の安定性に関するいくつかの側面を取り上げたい．適切にバランスをとるためには，前庭系（vestibilar system），視覚，固有感覚を含む，異なった情報源からの情報を統合する必要がある．まず，姿勢制御における前庭系と視覚系の役割にふれ，その後に，急な姿勢調整の際の固有感覚系からの信号の関与について述べたい．

２．前庭系

バランス感覚は，人の意識の中で最も気がつきにくいものの１つである．人がそれに気づくのは，バランスがひどく崩れるような極端な状況に置かれたときのみであろう．脳の前庭系と内耳は，重力場の方向から見た頭部の相対的向きについての信号を出す．この感覚の末梢器官は，内耳の迷路前庭にあり，その最も重要な構造物は，半規管および迷路である．

骨性迷路（bony labyrinth）は，側頭骨のいくつかのくぼみから出来ており，くぼみの中に膜性迷路があって細胞内液と似た特別なイオン組成をもつ細胞外液の内リンパ（endolymph）で満たされている．膜性迷路は，脳脊髄液にイオン組成が似ている外リンパ（perilymph）によって周囲を取り巻かれている．イオン・ポンプが内リンパの特殊なイオン組成を作り出す結果，取り巻いている内リンパから見て，電位は+80 mVとなる．内耳の中にある有毛細胞は細胞内電位が−60 mVなので，140 mVの能動的電位（electorical driving potential）が加わった状態になる．

内耳は複雑な構造をしている（図19-3）．各半規管（semicircular ducts）の両端は卵形囊（utricle）の中に位置し，卵形囊につながる前で広がっている端を膨大部（ampulla）と呼ぶ．膨大部内部の肥厚した上皮の部分を膨大稜（ampullary crest）という．この区域には，特殊化した感覚受容細胞である前庭有毛細胞（ampulvestibular hair cells）が存在する．これらは膨大部神経（ampullary nerve）にある双極性感覚神経の末梢枝に支配されている．膨大稜は，平衡頂（cupula）と呼ばれるゼラチン状で隔膜様のかたまりで被われている．頭部を回旋させると，半規管内の液に慣性力が生じる．この力は平衡頂に作用し，膨大部の有毛細胞を変移させる．その結果，これらの受容器を支配する神経線維の活性レベルを変化させることになる．

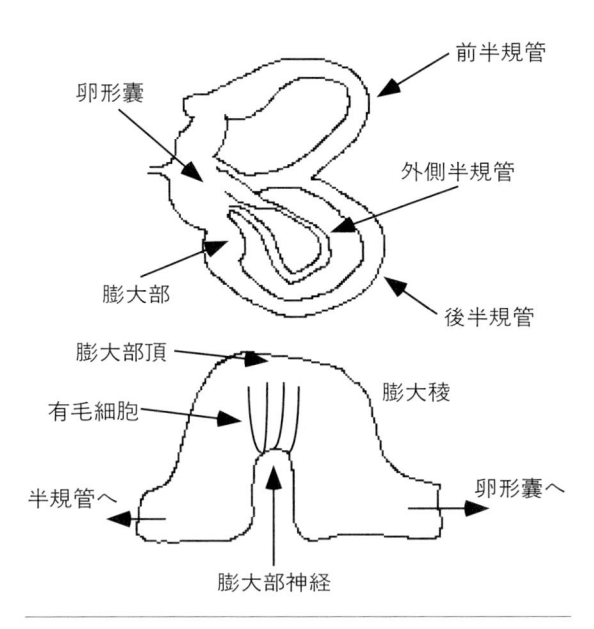

図 19-3 卵形嚢に存在する各半規管の両端．一方の端は卵形嚢に入る前に拡大する．この部位を膨大部という．膨大部の中の肥厚した上皮の部分を膨大稜という．この領域には，特殊な感覚受容細胞である前庭有毛細胞が存在する．それらは，膨大部神経の双極性感覚線維の末梢枝によって支配されている．膨大稜は，平衡頂と呼ばれるゼラチン状の隔膜様物質で覆われている．

問題 19-❷
なぜ，3つの半規管が必要になるのであろうか？ 1つあるいは2つでは不十分か？ 4つあるとしたら，どうであろうか？

この受容器は，非常に敏感で，$0.1°/s^2$ ほどの加速度でも感知できる．このときの平衡頂の実際の変位の感度は，10 nm（ナノメータ）以下であることに注意しよう．この大きさは，聴覚系における小さな音の変異に匹敵するほどである．

卵形嚢の底部も，肥厚して有毛受容器を含んでいる．この区域は，平衡斑（macula）と呼ばれる．平衡斑は，耳石と呼ばれる炭酸カルシウムの結晶を含んだゼラチン様物質で覆われている．平衡斑は，頭部を垂直に立てるとほぼ水平になる．頭部を傾けるか，あるいは一方向に加速（直進加速）すると，耳石はゼラチン様物質を変型させ，それが繊毛を曲げることになり，活動電位が誘発

される．

つまり，半規管の有毛細胞は，特定の方向への回転加速度に反応し，卵形嚢の有毛細胞は，すべての直進加速度に反応する．

前庭系は，動的機能（dynamic function）と静的機能（static function）に分けることができる．動的機能は，主に半規管の受容器が担っている．すなわち，この機能によって私たちは，空間内で頭部を回旋させることができ，眼球運動の反射性制御が可能となる．静的機能のほとんどは，卵形嚢と球形嚢（内耳にあるもう1つの袋状構造物）の有毛細胞が担っている．この機能によって，人は空間における頭部の絶対位置をモニターでき，姿勢制御が可能となる．前庭系の受容器を支配している神経細胞は，前庭神経節（vestibular ganglion；別名，スカルパ神経節 Scarpa's ganglion）の中に位置している．これらの神経線維は双極性である．すなわち，軸索線維の一枝は末梢受容器（有毛細胞）とつながり，他枝は第8脳神経線維の一部として脳幹にまで達する．

前庭神経核（vestibular nuclei）は，延髄のかなりの部分を占める．この複雑な核は，4領域から成る（図19-4）．すなわち，外側前庭核（lateral vestibular nucleus；ダイテルス核 Deiters' nucleus としても知られている），内側前庭核（medial vestibular nucleus），上前庭核（superior

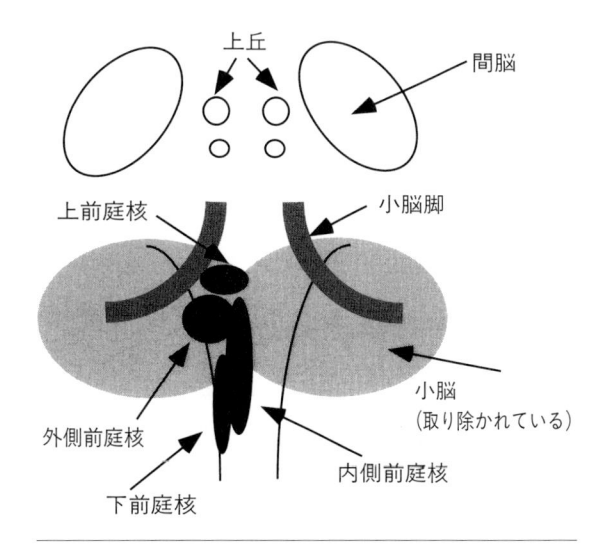

図 19-4 前庭核は外側前庭核（ダイテルス核として知られている），内側前庭核，上前庭核，下前庭核を含む．

vestibular nucleus），下前庭核（inferior vestibular nucleus）である．ダイテルス核は前庭受容器からの信号を受けるばかりでなく，小脳と脊髄からの入力も受ける．

問題 19-❸
どの小脳核がダイテルス核に投射しているか？ この投射は，興奮と抑制のどちらに作用するか？

ダイテルス核の背側部にある神経線維は，外側前庭脊髄路（lateral vestibulospinal tract）に軸索線維を送る．そして，それは同側の前角中央に達し，四肢の筋を支配する α 運動ニューロンと γ 運動ニューロンに強い促通性の影響を与える．この緊張性入力は，抗重力筋の背景活動を生み出すうえできわめて重要な役割を果たしている．

内側および上前庭核は，前庭眼球反射（vestibulo-ocular reflexes）を介して眼球運動の制御に重要な役割を果たす（眼球の随意運動制御は前庭系から独立している）．それらの信号のほとんどは半規管の受容器から発せられ，主に動的機能を果たす．2つの核は，軸索線維を脳幹の吻側を走る内側縦束（medial longitudinal fasciculus）に送っている．下前庭核は，前庭受容器の細胞と小脳虫部から情報を受ける．その遠心性線維は，頸髄に両側性に達して首の筋の反射運動に関与する内側前庭脊髄路（medial vestibulospinal tract）および前庭網様体経路（vestibuloreticular pathways）の構成に寄与している．

3．姿勢制御における視覚の役割

視覚は，ヒトの脳にとって最も信頼できる情報源の1つである．視覚情報が他からの情報と食い違っている場合，人は他からの情報ではなく目からの情報を「信じる」傾向がある．1つの例としては，人が自分の四肢のある筋を高周波数・低振幅で振動させ，その様子を自分の目で見るようなときにこの現象が起こる．視覚情報がないと，振動は四肢の運動に強い錯覚を引き起こす．四肢を解剖学的にはあり得ない肢位にまで曲がったような感覚が起こることもある．しかし，もし錯覚が起こっている肢を見ると，錯覚はずっと小さくなり，多くの場合消えてしまう．

姿勢制御システムもまた，強く視覚情報に頼っている．例えば，姿勢の安定性についてのあらゆる指標は，目を閉じることで悪化する．特に，静止立位時では重心動揺が大きくなり，姿勢外乱に対して重心の偏位が増大し，姿勢筋への振動刺激（後述）で大きな姿勢偏位が起こる．

背景視覚の動きは，それを見ている観察者に動きの錯覚を引き起こすことはよく知られている．例えば，駅に停止している客車に座っているとする．隣の電車がゆっくり動き出すと，乗客は，止まっている自分の電車が反対方向に向かって動いているような感覚をもつ．人が立って，あるパターンが映し出されたスクリーンを見ていたとする．そのパターンが被験者に向かって加速的に近づくように写されると，自分は前方に動いているような感覚に陥り，それに対処するために身体を後方へ傾けてしまう（図 19-5）．これと同様に，パターンを被験者から離れる方向にずらすと，前方へ傾く．

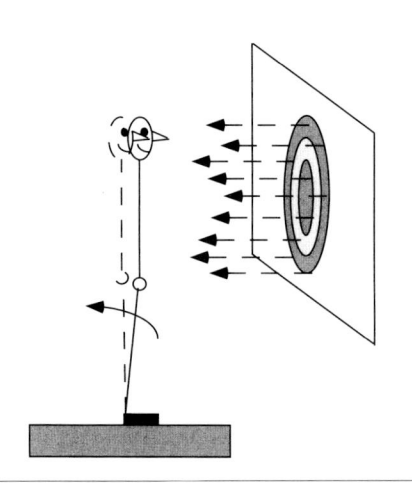

図 19-5 立位の被験者があるパターンの写ったスクリーンを見ている．そのパターンが加速度的に近づくように見える場合，身体は後方に揺れる．

通常，ヒトの脳が姿勢制御に関する情報源のどの1つを「信じる」にも，限界がある．1つのチャンネルから得られた情報で錯覚が起こるとしても，それは他の情報源からの情報で抑えられたり，あるいは消えることさえある．本当に強い錯覚を起こすには，身体の位置や方向性に関する3つの主な情報源――前庭，視覚，固有感覚――を操作する必要がある．ディズニーワールドでは，これらをうまく使って擬似乗車体験をさせてくれる．客は心地よい椅子に座り，前方の大きなスクリーンに写る映像の変化に同期して椅子が傾く．読者諸君には，是非とも行って試すことをお勧めする．

4．姿勢制御における固有感覚の役割

固有感覚の役割を知る方法として重要なものには，固有感覚からの信号が障害されたときに現れる姿勢の異常を観察することがある．高振動数・低振幅で筋を振動させたときの効果については，緊張性振動反射や他の反射における変化を含めて，すでに述べた．その効果は，姿勢反射のレベルでも観察でき，振動により引き起こされる異常に高い筋紡錘の活動レベルと関係する．再度触れるが，腱に振動を加えると，実質上その筋のすべての筋紡錘に強い刺激を与えることになる．中枢神経系は，この固有感覚情報により混乱し，筋が長くなる信号と解釈するようである．

もし振動刺激が姿勢筋に加えられるとすると，筋が長くなる錯覚は，さらに身体の位置的変化として解釈される．こうして起こる身体の傾きの錯覚に対して，実際の姿勢変化で対応する．例えば，アキレス腱への振動刺激で，中枢は下腿三頭筋の長さを過大評価する（前方への身体の傾きと錯覚する）．それを修正するために，実際に観察できるほど身体を後方へ傾けるのである．この効果は，振動刺激による転倒現象（vibration-induced falling；VIFs）と名づけられている．目を閉じると，この現象は非常に強くなる．アキレ

ス腱への振動は，実際に後方への転倒を引き起こすことがあるので，実験者は必ず後方に立ってそれを阻止しなくてはならない．開眼していれば，振動効果は次第に減衰するか，あるいは消失することもある．

他の姿勢筋でも，また姿勢制御にそれほど貢献しているとは思えない筋に対しても，振動刺激の効果は同様に見られる．例えば，頸筋への振動刺激は，頭部の位置に関し同様の錯覚を引き起こす．頭部が変位した錯覚は，さらに前庭系の錯覚をもたらし，最終的には下肢筋への振動刺激で見られたVIFsと同様の姿勢調節が行われる．

5．予測的および修正的姿勢調節

立位での上肢の随意運動は，姿勢外乱（postural perturbations）の原因になることはすでに述べた（図19-6）．すばやい随意運動は，主に2種類の姿勢外乱の原因となる．1つは，肢位の変化が重心線を変位させることである．これにより重心線は支持基底面からはみ出す可能性があり，それを修正する必要性が生じる．2つ目は，上肢の運動で生じる慣性力と機械的な関節連結（joint coupling）が原因となって，多くの関節でトルク変化を引き起こすことである．関節には，姿勢制御

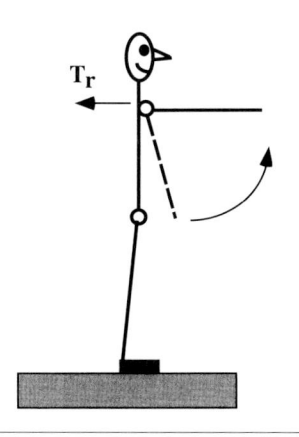

図19-6 関節連結（joint coupling）のために，立位でのすばやい腕の運動は，強力な姿勢外乱の原因となる．早い肩の屈曲は，身体を後方へ押そうとする反応性トルク（Tr）を生じる．

に関与するものも含まれる．

したがって，特にすばやい随意運動は，常に姿勢筋の活動変化と関連している．そのいくつかは，その随意運動に先行して出現し，予測的姿勢調整（anticipatory postural adjustments）と呼ばれている．この役割は，運動によって生じる姿勢外乱をできるだけ小さくすることだと考えられている．したがって，予測的な姿勢調節では，意図した運動によって生じると予測される外乱に抗するような身体運動の加速を開始することが予想される．予測的姿勢調節によって起こる力学的な効果は，支持面の足圧中心の変化として実際に観察できる．この調節は，明らかに実際に外乱が生じる前に中枢神経系によって準備されており（フィードフォワード制御），このため，これだけでは十分に制御しきれない場合も少なくない．姿勢筋反応のもう1つのグループは，実際の外乱に対する固有感覚信号に反応して出現する．この姿勢調節は，意図した運動によるバランスへの外乱（あるいは他の要因，例えば，実験室では足台の予期せぬ回転や移動を制御して，姿勢外乱に利用する）に対する代償的反応（compensatory reaction）と考えられている．それらの遅延時間は60～80 msとかなり小さく，第12章で取り上げたプレ・プログラム反応の一種と考えられる．

図19-7は，すばやい両側の肩の屈曲運動（上肢の前方挙上）に伴う姿勢調節の典型例である．姿勢筋の背景活動の変化は，課題運動の開始を示

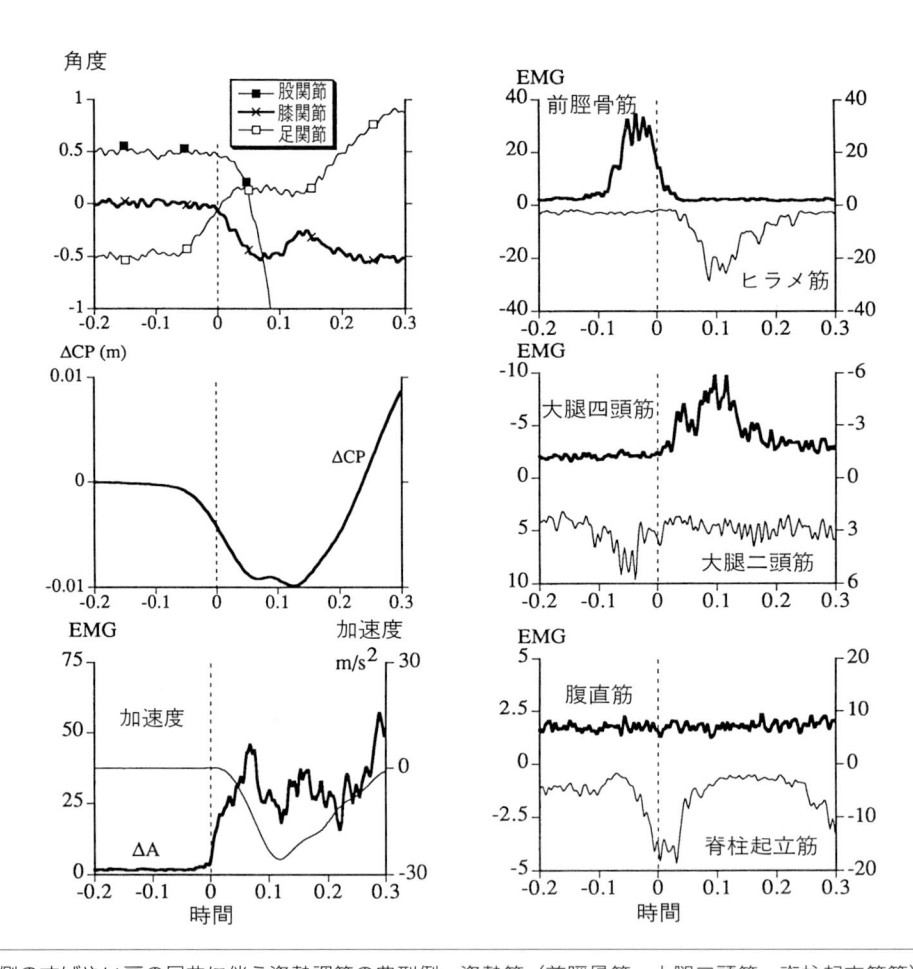

図19-7 両側のすばやい肩の屈曲に伴う姿勢調節の典型例．姿勢筋（前脛骨筋，大腿二頭筋，脊柱起立筋等）の背景活動の変化は，主動筋（三角筋前部線維，左下の図のΔA）の目に見える活動より以前に起こる．これらの変化は，足圧中心（ΔCP，左中央の図）の変位および主要な下肢関節（左上部の図）の動きを引き起こす．その後，姿勢筋の修正的反応が起こる．（図の◎は巻末に記載）

す「主動筋」（このケースでは三角筋で，その始点を破線で表した）の活動増大が観察される前に起こっていることがわかる．その結果，重心位置（足圧中心）の移動が起こる．また，三角筋筋電図の高まりの約100 ms後に起こる姿勢筋の修正反応も確認できる．

上記2種類の姿勢筋の活動変化には，制御様式と機能に明らかな違いがある．予測的反応は，被験者によって開始されるが，後者の代償的反応は，引き金となる感覚フィードバック信号によって開始される．予測的反応は，意図した運動による姿勢外乱を予測し，その影響を最小にしようとする．一方，代償的反応は，予測的成分の効果が不十分なために起こる実際のバランスの外乱に対応する．それゆえ，予測的反応と代償的反応はプレ・プログラムされたものと考えられる．しかし，両者の機能には，タイミングおよび様式，つまりフィードフォワードとフィードバックの違いがある．

問題 19-❹
もし同一の外乱が何回も繰り返されるとしたら，予測的および修正姿勢反応は，どのように変化するだろうか？

やがて起こるという外乱を予想するだけでは，予測的姿勢調節を機能させるには不十分なようである．特に，メトロノームに同期させるような，正確に予測できるパターンで外乱を与えた場合，被験者は予測的姿勢調節を生成することはできない．一方，最近の研究で，立位における肢節の動きが，姿勢の外乱刺激として最小の動きであっても，この調節を引き出すのに必要かつ十分であることが証明された．しかし，きわめて小さい運動が大きな外乱を引き起こす場合，予測的姿勢調節の大きさは，外乱の大きさよりも，動作の大きさに比例することが多い．たとえ外乱を十分に予測できる場合であっても同様である．例えば，ライフル射撃をするとき，その衝撃は通常，強い姿勢外乱となる．このような予想可能かつ比較的型にはまった外乱であっても，それを予測的姿勢調節を生成するためには，経験豊富な射撃手にならなくてはならない．以上の観察は，直観に反していて，ヒトの脳が考えられているほど利口ではないことを示しているのかもしれない．

問題 19-❺
日常の生活で，予測される外乱よりも，むしろ動作によって大きさが決まる姿勢調節の例をあげなさい．

予想できない外乱や代償できない外乱に対して，いくつかの防御線が設けられている．第1は，筋，腱，その他の末梢組織がもつ弾性（peripheral elasticity）である．関節が動かされると，必ずそれに抵抗する弾性力が生み出されるのである．第2の防御線は，相動性および緊張性要素をもつ伸張反射（stretch reflex）である．これもまた弾性特性を有し，一定の反射遅延はあるけれども，外乱刺激の緩衝に寄与するのである．しかしながら，これら2つの機構だけでは，重力場において身体の平衡をとることは十分にできない．次の防御機構は，より長い潜時をもつ，プレ・プログラム反応（preprogrammed reactions）である．これは最初の2つに比べ，強さでも柔軟性でも勝っている．例えば状況によっては，神経系は，外乱によって短縮した筋の活動レベルを高めたい，と「望む」こともある．こういったことは，プレ・プログラム機構の助けで可能になる．

プレ・プログラムによる修正反応は，ある決められた外乱（第12章を参照）に特異な筋活動パターン（筋電図）の組み合わせによって説明されることが多い．これらの反応のうち，最も早く現れるものは潜時が100 ms以下と，随意的ではなくプレ・プログラムされたものであることが示唆されている．この反応は，固有感覚，視覚，前庭感覚の受容器が中心となった多種類の感覚入力が引き金となる．その中にはかなり大ざっぱな反応と思われるものがある．例えば，関節を安定させる

ために，外乱の方向に関わりなく主動筋-拮抗筋を同時に活動させたりする反応もある．また，外乱の種類や方向に限定して出現するものもある．

修正的姿勢反応には，ある種の好ましいパターンがいくつかある．具体的に言うと，若い被験者が台の上に立ち，その台が急激に回転あるいは直線移動したときのバランスへの外乱刺激は，足関節の底屈筋や背屈筋の活動レベルを著しく高め，目に見える足関節の動きを引き出す．これは足関節戦略（ankle strategy）といわれ，ナッシュナー（Lewis Nashner）と彼のグループがこれらのそもそもの実験を行った．一方，高齢者に対する同様な外乱刺激は，しばしば股関節の屈筋と伸筋の活動性を高める．これは股関節戦略（hip strategy）と呼ばれる．足部の動きは，股関節の動きに比べ明らかに大きな重心の水平移動を可能にする．しかし，もし誤差が生じて，それに対する足関節の動きが大きすぎたり小さすぎると，足関節戦略は重心移動の誤差が過大となり，その結果，転倒に結びつく可能性もある．このように，足関節戦略は効果的ではあるが，危険性もある．一方，股関節戦略は，安全性のために効率のよさを犠牲にしている．修正的姿勢調節には，膝関節を含むその中間的なものもある．

問題 19-❻
上肢の筋に予測的姿勢調節および修正的姿勢調節は見られるか？ 例をあげなさい．

6．姿勢共同運動の概念

これまでにもたびたび名前のあがったベルンシュタイン（Nicholai Bernstein）は，姿勢共同運動（postural synergy）の概念を，「数多くの筋への制御信号を一つに組み合わせたものであり，その目的は，姿勢への外乱が予測される場合にそれに備えて動くときや，実際に起こった外乱に対して反応するときに，手足や全身の安定性を確保することにある」と提唱した．姿勢共同運動は，多くの関節や筋への有意義な制御信号を構築するために，中枢神経系が用いるレンガのように考えられる．のちに姿勢共同運動の概念は，動きの共同運動（movement synergies）まで拡大された．つまり，肢節の運動を確実にすることを目的とする制御信号の組み合わせである．共同運動の存在は，中枢神経系が行わなければならない計算負荷を軽減するものと考えられている．

ある伝統的な見方からすれば，姿勢共同運動は運動プログラムとは別のグループに属するものであり，これは目的とする運動のプログラムと融合したり，対抗したりするものである．言い換えれば，人は脳の中に2つのポケットを持っていて，1つのポケットには随意運動（動きの共同運動）のためのプログラム群が入っており，もう1つのポケットには予測的姿勢反応や修正的姿勢反応（姿勢の共同運動）のセット（図19-8）が入っている，というのである．これに代わるもう1つの見方によれば，ポケットはあくまで1つであって，末梢での運動パターンを「目的とする運動のパターン」と「姿勢保持パターン」に分けているのは研究者であって，脳ではないと説明する（図19-9）．後者の見方から見ると，あらゆる運動には，それがどんなに限局された運動であっても，目的とする運動を作り出すのに使われる関節の数よりはるかに多くの関節が関係する．すなわち，姿勢筋の活動の変化は，運動プログラムに付加されるものではなく，もともとその一部と解釈すべきである．

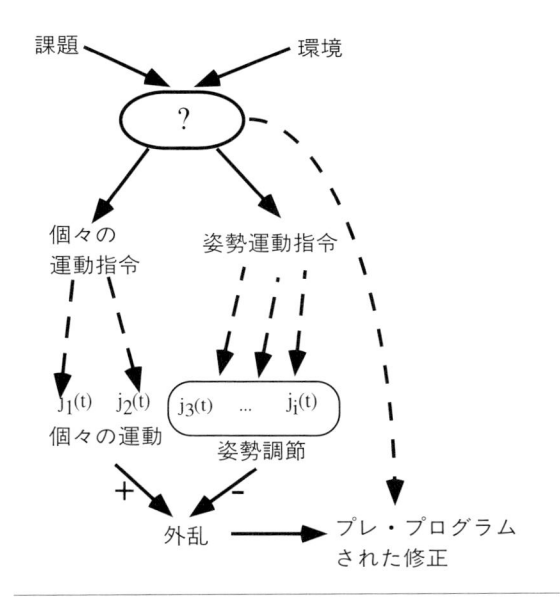

図 19-8 伝統的な見方によれば，中枢神経系は，課題と外界の力場に基づき2つの運動指令を作り出す．1つは目的とする運動に関するもので，もう1つは姿勢の安定性を図るものである．

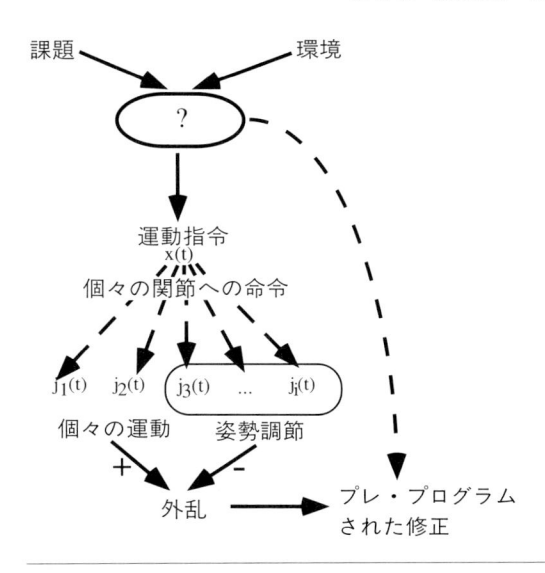

図 19-9 中枢神経系は，課題および外界の力場に基づいて，1つの運動指令を作り出す．その後，その運動指令は個々の関節への指令に変換される．ある指令群は姿勢を安定させる機能をもつように見え，別の指令群は目的とする運動についての機能をもつように見えるかもしれない．しかし，この分類は研究者によってなされているのであって，脳によるものではない．

● 第19章のまとめ

　人の立位姿勢はもともと不安定なものである．四肢の随意運動によって，関節連結およびその位置関係の変化のために，姿勢に対する外乱が生じる．姿勢の安定性は，予測的姿勢調節，筋と腱のもつ弾性，筋の反射，プレ・プログラム姿勢修正，および随意的修正といった多くの機構が働いて維持される．姿勢共同運動は，多くの筋への制御信号の計測可能なパターンであり，その目的は平衡の保持である．加速度に対して感度の高い末梢受容器と前庭核から構成される前庭受容器は，姿勢の平衡に主要な役割を果たす．視覚や固有感覚のようなその他の感覚系も，また姿勢制御に関与している．視覚や固有感覚情報の変化は，姿勢動揺を起こす可能性がある．

第20章

移動(ロコモーション)

◆キーワード
移動運動への運動プログラミング・アプローチ　中枢性パターン発生器　脊髄性移動運動
歩行　つまずき修正反応　ダイナミック・システム・アプローチ

1. 移動(ロコモーション)への2つのアプローチ

　移動(ロコモーション)は,人間を含めた高等動物が最も普通に行う日常的活動である.移動は,環境の中で全身の場所を変化させる運動と定義される.下等動物は,ほとんど移動しないため,その活動は身体近くの狭い範囲に限定されてしまう.移動は,食物を探したり,潜在的な脅威から逃れるための質的に新しい戦略を可能にし,人間の遠い祖先の視界を拡大したすばらしい進化的・創造的発明である.動物にとって移動という「発明」は,毎日の生活で直面する運動に関する全く新しい部類の問題を出現させたと言ってもよく,現存の高等動物の中枢神経系全体を含む神経制御に,新しいシステムの出現と発展をもたらした.移動がなかったら,人間は,手で捕まえて口に持って行けるほど近くに食物が現れるめったにないチャンスを待ち続けなければならないだろうし,大きな魔の手がゆっくりと近づいてくるのを目撃しても,恐怖で震えているだけであろう.
　移動には,這う,飛ぶ,泳ぐ,飛び跳ねる,歩く,走るなど多くの種類がある.本書では,人間が最も普通に行う移動の形式である歩行と走行を考える.歩行を制御する中枢神経に関する研究には,大きな影響力をもち,かつ,お互いに競合している随意運動の制御に関する2つのアプローチの仕方がある.1つは,運動プログラミング(motor programming)と呼ばれ,歩行の場合,中枢性パターン発生器(central pattern generator;CPG)という考えを基本にしている.仮説的な神経構造であるCPGは,歩行のように律動的な行動に必要な,律動的な筋活動を生み出すための律動的な神経活動を生成することができる.律動性(rhythmicity)は,歩行に関する最も基本的な特徴の1つであるという点に注目すべきである.

> **問題 20-❶**
> 多くの動物は泳ぐ,歩く,飛び跳ねる,這う,飛ぶなどのようないくつもの移動行動を行うことができる.これらの動物は何種類のCPGをもっているか?

　競合するもう1つのアプローチの仕方は,律動性を非律動的な神経活動の危急の機能としてとら

えること，あるいは，中枢神経系との接続までを考慮したさまざまな末梢のメカニズムの環境との相互作用として律動性をとらえることを特徴としている．このアプローチは，ダイナミック・システム・アプローチ（dynamic system approach），あるいはダイナミック・パターン発生（dynamic pattern generation）と呼ばれる．私は2つのアプローチはどちらも正しい要素をもっているが完全に正しいというのではなく，そのため，それらは本当は競合しておらず共存することができると論じるつもりである．

2．中枢性パターン発生器（CPG）

CPGの概念は，サイバネティックスの分野の活発な発展と同時期に出現し，もともとは，リズミカルな活動をそれ自身で生成できる，フィードフォワード・ループとフィードバック・ループから成り立つ単純な図式で表現されていた（非常に単純な例を図20-1に示す）．簡単に言えば，CPGは3つのタイプの細胞から構成されていると考えられる．このうち2つのタイプの細胞が互いに作用し，3つ目のタイプの細胞の活動を抑制しながら，歩行に関係する筋の運動ニューロンなどの遂行装置に出力を与える．これらの細胞は，急激に疲労するか，または，他の理由で短時間の強い活動のあとに活動を止めると考えられている．一方の細胞群が著しく活動しているとすると，それらは，他方の細胞群の活動を抑制する．一定の活動の後に，最初の細胞群が疲労し活動が止まると，他方の細胞群は，抑制から解放されて活動し始めるだろう．外部からの影響が，両細胞群の活動を止めるまで，この繰り返しは継続するだろう．3つ目のタイプのニューロンは，最初の2つのグループの細胞を抑制または興奮させることで，それらの関係を修正することができる入力を送り，システム全体が生み出す行動様式の変数を制御すると考えられる．

問題 20-❷
図20-1のシステムは，どのように律動的な出力信号を生成することができるか？ このシステムのどの因子が律動的な行動の生成に重要であるかを考えよ．

図20-2は，運動を生成する系全体の中でのCPGの位置づけを示す．CPGは，いつ，どこに，どのように移動するかを知っている利口な「より高次の中枢」の制御下にあると考えられる．同じくCPGは，末梢の感覚受容器（特に，視覚，前庭感覚の受容器と固有受容器），および，おそらく中枢神経系内にある他のメカニズムからの入力

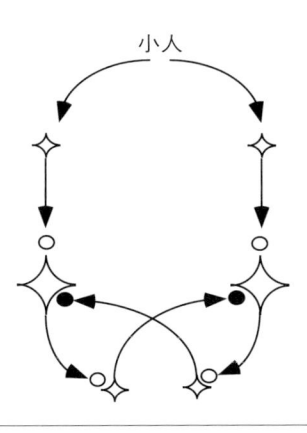

図 20-1 「高次の中枢」（小人）によって操作されている中枢性パターン発生器の単純化した概念を示す図．

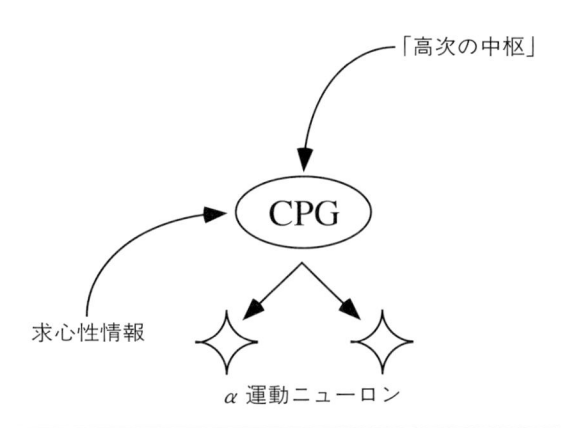

図 20-2 中枢性パターン発生器（CPG）は「高次の中枢」からの下行性の信号と求心性情報のいずれによっても駆動される．最終的には，CPGは α 運動ニューロン・プールの活動パターンの変更をもたらす．

を受け取る．特に，CPGへの求心性入力は，例えば，歩行の型の変更（歩くことから小走り，駆け足）をもたらすCPGの活動パターンの変更を引き起こすかもしれない．同様の変更は随意的にも誘発することができ，それは図20-2に示されている「高次の中枢」からの入力の変更によっても引き起こされる．

このようなCPGを用いた説明は，あいまいに定義された「高次の中枢」という概念と，重要な変数の定義が欠如していることから，何か満たされない感じを残す．この満たされない感じが，おそらく，もう1つのアプローチであるダイナミック・システム・アプローチの開発を発展させる大きな推進力となった．これは，身体外部からの力を含めた運動生成のためのシステム全体を考慮するアプローチである．このアプローチは本章の後の部分で取り上げる．

CPGの概念は，歩行だけではなく，呼吸運動のような他のリズミカルな活動にも適用できる可能性がある点に注目しよう．CPGの概念に関する実験的な証拠は，クラーレ（中南米で狩猟民が使っていた神経筋伝達を抑制する毒物）のような物質で運動を抑制した動物の中枢神経系で生成された歩行様のリズムの研究（他の活動に似たリズムも含めて）から得られている．同様に，神経を切断した動物標本によって生成されたリズムの研究結果からもCPGの存在に対する証拠が得られている．これらの研究から，中枢神経系の一部が，神経活動のリズムを変更できる可能性があることが証明された．しかし，こうした神経活動のリズムと実際の歩行がどのように関係し合っているのかという問題は，1960年代の終わりまでのしばらくの間，未解決のままであった．

3．移動運動の中枢

1960年代後半のモスクワで，シック（Mark Shik），オルロフスキー（Grigory Orlovsky），セベリン（Fyodor Severin）のグループは，この問題の解決につながる草分けとなる一連の実験を行った．彼らは，除脳猫の中脳の網様体（reticular formation）を一定の周波数と一定の振幅で電気刺激した．彼らは，網様体の中に刺激を加えると，歩行のようなリズミカルな脚の運動が出現する特定の部分があることを発見した．歩行のような脚の動きの周期は，刺激の周波数（約30 Hz）とは明らかに無関係であったことから，これは，刺激によって生成された下行性信号によってCPGが活動したものと考えられた．刺激の振幅を増加させると，移動運動の速度が増し，あるレベルに達すると，歩行の変更（例えば，歩くことから小走りへの変更）をもたらすことができた．そして，彼らは，刺激電極の場所を変えることで，刺激によって歩行を誘発できる部位（中脳の歩行に関連した領域 mesencephalic locomotor region）を同定した．

その後，脊髄上部の分節を刺激する類似の研究により，頸髄節にも歩行に関連した細長い領域（locomotor strip）があることが明らかにされた（図20-3）．誘発された移動運動パターンは，末梢の固有受容器からのフィードバック・ループの活

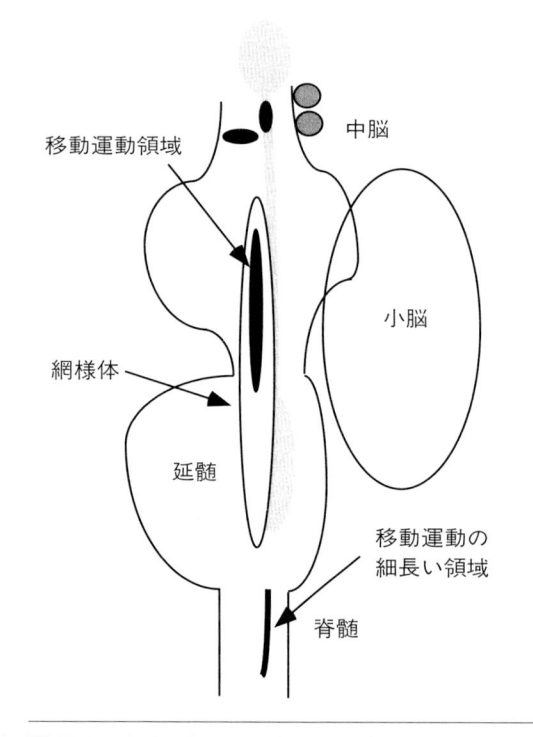

図20-3 中脳の歩行に関連した領域と脊髄の移動運動に関連した細長い領域の図．

動に修飾されないことが，クラーレによって末梢の筋活動が欠如した状態（その筋への神経結合に相当する脊髄部位の前根）でも，同じような歩行の活動パターンを記録した実験により証明された．これらの一連の事実は，ずっと昔にイギリスの偉大な生理学者ブラウン（Graham Brown）が行った，求心路遮断機後，すなわち，肢の固有受容器に起因する反射やフィードバック効果が欠如した状態でも移動運動が可能であることを証明した実験を思い起こさせる．

4．脊髄歩行

　脊髄が中枢神経系のより上位からの信号を受け取れない脊髄動物（spinal preparations）でも，歩行運動が見られることは，20世紀の初めにブラウン（Brown）とシェリントン（Sherrington）による古典的な研究で確認された．動物の脊髄が切られた直後であれば，特徴的な歩行のパターンは数秒間観察される．例えば，頭を切断された直後のニワトリは，走り出したり，飛ぼうとさえする．こうした事実は，一般に脊髄CPGの活動が，下行する持続的な抑制から「解放」されたものとして説明できる．

　ある程度の時間を経過した脊髄動物は，外部の刺激，あるいは特定な影響なしでは歩行運動を示さない．しかし，トレッドミルの上に脊髄猫を置くと，一定スピードのトレッドミルの動きにより，四肢に歩行のような動きを誘発することができる．トレッドミルのスピードを変えると，足の動きの速さもそれに応じた変化を示し，足どりは歩行から小走りや駆け足に移行する．このような歩行サイクルは，同じくある特定の薬，例えばパーキンソン病の治療に使われる薬としてよく知られているドーパ（DOPA）を与えることでも観察できる（第26章を参照）．一方，脊髄歩行は，すべての後根脊髄を切断され求心性入力が欠如した動物でも観察される．この事実は，感覚のフィードバックが全くない状態でも，脊髄が歩行のような活動を作り出す能力があることを証明している．さらに，スウェーデンの科学者グリルナー（Stan Grillner）は，それぞれの肢ごとに，個別のCPGが存在することを実験的に明らかにした．通常歩行のとき，すべての個々の肢のCPGは，首尾一貫した四肢間のパターンを作り出すように調整されている．

　近年，脊髄損傷の患者の観察から，人間の胸椎下部から腰椎上部の高位に，脊髄歩行の発生器が存在することが明らかになった．これらの患者は，そのような運動が随意的に不可能であるのに，ある特定の状態で，不随意に下肢に歩行のような運動を起こすことができる．また，別の研究では，脊髄損傷患者の胸椎下部から腰椎上部の高位に電気刺激を加えることで，歩行のような運動が誘発された．

　歩行のためのCPGは，哺乳類の脊髄に存在しており，下行性の刺激と末梢部からの入力の両方に反応して，調和のとれた歩行様の活動を生成することが，こうした研究から結論づけられる．しかし，以下のような理由により，CPGの活動はそれだけで有効な歩行を作り出すには不十分である．第1に，動物はどこに向けて歩行するか知っている必要があり，このためには，魅力的な物や危険な物の存在など環境についての情報を伝える視覚などの感覚受容器からの信号が不可欠である．第2の理由は，歩行は重力の作用する環境内での姿勢制御（control of posture）の問題と常に密接に結びついている点である．脊髄歩行に関する実験のすべては，動物が体重を支持しなくてよいように，あるいは平衡を失う心配がないように，ベルトで身体をぶら下げている．第3の理由は，通常の歩行は常に外乱（perturbation）にさらされており，すばやい修正が必要となる点である（例えば，表面が平らでない場所を歩くときなど）．

5．歩行パターン

　もし，動いているトレッドミルの上に脊髄猫を置いて，誘発された歩行を観察すると，その後肢

の動きの位相は安定した関係を示すだろう．トレッドミルのスピードが遅いうちは，左右の後肢は交互に動く．スピードが次第に増加すると，あるスピードに至るまで後肢は交互に動く関係を維持するが，それを超えると，個々の肢の動きの関係は歩行から小走りへと変わり，さらにスピードが増加すると，突然，小走りから駆け足に切り替えるような変化を示す（図20-4）．

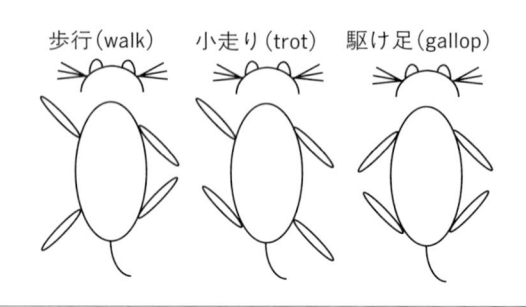

図20-4 四足動物での主要な3種類の歩行．

問題 20-❸
移動運動の最大速度の最も重要な制限因子となるものは何か？

このような観察事実は，ダイナミック・システムの分野の考え方を歩行制御過程に応用すべきであることを示唆している．このアプローチによれば，振動する運動は，1つ以上の入力パラメータが変化すると，運動学的な安定性が変化し，位相の転移を示す．特に，下行性の信号（シックらによる実験のように）や末梢の情報の変化によって，システムに新たに安定するための解決法が出現し，新しい歩行パターンを導き出すだろう．

6．つまずき修正反応

猫の歩行運動中に，予期せぬ障害物を乗り越えさせるような課題を与えると，反射に似た特定の自動的反応パターンであるつまずき修正反応 (corrective stumbling reaction) が観察される（第12章を参照）．このパターンは，足部や脚の皮膚への弱い機械的刺激（ひと吹きの空気が当たることでも），あるいは，皮神経や皮膚節への短い電気刺激を与えることでも観察することができる．そして同じようなパターンはヒトでも観察される．

遊脚相の間にこれらのどの刺激を与えても，仮想的な障害物を乗り越えるような後肢の移動を起こす屈筋の反応が起こる（図20-5）．立脚相の間に同じ刺激を加えると，伸筋の反応を引き起こす．これらの反応の潜時は，単シナプス反射の潜時より長く，随意運動の反応時間より短い．これらの反応が機能的に妥当であり，刺激から比較的独立していることから，日常生活におけるつまずいたときの代償反応に関わるメカニズムが，プレ・プログラムされた反応であることを示唆される（第12章を参照）．

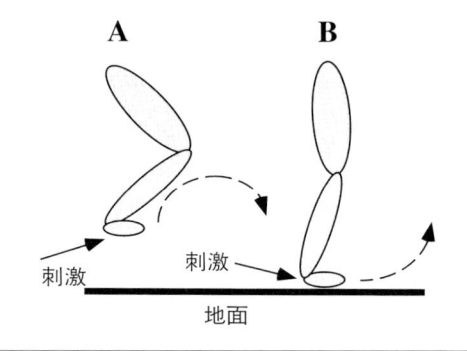

図20-5 つまずき修正反応は，機械的または電気的な外部からの刺激に応じた歩行パターンの調整を行う．刺激が与えられたとき，それが歩行周期のどの相であるかによって，筋活動のパターンは異なったものとなる．

問題 20-❹
歩行中に突然，釘を踏んだとき，プレ・プログラム反応（例えば，飛び上がったり，大声を出したり）が生成される．深い谷の上に狭い板を架けて渡っている人が釘を踏んづけたとすると，その人はどんな種類の反応を見せるだろうか？

機能的に重要なあらゆる運動課題は，課題自体と課題実行中に起こり得る外乱に応じた特定の運動パターンのプレ・プログラムと結びついている

と仮定できる（第12章を参照）．これらのプレ・プログラムされた運動パターンは，外乱に対するきわめて迅速な代償反応を開始させる．これらの運動反応は，実際の外乱に先だって中枢神経系によって準備されているので，大まかな修正運動を出現させ，さらに，随意的に修正することが可能になっている．歩行は，動物と人間の毎日の活動の中で，最も普通に行われる運動の1つである．このように，歩行のメカニズムは，適当な固有受容刺激によって引き起こされる一揃いのプレ・プログラムされた姿勢修正パターンによって保護されている．

問題 20-❺
プレ・プログラムされた修正システムと関連がある別の運動課題の例をあげなさい．

---

7. ダイナミック・パターンの生成

歩行（同様に，他の運動の生成についても）のもう1つのアプローチの方法は，ケルソー（Scott Kelso）とシェーナー（Gregor Schöner）によって創始されたダイナミック・システム・アプローチ（dynamic systems approach），あるいはダイナミック・パターン発生（dynamic pattern generation）と呼ばれる．このアプローチによれば，運動を作り出すためのシステム（中枢神経，中枢の構造との接続も含めた効果器，環境からの力など）は非線形微分方程式でモデル化できる．非線形（nonlinear）という用語は，入力信号に対するシステムの反応（方程式で記述される）が，入力信号の変化に比例しないことを意味する．こうした方程式は，通常，解析的には解くことができない．非線形微分方程式を運動の問題に適用することで，振動や相対的な協調性の変化といった，複雑な性質を記述することができる．振動は歩行の典型的な特徴であり，相対的な肢の協調性の変化で歩行状態の変化を表現できる点が重要である．

ダイナミック・システム・アプローチは，肢間の協調や関節間の協調といった，運動の協調についての重要な特徴の記述において，目覚ましい成功を収めた．このアプローチへの見解は，大きく2つに分けられる．ある人々は，人間の随意運動生成への唯一の正しいアプローチとして解釈している．それこそが無生物の世界と生物学上の現象を互いに結びつける唯一のものであると．他の人々は，それを数学的なモデルの1つの応用例，すなわち，別の科学分野で開発された手法を生物学上の問題に当てはめようとする活動の一例と考えている．複雑な方程式の方が，単純な方程式より複雑な行動をよりよくモデル化できることは，そう驚くべきことではないだろう．最大の疑問は，方程式が生物学的な妥当性をもっているかどうか，すなわち，そのパラメータに生理学的な意義を割り当てることができるかどうか，である．今日まで，ダイナミック・システム・アプローチにおいて使われてきた方程式のパラメータは，測定可能な物理学的あるいは生理学的な意味が割り当てられていなかった．すなわち，それらの値は，モデルが望ましい協調パターンを作り出すように独断的に選択されていた．

図20-6を用いて考えてみよう．この図はもともとダイナミック・システム・アプローチの第一人者であるカレロ（Claudia Carello）とターベイ（Michael Turvey）が，運動プログラミング・アプローチ（あるいはCPG）とダイナミック・システム・アプローチの間の主要な相違点を示すために発表したものである．この図（A）は，運動プログラミング（あるいはCPG）の観点から見るフクロウの移動運動の制御を示す．「フクロウの小人」はマリオネットと同様に，フクロウの運動パターンのすべての細目を制御する．中央の図（B）は同じフクロウだが，ダイナミック・システムの観点から描かれている．最高次の小人はいないが，各要素をつなぐ多数のリンクが存在する（外部の変数との連結も暗示されている．だってフクロウの目が開いている！）これらのリンクが，先にふれた方程式を生み出し，複雑な行動パターンを導く力を秘めていると考えられる．

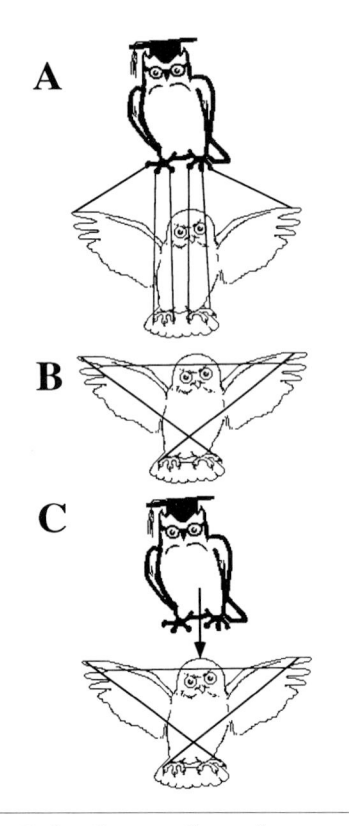

図20-6 運動プログラミング・アプローチの図（上図A）．ダイナミック・パターン発生アプローチ（中央の図B）と，その2つの組み合わせ（下図C）．上図では協調の要素を含まず，中央の図では制御の要素に欠けることに注意．

　上の図では，協調性の細かな要素が欠如しており，より正確には，協調性のすべての細かな部分は最高の制御装置に委任される点に注目すべきである．つまり，それらは最高で全能の小人によってあらかじめ計画されていると考えられる．私たちが知っているように，明らかに小人が欠如している脊髄動物でも類似の協調パターンが観察されるなどの多くの理由で，この考え方はあまり魅力的ではない．さらに，協調性のすべての細かい部分を頭のよい「ブラック・ボックス」が行っていると考えることは，問題を解決しないばかりか，それを論じる私たちの能力不足をも強調する結果となる．

　中央の図は，最高の問題解決者がいなくても，協調動作が出現することへの魅力的なアプローチを示すが，それは制御の要素に欠ける．環境からの信号に応じるだけでは，このフクロウは決して自分の意志に基づいて行動を変化させることはできないだろう．第18章で，自発運動の生理学と反射型運動の生理学の間の相違を論じて，行動が外部の刺激にのみ基づいているわけではない，という結論に達したことを思い出そう．したがって，この図もまた不十分である．

　下の図（C）は，その要素がすべて協調的なリンクを保ち，たとえ環境からの信号が作用しなくても，高次の神経構造によって生み出され，他に依存しない運動の開始と修正のための下行信号をもっている「ハイブリッドのフクロウ」を示している．この下行信号は，協調性を記述する方程式での重要な変数の一つを表している．ベルンシュタイン（Bernstein）の自発運動の原理（principle of initiative）は，この入力は外部刺激への反応に還元することはできないと述べている．この点において，その性質は神秘的なままである．これは非常に「科学的」には見えないかもしれない．しかし不幸にも，図20-6Cで示す模式図に代わる有効な代案は私には見当たらない．協調性と制御は共存できるし，次の2つの活動を両方とも許すためには共存しなければならない．1つは中枢で有意義な運動を生成すること，もう1つは制御上の要求と環境からの要求に対して協調性を調整することである．

問題 20-❻

被験者に左右の人差し指でリズムを刻ませるケルソーによる古典的な実験で，左右で位相が異なるたたき方をさせ，たたく速さを増加させると，左右が自動的に同じ位相のたたき方に切り換わることが観察された．これらの結果を，図20-6の3つの図によって示されたアプローチに基づいて解釈しなさい．

● 第 20 章のまとめ

　移動運動は，動物が環境の中で全身の場所を変化させる活動である．中脳網様体のある部分と頸髄のいくつかの部分への電気刺激は，歩行を誘発して，歩行状態の変化を導くことができる．脊髄動物標本では，ある特定の薬を使う場合と同じように，脚の末梢への刺激が歩行開始とその変更へ導くことができる．足への機械的刺激，あるいは肢の求心性神経への電気刺激に対して，肢の筋の反射の現れ方は，それが歩行のどの周期に与えられるかに依存する．このパターンは，つまずき修正反応と呼ばれる．歩行は，CPG 活動の結果であると考えることができるが，CPG は，より上位の構造の制御下にあり，末梢からの情報の変化に応じてその活動を変えることができる．あるいは，歩行は，中枢神経構造と末梢器官，環境との相互作用を含んだ複雑系の中で出現する運動パターンであると考えることができる．

第21章

多関節運動

◆キーワード
リーチング動作　冗長性　制御変数　動作点　ベルンシュタイン問題　脊髄上機構

1. 目標物への運動の一般的特徴

　ここでは，始点から終点へ向かう一方向の手（足）の運動が，どのように制御されているかを考えてみよう．こういった運動は，ほとんどあらゆる日常動作の基本要素と考えてもよいだろう．対象物を指さしたり，コーヒーカップをつまみ上げたり，ハンマーで釘を打ったりする運動などは，どれもみな1回の一方向のリーチング運動と見なせる要素を含んでいる．

　はじめに動作点（working point）という概念を紹介する必要がある．これは，運動タスクの成功に直接関係する軌道を作る点のことである．対象物を指さしたり，つまみ上げたり，操作するときには，指先や手掌のどこかに動作点がある．ボールを蹴る動作なら，靴先のどこかに動作点がある．実は，動作点は常に体のどこかになければならないというわけでもない．シカゴ・ブルズのマイケル・ジョーダンがバスケットボールを投げるときの課題は，動作点（バスケットボール）をバスケットに入れるということである．この例では，動作点が選手の手にあるのは，軌道の最初の部分だけである．多くのコンピュータ・ゲームでは，動作点は戦闘機の像であったり，スクリーン上のスーパーマンだったりして，プレイヤーはジョイスティックを動かして操作する．この場合，動作点との機械的なつながりは全くない．

　もし，ごく普通の被験者に次のような動作を行わせたとする．まず，利き手を作業空間の適当な位置に置いて，これを別の適当な位置まで動かす．このような運動では，ある決まった特徴が現れる．

① 手先の軌道はほぼ直線になる．
② 手先の速度プロフィールはほぼ対称（ベル型）になる．
③ 手先の加速度は二峰性になる．
④ それぞれの関節の軌道，速度，加速度は関節ごとに異なった特徴を示し，運動の方向が関節によって逆になることもある．

　もし被験者に同じ運動を何度も行わせると，個々の関節軌道の変動性は高く，手先の軌道の変動性は低く現れるだろう．こういった報告は，1920年代のベルンシュタイン（Bernstein）の鍛冶屋の研究にさかのぼる．ベルンシュタインの実験の被験者は，"たがね"をハンマーで打つように指示された（図21-1）．ハンマーの先端（動作点，ところでこれは体の外部にある！）の軌道は非常に再現性が高いが，それに対して各関節軌道の再現性は高くない．

　このように，多関節リーチング運動における最

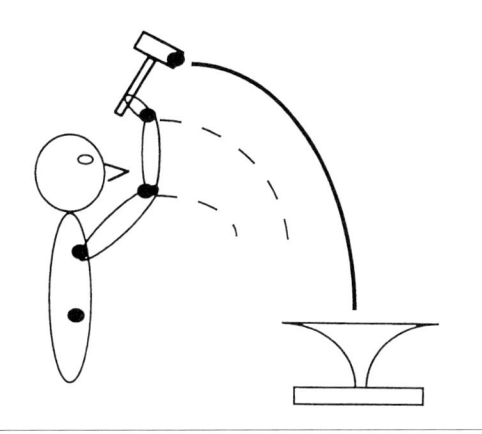

図21-1 鍛冶屋が"たがね"をハンマーで打つとき，ハンマーの先端の軌道はどの関節軌道よりも再現性が高い．
（図の◎は巻末に記載）

も再現性の高い特徴は「再現性がない」ということであり，これは変動性（variability）と呼ばれる．変動性は，運動制御研究にとっての厄介ものであり，はっきりとは調べられていない．変動性を減らすことは，多くの場合トレーニングのゴールである．それはスポーツ選手のトレーニングや運動障害患者のリハビリ訓練といった実生活でも，あるいは実験環境でも同様である．一方で，変動性それ自体は魅力的な現象でもある．変動性は，独自の法則に従い，課題パラメータと実行パラメータとの間に一定の関係があることを示す．多関節運動制御についてのどんなに立派な理論も，自然なヒトの運動の変動性と柔軟性を説明できるものでなければならない．

問題 21-❶
個々の関節の高い変動性と，道具の先端の低い変動性から，結論として何が言えるか？

---

2. 自然なリーチング運動の制御に関わる主要な問題

リーチング運動において，たいていの場合，動作点は手の位置にある．動作点軌跡を身体を中心とする基準枠（body-centerd reference frame）の中で制御するということは，手から体幹に連なる多リンク連鎖を制御するということを意味する．もし体が動くときに動作点軌道を外部空間（デカルト空間 Cartesiam space）で制御したいなら，状況はさらに複雑なものになる．研究者が単関節制御の問題から，より実際に近い多関節運動の問題を考えようとすると，複雑さの原因となる主なものが2つ出てくる．1つ目は，制御対象である末梢系のバイオメカニクスが複雑だという点に関係したものである．単関節運動の解析では，一般に無視できる新たな力が，多関節運動では重要な役割を担う．例えば，コリオリ力（Coriolis forces）と遠心力（centrifugal forces）である．二関節筋（biarticular muscle）によって隣接する関節の間にリンクが出来るので，関節の相互作用にもまた重要な要素が入ってくる．それから，関節間反射（interjoint reflex）と肢節間反射（inter-limb reflex）のように，多関節運動中に現れる新たな神経生理学的要因もある．

問題 21-❷
日常生活や実験課題の中で，純粋な単関節運動の例をあげられるか？

状況を複雑にする2つ目の要因は，過剰な自由度（degree of freedom）の克服に関する有名なベルンシュタイン問題（Bernstein problem）である．ほとんどすべての随意運動では，手足の運動学的自由度数 n は，運動課題の実行または記述に必要な変数の数 n_0 よりも大きい（n はその肢にある関節の運動軸数の合計と考えてもよい）．n_0 は多くの場合3である．これは，私たちのいる空間がたまたま3次元であることに対応している．図21-2は，初期位置から最終位置まで平面運動を行っている3関節の腕についてのベルンシュタイン問題を現している．手先を平面内のある終点位置に置くのに，3関節の角度の組み合わせは無限にある．

ベルンシュタイン問題は，選択の問題である．

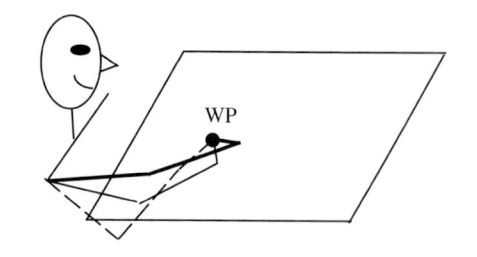

図 21-2 3つの関節をもつ腕の先端（動作点，WP）をある平面上に位置させる場合，腕の配置（関節角度の組合せ）は無限に存在する．

手を決められた位置に持っていくために，どの関節をどの程度動かすか？　中枢神経系はこれをどうやって選んでいるのだろうか？　ところで，このような言い方は，中枢神経系は多関節運動を関節角度空間において計画している，ということを前提としている．しかし，運動制御に使われる「ことば」は，個々の関節の回転を記述するような「ことば」とは異なることを忘れないようにしよう．したがって，中枢神経系が操作する制御変数の数は，上記のnより大きいかもしれないし，小さいかもしれない．

例として，次のような制御を考えてみよう．ある人が，2つのノブを操作して，1つの点をある直線に沿って動かす（図21-3）．このとき，その点の位置Pは，2つのノブからの信号の合計に等しいとする．

$$P = x + y$$

ここでx，yは2つのノブからの信号である．これは，制御における典型的な冗長例である（1つの出力のために2つの変数が操作される）．今度は，同じ2つのノブが図21-2の3関節を制御するケースを考えよう．

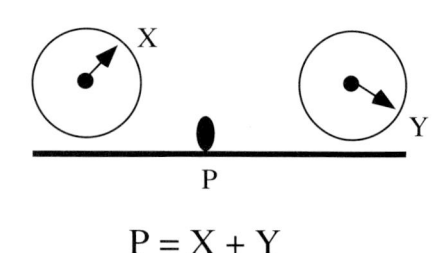

図 21-3 ある線の上の1つの点の位置を2つのノブで制御するときには，制御のレベルでの冗長問題（方程式が1つなのに未知数が2つ）が発生する．

$$J_1 = x + y$$
$$J_2 = x - y$$
$$J_3 = 3x - 2y$$

ここで，J_{1-3}は3つの関節の角度，x，yは2つのノブからの信号を表す．この例では，制御系が上記のように設計されているので，末梢での冗長性は現れない．作用点の2次元運動を制御するのに，ちょうど2つの変数がある．

制御変数の数がn_0より大きいと信じられる強力な理由が少なくとも1つあり，このために通常はベルンシュタイン問題は避けられない．その理由というのは，すでに述べた運動における自然な変動性である．例えば，被験者にテーブルの上のマッチ箱を何度か取るように指示した場合（図21-4），すべての関節と動作点（手）の軌道は，毎回異なるものになるだろう．これが意味するのは，この課題は唯一の解を規定するものではなく，中枢神経系には選択肢があるということである．ベルンシュタイン問題とは，つまり「中枢神経系は運動課題に合った制御変数パターンをどうやって選択しているのか？」という問題であると言えそうだ．

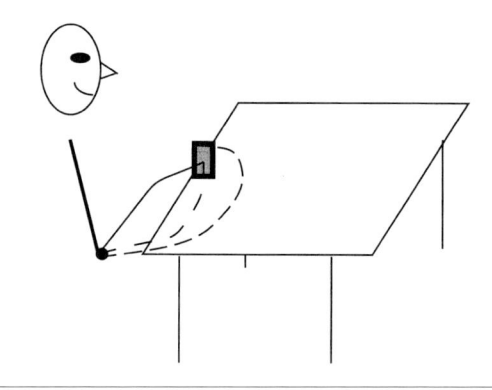

図 21-4 自然な運動において変動性があるということから，選択の問題は自然な運動において，ほとんど常に存在すると考えて間違いない．いま，マッチ箱を何度かつまみ上げるとしたら，動作点の軌道は毎回違ったものになるだろう．

実際は，「中枢神経系は課題が成功しさえすれば，制御変数と関節運動の組み合わせなど気にしない」とすることも可能ではある．誰かが果物屋で棚からリンゴをいくつか取るとしよう．箱の中に数百ものリンゴがあるようなとき，無数の組み

合わせの中からその人の脳はどうやってリンゴを選んでいるのか？　その答えは恐らく「選択はしていない」だろう．数が合っていて，明らかに傷んだものではないという条件の範囲では，どのリンゴにするかは，制御外の要因（ノイズ）に任される．別の例を考えてみよう．100人の打楽器奏者からなる楽団で，100 dBの音を出したいとき，指揮者はどういう方法をとればよいか？　ひとつのやり方は，何らかの方法で打つ強さを決めて各奏者にその強さで打ってもらうという方法，言い方を換えれば，冗長自由度を明示的に消去する方法である．これに代わるものとして，各奏者に「100 dB以下なら強く，以上なら弱くたたいて」と指示する方法がある．第2の解決法では「冗長」自由度を消去できないが，むしろそれを利用している．第2の解決法では，たとえ奏者の一人が具合が悪くなって家に帰ってしまっても，正しい成果を得ることができるであろうという点は重要である．第2の解決法は，協調則（coordinative rule）を利用した冗長性問題の解決例である．

ベルンシュタインは，運動の冗長性問題は，彼のいうところの個々の要素に割り当てられた制御変数同士の間の柔軟な関係（共同運動 synergy）を用いて解かれていることを示唆した．この概念は2人の偉大なロシアの数学者，ゲルファンド（Israel Gelfand）とツェトリン（Michael Tsetlin）がさらに発展させた．この2人によれば，どんな課題に対しても運動を生成するシステムの各要素（例えば，個々の関節や筋）は，それぞれの課題に特異的な構造的単位（structural units）の中に組み込まれるという．共同運動は，構造的単位の用途を表現し，一方，行動は共同運動を覆い隠すものと見なすことができる．

構造的単位は，いろいろな複雑さのシステムに当てはめることができる．例えば，1つの有機体，ある有機体のなかのサブ・システム，あるいは有機体のグループは，それぞれ構造的単位として考えることができる．ゲルファンドとツェトリンは，構造的単位の主要特性を示す3つの公理を提案した．

公理①　構造的単位の内部構造は，外部環境（それは場合によっては他の構造的単位を含む）との相互作用よりも常に複雑である．

公理②　構造的単位の一部分は，それだけでは同じ課題群の構造的単位にはなれない．

公理③　構造的単位の一部分で，ある課題において働きのないものは，
　　a．除去されるか，または，
　　b．その課題の中で，自分の場所を見つける．

公理③aは，与えられた課題群を最小の要素で遂行するという経済原理を示している．この原理は，昆虫の運動組織化の特徴をよく表している．公理③bは，必要以上に多くの要素が構造的単位の活動に加わっているときの，多数原理を表している．この原理は高等動物の運動組織化の特徴を示すものと考えられた．

構造的単位の概念と3つの公理は，科学研究所の組織を例にあげて説明することができる．研究所を構造的単位，個々の研究者をその要素と見なし，その研究所が，特定の問題群を解くために組織されてきたとする．研究所の個々の研究者の役割を記述するのは，各研究者の脳の機能を記述するのに比べたらはるかに簡単である（公理①）．研究所が正常に機能しているならば，半分の人員で同じ問題群を解くということは無理である（公理②）．ただし，別の問題群を解くことはできるかもしれない．この場合には，新たな構造的単位を組織することになる．研究所は，おそらく公理③aか③bにのっとって組織されてくるだろう．前者のケースでは，各研究者は特定の役割を割り当てられ，チームの他のメンバーと置き換えられることはない．後者の場合には，大きな研究者グループが組織され，込み入った問題を扱うことが求められる．各研究者はチーム内での自分の場所を探して，進展に貢献することが期待される．

共同運動は，中枢神経系のさまざまなレベルで形づくることができる．例えば，多関節にまたがる筋群での反射は，そのシステムの冗長性を減らすための共同運動の要素であると見ることもできる．脳からの下行信号による脊髄での神経間の調

整は，特定の運動課題にそって共同運動を再構成する仕組みと見ることができる．ダイナミック・システム・アプローチの考え方からすれば，共同運動は下行信号と効果器からの感覚情報の両者で調整される神経筋系の特性が表面化したものである．

さらに先に進もうとすると，脳が用いている制御変数は何か，言い換えれば，脳が脊髄とコミュニケーションするときの内部言語は何か，ということを考える必要がある．多くの神経生理学的知見によって，この答えに近づきつつある（これらは，今後のいくつかの章で考えることになる）．しかしながら，神経生理学的データはどうしても還元主義者的な解答を示唆しがちであることは気にとめておくべきである．したがって，そこで示唆された事柄については，眉に唾をつけて慎重に取り扱うことが必要である．特に導かれた答えについて，システムの全体的な特性に基づいて分析することと，常に実験データや常識との矛盾を探すことをお勧めする．

問題 21-❸
独立制御変数を推測するのに役立つようなアプローチの仕方をあげよ（現実のものでも，理論的なものでもよい）．

3．多関節の協調に関わる脊髄のメカニズム：関節間にまたがる反射

手足に加えられた刺激に応答するさまざまな反射によって，別の関節に関与する筋や，時には刺激を加えられた部位とは異なる手足の筋の収縮が引き起こされる．よく知られているものに，別の章ですでに取り上げた，屈曲反射と交叉性伸展反射がある．復習になるが，動物の脚をつねったり，皮膚の神経を電気刺激すると，その脚の主な屈筋のほとんどすべてに筋収縮活動が起こる．これと同時に，対側の脚の伸筋群にも筋収縮活動が見られる．これらの反応の潜時は長め（50〜100 ms）なので，多シナプス反射であろうと考えられる．この反射は，屈曲反射求心線維と総称される比較的小さな受容器（侵害受容器，自由終末，筋の二次終末）の求心性線維の活動に由来している（第9章を参照）．

正常な動物やヒトの場合，手足の筋長が変化すると，必然的に関節運動が起こり，そのため同じ関節に関与する別の筋長にも変化が起こる．これに加えて，二関節筋が存在するために，純粋な単関節運動は起こり得ない．つまり，ある関節の運動は，その関節に関与するすべての筋（二関節筋も含む）の長さに変化をもたらし，これが隣接する関節の運動を引き起こす（図21-5）．しかし，動物実験においては，腱を付着部から切り離し，他の筋群の長さを変化させずに制御対象の筋長を変化させることも可能である．さらに，この種の研究では，筋力と筋長を独立に操作することもできる．

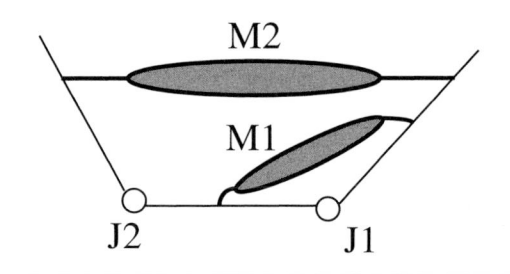

図21-5 筋M1の長さが変化すれば，関節J1の運動が起こる．その結果，二関節筋M2もまた変化して，関節J2の運動が起こる．

ニコルス（T. Richard Nichols）は，この種の一連の実験を行い，ネコの後ろ足の筋群における反射効果の複雑なパターンを明らかにした．その効果は，長さ感受性と力感受性の両方の末梢受容器によって引き起こされているらしい．すでに述べたこれらの反射の「古典的な」パターンには，筋紡錘からの求心線維の活動による同側の興奮と相反性抑制，ならびにゴルジ腱器官の求心線維による同側の抑制がある．ニコルスは，明らかな主動筋群（特に下腿三頭筋の3つの筋頭）でも，反射の相互作用はあまり「古典的」ではなく，もっと非対称であることを示した．これらのパターン

は，バイオメカニクスの観点から見ても精度のよい方法であり，機能的な多関節運動における筋活動パターンの調整（共同運動）がどうなっているかを知るための基礎になる．

しかし，上記の発見自体は，次のような大きな問題には答えることができない．すなわち，いったい何が制御変数なのか？

問題 21-❹
単関節筋と二関節筋をもつ関節で，単関節運動を行おうとするとき，単関節筋内の末梢受容器と二関節筋を支配するα運動ニューロンの間には，どのような反射効果が起こると予想されるか？

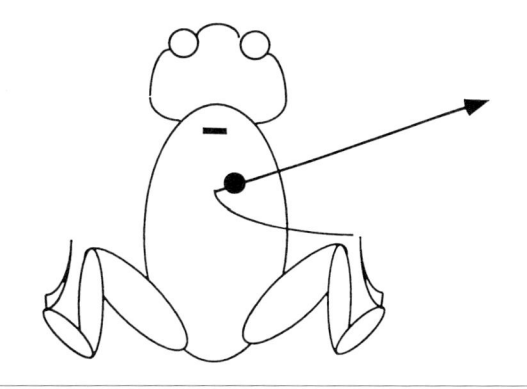

図 21-6 脊髄カエルは，背中に置かれた刺激物を同側の後ろ足の調和のとれた運動によって取り除くことができる．〔図の©は巻末に記載〕

4. 多関節の協調に関わる脊髄のメカニズム：制御変数

動物を使った多関節運動制御の研究には，種々の優れたものがある．ここでは，脊髄カエル（spinal frog）の払いのけ反射（wiping reflex）の研究に着目してみよう．それというのも，このような一見単純な生物（脊髄カエル）が，複雑な運動課題を行うということが非常に興味深いからである．払いのけ反射は，後ろ足で刺激物を払いのけるものである．自分でやってみればわかるが，これは簡単ではない！　脊髄動物を作るには，頚椎または上部胸椎レベルでカエルの脊髄を切断する．このため，脳からのインパルスは切断部位より尾側には届かない．これに対して，後ろ足の運動を制御する脊髄神経のメカニズムは無傷のまま残されている．

実験者がカエルの背中に刺激物（酸性溶液で濡らした小さな紙切れ）を置いたとしたら（図21-6），そのカエルは，ある潜時のあとで，一連の調和のとれた運動を行う．背中の刺激物を払いのけて，時にはそれを遠くへ振り払う．同じ皮膚領域に続けて何度か払いのけを行う場合でも，いろいろな方向で行うことが可能であり，刺激物に対する足の方向（アタック角度）もまた変わり得る．刺激物が足と同側に置かれた場合，たとえ体に対する足の位置が変わっても，正確な払いのけ運動が観測される．つまり，脊髄は足がどこにあるか「知っている」のである！

払いのけに対する予期しない「外乱」の効果を調べるために，一連の実験が行われた．まず，ゆるい糸の輪を後ろ足につけて，膝が最大5°程度しか動かないようにした．そのカエルは背中の上の刺激物を一度で取り払うことができた！　次に膝は自由にして，隣接する（より遠位）の関節をギブス固定して運動ができないようにした．しかし，そのカエルはまた一度で刺激物を払いのけた．つづいて，後ろ足そのものと同程度の重さの鉛のブレスレットを足の遠位にはめた．それでも，そのカエルは正確に払いのけを行った．

これらの一連の実験は，脊髄レベルの制御信号でさえ，個々の筋の収縮を表しているのではなく，それどころか個々の関節運動さえ制御しているわけでもない，ということを示している．そうでなければ，負荷を加えたり関節を拘束した場合に，運動は不正確になるはずだからである．そして，おそらくは払いのけのプログラムには，運動パターンを非常にすばやく修正する仕組みがあるのだろうということも，これらの結果から示唆される．

5. 脊髄上機構

脳を構成するニューロン集団の活動と，随意運動の方向との間に関連があることを示すいくつかの研究については，すでに議論した（第8，9章）．解剖学的に脳構造の異なる部分のニューロン集団でも，基本的に同様な振る舞いを見せるという事実から，これらの発見の限界は浮き彫りにされる．これらの結果が示すのは，単に研究対象のニューロン集団の活動が研究対象の運動と関連があったということであって，そのニューロン集団の活動と運動生成の間に因果関係があるということではない．これらの研究だけでは，「ニューロン集団の数で運動を制御している」という証明には不十分だが，「中枢のメカニズムは，個々の筋や関節についてのパラメータではなく，動作点（通常，手足の先端）の運動に関連したパラメータに焦点を合わせている」という一般的な考えとはよく一致している．

別のいくつかの研究は，随意運動中の脊髄より上位のメカニズムの活動は，端点軌道の特徴に関係していることを示唆している．特に，補足運動野（supplementary motor area），運動皮質（motor cortex），被殻（putamen），そして赤核（red nucleus）の神経活動パターンは，どちらかというと，抽象的な運動学的レベル（abstract kinematic level）での随意運動の特徴に関連しているといわれてきた．このことは，多関節運動における動作点軌道制御の一般的な考え方と矛盾しない．とりわけ，皮質細胞の活動パターンは，必要な筋力や筋活動パターンとは無関係に，軌道をコード化し得るということが明らかにされてきた．

赤核の神経活動は，脊髄でのフィードバック反射系に関するパラメータをコード化することによって運動制御に関わることが可能であることを，ホーク（Jim Houk）は示してきた．初めのうち，ホークのグループは，個々の赤核の神経活動は，随意運動の開始，速度，大きさに関連があるらしいことを報告した．これらは，手足の終端の制御

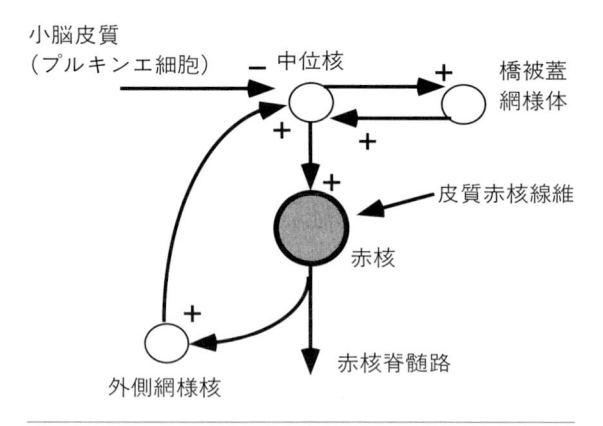

図 21-7　赤核と小脳の相互作用は，「運動プログラム」の生成に関与していると考えられている．プルキンエ細胞からの信号を解除することで，図に示したような正のフィードバック・ループの脱抑制が起こる．

に利用されると考えられている基本的な変数である．その後，小脳と赤核の関係に基づいた終端の位置制御に関するより一般的なモデルが作られた．このモデルは，中位核（nucleus interpositus）と，赤核大細胞部（magnocellular red nucleus）ならびに橋被蓋網様体核（nucleus reticularis tegmenti pontis）の間の正のフィードバック・ループに基づいている（図21-7）．これらのループは，プルキンエ細胞からの抑制制御下にあると考えられている．プルキンエ細胞からの入力をなくしてこのフィードバック・ループを解放すると，運動を導く適応可能なパターン発生器が活動すると考えられている．プルキンエ細胞の集まりは，「運動プログラム」と関連づけられてきた．

6. 平衡軌道仮説

平衡軌道仮説は，単関節における平衡位置制御仮説（equilibrium-point hypothesis；第10章を参照）を自然に拡張したものであり，ホーガン（Neville Hogan）とフラッシュ（Tamar Flash）が最初に考え出した．この仮説では，中枢神経系は，外部のデカルト座標系で表現される目標軌道に沿って動作点のイメージをシフトできる，と考えている．運動の最中，この仮想軌道（virtual

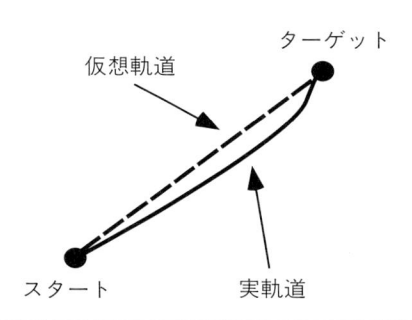

図 21-8 平衡軌道仮説によれば，中枢神経系は動作点の「仮想」軌道の計画を行うが，動的な要因のために実際の軌道は仮想軌道とは異なる．

trajectory）は常に実際の動作点よりも先にあり，この不均衡によって動作点を動かす力が生じる（図 21-8）．ただし，腕の動特性や外部力場の変化などがあるため，動作点の実現軌道は仮想軌道とは一般に異なる．仮想軌道のアプローチでは，逆ダイナミクスと逆キネマティクスの計算問題は避けられる．なぜならば，筋力は中枢神経系によって計算されるのではなく，動作点の中枢でのイメージを外部デカルト空間においてシフトさせた結果として起こるからである．

平衡軌道仮説は，躍度最小原理（minimum jerk principle）と呼ばれる最適化アプローチと組み合わせて考えられるようになってきている．このアプローチによれば，中枢神経系は手足の端点の躍度（加速度の微分値，または位置の 3 階微分値）についての関数の積分値を最小化するように軌道を生成する．このアプローチからは，次のような数々の事柄が理論的に導かれる．それは，動作点軌道の道筋は直線，スムースな単峰性の速度プロフィール（ベル型速度プロフィール bell-shaped velocity），平行移動・回転・速度や大きさの規模の変化についての不変性，といったものである．これらの多くは，実験による観測結果と一致する．特に，ほぼ直線の道筋とベル型速度プロフィールは，動作点の始点と終点を外部空間においてさまざまに変化させたり，運動の速度を変化させても，一貫して観測される特性であり，動作点軌道の普遍性に関連した予見と一致している．

> **問題 21-❺**
> 平衡軌道仮説によれば，運動制御の際に脳が利用する独立の被制御変数は何か？

7．何が制御されているのか

今や，「制御されているものは何か？」という問いに，仮説的な答えを示すことはできる．しかし，その前にまず「制御されていないものは何か？」という問題を考えてみたい．今まで述べてきたことから，次のリストには多関節運動の制御変数の候補は含まれていないということを納得してもらえると思う．

① 個々の筋が発生する力
② 個々の筋の活動パターン（EMG）
③ 個々の関節のトルク
④ 個々の関節の回転

動作点を全軌道にわたって正確に制御するために，中枢神経系は機能的に重要な意味をもつ外界変数に関連した制御変数を使う必要がある．それは，動作点の座標や，動作点で発生する力ベクトルなどである．これらの変数は，多関節運動を行う際に私たちが注意を向けているものである．なぜなら，これらの変数は運動の出来映えに直接関係しているからである．それに対して，個々の筋力や関節角度は，おかしな腕の位置関係や姿勢になったりする問題を引き起こさない限り，それほど重要な問題ではない．動作点軌道が最も再現性のある実行変数であるという事実は，上記の見解を間接的に裏づけている．筋にはバネ特性があるということを思い出せば，動作点にもバネ特性があるということは明白である．すなわち，もし運動指令を「凍結」させたら，空間内の動作点の座標は外力ベクトルに依存するだろう．

簡単な実験を行ってみよう．友人に，その人の体の前方のどこかの位置で，拳であなたの手のひらを押すように指示する（図 21-9）．続いて，その友人に「随意的には何もしない（not to inter-

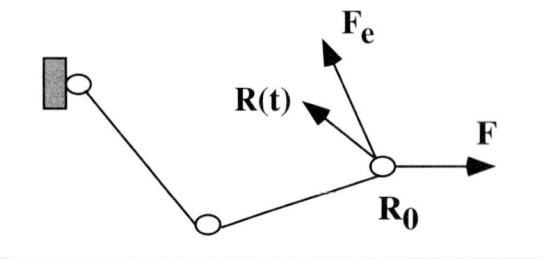

図 21-9 動作点がある平衡位置にあり，作業空間内のある位置（R_0）で力ベクトル（F）を出しているとする．このとき外力（F_e）の変化があると，動作点のバネ様の運動が起こる．

vene voluntarily）」ように指示して，あなたの手のひらで友人の拳をなめらかに，しかもすばやく押す．あなたは動作点（拳）が，元の位置からバネのように動くような抵抗を感じるだろう．

つまり，その被験者の運動指令は，拳の位置ベクトルや力ベクトルを決めているのではない．なぜなら，あなたが外力を変化させるときに，拳の位置ベクトルも力ベクトルも両方とも変化するからである．もし筋電図を取れば，すべての筋電図に変化が現れるだろう．

運動指令は，システムのバネ特性を決定しているのである．バネ特性は，平衡ベクトル（equilibrium vector；通常の一次元バネにおける平衡長に相当）と，すべての腕の筋によって発生する平衡位置近傍の力場（force field）特性によって表現することができる（これらの特性は，単一の筋について考えるときには，スティフネスという1つの数に結びつけることができる）．このアプローチと，次に述べるハンフリー（Donald Humphrey）による神経生理学的知見とは，間接的につながっている．ハンフリーは，サルの運動皮質に2つのニュ

ーロン集団があることを確認した．一方のグループに刺激を与えると関節運動が起こり，もう一方へのグループに刺激を与えると拮抗筋同士の同時収縮（これはスティフネスを調整する）が起こった．この知見は，平衡位置とスティフネス行列を制御する仮説的な細胞という観点から，私たちが予想する知見そのものだろう．

このアプローチは，弾性膜の上のボールをイメージすることで視覚化できる（図21-10）．ボールは，自分の重みで作られたポテンシャル井戸の底の平衡位置にあるとする．ボールを新しい位置に動かしたいならば，次の2つの方法が可能である．1つは，力のパターンを計算して，その力を直接ボールに与える方法．もう1つは，例えばボールのそばを指で押して，その指を新しい場所に動かすというような，弾性力場の形を変える方法である．2番目の方法では，ボールの質量の推定誤差やボールの運動中に小さな外乱などがあっても，最終位置に影響を及ぼさないということが重要である．ボールは最終的には同じ位置，すなわち，新しく作られたポテンシャル井戸の底に行きつく．この特性は，等結果性（equifinality）と呼ばれる．この思考実験の被験者が，ボールに直接力を加えるとき，上記の誤差要因がある場合には，ボールの軌道と最終位置は違ったものになるだろう．最近，いくつかの研究グループによって同様のアプローチが創り上げられた．フェルドマン（Anatol Feldman）とレビン（Mindy Levin）は，位置に関する評価基準系をシフトさせることを利用した多関節運動制御を考えた．また，ビッツィー（Emilio Bizzi），ムッサ・イバルディー（Ferdinando Mussa-Ivaldi），ギッツァー（Simon

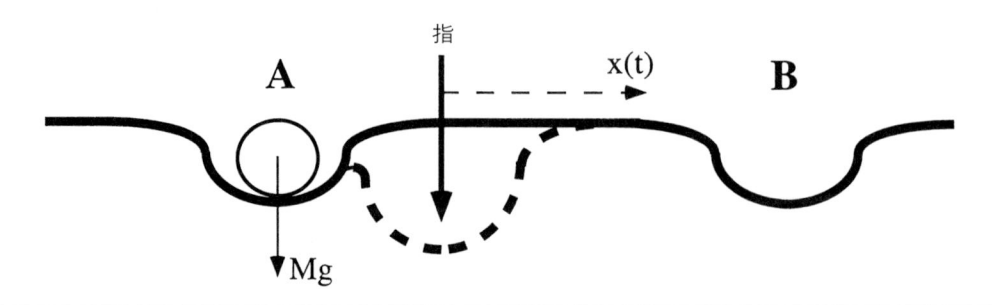

図 21-10 平衡点制御の説明図．弾性膜の上にあるボールは，そのボールの近くの膜に指を押しつけてその指を点Bまで動かすことによって，点Aから点Bまで移動させることができる．ボールに直接触れる必要はない．

Giszter）は，多関節運動は手足の終点へ加えられる力場の組み合わせによって制御されるという考えを提案した．

この章の最後に当たってそろそろ告白しなければならないが，ベルンシュタイン問題は未だ未解決であり，それどころか，研究者たちはこの問題を誰もが受け入れるような形に定式化することすらできていないのである．私の見解では，「冗長性（redundancy）」という言葉が良くないのかもしれない．それというのも，この言葉には，取り除きたくなるような意味があり，この問題を言い表すのには不適切なように思える．たぶん「豊富性（abundance）」という語の方がより良いだろう．この語も選択の余地や多くの解があることを意味するが，中枢神経系にとっての問題の原因というようなニュアンスがあるわけではない．むしろこの語には，人間の動きに柔軟性，転換性，適応特性を許すような豊かさがうかがえる．

● 第21章のまとめ

　目標物へのリーチング運動は，ほぼ直線的な端点軌道，ほぼ対称なベル型速度プロフィール，二峰性の加速度プロフィールという特徴をもつ．同じ運動課題でも，運動軌道は試行ごとに毎回異なる．個々の関節軌道に比べて，動作点（端点）軌道は変動が少ない．ヒトの手足の運動学的な自由度数（独立した関節軸の数）は，通常は運動課題を記述するのに必要なパラメータ数より多い．無限の選択肢の中から，ある1つの運動パターンを選択する問題は，ベルンシュタイン問題として知られている．ベルンシュタインは「冗長自由度の除去」が，運動制御の主問題と考えた．平衡軌道仮説では，多関節肢の制御を，運動器や外力の特性で決まる平衡位置をシフトさせる過程としてとらえる．多関節運動における厳密な意味での制御変数は未知である．それは，筋力パターンでも筋活動パターンでも，関節軌道でもない．運動皮質，小脳，赤核は，随意的リーチング運動の制御に恐らく非常に重要である．

第22章

視覚

◆キーワード
眼球の解剖　視神経　視覚の中枢機構　視細胞　眼球運動制御
運動における視覚の役割　網膜

1. 眼球

　眼球は，一方では光を感じ取る受容器を含む末梢器官であるが，他方では私たちが今まで論じてきた他の受容システムと違い，中枢神経系の一部をなすユニークな器官である．網膜の感覚系の構造は，発生段階で脳を生み出す神経外胚葉に由来している．したがって，網膜は脳の末梢構造であると考えることができる．

　人の眼球の構造を図22-1に示す．角膜（cornea）とレンズ（lens）が，眼球に入る光の焦点を合わせる．その後，光は眼球を満たしている硝子体（vitreous humor）を通過し，網膜（retina）の視細胞（photoreceptors）に吸収される．網膜の下には，メラニン（melanin）と細胞中を満たす色素上皮層（pigment epithelium）が続く．メラニンは黒色の物質で網膜にとらえられない光を吸収して，後方から網膜への再反射を防ぐ．色素上皮細胞は網膜細胞の代謝の際に，重要な働きをする．

　視細胞の密度が最も高いのは中心窩（fovea）で，中心窩の視細胞とレンズの間には細胞がほとんど存在しないため，中心窩は最もひずみが少な

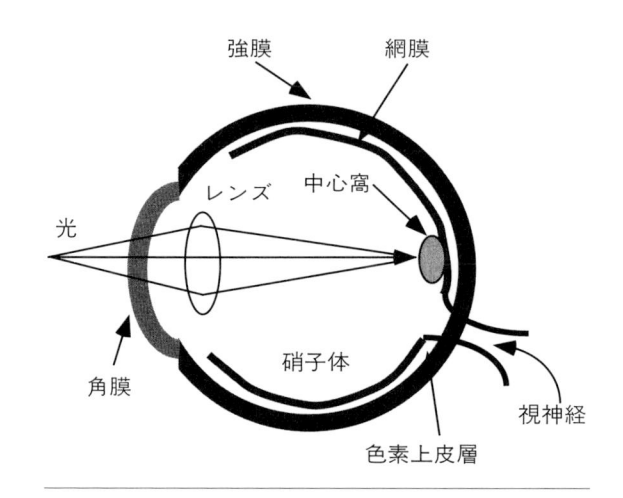

図22-1 光が眼球に入ると，角膜とレンズが焦点を合わせる．その後，光は硝子体を通過し，網膜の視細胞に吸収される．網膜の下には色素上皮層があり，網膜がとらえられない光を吸収する．

い光信号を受け取ることができる．なかでも小窩（foveola）と呼ばれる中心窩の真ん中は，光信号を最もよく受け止め，見たいものを常に中心窩に合わせるように眼球を動かす．中心窩の側方（鼻に近い方）に，いわゆる盲点（blind spot）がある．盲点は，視神経が外に出るために視細胞がない網膜の領域である．もし物体を反射した光が盲点に当たっても，視覚反応は誘発されない．

> **問題 22-❶**
> なぜ私たちは盲点があるにも関わらず，視野に「穴」を意識しないのか？

2．視細胞

視細胞には，杆体および錐体の2つのタイプがあり，錐体は昼間の明るい光の中で色を認識し，杆体より時間的・空間的解像度が高い．したがって，錐体が失われると，いわゆる「盲」と呼ばれる状態になる．それに対し，杆体は夜間視力に関係し，光量が少なく薄暗い状態での視覚を司る．杆体は錐体より20倍も数が多いにも関わらず，中心窩にはほとんど存在しない．しかし，異なった杆体からの信号は同じ介在ニューロンに著しく集中している．この構造により，杆体は，弱い刺激（薄暗い光）の検出には役立つが，時間的・空間的解像度は高くない．

杆体と錐体はどちらも類似の内部構造（図22-2）をもつ．視細胞は，光を変換する装置を含んでいる外節（outer segment），核と豊富な生化学的構造を含んだ内節（inner segment），視細胞の標的細胞と接続するシナプス終末（synaptic terminal）から成り，光の変換が視細胞の外節での一連の生化学的過程の結果生じる．光は視物質（杆体のロドプシンと錐体の錐体オプシン）によって吸収され，細胞外間隙からのナトリウムの流入をブロックするNa^+チャンネルの閉鎖を引き起こし，受容器の視細胞膜を過分極させる．

> **問題 22-❷**
> 正常よりずっと少量のロドプシンしか持たない人は，どのような視覚障害を起こすと考えられるか？

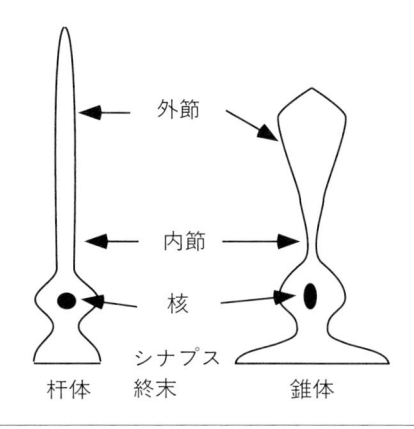

図22-2 杆体と錐体は，光を変換する装置を含む外節，核と豊富な生化学的構造を含んだ内節，視細胞の標的細胞と接続するシナプス終末から成る．

3．網膜と視神経

網膜の視細胞層のすぐ下に，双極細胞（bipolar neurons），アマクリン細胞（amacrine cells），水平細胞（horizontal cells）の3種類の細胞を含む中間層がある（図22-3）．アマクリン細胞と水平細胞は横の情報の流れをつくり，双極細

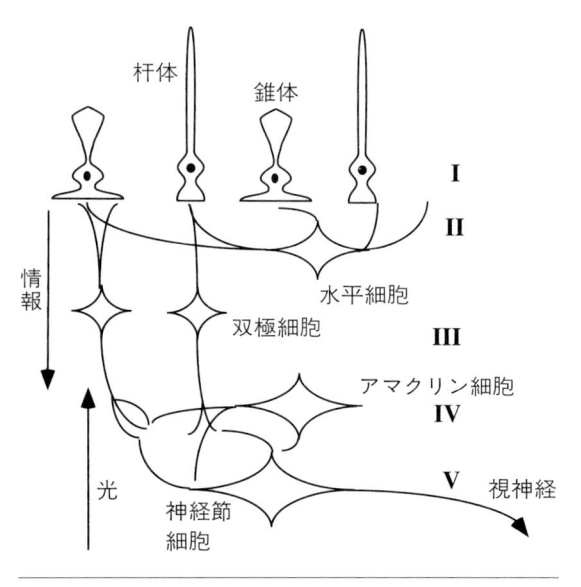

図22-3 網膜の視細胞層の下に，双極細胞，アマクリン細胞，水平細胞の3種類の細胞を含む中間層がある．神経節細胞は中間層の下に位置し，その軸索が視神経を形成する．Ⅰ：外顆粒層，Ⅱ：外網状層，Ⅲ：内顆粒層，Ⅳ：内網状層，Ⅴ：神経節細胞層

胞は視細胞から神経節細胞（ganglionic cells）まで情報を伝達する役割をもつ．神経節細胞は中間層の下に位置し，その丸い受容野は，次のような方法で組織化されている．すなわち，受容野中心の双極細胞が脱分極しながら，周辺の双極細胞が過分極することで，刺激のコントラストが強調される（オン中心とオフ中心反応 on-/off-center response）．その結果，神経節細胞の活動は，その受容野での刺激強度だけではなく，隣接する領域の刺激強度に依存する．これは，黒い背景上の灰色の領域より，白い背景上の灰色の領域の方が，暗く見えることからもよくわかる．

神経節細胞の軸索は，視神経（optic nerve）を形成し脳に光情報を運ぶ．視神経は100万本の線維を含み，脊髄に入るすべての後根線維より多く，聴覚の線維数（およそ30,000）よりはるかに多い．

網膜には，中心窩の内側にある鼻側網膜（nasal hemiretina）と外側にある耳側網膜（temporal hemiretina）の2つの領域がある．もし両目の中心窩が一点に固定されているとすると，左半分および右半分の視野（頭を動かさないで見える視野）がわかる．左（右）半分の視野は，左（右）目の鼻側網膜と，左（右）目の耳側網膜に投射する．視野の中心部は，両眼視の領域（binocular zone）と呼ばれ，網膜上の像はレンズによって反転していることに注意が必要である（図22-4）．

4．眼球運動制御

眼球運動は，19世紀の偉大な物理学者であり，生理学者であるヘルムホルツ（von Helmholtz）によって広範囲にわたって研究された．特に，ヘルムホルツは，随意的な眼球運動は静止した視野の感覚と関連があり，「人工的に」（例えば，自分の指で目を押したときのような）作られた眼球偏位は周囲が動いている感覚を導くことに気づいた．この観察から，一般の認知，および特に視覚認知における運動指令の重要な役割についての仮説を得るに至った．

それぞれの眼球は，6つの筋で制御されており，これらの筋によって5つの機能上異なったタイプの眼球運動が行われる（図22-5）．これらの筋肉は，4つの直筋（four recti muscles；上，下，外側，内側）と2つの斜筋（two oblique muscles；上，下）から成り，眼球の3つの主要な軸まわりの回旋運動，すなわち，内転/外転（adduction/abduction；水平運動），上転/下転（elevation/depression；垂直運動），内捻/外捻（intorsion/extorsion；注視方向の変化を伴わない回旋）を作り出す．通常ねじれ運動は，随意的な注視では使われない．

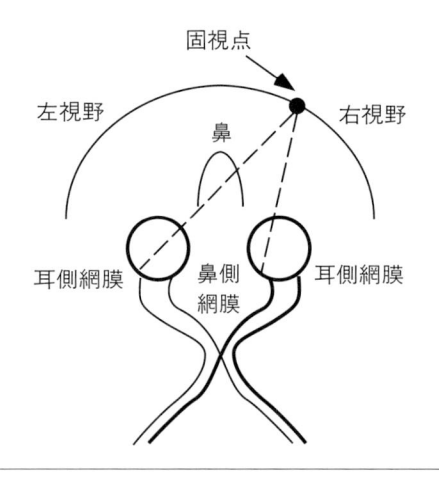

図 22-4 左右視野の定義．視神経は，同側の耳側網膜と対側の鼻側網膜の情報，すなわち，対側視野の情報を伝えることに注意．

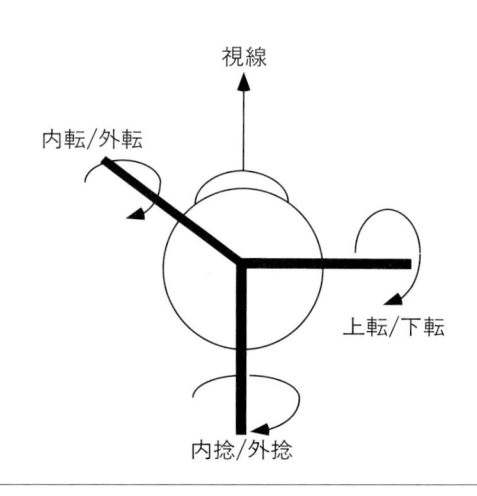

図 22-5 主な眼球運動の方向．

頭部が動く間，2種の反射運動が網膜上（正確には中心窩）に視覚像を固定した状態に保つ．最初のメカニズムは，頭部が動く間，比較的短い潜時（およそ14 ms）で常に作用する前庭動眼反射（vestibuloocular reflex；VOR）のメカニズムである．もし，目が眼裂の端に届いた後もさらに頭回転が続くと，目は端の位置に留まらずに，急速に動きの方向を反転して，すばやく元の位置に戻る．この現象は，前庭眼振（vestibular nystagmus）と呼ばれ，急な反転は急速相と呼ばれる．前庭動眼反射は脳幹レベルで調整される．前庭受容器が頭部の回転速度についての信号を，眼球運動核上に投射する前庭核に送る．小脳は前庭動眼反射をより効果的に調整する．

2番目のメカニズムは，前庭動眼反射を補うために視覚情報を使う視運動システム（optokinetic system）である．それは頭部が動く間，中心窩上に外部環境（顔，建物など）の安定した画像を維持しようとする．その潜時はより長く，出来上がるまでに時間がかかる．この反射弓は皮質と皮質下構造の両方を含んでいる．どちらの反射システムも，例えば，眼鏡をかけている場合などには，慣れを生じさせることによって，より効果的に反射が順応する．

もし注視をある関心物から別の物に変えるとき，眼球はピーク角速度900度/秒に達するきわめて速く正確な急速眼球運動（サッカード saccade）を示すだろう．実際のピーク速度は，対象物間の角距離に依存し，距離が大きいほど速度は速い．急速眼球運動の方向と大きさを随意的に制御できるが，速度は制御できない．急速眼球運動の速度は，薬物，病気，あるいは疲労によってだけ影響を受けて変化する．急速眼球運動は，明らかに少しのフィードバックの時間もないことから，フィードフォワードの方法で制御される運動の典型例である．急速眼球運動は，大脳基底核（basal ganglia）の関与を伴って大脳皮質（cerebral cortex）によって制御され，橋（pontine）と中脳網様体の中枢（mesencephalic reticular centers）で生成される．特に，橋網様体は水平の急速眼球運動が生成される所であり，中脳網様体が垂直の急速眼球運動を生成する．

もし中心窩に対象物の像を固定した後に対象が動き始めた場合，滑動性追従眼球運動（smooth pursuit）が対象像を中心窩に維持する．滑動性追従眼球運動は，その速度を変えられる随意運動である（もし，視野に多くの対象物があるとき，追視するのに速い対象物でも遅い対象物でも選択できる）．滑動性追従眼球運動の最大速度は，およそ角速度100度/秒である．しかしながら，追視する対象がなければ，滑動性追従眼球運動はできない．自分でやってみると，眼球は，中心窩に別の対象物の像が入るように急速運動してジャンプするだろう．滑動性追従眼球運動は，線状体皮質（striate cortex），前線状運動領域（prestriate motor areas），橋（pons）と小脳（cerebllum）を含むきわめて複雑なシステムである．

5番目のタイプの眼球運動は，輻輳（vergence）である．これは，左右の眼球が反対方向に動くという点で最初の4つのタイプと異なる．この運動の目的は，異なる奥行きで，目標に視線を固定することである．輻輳には中脳の眼球運動核（oculomotor nuclei）の領域が重要な役割を演じる．

眼球制御機構は，慣性の影響をほとんど受けず，不測の事態にも対応可能である．そのうえ，疲労はめったに問題にならない．これは，眼球運動システムのデザインが，四肢の運動を制御する骨格筋のデザインとは異なっているからである．特に，外眼筋は筋紡錘に富んでいるが，伸張反射を示さない．その運動ニューロン・プールには反回抑制を証明できず，特別に速筋も遅筋も存在しない．眼球運動ニューロンの発火頻度は，眼球の位置と速度に比例する（筋紡錘のIa求心線維と全く同様である）．

問題 22-❸
眼筋が伸張反射を示さないなら，眼球運動筋の筋紡錘の機能は何であろうか？

5. 視覚認知の中枢機構

　左右の目からの視神経は，視交叉（optic chiasm）で合流して，3つの皮質下領域に投射する（左右の）2本の視索（optic tracts；図22-6）になる．3つの領域のうち外側膝状体核（lateral geniculate nucleus）だけが，視覚認知につながる過程に関与している．中脳の視蓋前域（pretectal area of the midbrain）は瞳孔反射（pupillary reflex）に関与し，上丘（superior colliculus）は眼球運動制御に関与する．

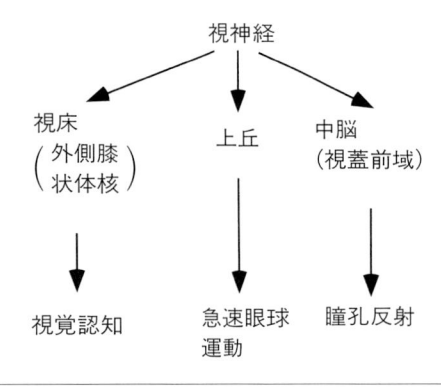

図 22-6　視神経は，視床の外側膝状体核，中脳視蓋前域，上丘の3つの皮質下領域に投射する．上丘への投射は急速眼球運動（サッカード）を，視蓋前域への投射は瞳孔反射を制御し，外側膝状体核への投射は視覚認知に関与する．

　もし，一方の目が光の入力を受けると，その瞳孔は収縮し（直接反応direct responseと呼ばれる），もう一方の目の瞳孔も収縮する（共感性反応consensual responseと呼ばれる）．これらの反射は，網膜の節細胞に仲介されるが，その発火は明るさの変化全体を反映している．これらのニューロンは，ちょうど上丘の吻側に位置する視蓋前域（pretectal area）に投射する（図22-7）．視蓋前域投射のニューロンは，脳幹部に投射し，毛様神経節（ciliary ganglion）を支配する動眼神経副核（accessory oculomotor nucleus）の副交感神経に投射する．この神経節は，瞳孔括約筋（pupillary sphincter）の平滑筋を支配するニューロンを含んでいる．

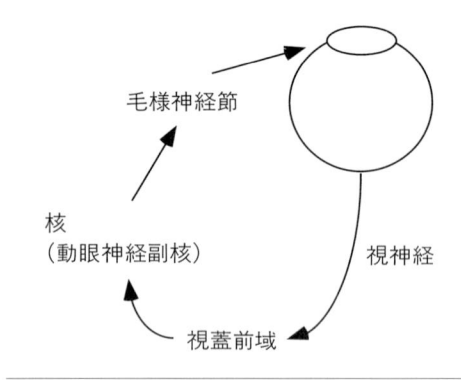

図 22-7　視蓋前域のニューロンは，視神経からの入力を受け，エディンガー-ウェストファル（Edinger-Westphal）核に投射した後に，毛様神経節の動眼神経に副交感神経入力を送る．これらの神経は，瞳孔括約筋の平滑筋を支配する．

　上丘（superior colliculi）は，視覚，聴覚，体性感覚を含む数多くの源からの情報を調整し，刺激の方向に頭部と眼球の動きを適応させる（図22-8）．上丘の内部構造は多少複雑で，3つの感覚，すなわち視覚，聴覚，体性感覚の感覚地図（sensory maps）を含んだ7層が含まれる．感覚地図は，異なる感覚情報が上丘の共通領域で受容されるように，空間的にきれいに並べられたものである．これらの感覚地図は，上丘のさらに深層に位置する運動地図（motor map）に接続する．この構造によって，皮質の前頭眼野とともに，上

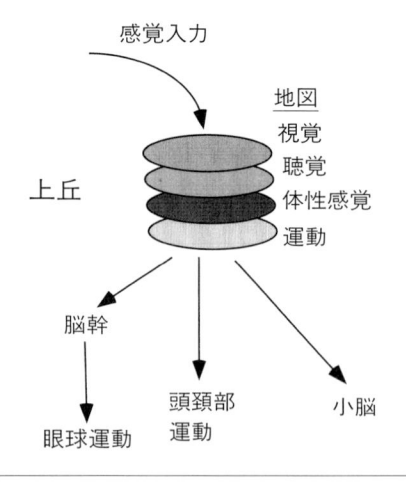

図 22-8　上丘は異なる感覚情報を統合し，3つの感覚地図と1つの運動地図を含んでいる．上丘は眼球運動を制御する脳幹部領域に投射し，2つの下行路，すなわち，頭頸部運動の反射制御に関与する視蓋脊髄路と視覚情報を小脳に伝える視蓋橋路に関係している．

丘は急速眼球運動を制御するために感覚情報を利用しやすくできるのである．

上丘は，眼球運動を制御する脳幹部領域に投射し，2つの下行路，すなわち，頭頸部運動の反射制御に関与する視蓋脊髄路（tectospinal tract）と視覚情報を小脳に伝える視蓋橋路（tectopontine tract）に関係している．

網膜の軸索の大多数は，外側膝状体核（lateral geniculate nucleus）に投射する．外側膝状体は，視覚認知に関与する最も重要な皮質下領域であり，一次視覚皮質（primary visual cortex；17野）への投射を次に形成する．鼻側の網膜からの軸索は，視交叉で反対側に交叉するが，耳側の網膜からの軸索は交叉しないことに注意が必要である．結果として，左の視索は右半側視野の情報を含み，右視索は左半側視野からの情報を含んでいる．外側膝状体核のニューロンの受容野は，網膜の細胞の受容野に似ている．これは約1度の直径で同心形である．網膜のニューロンの反応と同様に，これらのニューロンは，オン中心型とオフ中心型の反応を含んでいる．結果として，外側膝状体核のニューロンは，小さい明暗のはっきりした点には最もよく反応するが，広がった薄暗い光には比較的感度が低い．

視覚情報処理の次の中継点は，一次視覚皮質（図22-9），あるいは視覚領第1野（それは線状体脳皮質，あるいはブロードマン17野とも呼ばれる）である．一次視覚皮質の構造は多少複雑である．

重要で意外な特徴は，網膜や外側膝状体ニューロンには非常に効果的な刺激であるスポット状の光は，一次視覚皮質のニューロンにはあまり効果的ではない．一次視覚皮質のニューロンは，線あるいは棒のような線形の刺激に最もよく反応する．結果として，これらのニューロンは視覚像の輪郭を異なった方向軸の短い線の部分に分解する．

一次視覚皮質は，表面から白質に向かう縦の狭い円柱状に集まって（コラムという）構造化される．それぞれのコラムはおよそ幅30〜100 μm，長さ2 mmである．同じ方向軸をもった細胞は，1つのコラムを形づくる傾向があることに注意が必要である．コラムの詳細な分析によって，1つのコラムからその隣のコラムに方向軸が順番にシフトすることが明らかになっている．時折，コラムはシミのような洋梨の形をした細胞の領域に遮られる．この細胞は方向より色認識に関係している．コラム中のニューロン活動が他方向の刺激によって影響を受けるようコラム間には，水平方向の接続がある．これは異なった視覚刺激の間に文脈的なつながりを与えるものかもしれない．

問題 22-❹
2本の黒い線が十字に交叉しているとき，交叉部分に灰色の円形が見える錯視のメカニズムを説明しなさい．

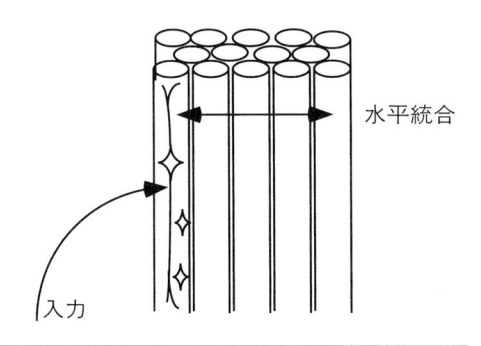

図 22-9 一次視覚皮質は，表面から白質に向かう縦の狭い円柱状に集まって（コラムという）構造化される．各コラムはおよそ幅30〜100 μm, 長さ2 mmである．1つのコラムからその隣のコラムに方向軸が順番にシフトする．コラム中のニューロン活動が他方向の刺激によって影響を受けるようコラム間には，水平方向の接続がある．

6. 随意運動における視覚情報の役割

私たちの運動の大部分は，視覚の制御のもとに行われる．視覚情報は，目標の識別とその空間内での位置の識別に使われ，進行中の運動の修正にも使われる．視覚目標に向かう運動の準備という非常に重要な役割は，後頭頭頂葉脳皮質（posterior parietal cortex；人では5，7，39，40野）が演じる．後頭頭頂葉脳皮質は左右に分かれて，その機能が高度に分化している．左の後頭頭頂葉皮

質は言語情報の処理を専門に行い，右の後頭頭頂葉皮質は空間情報の処理に重要な役割を演ずる．この領域に損傷のある患者は，視覚目標の座標に相当する空間座標での運動を生成することができないため，患者は視野の反対側を無視した絵を描く空間的な誤りを示す．

5野は体性感覚皮質領域（somatosensory cortical areas；1, 2, 3野）から主要な入力を受け，前庭システム（vestibular system），運動前野（premotor areas），辺縁系皮質（limbic cortical structures）からも入力を受けている．そのため，5野は四肢と身体の位置，頭部の位置，運動計画，動機づけの状況を知ることができる．この領域は，7野と前運動野に投射する．

7野は，空間内の物体の位置を視覚的に認知している．7野は，この情報と5野からの体性感覚情報と22野から聴覚の入力を統合する．7野は，前運動野と外側小脳に投射し，運動の命令に関与している．

異なる皮質領域からの情報を結合させることにより，異種感覚情報の統合や，随意運動を制御する際のその役割を推測できる．人間のほとんどの日常の運動は，環境に関する視覚情報を使って計画され，運動の多くは同じく視覚情報を使ってモニターされている．第19章で，私は振動誘発性転倒について分析した．振動誘発性転倒は，被検者が立位で目を閉じたときに初めて強くなる．すなわち，目を開けていれば，この反応はずっと弱いか消失する．このことは，視覚情報が人工的な筋肉刺激によってもたらされた情報よりも，優位に働くことを示している．しかし，私たちは動いている身体のすべての部分を見ることはできない．したがって，視覚情報は，その他の感覚からの情報によって不足分を補う必要がある．異なる感覚システムから同じ皮質領域への情報の投射は，当然，感覚運動統合機構（sensory-motor Integration）の一部であろう．

● 第22章のまとめ

人間の目は，末梢の器官であるとともに中枢神経系の一部でもある．網膜は，可視光線を感じ取る2種類の感覚受容器，すなわち杆体と錐体を含んでいる．視細胞の密度は，中心窩で最も高い．網膜の神経器官での処理の後，信号は視神経を通って，脳に伝わる．視交叉では，左右それぞれの視神経線維の一部分が反対方向に交叉し，2つの視索が形成され，左右の視野情報を脳に伝える．それぞれの眼球は，3対の筋肉で制御される．この筋肉には筋紡錘があるが，伸張反射は見られない．眼球は，前庭受容器からの信号によって誘発される反射運動（VOR；前庭動眼反射），視覚受容器からの信号による反射運動（視運動システム），急速眼球運動と呼ばれる非常に速い運動，滑動性追従眼球運動，輻輳などを示す．外側膝状体核は，視覚認知につながる情報処理に関連している．中脳の視蓋前域は，瞳孔反射の形成に関与し，上丘は眼球運動の制御に関わる．上丘は，視覚マップを含む，種々の運動・感覚マップを含んでいる．一次視覚皮質は，脳表面から白質深部に向かう狭い垂直のカラム構造になっている．後頭頭頂葉皮質は，視覚目標への運動の準備に重要な役割を演じる．

第23章

運動感覚

◆キーワード

固有受容器　　運動感覚における運動指令の役割　　エフェレント・コピー
運動感覚と平衡位置制御仮説　　運動感覚の中枢機構　　振動刺激による錯覚　疼痛

1. 固有受容器はどんな物理的因子を知覚するか

　誰でも空間上での身体の各部位の位置，あるいは身体各部間の位置関係を常に知覚している．この感覚は，運動感覚（kinesthesia）と呼ばれる．これによりヒトは，持続的な視覚の制御なしに正確な運動を行ったり，運動が行われる力場に応じて運動制御パターンを調整したり，手足の協応を必要とする運動課題を行うことが可能となる．先の章で，私たちはその発火レベルが，筋の長さや収縮速度，力，関節角度，皮膚に対する圧力のような指標に依存する末梢受容器の性質を考えた．

　これらすべての指標は，運動感覚の情報を得るために使われるだろう．しかし，これらすべての受容器の性質をより慎重に分析すると，その性質はきわめて複雑であることがわかる．特に，人間の筋と腱の機械的構造からそれぞれの受容器は，いくつもの物理的要因に依存して情報を発生している（表23-1）．固有受容器の最も重要な特性について，もう一度よく考えてみることにしよう．ここでは固有受容器の信号を，反射機構に使われる末梢構成要素としてではなく，運動感覚情報の発生源として見ていく．

表 23-1

受容器	検知する量	複雑にする要因
Ia 筋紡錘	筋長，速度	感度がγ運動ニューロンによって調節される；筋線維の長さと筋＋腱の長さとは異なる．
II 筋紡錘	筋長	
Ib ゴルジ腱器官	力	筋線維と腱の結合部で力を検知する．力は筋長と速度に依存する．トルクは，てこの実効的な腕の長さに依存する．
関節受容器	関節角度	関節可動域の生理学的限界付近で最大の感度を示す．関節可動域の中間では感度は小さい．関節包の伸張に敏感である．
皮膚受容器と皮下受容器	皮膚に対する圧 皮膚のずれ	皮膚への圧力と皮膚の移動は多くの要因によって起きる．

2. 運動感覚情報の末梢起源

　筋紡錘（muscle spindle）と関節受容器（articular receptor）は，身体の各部位の位置についての情報を得るための疑いのない器官であり，ゴルジ腱器官（Golgi tendon organ）は筋力の検出器として有力である．筋紡錘は力を発生する（錘外）筋線維と並列に筋全体に散在する小さい構造物であることを思い出そう．筋紡錘は，一次と二次の筋紡錘受容器という2つのタイプの感覚終末を含んでいる．二次受容器が筋長にだけ応答するのに対して，一次受容器は筋長と速度の両方に応答する．

　この点だけなら，事は簡単である．しかし，筋紡錘は一次と二次の両方の受容器の感度を変える γ 系（gamma system）という特別な神経支配系をもっていることを思い出そう．一般に，γ 運動ニューロンと α 運動ニューロンとはいっしょに活性化されること（α-γ 共賦活；α-γ coactivation）は多くの実験で実証されており，それは筋活動と筋力の発現，そして運動の発現を保証している．これは筋紡錘受容器の活動レベルが，実際の筋長（一次受容器では速度も）だけではなく，筋の活動レベルによって変化することを意味している．例えば，等尺性の条件にある筋を考えよう（図23-1）．この筋紡錘受容器の平均的な発火の水準は，筋長に比例している．

　筋の活動レベルが増加している状態を考えよう．等尺性という条件なので，筋長は決して変化しない．その一方で，筋活動は γ 系の活動増加も起こさせる．そのため等尺性の状態であるにも関わらず，中枢神経系が運動していると解釈してしまうような筋紡錘終末の活動の増加が生じることが考えられる．一方，もし関節が固定から解放されて筋の短縮が可能となった場合（等尺性ではない条件，図23-2），γ 運動ニューロンの活動レベルの増加によって，筋長が異なっている状態で筋紡錘受容器の活動レベルが同程度になるかもしれない．しかし，人間は筋の活動レベルが異なっていても筋長を間違って判断しないことから，こうした条件下でも筋長を正確に評価する仕組みがあることは間違いない．

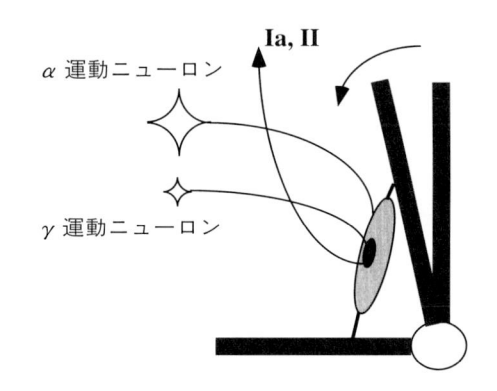

図23-2 等尺性でない条件下では，筋の活動レベルの増加は，γ 系の活動増加も伴いながら筋の短縮を起こす．結果として，異なる関節角度で，同程度の筋紡錘感覚終末の発火が観察される．

　さらに事態を複雑にするもう一つの要因は，筋と腱の弾性（elasticity）である．もし筋が活動していないのなら，そのときの筋の硬さ（stiffness）は腱の硬さより軟らかい．筋が活動しているなら，その硬さは腱の硬さよりかなり硬い．再び等尺性の条件（図23-3）で筋が活動していると考えよう．筋と腱を合わせた長さは変化しないが，筋線維の長さは活動中は減少し，腱の長さはその分増加する．肢の位置を正確に評価するためには，中枢神経系は個々の筋線維の長さよりも，筋と腱の合わせた長さを知る必要がある．し

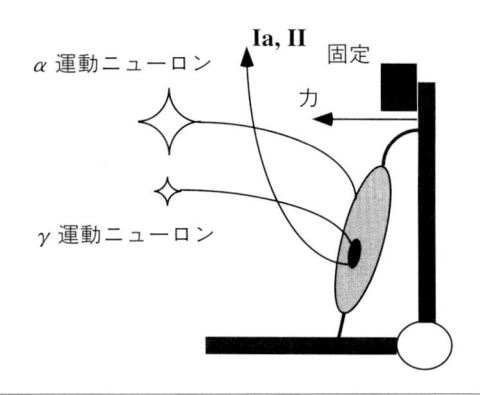

図23-1 等尺性の条件下での筋の活動レベルの増加は，γ 系の活動増加と筋紡錘感覚終末の発火レベルの増加を招く．中枢神経系は，筋長の増加に対応した関節運動と解釈するだろう．

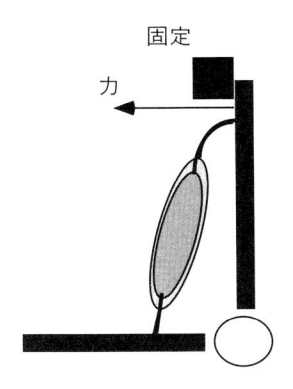

図 23-3 等尺性の条件下では，筋の活動レベルの増加は，相対的な筋線維の短縮と腱の伸張をもたらし，筋線維の硬さが増加する．

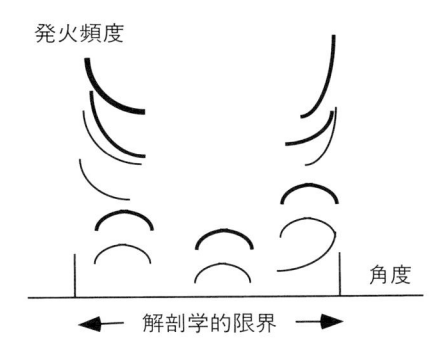

図 23-4 関節受容器は，関節可動域の生理学的限界に近づいた関節角度で最大の感度を示す．発火レベルは，同じく関節包の張力に対して感度が高い（太い曲線）．

かし，筋紡錘受容器の発火レベルは，腱の長さではなく，筋線維だけの長さに反応する．

それでは，関節受容器ではどうかを考えてみよう．関節角度についての信頼できる情報を得るためには，関節角度に対応した活動レベルを示す受容器をもつことが必要である．一見すると，関節受容器はこの要求を満たしているように思われる．しかし，順応が遅い受容器，つまり関節に動きがないときに，その活動レベルを長時間維持するような受容器を考えると，こうした受容器は，関節可動域の両端あたりでよく活動し，可動域の中央ではあまり活動しない．これは，関節が可動域の生理学的限界に達していることを検出するためには，優れた特徴である．しかし，可動域の中間あたりの位置を評価するためには，あまり役に立たない．

さらに，関節包の張力が変化すると，関節受容器はその発火レベルを変える．特にこれは，関節に作用している筋力が変化するときに起きる．等尺性の条件下では（図23-4）運動は起こらないのに，筋の活動レベルの変化とともに，関節受容器の活動の変化が起きる可能性が高い．関節受容器と筋紡錘受容器の両方に関して，中枢神経系は筋長，または関節角度を算定するために，筋の活動レベルと筋力（あるいは関節トルク）の情報が必要である．それでは，筋の活動レベルや筋力の情報を与えてくれそうな情報源を探そう．

ゴルジ腱器官は，筋線維に直列につながる理想的な力検出器である．それらは，筋長に対しては感受性がなく，中枢からの神経支配も受けていない．しかし，ゴルジ腱器官の信号から関節トルクを計算することは簡単なことではない．関節角度によって関節の回転の中心から力の作用点までの距離が変化してしまうため，関節角度に依存して生成される関節トルクと筋力との関係が複雑になるからである（図23-5）．

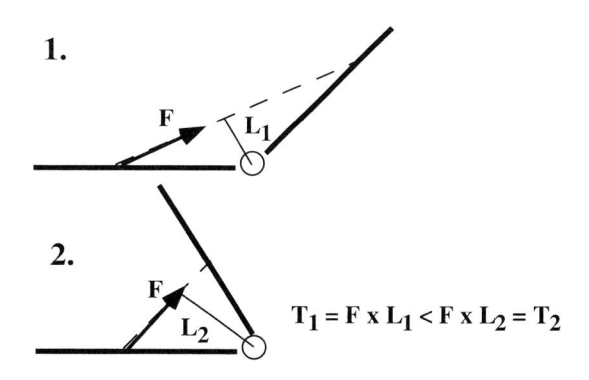

$$T_1 = F \times L_1 < F \times L_2 = T_2$$

図 23-5 関節トルクは，筋力と"てこ"の腕の長さ（回転の中心から力までの距離）の積の合計である．関節運動は，"てこ"の腕の長さを変化させてしまうので，関節トルクは筋力と関節角度の両方に依存する．

問題 23-❶

筋と腱の弾性は，ゴルジ腱器官からくる信号に影響を与えるか？ この受容器は，常に正確に筋力を検知するか考えよ．

ここまで読み進んできた人は，姿勢と運動に関して，機能的に重要な因子である関節トルクや関節位置のような信号を発生する末梢受容器がないという悲観的な結論に達するかもしれない．しかし，仮に人間の身体のシステムが不完全に見えるような場合には，私たちは何かを見落としていたり，誤解していたりすることが少なくない，という基本的な視点を思い出そう．正確な運動感覚の認知は，いくつもの受容器からの信号が集まって参加することで作り出される可能性が高い．そして，そのような仕組みであれば，潜在的な問題がある一方で，それを上回るより有利な特徴をもつことになる．例えば，もし関節受容器が，絶対的に信頼できる唯一の位置情報の発生源であれば，（不幸にもよくあることだが）関節に炎症が生じた場合，運動感覚は大きく変わってくるだろう．もし，異なった受容器から得られた運動感覚情報が混在していれば，その系全体では，ある1つの受容器系が障害されてもその影響を受けにくくなる．実際，関節を人工関節に取り替えた場合でも，位置覚はほとんど障害を受けない．

このあたりで，運動感覚の知覚において運動命令が果たす役割の話をしよう．この問題は，眼球運動制御の章で簡単に触れた．眼球を指で押して他動的に動かした場合，周囲が移動したかのような感覚を覚えるのに対して，自発的な眼球運動では，そうした知覚は起こらないことを思い出そう．

3．運動感覚における運動指令の役割

エフェレント・コピー（efferent copy）という概念を紹介したファン・ホルスト（von Holst）は，運動知覚においては随意的運動命令（voluntary motor command）が重要な役割を果たすと仮定した．エフェレント・コピーとは，随意運動指令のコピーのことで，末梢受容器からの複合した情報を解読することに関係すると考えられている．その重要性は，筋紡錘受容器の場合で特に明らかである．なぜなら，筋紡錘受容器の活動レベルは，その時点で下行する運動指令によるγ系の活動に依存するからである．

運動感覚における中枢の運動指令の役割を論じるためには，運動指令とは何であるかを明らかにする必要がある．運動制御に関する私の個人的見解に基づくと，平衡位置制御仮説（equilibrium-point hypothesis）がそれに当たると考えている（第10章を参照）．この仮説によれば，筋への運動指令は緊張性伸張反射の閾値で表され，力-筋長の平面（図23-6）上で表される緊張性伸張反射特性の位置で記述される．与えられた運動指令の値自体が，筋長と力の唯一の組み合わせ（力-筋長曲線上の点）を規定するので，位置と力の知覚の問題を解くために役立つ．より正式な言い方をすると，それは筋の2次元の状態空間（訳注；状態空間とは，ある系をモデル化したとき，その系を記述するのに必要な最小限のパラメータ〈状態変数〉でつくられた空間のこと）から1次元分を削除することである．

実際，人が運動指令を選択したなら，知覚の問題の半分は解決されたも同じである．あとは，筋の状態空間内の残りの1次元部分空間を削除することが必要，すなわち，力-筋長平面でもう1つ別の線を描く必要がある．この線は，すべての利

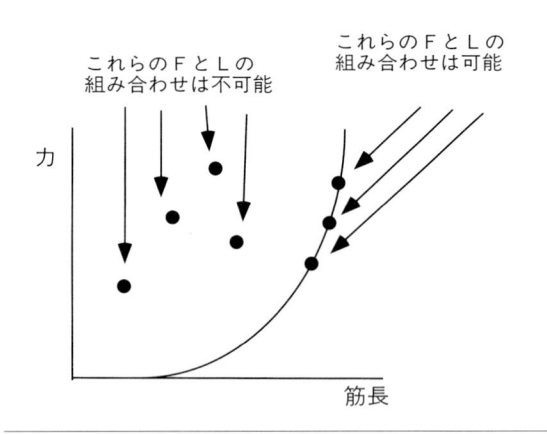

図23-6 平衡位置制御仮説によれば，筋への運動命令は，規定された力-筋長特性曲線（緊張性伸張反射特性）として表現することができる．これ自体，静的な（平衡）状態での，特定の筋力と筋長の唯一の組み合わせを与えるので，筋力と筋長の知覚の問題の半分は解決する．

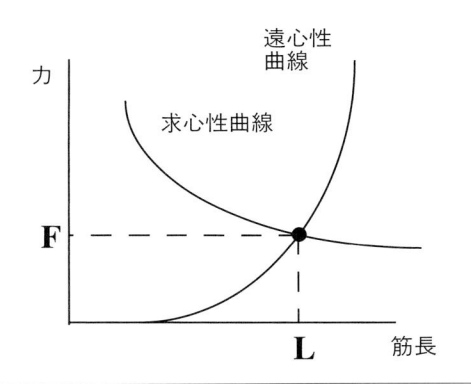

図 23-7 運動指令を送るとき，2つの特性が力-筋長平面で出現する．1つは中枢指令（遠心性曲線）の選択した値に対応し，もう1つは，固有受容器の活動レベル（求心性曲線）に対応する．曲線の交点は，現在の筋長と力の値を示す．

用可能な情報源からの求心性の活動にある重み付けした和から得ることができる（図23-7）．緊張性伸張反射特性の各点は，異なった値の筋力，筋長，関節角度によって決まることに注目すべきである．これは，各点が筋紡錘とゴルジ腱器官，関節受容器の活動レベルの唯一の組み合わせに対応していることを意味している．これらを発生源とする情報は，冗長であるが，冗長性（豊富性というべきか？）のおかげで，例えば病気のために情報源の1つが当てにできなくなった場合，起こり得る問題を克服することができる．

こうして，筋への運動指令が指定されると，2つの特性曲線が力-筋長平面上に出現する．1つは，中枢指令が選択した値（平衡位置制御仮説でのλ）に対応し，もう1つは，固有受容器の活動レベルに対応し，末梢の状態を反映する．2つの曲線の交点が，現在の筋長と力の値を示す．

問題 23-❷
マートン（Merton）のサーボ仮説や直接的力制御に基づくと，筋への振動刺激によりどんな種類の錯覚が生じると考えられるか？

4．情報はどこへ伝わるか

末梢受容器で発生した信号は，神経節ニューロンのT字形軸索（T-shaped axon）の末梢端を伝わり，感覚ニューロン軸索の中枢端を伝わって脊髄に入る（図23-8）．異なった種類の受容器からの感覚ニューロンの軸索は，同側の後索（ipsilateral dorsal column）を脊髄上機構まで上行し，そして，延髄の後索核でシナプスを作る．これらのニューロンは，正中線を越えて交叉し，反対側の内側毛帯（medial lemniscus pathway）を通って，視床の後腹側核（ventral posterior nuclei）まで上行する．視床（thalamus）は，皮質の感覚領に感覚情報を伝達する重要な中継点である．視床皮質（thalamocortical）投射は，内包（internal capsule）と呼ばれる大きな束の線維の中に形づくられている．

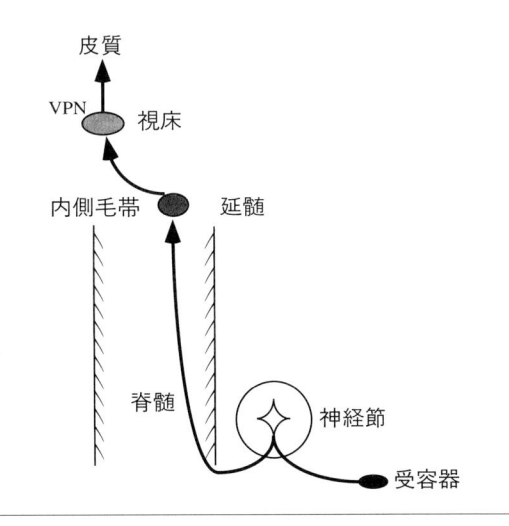

図 23-8 異なった種類の受容器からの感覚ニューロンの軸索は，同側の後索を上行し，延髄レベルの後索核でシナプスを作る．これらの核からのニューロンが，内側毛帯を通って視床の後腹側核（VPN）に軸索を送る．

視床核には2つの主要なタイプがある．中継核（relay nuclei）は，1種類の感覚または特定の身体部位からの情報を処理する．これは大脳皮質の固有の部位に投影して，同じ皮質領域から反復性の入力を受け取る．もう1つの拡散投射核（diffuse-projection nuclei）は，辺縁系の機能と視

床自身の活動の調節に関係する求心性入力の伝達を取り扱う．それらの投射は，より広範囲にわたる．現時点での話の焦点である体性感覚は，視床の中継核である後腹側核（ventral posterior nucleus）を経て伝達される．

視床からの入力は，頭頂葉皮質の体性感覚野で終わり，体性感覚野に不釣り合いな顔，舌，手，および特に親指などのゆがんだ身体に見える感覚地図を形成している（図23-9）．皮質内での情報処理によって，知覚が起こり，随意運動制御のために運動感覚情報が利用されると考えられる．

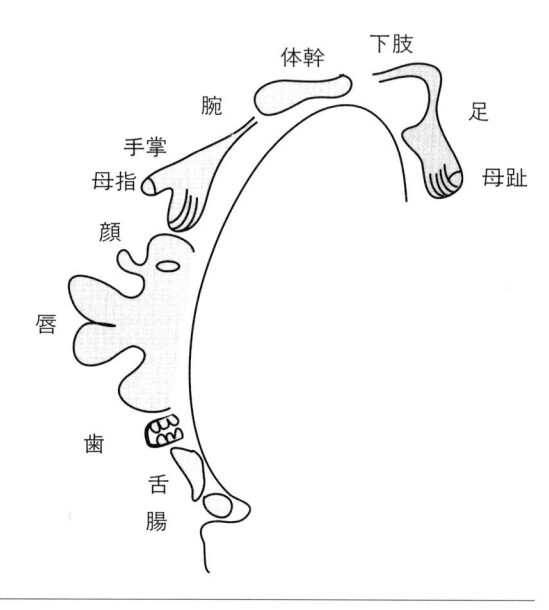

図23-9 視床からの入力は，頭頂葉皮質の体性感覚野に投射し，そこに触覚受容器により身体表面のゆがんだ地図（感覚の小人）が作られる．

5．運動感覚の錯覚

運動感覚の錯覚（kinesthetic illusions）という用語は，身体の一部分または身体全体の位置や運動を誤って知覚することを意味する．運動の知覚は，制御過程（エフェレント・コピー）と感覚過程の2つの相互作用に基づいているので，理論的には運動感覚の錯覚には2つの種類が存在する．1つは，いずれかの種類の感覚についての末梢受容器からの信号のゆがみ，あるいは求心性信号の中枢処理のゆがみの結果として生じるものである．また，もう1つの錯覚は，エフェレント・コピーの信号のゆがみ，すなわちエフェレント・コピーに基づいて脳が期待する指令とは違う指令を筋が受け取った結果として生じるものである．

問題 23-❸
皮膚受容器の異常な活動によって誘発された「運動感覚の錯覚」の例を考えよ．

第1のタイプの錯覚は，筋への振動刺激を用いる方法で最も広範囲に研究されている．すでに述べたとおり，筋への振動刺激は，筋紡錘受容器へのきわめて効果的な刺激なので，筋紡錘の感覚終末に非常に高いレベルの活動を誘発する．中枢神経系は，この信号を筋長が増した信号と解釈して，他の情報源がない場合，増大した筋長に対応した関節角度を知覚するような錯覚を起こす．例えば，二頭筋への振動刺激は，実際の二頭筋より長いような，肘関節がより伸展した感覚を誘発する．もし，被験者の片方の腕の二頭筋に振動刺激を加えながら，両方の肘関節角度を一致させるように要求すると，二頭筋の長さが過大に見積もられることから，被験者は振動刺激が加わっている側の肘関節を過剰に屈曲する（図23-10）．この錯覚は非常に強力であり，解剖学的に不可能な関節

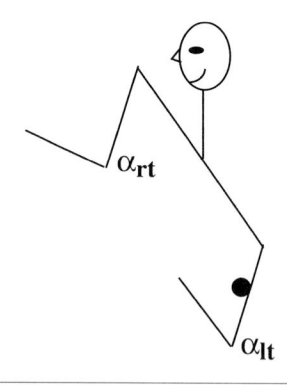

図23-10 振動刺激が片方の二頭筋に加えられた場合，被験者の中枢神経系は，筋紡錘の感覚終末の増加した活動のために二頭筋の長さを過大に見積もる．その結果，振動刺激が加わっている肘関節がより屈曲した状態で，両肘関節の角度が同じであると知覚する（α_{rt}とα_{lt}を比較せよ）．

角度，例えば肘が過伸展したような知覚をも導出することができる．例えば，被験者が自分の腕を見ることができるなど他の情報源が利用できる場合には，この錯覚は消失する．

問題 23-❹
筋の伸張運動中に振動刺激を加える場合に比較して，短縮している筋への振動刺激は，運動感覚の錯覚の誘発に対してほとんど効果がない（あるいは無効である）．それはなぜか？

しかし，筋への振動刺激の効果は複雑で，感覚と運動の両方に対する効果を含むことに注意が必要である（例えば，緊張性振動反射）．その結果，振動刺激で引き起こされた錯覚は，時として，そう単純とはいえない．特に，もし被験者がもう1種類の感覚刺激（例えば，聴覚または視覚）を得ているなら，関節運動の錯覚の方向は，反対になるかもしれない．この事実は，筋への振動刺激が運動感覚の遠心性成分，すなわちエフェレント・コピーを同時にゆがめている可能性があることを示している．

もし，筋活動レベルを人工的に変えることができれば，運動錯覚を誘発することは理論的に可能である．例えば，随意収縮をしている筋に電気刺激を直接与えることによって，このような実験ができる．

問題 23-❺
もし関節の屈筋が直接電気刺激されると，どんな種類の運動感覚の錯覚が起きるか？

6．疼痛

痛覚（sense of pain）は主観的な感覚であり，重要な防御機構として機能する身体の特定の領域の不快な感覚である．そして，身体を損傷する可能性がある刺激を知らせてくれる．痛覚は，厄介なものに思われるかもしれないが，この感覚が欠如した患者は，重大な損傷を招くような刺激（例えば，非常に熱いアイロンやバーナー，あるいは皮膚に損傷を与える化学物質）に気づかないで危険な状態に置かれる恐れがある．

痛覚は，末梢の受容器（侵害受容器 nociceptors）と中枢の神経構造に独自の機構をもっている．侵害受容器は，身体中の至るところの皮膚と深部組織に分布しており，温度や圧力，特定の化学薬品のような，ある種の有害刺激に対して活動電位を生成する小さい感覚終末である．この信号は，AδタイプとCタイプの細い線維で伝達される．Aδ線維の活動電位の伝導速度は5〜30 m/s，C線維では0.5〜2 m/sである（第3章を参照）．温度あるいは機械的刺激によるAδ線維の活動は，鋭い刺したような痛みの感覚を生じる．C線維の活動は，長く続く灼熱痛である．

侵害受容器の感度は，末梢組織の損傷あるいは炎症によって増大され（痛覚過敏 hyperalgesia），疼痛を知覚する刺激閾値の減少，あるいは閾値の変化がなくても疼痛の増加をもたらすこともある．

さらに疼痛は，侵害受容器の活動がなくても出現する．典型例は，末梢神経損傷に伴った疼痛，あるいは切断後の幻肢痛である．最悪の例は，慢性疼痛（chronic pain）であり，完全脊髄損傷で，脳に信号を伝達できない部位に疼痛を感じる．慢性疼痛の機序は，明らかになっておらず，その治療は一般的にうまく行かない．これを説明する1つの仮説は，疼痛の主観的感覚は，固有受容器からの信号と侵害受容器からの信号の間の不一致によって引き起こされるというものである（図23-11）．これは，疼痛の関門制御理論（gate control theory of pain）と呼ばれる．この理論は，侵害受容器の寄与がなくても，固有受容器の活動の減少は，慢性疼痛を誘発するのに十分強力な要因であることを示している．例えば，阻血（血流の遮断）状態において，影響を最初に被り刺激の伝導を停止する神経線維は，最も伝導速度が速い線維である．特に，筋紡錘とゴルジ腱器官からのIa

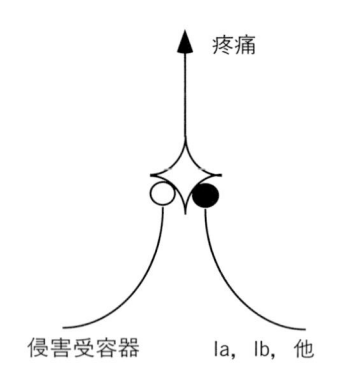

図 23-11 疼痛の関門制御理論は，侵害受容器と固有受容器からの求心性信号の相互作用に基づいている．侵害受容器からの興奮性シナプスと固有受容性から抑制性シナプスは，共通の介在ニューロンに信号を収束させている．固有受容器の求心性線維の活動減少は，介在ニューロンを脱抑制し，持続性の疼痛を招くことになるだろう．

と Ib 求心性線維と，同じく大きい皮膚受容器からの Aα 線維がこれに該当する．腕で血流を遮断すると，数分で腕に灼熱痛を訴え，さらに時間が経過すると，その疼痛は鎮静する．血流が再開すると，再び疼痛が戻って，そして数分後に消失する．たぶん誰もがこれと似たような感覚を経験しているはずだ．ずっとおかしな姿勢を続けて足や手がしびれて感覚がなくなり「眠りに落ち」，そのあと「起きて」感覚が戻るようなときに．この事実は，異なった太さの求心性線維が，太さの順に伝導の遮断と回復を起こすことで説明される．

問題 23-❻
疼痛は，侵害受容器の信号から固有受容器の信号を差し引いたものに等しいという考え方に基づいて，慢性疼痛の治療法を提案しなさい．

侵害受容器の求心性線維は，後根を通って脊髄に入り，脊髄灰白質の層状配列（レクシード層）のⅠからⅤの介在ニューロンにシナプス結合をす

る．そして，一部が後根の入り口から見て頭側に，一部が尾側にシナプス結合をする後外側束路（Lissauer tract）の中に分枝を送る．複数の脊髄節間での情報の混合は，特に侵害受容刺激が明確な境界を超えて拡がる疼痛の放散現象の原因となっているのかもしれない．

侵害受容器からの情報は，5 つの主要な上行路に沿って脳に伝達される．それらは，脊髄視床路（spinothalamic tract），脊髄網様体路（spinoreticular tract），脊髄中脳路（spinomesencephalic tract；中脳の網様体につながっている），外側の頸髄の核で終わっている脊髄頸核路（spinocervical tract）と，そして脊髄の後索を通り延髄の楔状束核と薄束核に至る伝導路がその 5 つに相当する．そのうち，脊髄視床路は，最も広範囲に研究されてきた．視床（thalamus）は，外見上は大脳皮質に侵害受容情報を中継する．しかし，皮質がどのようにこれらの信号を処理するかは，明らかではない．特に，体性感覚野の広範な傷害を受けた患者が，疼痛を知覚する能力を失わないことが知られている．

疼痛は，中枢機構によって制御可能である．ある特定の脳の領域，特に視床の腹側基底核領域と内包を含めての電気刺激は，触覚や温度覚に影響を与えずに無痛を得ることができる．無痛を仲介する下行路は，大縫線核（nucleus raphe magnus）や傍巨大細胞核（nucleus paragiganto cellularis），後側索（dorsolateral funiculus）のように延髄に関係することが明らかにされた．この経路に沿った活動の増加は，有害刺激に反応する後角ニューロンの活動を抑制する．類似の効果が，オピエート（例えば，モルヒネ）の作用によってもたらされるが，これは同じ機序によって起こっている可能性が高い．オピオイド（アヘン剤類似物質）とオピオイド以外の効果の機序は，ストレスによって誘発された無痛に関係している可能性が高く，それは運動選手や兵隊，探検家による逸話からもよく知られている．

● **第23章のまとめ**

　運動感覚は，固有受容器からの信号に基づいている．各種の固有受容器は，関節角度や関節トルクを伝えるには不十分な情報しか提供しない．運動指令信号のコピー（エフェレント・コピー）は，運動感覚の認知に大きな役割を果たしているらしい．筋に振動刺激を加えたときなどには，固有受容器の活動が異常に高まり，運動感覚の錯覚を引き起こす．固有受容器からの情報は，同側の後索の中を上行し，延髄のレベルで正中線を越えて交叉し，身体の反対側の視床外側腹側核を経て，視床皮質投射路を通って皮質まで上行する．頭頂葉皮質の体性感覚野は，運動感覚の認知に大きな役割を果たす．疼痛は，ある特定のタイプの末梢受容器（侵害受容器）の活動に関連し，身体にとっては安全装置となる．疼痛の主観的な感覚は，固有受容器と侵害受容器からの信号の間の不一致が寄与しているらしい（疼痛の関門制御理論）．

第24章

疲労

◆キーワード
疲労の筋内メカニズム　疲労の脳内メカニズム　異常な疲労　疲労の脊髄内メカニズム
疲労時の適応

1．疲労とその原因

　人間が持続的に身体を使用したときには，機械とは著しく異なる反応を示す．基本的には，機械は使えば使うほど劣化するものであり，最良の機械とは，長期間修理を必要としない機械のことである．「人間機械（human machine）」という状況は，少なくともある程度の期間で考えるなら逆である．人間は，ある活動を長く練習すればするほど，その活動をうまく遂行できるようになる．人間は，作業を続けることで劣化しないというだけでなく，全く反対に，より強く，より速く，より持久性が高く，そしてより器用になる．続けた作業が同じタイプの活動では，特にそのようになる．ヒトや動物のこの特徴は，訓練可能性（exercisability）と呼ばれている．

　しかし，短い期間では，人間は機械のような行動を示すことがある．作業は低下し，この低下は他のタイプの行為にも影響することがある．この現象は，一般に疲労（fatigue）と呼ばれている．疲労の最も明らかな原因として，筋作業のための化学燃料不足（shortage of chemical fuel），および筋代謝産物（products of muscle metabolism；おそらく乳酸が最もよく知られている）を速やかに取り除く循環系の能力低下をあげることができる．しかし，疲労は，パフォーマンスの全体的低下を引き起こすさまざまなレベルの要因を含む複雑な現象である．考えられている要因は次のようなものである．

　a．力を発揮する筋線維の能力低下
　b．神経筋シナプスの効率低下
　c．反射に変化を引き起こすような末梢受容器の働きの変化
　d．α運動ニューロンの発火パターン（動員パターン）の変化
　e．仮説上の運動指令生成過程のあらゆるレベルでの変化
　f．心理学的要因，特に動機づけ

　議論のために，末梢要因（peripheral）としては筋や神経筋シナプスで生じる変化を，中枢要因（central）としてはそれ以前に生じる変化（α運動ニューロン，脊髄，および脳）を提示し考察しよう．

　疲労に関する末梢的要因と中枢的要因の相対的な貢献度について研究するための直接的な方法がある．短い電気刺激を直接筋や運動ニューロンに加えると，筋収縮が引き起こされる．このとき，疲労した筋と疲労していない筋とが異なる収縮特性を示すなら，明らかにこの違いは末梢要因によ

ると判断できる．一方，随意運動で発揮される力が減少したとき，直接与えた電気刺激に対する筋の反応には変化がないなら，この力の減少は中枢要因によるものと判断できる．このように，直接調べる方法がありそうであるにも関わらず，中枢性および末梢性要因が相対的にどの程度疲労に関与しているのかについては，今なお論争中である．

疲労によって筋や中枢神経系に生じる変化のすべてが有害というわけではない．いくつかの変化は実際には適応的（adaptive）と考えられる．それらは，疲労によって生じた能動的な筋出力低下を防ごうとする生体の反応である．

2．疲労の筋内メカニズム

疲労で生じる変化のいくつかは筋内で生じる．これらの変化はほとんどが動物標本で研究されてきており，そこでは疲労は持続的な電気刺激で引き起こされる．これらの変化の中には次のようなものがある．

① 表面電極で記録した場合，筋活動電位の伝導速度低下（slowing of conduction velocity）が，その振幅の減少や持続時間の延長を引き起こす（図24-1）．最終的には，活動電位が伝導を完全に停止してしまう．類似の結果は，細胞外K^+濃度を増大させる実験ですでに示されてきた．筋活動電位出現中にK^+の流出が起こることが原因だと仮定されてきた．

> **問題 24-❶**
> 伝導速度の低下が，なぜ筋表面電極から記録された活動電位の持続時間の延長や振幅の減少を引き起こすのか？

② 外的刺激に対する筋線維の興奮閾値（excitation threshold）の変化が，上に述べた活動電位の伝導速度の低下に貢献しているかもしれない．

③ 単収縮後の弛緩期の延長（slowing of the relaxation phase）．最大収縮から最大収縮の50％まで低下するまでの時間は，2～3倍に増加する（図24-2）．この現象のメカニズムとして，ATP濃度の減少に続くCa^{++}除去の遅れや，Ca^{++}イオンが除去された後の連結橋分離の時間経過の変化が考えられる．

④ 一般に，短時間の持続的刺激のあとでは，単収縮力が短時間増加する．この効果は，反復刺激後増強（post-tetanic potentiation）と呼ばれる．しかし，より長い持続的収縮のあとでは，逆の結果も報告されてきた．そのときの単収縮はピークがより小さくなり，長くなる．これは多くの場合，弛緩期が長くなることに起因している（図24-2）．

疲労を引き起こす持続的刺激のあとでは，筋特性の回復には数分から数時間を要すかもしれない．

3．疲労の脊髄内メカニズム

最大随意収縮力は収縮の持続とともに低下するので，疲労の最も一般的な指標として用いられて

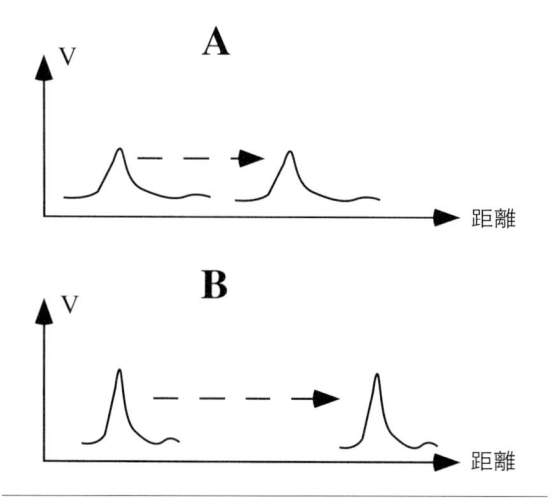

図24-1 表面電極によって記録された疲労筋の活動電位（A）は，疲労していない筋（B）と比較して，小振幅，長持続時間，低伝導速度を示す．

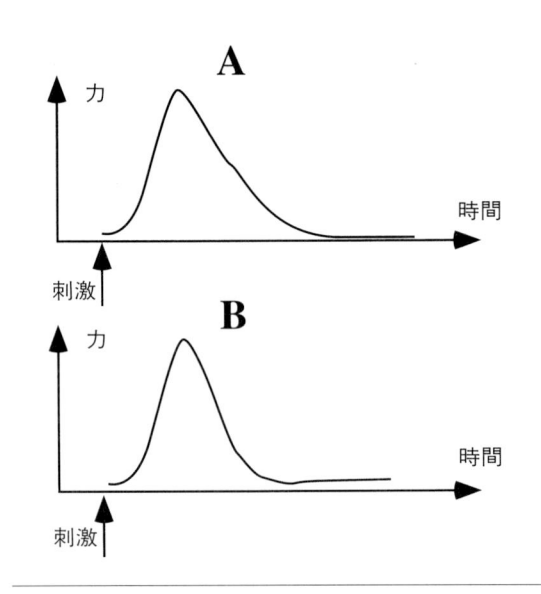

図 24-2 疲労筋の単収縮（A）は，疲労していない筋（B）より弛緩期が長いことが特徴である．

きた．筋出力の低下は，α運動ニューロンの興奮性の低下，および個々の運動単位の発火頻度の低下を伴う．持続的筋収縮中に発火レベルを一定に維持する能力は，運動単位によって異なる（第6章を参照）．基本的には，小さくて遅い運動単位は疲労しにくく，持続的収縮中に一定の発火レベルを維持することができる．大きくて速い運動単位は，発火レベルの低下を示しやすいとともに，持続的な活動レベルの維持が困難である．

ヘンネマンの原理（サイズの原理）によれば，筋出力を随意的に変化させるとき，大きい運動単位ほど終わりごろに動員され，早く動員を終える．動員の順序と発射頻度の調節の両方とも，疲労によって変化し得る．具体的には，疲労によって発射頻度のばらつきが増大する．しかし，基本的なヘンネマンの原理は，疲労筋にも当てはまる．この原理はまた，疲労を生じるある一定レベルの持続的収縮における動員の減少パターンにも働く．すなわち，より大きい運動単位は，発火頻度の減少と動員の停止を早期に示す．このとき起こる筋出力の低下は，新しい運動単位の動員，および，すでに動員されている運動単位の発火パターンの変化によって代償される．

問題 24-❷
疲労を引き起こす持続的筋収縮は，しばしば4～6 Hzの振戦を伴う．この現象のメカニズムを考えなさい．

疲労によって生じる筋電図の低下は，神経筋接合部よりも中枢内で生じることが示され，主としてα運動ニューロン・プールの自原性反射抑制（autogenic reflex inhibition；筋肉内の受容器から生じる抑制で，同じ筋を支配する運動ニューロンに影響する）の結果として起こることが示唆されてきた．特に，H反射の振幅低下（decrease in the H-reflex）が，疲労筋で認められてきた．しかし，その自原性反射効果の起源については，よくわかっていない．1つの仮説は，α運動ニューロンの抑制の原因として，等尺性収縮中に生じる筋紡錘の求心性発火の減少をあげている．他の仮説は，筋代謝産物に反応するグループⅢやⅣの小さな求心性線維からこの抑制が生じることを示唆している．

問題 24-❸
疲労時には，外見上の関節の硬さ（stiffness）の減少が生じる，と報告されてきた．このメカニズムを考えなさい．

被験者が一定のレベルの等尺性収縮を維持するとき，表面筋電図で記録される干渉筋電図の平均レベルは徐々に増加する．この増加のほとんどは新しい運動単位の動員によるものであり，全体の筋出力のために，疲労した運動単位の働きを代償するためである．運動単位の発火頻度の変化はわずかである．

筋伸張反射に関するいろいろな要素の変化が，疲労筋に見出されてきた．特に，単シナプス反射（特にH反射）が抑制される．長潜時反射（しばしば，プレ・プログラムされた反応 preprogrammed reactions，あるいは，あるきっかけによる反応 triggerd reactionsと呼ばれる；第12章を参照）につい

ては，相反する結果が報告されており，反応に変化がない場合と低下する場合がある．さらに，緊張性伸張反射も疲労筋では低下する．

4．疲労の脳内メカニズム

基本的に，随意的筋活動の制御に関わる脊髄より上位のすべての構造が，疲労中の筋出力低下の原因となり得る．一般に人間において，疲労を引き起こす持続的な収縮は運動準備電位（Bereitschaftpotential, readiness potential；第14章を参照）の増大とともに，皮質ニューロン活動の漸増を伴う．サルの実験では，持続的筋収縮の間に一次運動野ニューロンの活動に変化が生じた．しかし，これらの変化は動物によっても，ニューロンによっても多様である．このため今のところ，疲労による随意的筋収縮力低下に特に重要な役割を果たす脳構造やメカニズムを特定することはできていない．

5．疲労時の適応的変化

適応的変化とは何かを最初に定義しておく必要がある（第27章も参照）．この用語は，ある現象（例えば疲労）への反応として，生物に起こるすべての二次的変化に関して用いることができる．しかし，変化の中には，そのシステムに無理を与えてしまい，最初の原因によって生じた望ましくない効果を減らすことに役立たない場合がある．例えば，石が窓に当たればガラスは壊れてしまう．これは明らかに適応的反応とはいえない．しかし，ガラスが衝撃に反応してその機械的特性を変える能力をもち，壊れずに石のエネルギーを吸収するとしたら，これは有用な適応的反応といえる．残念ながら，動物や人間では反応の有用性の問題に対して明白な解答をもっていない．例えば，ある事態で人が多くの四肢筋や体幹筋を同時収縮させてすべての関節を硬くしたとき，この反応は，エネルギー消費を考えるなら，最適とはいえない．しかし，予期しない外乱が加わったときに，姿勢を変化させたり，バランスを失ったりしないためには，その反応は役立つであろう．そこで，人間の二次的な反応が明らかに人体に無理を与えないなら，その反応を適応的と考えることにする．その反応が有用であるか有害であるかに分類できる場合もあろうが，多くの場合，確信をもってそのように分類することは不可能である．

疲労への適応メカニズムが数多く提案されてきた．特に，弛緩期の延長（prolongation of the relaxation phase；図24-2）は，適応的で有用であると考えられるかもしれない．なぜならば，新しい収縮を生じる筋の能力が障害されたときや，α運動ニューロンの活動が低頻度になったとき，弛緩期が延長して，筋出力の急速な低下を回避できると考えられるからである．弛緩期の延長と個々の運動単位の発火頻度の間には，負の相関関係があることが報告されてきた．この発見には，低頻度の運動ニューロン活動状態でも，弛緩期の延長がなめらかな筋収縮を生起させるという意味から大いに意義がある．

運動単位発火の同期化（synchronization of motor unit discharges）は，もう1つの適応メカニズムである．これによって筋出力は増大するが，爆発的な活動様式になったり，なめらかとはとても言えないノコギリ歯のようなギザギザした形の強縮になりがちである．運動単位の同期化は，疲労時だけではなく，中枢神経系の障害によって筋力が低下（麻痺）したときにも，特徴的な運動障害として出現する．運動単位の発火の同期化が強まった状況では，表面筋電図のスペクトル（spectrum）は低周波数領域にシフトする（図24-3）．

問題 24-❹
過度に運動単位の同期化が生じている状況では，なぜ筋電図スペクトルが低周波数にシフトするのか？　また，スペクトルのシフトが，高周波数に向かうと考えられる状況を提案せよ．

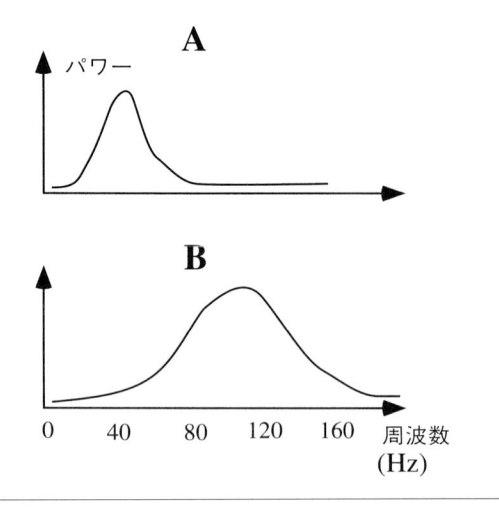

図24-3 表面電極で記録した疲労筋（A）のスペクトルは，疲労していない筋（B）に比べて低周波数にシフトしている．

6．異常疲労

多発性硬化症患者（multiple sclerosis）は，日常の活動の程度や障害の程度とは無関係に，異常な疲労感をしばしば示し，これが大きな障害因子となっている．この感覚は一般に「疲労（fatigue）」と呼ばれるが，多発性硬化症患者は通常，普通の疲労とは根本的に異なる経験と見なしている．しかし，多発性硬化症患者が筋疲労を生じるような持続的な筋収縮を要求される実験的状況下では，通常の筋疲労と同様に筋出力の早期の低下を示す．多発性硬化症における筋疲労の中枢性要因と末梢性要因の相対的関与を調べた研究では，健常者では認められないような明らかな中枢性要因の関わり方を示した．多発性硬化症の症候の根本的原因は中枢神経系内の高伝導速度の軸索に生じた脱髄であるから，この結果は予想どおりである．

最近，疲労困憊や，わずかな運動努力を要するあらゆる活動ができないという特徴をもつ症状に，多くの関心が向けられてきた．この症状は，慢性疲労症候群（chronic fatigue syndrome）と呼ばれている．この症候群の病因は未知であり，ウイルス感染や中枢神経障害が関与している可能性がある．筋疲労の変化がこの症状に関係しているのかどうか，あるいは，全く異なる中枢性機能によるものかどうかは，明らかではない．残念ながら治療法はない．

さまざまなレベルにおいて，中枢神経系が悪名高い「運動器官の冗長性（redundancy）」を用いることは明らかである．例えば，ある方向の関節トルクに貢献するいくつかの筋があるとき，それらの筋の相対的貢献は，疲労を生じる持続的収縮中には持ち回りで変化する．これにより，疲労した筋が，関節トルクを低下させないで休息することができる．類似の結果は，運動単位の動員のレベルで明らかに見受けられる．そこでは，持続的筋収縮の間に，ある運動単位群は動員を停止し，他の運動単位群が動員されるという交替が起こっている．その後に，前者の運動単位群が発火を再開するときには，後者は発火を休止することになる．

● 第24章のまとめ

疲労は複雑な現象であり，末梢性要因，中枢性要因，心理的要因が関与している．疲労した筋は，活動電位の伝導速度の低下，および，主に弛緩期の延長によって生じる単収縮時間の延長を示す．疲労に関連した反射の変化，特にH反射の抑制は，グループIIIやグループIVの小さな受容器の活動の変化を介していると考えられている．随意的筋収縮の間に筋電図の活動レベルは低下するが，運動単位群は，疲労につれて発火パターンの同期化の程度を増す．人間の疲労を引き起こす持続的な収縮は，皮質ニューロン活動の漸増と運動準備電位の増大を伴う．異常な疲労感（慢性的疲労や多発性硬化症による疲労など）は，大部分が中枢性であるように思われる．

◆自己診断テスト

❶ 正常な眼球反射があり，末梢の眼球構造にも変化がないにも関わらず，目が見えないと訴えたとき，どんな病変を疑うか．
❷ ゆがめられた（不適切な）エフェレント・コピー信号によって生じる運動錯覚の例をあげなさい．
❸ 学生が静かに立っている．この学生を友人が不意に後ろから押したとき，学生が倒れないように働くメカニズムをすべて述べなさい．
❹ 人が歩く速度を上げていくと，ある速度で走行への変換が起きる．この状況を，運動プログラムの概念とダイナミック・システム・アプローチの概念に基づいて説明しなさい．
❺ 速い単関節運動時のH反射，M波，および筋電図パターンの変化を記述しなさい．そして，疲労筋で生起すると予想される修正的姿勢反応を記述しなさい．
❻ 立っている人が右足を踏み出して歩行を始めようとしている．右足のステップに先立って，下肢や体幹筋の背景活動にどのような予測的変化が起こると予想できるか．

◆第IV部に関する推薦図書

Dietz V (1992). Human neuronal control of automatic functional movements: Interaction between central programs and afferent input. *Physiological Reviews* 72: 33-69.
Enoka RM (1994). *Neuromechanical Basis of Kinesiology*. 2nd ed. Champaign, IL: Human Kinetics. Chapters 7, 8.
Grillner S (1975). Locomotion in vertebrates: Central mechanisms and reflex interaction. *Physiological Reviews* 55: 247-304.
Latash ML (1993). *Control of Human Movement*. Champaign, IL: Human Kinetics. Chapter 7.
Massion J. (1992). Movement, posture and equilibrium: Interaction and coordination. *Progress of Neurobiology* 38: 35-56.
Meijer OG, Wagenaar RC, Blankendaal FCM (1988). The hierarchy debate: Tema con variazione. In: Meijer OG, Roth K (Eds.), *Complex Movement Behavior: The Motor-Action Controversy,* pp. 489-561. Amsterdam: Elsevier.
Nashner LM (1979). Organization and programming of motor activity during posture control. In: Granit R, Pompeiano O (Eds.), *Reflex Control of Posture and Movement,* pp. 177-184. Amsterdam: Elsevier.
Turvey MT, Carello C (1996). Dynamics of Bernstein's level of synergies. In: Latash ML, Turvey MT (Eds.), *Dexterity and Its Development,* pp. 339-376. Mahwah, NJ: Erlbaum.

第 V 部

障　害

第 25 章　痙縮
第 26 章　パーキンソン病
第 27 章　運動障害のリハビリテーションへの意味づけ
◆自己診断テスト
◆第 V 部に関する推薦図書

第25章

痙縮

◆キーワード
脊髄損傷　痙縮の徴候と症状　随意運動への影響　治療　多発性硬化症

1. 臨床研究からの挑戦

　臨床的な観察は，運動行動に関するあらゆる神経生理学的分析に対して，難しい挑戦課題を提起する．
　第1に，臨床報告で用いられる用語は運動の理論的および実験的研究で使われる言葉とはかなり異なっているために，データを解釈するときにはある種の翻訳が必要である．例えば，「低緊張（hypotonia）」や「固縮（rigidity）」のような臨床で頻繁に使われる用語は明確な神経生理学的な定義をもたず，神経内科医や理学療法士などが患者の臨床評価で得た印象を反映した用語である．
　第2に，一般に運動の病理は，神経生理学的メカニズムではなく徴候や症状として定義されている．この原因の1つとして，基礎的メカニズムが知られていないことがあげられる．大脳基底核の病変を伴うパーキンソン病やハンチントン舞踏病のように運動病理がよく研究されている場合でも，中枢神経系での局在が比較的明確にされている解剖学的構造の障害と関連している程度である．
　ここでは，随意運動制御を低下させ，しばしば不随意運動を出現させる，一般的な運動障害の2つの原因を考えてみよう．

2. 脊髄損傷

　自動車事故や飛び込みなどのスポーツ活動の事故で生じる脊髄損傷は，残念ながらそれほど稀なものではない．脊髄損傷では多くの悲惨な結果を生むが，その一部は神経構造等の組織への直接的機械的損傷に関係している．この他には，浮腫やシナプス前入力低下等の二次的な現象により生じるものがある．
　脊髄損傷による結果は2群に分けられる．第1群は，介在ニューロンや運動ニューロンなどの脊髄内神経器官（intraspinal neuronal apparatus）と関係している．特に，ある骨格筋を支配している脊髄運動ニューロン・プール内のすべての運動ニューロンが破壊されれば，その筋の正常な随意運動の回復は不可能となる．損傷されていない筋からの筋電図信号を用いて麻痺筋を電気刺激する場合のように，患者の随意的努力で麻痺筋を人工的に動かすことにより，失われた筋の制御を代償する可能性を残している程度である．このようなアプローチは，機能的電気刺激（functional electrical stimulation；FES）と呼ばれている．

第2群は，神経伝導路（上行性および下行性）の損傷に関連している．脊髄の完全切断では明らかに損傷レベル以下の完全運動麻痺と感覚脱失となる．今まで，完全切断後の脊髄を機能回復させる試みは成功していない．このため，多くの場合に治療は機能回復ではなく代償に向けられ，患者の生活をより快適にすることを目的として，機能的電気刺激（FES）やさまざまな自助具が用いられる．

　脊髄損傷の結果は，運動制御障害や感覚障害だけではない．運動障害や感覚障害と同じ程度かそれ以上の障害として，内臓機能に関わるものがあり，特に，脊髄に機能中枢をもつものとして膀胱直腸障害がある．このほかに重要なものとして慢性疼痛があり，侵害刺激や非侵害刺激に対して，感覚のない身体部位に慢性の痛みを訴える．慢性疼痛は，患者が痛みを訴えるレベルよりも上位のレベルの完全損傷でも生じる場合があり，これは純粋に中枢性起源の痛みであろう．

　脊髄損傷の損傷レベルは重要な予後予測因子となることに注意しよう．頚髄損傷では，四肢不全麻痺（quadriparesis；四肢の随意運動の部分的低下）や四肢完全麻痺（quadriplegia；運動機能の完全障害で損傷部位以下の感覚障害を伴う）が生じる．一般に，胸髄損傷では完全（paraplegia；下肢の運動麻痺だけを生じる）および不全対麻痺（paraparesis）となる．頚髄損傷と胸髄損傷では，遠心性脊髄伝導路損傷に特徴的な「痙縮（spasticity）」と呼ばれる複雑な症状が生じる．腰髄損傷では，さまざまな程度の対麻痺を生じるが痙縮は伴わない（いわゆる「弛緩性麻痺 flaccid paraparesis」となる）．

問題 25-❶
なぜ腰髄損傷では痙縮を伴わないのか？

問題 25-❷
仙髄損傷では，どんな運動障害や感覚障害が生じると考えられるか？

3．痙縮の徴候と症状

　痙縮は，脳損傷（brain trauma；脳性麻痺 cerebral palsy を含む），脊髄損傷およびある種の変性疾患（多発性硬化症 multiple sclerosis など）等から生じる多様な運動障害の1要素である．しばしば上位運動ニューロン疾患（upper motor neuron disease）と呼ばれるが，痙縮の徴候は，錐体路徴候（pyramidal symptoms）とも呼ばれる．この呼び名は，錐体路（皮質ニューロンから脊髄まで）に信号の伝達障害が生じていることを示している．

問題 25-❸
これらの用語は好ましいものか？　その理由は？

　不幸にも，痙縮はかなり一般的な障害である．多くの場合，患者が随意運動を機能的に遂行したり，ある姿勢をとったりすることを不可能にする．痙縮スパズムはしばしば強固で痛みを伴う．正常な睡眠を損なうこともある．車椅子に座っている患者なら，両下肢を縛って固定することが必要なこともある．痙縮はしばしば患肢の感覚脱失を伴うので，痙縮による運動のために，知らず知らずのうちに外傷を作ってしまうことがある．痙縮は時々，慢性疼痛症候群を伴い，持続的な極度の痛みを引き起こす．

　臨床家は痙縮を「強い速度依存性のある筋伸張反射の著明な変化，病的反射（pathological reflexes）や抑制できないスパズム（uncontrolled spasms）の出現，筋緊張（muscle tone）の増大，および随意運動機能障害（impairment of voluntary motor function）として現れる脊髄固有受容器反射の異常」と定義してきた．この定義は基礎的なメカニズムから定義したものではなく，症状による記述的定義である．さらに，「強い速度依存性」（「強い」とは何か？）や「筋緊張」という最も不適切で曖昧な表現を含んでいる．臨床家

は，「筋緊張の亢進」を「関節を他動的に動かすときの抵抗感の増大」と定義している．

問題 25-❹
筋緊張の亢進の背後にあるメカニズムはどのようなものか？　筋緊張の低下はどうか？

痙縮は，シナプス前抑制と後抑制などの脊髄抑制機構と関連していると一般に仮定されてきたが，そもそも何がこの障害を引き起こすかに関しては意見の一致がない．痙縮が遠心性システムにおける正常機能の崩壊によって生じる，ということにもあまり意味がない．なぜなら，これらのシステムが十分に定義されておらず，その役割が明らかになっていないからである（第17章を参照）．

痙縮と筋反射の関係は，定義が示唆するほど明らかにされてはいない．痙縮と関連のある筋反射の典型的な変化を考えてみよう．

① 痙縮は単シナプス反射の亢進を伴うことが典型的であるが，H反射などの反射が亢進した場合も，正常でも，また，消失した場合でも，痙縮を生じることがある．

② 痙縮と関連するものに，足底への触刺激に反応して生じる下肢筋の痙縮様の発火活動がある（図25-1）．この反応は，バビンスキー反射（Babinski reflex）あるいは防御反応（defensive reaction）と誤って呼ばれることがある．患者によってきわめて多様であり，すべての主要屈筋群の発火活動や持続的活動を生じたり，伸筋群に同程度の活動を伴ったり伴わなかったりする．しかし，この反射は，痙縮患者で認められないこともある．

③ 痙縮のもう1つの徴候はクローヌス（clonus）である（図25-2）．実験者による速い関節運動（他動運動），あるいは（十分な随意運動が残っていれば）患者による速い関節運動に反応して，6〜8 Hz の頻度でその関節の屈筋と伸筋に一連の交替性発火が出現する．クローヌスは，1秒くらいで停止するものから，数十秒継続するもの，さらには，関節固定により運動が機械的に止められるまで数分間継続するものもある．クローヌスは，

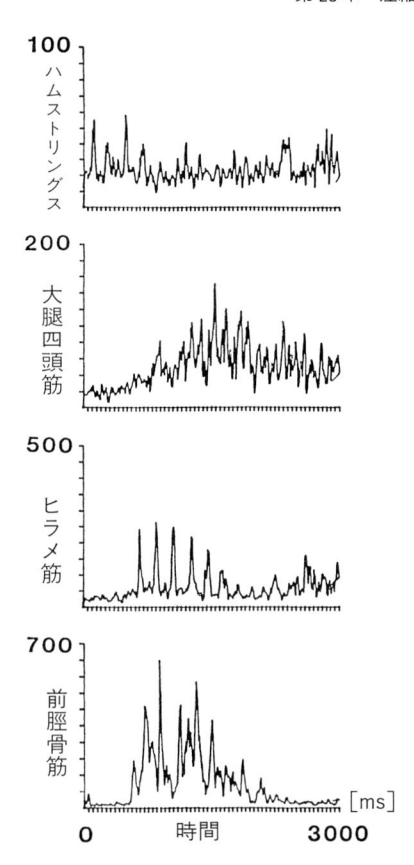

図25-1　痙縮患者への足底触刺激で生じた下肢筋のスパズムの例．この反応は，誤ってバビンスキー反射と呼ばれることがある．〔図の◎は巻末に記載〕

過剰興奮した単シナプス性伸張反射弓の自己振動を反映しているものと思われる．筋が伸張されると単シナプス性伸張反射は相動収縮を引き起こし，逆向きの関節運動を引き起こす．その結果，拮抗筋は伸張され，拮抗筋の単シナプス性伸張反射が出現する．これが反復されるのである．健常者の関節運動は，通常，単シナプス性反射を引き起こさないことを思い出そう．クローヌスは中枢にある発生器の働きによると主張する説もある．

問題 25-❺
上肢や下肢に"おもり"をつけて慣性が大きくなった場合や，収縮力が薬物によって低下したときに，クローヌスの振動数はどのように変化するか？　上記の2つの相反する仮説に基づいて考えよ．

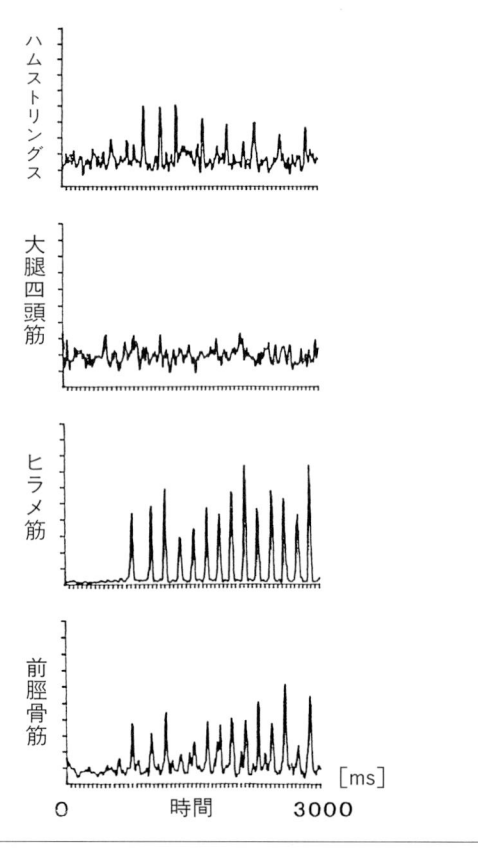

図 25-2 足の急速な背屈（1回）で生じた足クローヌスの筋活動の例．

④ 伸張に対する筋の反応について，さまざまな要素の多様な変化が報告されてきた．筋の伸張による長潜時反射（緊張性伸張反射など）の利得が痙縮患者と健常者の筋の間では異なるという結果に再現性はなく，筋伸張への抵抗増大の原因の一つとして末梢の変化による筋や腱の硬さも考えられてきた．しかし，あとで議論するが，クモ膜下腔にバクロフィン（baclofen；GABAの作動薬）を注入した患者の痙縮が劇的に低下したとき，緊張性伸張反射の利得も低下した．

⑤ 筋への振動刺激による単シナプス反射の抑制（suppression of monosynaptic reflexes by muscle vibration）は，おそらくシナプス前抑制機構により調節されており，痙縮の定量的指標と言われてきた．この抑制は特にヒトにおいて明らかで，アキレス腱へのバイブレーション刺激中に下腿三頭筋のH反射の振幅（頂点間振幅）は1/3～1/10に減少する．しかし，痙縮患者ではこの影響がずっと小さいか（1/2以下），あるいは認められず，時には逆に，H反射の振幅増大を示すこともある（図25-3）．しかし，この指標はシナプス後抑制の状態は反映せず，時には臨床症状ともあまり相関しない．また，単シナプス反射が痙縮患者に認められないこともあるため，この方法は適用しにくい．

痙縮の定量的評価法として2つの臨床的スケールが用いられ，成功している．最もよく用いられるのはアシュワース・スケール（Ashworth Scale）で，四肢への他動運動に対する筋の抵抗を示すものである（表25-1）．もう1つは，スパ

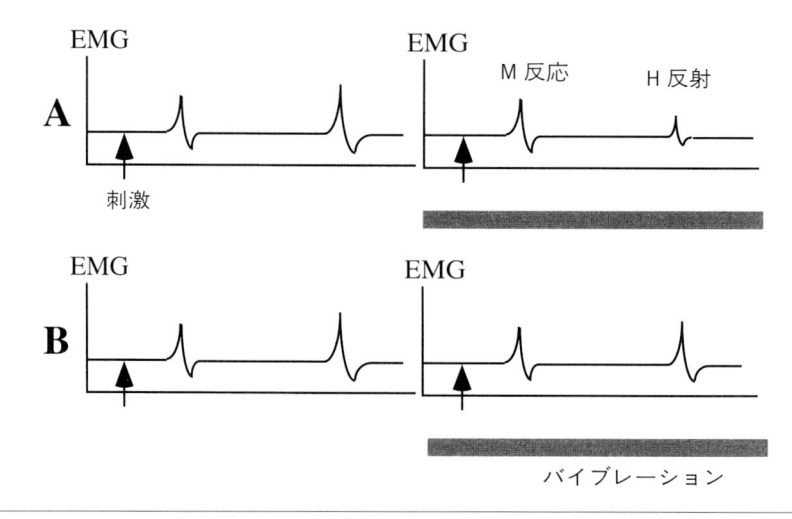

図 25-3 腱への振動刺激によるヒラメ筋H反射の変化（A：健常者ではH反射の抑制が生じる．B：痙縮患者ではH反射の抑制は生じない）．

ズム・スケール（spasm scale）と呼ばれ，スパズムの頻度，持続時間，その全体的および局所的特徴を反映するものである（表25-2）．

表25-1　アシュワース・スケール

スコア	筋緊張の記述
1	筋緊張の増大はない
2	筋緊張がわずかに増大し，患肢が屈曲あるいは伸展の向きに動かされるとひっかかり（catch）がある
3	筋緊張はさらに増大するが，容易に屈曲，伸展が可能である
4	筋緊張が著明に増大する．他動運動が困難である
5	障害部位は屈曲あるいは伸展位で固まっている

（表の◎は巻末に記載）

表25-2　スパズム・スケール

得点	スパズムの頻度
0	なし
1	刺激によって引き起こされる軽度のスパズム
2	1時間に1回以下の頻度の完全なスパズム
3	1時間に1回以上の頻度のスパズム
4	1時間に10回以上の頻度のスパズム

（表の◎は巻末に記載）

この2つのスケールは，患者の状態について検査者の全体的印象を反映する主観的なもので，臨床的な観点からは重要であるように思われるが，障害のメカニズムを理解するためにはそれほど役立たない．

痙縮と随意運動制御の関係はさらに曖昧である．19世紀のイギリスの偉大な神経学者ヒューリング・ジャクソン（Hughlings Jackson）は，痙縮の徴候を陽性徴候（筋反射の増大）と陰性徴候（運動制御の障害）に分類したが，2種類の症状の関係，すなわち，筋反射やスパズムの増大が随意運動制御を妨害するか否かについては論争が続いている．ヒューリング・ジャクソンは，痙縮の徴候を取り除くことによって運動機能を改善しようと期待すべきではないと考えていた．この見解は，反射亢進や拮抗筋の同時収縮が適切な運動機能を損なうように思われることを示す多くの研究があり，疑問視されてきた．しかし，この問題を解決するためには，痙縮の適切な治療方法が必要であった．

4．痙縮の治療

最近まで，痙縮の治療はあまり成功してきたとはいえない．痙縮の症状を減じる方法としては薬物療法（drug therapies）や理学療法（physical therapy）があるが，重症な場合には破壊的な化学物質による治療（destructive chemical；フェノールによる神経筋シナプスの永久的破壊など）や神経外科的治療（neurosurgical procedures；多髄節にわたる後根破壊や，さらには脊髄の破壊など）が行われる．経口薬の成功率は低く，時としてわずかな成功は示すが，事実上ほとんど効果がない．この治療法の主な問題点は，経口で薬物を投与すると薬物の濃度が脊髄と脳で同じになることにある（脊髄では必要だが，脳では必要ではない）．このため，脊髄レベルでの薬物濃度を増大させすぎると，意識低下，さらには昏睡を招いてしまう．

非常に巧妙な解決策が，シカゴの神経外科医ペン（Richard Penn）によって最近開発された．その方法は，脊柱管に直接薬物を注入し，全身的影響を避けるものである（図25-4）．薬物は，電気的に制御されるポンプに取り付けられた貯蔵器に蓄えられる．ポンプと貯蔵器は皮下に設置され，細いカテーテルで脊柱管に接続される．最近の研究では，バクロフィンのクモ膜下腔注入で筋スパズムや反射亢進が減少することが示された．クモ膜下腔薬物注入というこの新しい治療法は，その敏速な薬効で多くの患者に劇的な効果を示した．

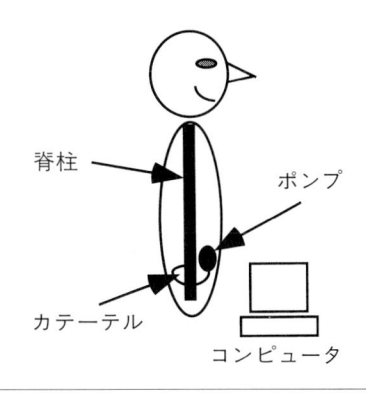

図25-4　プログラムによって動かされる埋め込みポンプによるクモ膜下腔薬物注入の図式．

実際，すべての痙縮症状がバクロフィン投与開始後1時間以内に取り除かれた．図25-5は，ある患者へのクモ膜下腔バクロフィン注入前後の足クローヌスを示している．その効果は顕著である．同時に，アシュワース・スケールとスパズム・スケールのスコアも減少し，臨床症状も明らかに改善した．クモ膜下腔バクロフィン注入法は，1人の患者で痙縮の有無という2つの状態を作り出すことができ，臨床的な運動制御研究に貴重な機会を提供する．

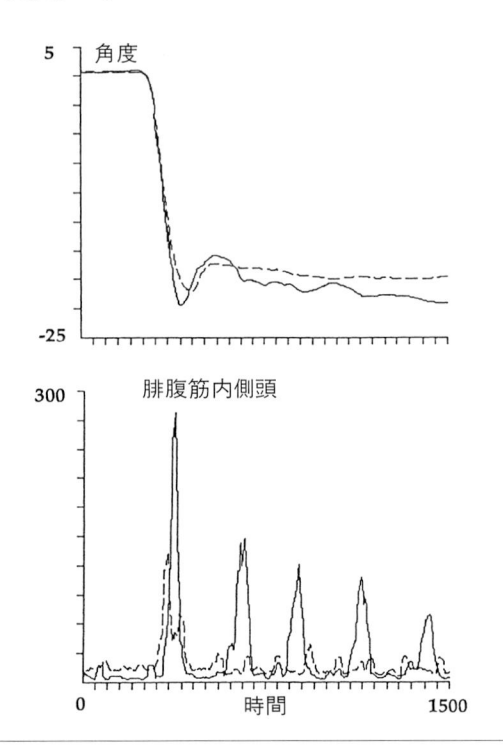

図25-5 クモ膜下腔バクロフィンの作用前後の痙縮患者の足クローヌス（実線：バクロフィン投与前，破線：投与後）．刺激（足関節背屈）は前後のテストで同じ（上図）．（図の©は巻末に記載）

これらの研究のほとんどは，多発性硬化症や脊髄損傷があり，痙性に対して経口バクロフィンのような非破壊的な治療では効果がない患者で実施されてきた．四肢に随意性を残している痙縮患者では，運動学的データと筋電図パターンなどにおいて運動パターンの改善も見られた．図25-6は，バクロフィン注入後に肘関節屈曲運動が改善した痙縮患者の例を示している．運動の改善（速度増大，振動の減少）には，筋の同時収縮減少と筋活動の発火減少が伴っていることに注目したい．

患者の中には，身体の半側（右あるいは左）に痙縮を示す者がある．このような患者は片麻痺症候群（hemisyndromes）と呼ばれ，脳外傷，脳卒中，脳性麻痺でよく生じる結果である．片麻痺症候群の患者において，将来的にたいへん重要で興味を引く発見は，多量のクモ膜下腔バクロフィン投与にも関わらず，患者は健側肢の筋力低下を訴えないということであった．病的筋反射や随意運動制御に対するバクロフィンのこの効果の違いは明らかで，クモ膜下腔バクロフィン投与は，脊髄全体に対する非特異的な抑制を引き起こさないことを示している．

脊髄でバクロフィンが作用する場所は明らかではないが，バクロフィンは，GABA（ガンマ-アミノ酪酸）の作動剤（GABA agonist）として，GABA受容体と結合する．これは，中枢神経系内で広範囲に起こっている．特に，バクロフィン感受性GABA受容体は，一次感覚神経の終末に多数存在する．これらの発見は，バクロフィンの効果のほとんどが，おそらくシナプス前抑制の増加を介して調節されていることを示唆している．このように，片麻痺症候群で観察されたことは，さまざまな下行性システムの終端に存在するバクロフィン感受性受容体の数の違いによって説明できる．また，解剖学的，およびその他の要因（脊髄組織へのバクロフィンの拡散など）による「クモ膜下腔バクロフィンに結合する受容体の能力の違い」によっても説明できる．片麻痺患者の正常な筋では明らかな変化が生じていないことは，痙縮を引き起こしている病変に対する脊髄組織の長期的応答の1つがGABA感受性受容体の数の増加であるか，あるいは病的な反射入力に応じるようになったGABA受容体の存在の可能性を示唆している．

問題25-❻

片麻痺患者では，バクロフィンによって単シナプス反射の抑制や痙縮症状の効果的抑制を両側的に生じるが，健側の制御には明らかな変化が生じない．このことから，何を結論することができるか？

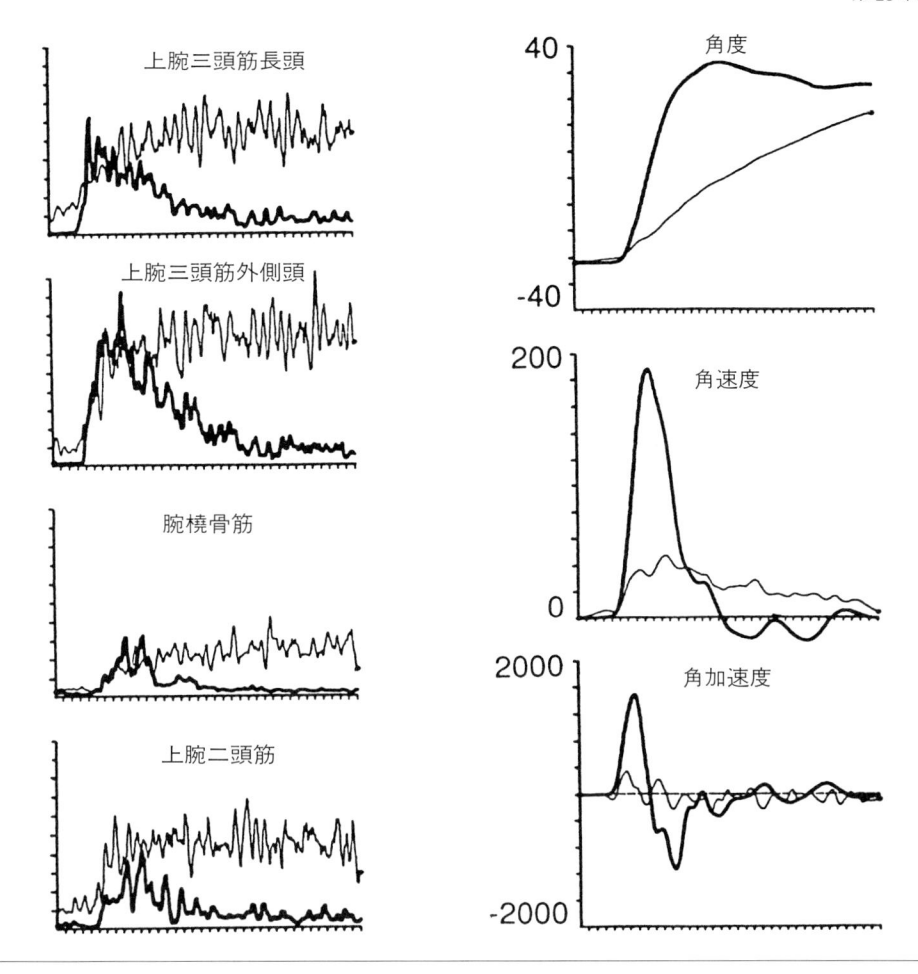

図 25-6 クモ膜下腔バクロフィン投与前（細い線）と，投与中（太い線）の，痙縮患者の肘関節屈曲時の筋電図パターンと運動パターンの例．バクロフィンにより，運動速度の増大と筋の同時収縮の低下が認められる．（図の◎は巻末に記載）

　図 25-7 は，神経損傷により起こり得る帰結を図式的に示したものである．どんな脊髄損傷も，髄節レベルへの下行性抑制や下行性興奮の低下を引き起こす．興奮性入力の不足は上位中枢神経系による α 運動ニューロンの活動性を低下させ，結果として，随意的筋出力が低下（筋力低下，麻痺）する．私たちの現在の知識では，この障害を適切に治療することはできない．機能的電気刺激（FES）は，より強い筋収縮を引き起こす方法であるが，治療というよりも機能の代償である．
　下行性抑制の不足により，痙縮，スパズム，反射亢進，「筋緊張の亢進」（どんなものであれ）という特徴的な症状を示す．私たちの仮定では，損傷部位より下位でも，不足する神経伝達物質（GABA など）への感受性の増大を引き起こすものと思われる．この反応は，残っている GABA とその作動薬（GABA agonist）の効果を高めるので，おそらく代償と考えるべきである．あたかも中枢神経系が，GABA の効果を高めるために，クモ膜下腔バクロフィンが発明されることを「知っていて」，その効果を高めるために必要なすべての準備をしていたかのようだ！

5．多発性硬化症

　多発性硬化症（multiple sclerosis）は，神経伝導路の軸索を取り巻くミエリン鞘（myelin sheath）の欠損によって特徴づけられる変性疾患

```
                            外傷（脊髄損傷）
                          ↙              ↘
                  下行性抑制の不足        下行性興奮の不足
                   ↙        ↘            ↙           ↘
    筋緊張や反射の亢進      髄節の関係性の変化              筋力低下
    スパズム               随意運動障害
    伸筋緊張の増大         協調性障害
    抑制性神経伝達物質への感受性  メカニズムの混乱
    の増大や受容体数の増加

                                    → 各髄節が支配する反射の抑制
                                    → スパズムの抑制
                        バクロフィン
                                    → 潜在的な随意運動を引き出す
                                    → 伸筋緊張の抑制
```

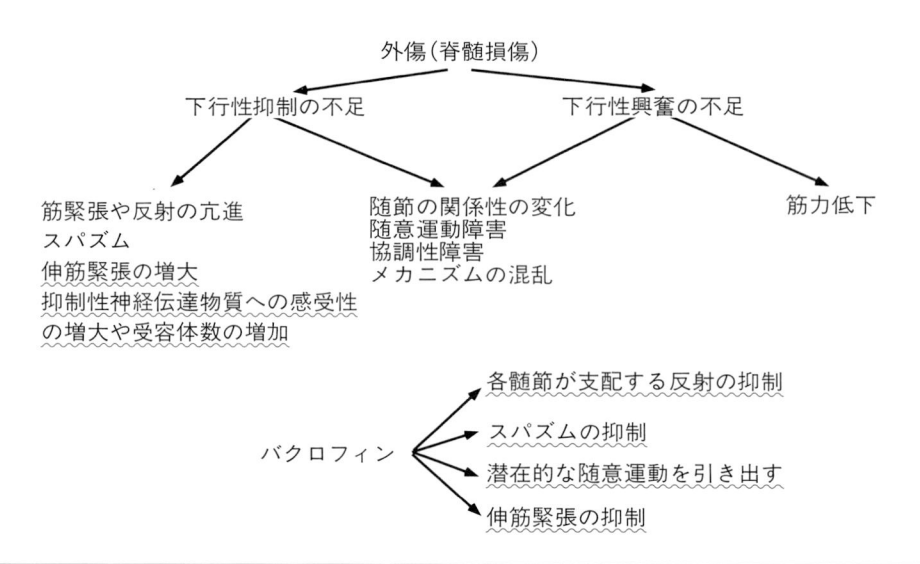

図 25-7 脊髄損傷とバクロフィンにより起こる結果の図式．潜在的に有用と思われる結果は，波下線で示した．〔図の◎は巻末に記載〕

である．結果として，この経路の伝導速度が低下したり，その規則性を失ったり，時には完全に伝導が遮断される．活動電位の跳躍伝導は，絶縁体であるミエリン鞘が欠損しているために不可能になる．局所電流が次のランヴィエ絞輪において活動電位生成のための閾値に達するのをミエリン鞘が可能にしているからである．一方では，イオン・チャンネルの数はランヴィエ絞輪では不均衡に多く，ミエリン鞘の下では少ない．このため，「普通の（generic）」無髄伝導も，ミエリン鞘が壊れていると不可能となる．

多発性硬化症の臨床像は，どの経路が障害されるかによってかなり多様である．しばしば，症状が不全脊髄損傷（頸髄や胸髄レベル）患者に見られるものと似ている．これらの症状には痙縮や麻痺が含まれることがあり，下位の脊髄髄節の体性感覚異常を伴う．多発性硬化症は，視覚の部分的，あるいは完全喪失（視神系が障害されたとき）を生じることがあるし，認知障害を生じることも

ある．多発性硬化症のもう一つの顕著な症候は，日常の活動の程度に釣り合わない異常な疲労感である（第24章を参照）．この感覚はたいてい疲労と呼ばれてしまうが，多発性硬化症患者は通常の疲労感とはかなり違う感じがすると訴える．

多発性硬化症に伴う痙縮は，脊髄損傷による痙縮と同様に，クモ膜下腔バクロフィンで治療できる．残念ながらミエリン鞘の欠損に対する根治的な治療法はないため，治療方法としては，痙縮などの特定の症候を扱ったり，理学療法や自助具を用いたりする．

問題 25-❼

多発性硬化症の患者はしばしば寒い部屋では快適であり，暑い部屋では不快に感じる．この理由を説明せよ．

● 第25章のまとめ

　脊髄損傷では，上行性および下行性神経伝導路の伝導障害や，脊髄神経器官の破壊による感覚運動障害が起こる．痙縮は，脊髄損傷の一つの典型的な結果であって，随意運動の部分的あるいは完全障害，不全あるいは完全感覚障害，およびスパズムの出現や反射亢進で特徴づけられる．損傷の生じた部位以下では，慢性痛や内臓障害を伴うこともある．クモ膜下腔薬物注入による痙縮の治療，特にバクロフィン治療は，最も効果的である．障害されていない筋の随意運動は変化しないが，スパズムや反射の抑制により，潜在的に存在している随意運動が引き出される．一次外傷への適応的変化が，薬物の選択的作用のなかで重要な役割を果たしているように思える．多発性硬化症は，中枢神経線維のミエリン鞘欠損を生じる変性疾患である．感覚障害や運動障害の多くは，脊髄損傷で特徴的に見られるものと似ている．多発性硬化症の治療は，クモ膜下腔薬物注入による痙縮治療以外の方法では成功していない．

第26章

パーキンソン病

◆キーワード
パーキンソン病の臨床的特徴　大脳基底核の役割　運動障害　姿勢障害
適応的変化の役割　治療戦略　ジストニア

1．パーキンソン病の臨床的特徴

　パーキンソン病は，大脳基底核の機能異常による複雑な疾患で，無動状態（アキネジア）と呼ばれる運動の低下（poverty of movements）がその典型的な症状である．無動状態は，仮面様顔貌，前傾姿勢，小刻み歩行，歩行中の腕の振りの欠如，「凍ったような」姿勢などの症状を含んでいる．このような患者の動きは遅く，実用的でないことが多い．パーキンソン病患者は，日常多くの運動課題を行う際に，明らかに非効率的な運動を選択してしまう．振戦（手の震え）と呼ばれる必ず現れる症状によって，フォークやスプーンで食べたりコップから飲んだりという日常生活動作が非常に難しくなっている．
　パーキンソン病患者の脳の剖検によれば，組織学的に黒質線条体の退行変性（degeneration of neurons in the substantia nigra）を認める．そのため，線条体の（被殻でより著明に）ドーパミン含有量が減少している．変性は脳の他の領域にも観察される可能性がある．パーキンソン病は，ドーパミン（L-ドーパ DOPA）治療が有効なことにより，線状体のドーパミン欠乏が原因とされている．大脳基底核と他の脳部位との神経結合からドーパミンが減少すると，黒質からのドーパミン投射の除去によって，以下の2種類の効果が出現すると考えられている．すなわち，①内側淡蒼球へのドーパミン性興奮の除去効果，②外側淡蒼球へのドーパミン性抑制の除去効果（図26-1）の2種類である．その結果，大脳基底核を介した直接お

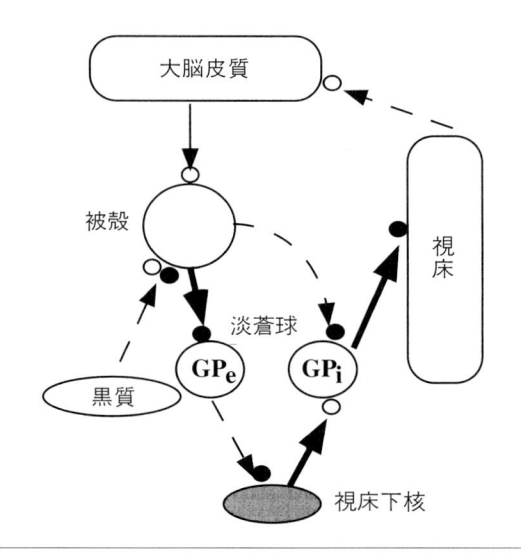

図26-1　ドーパミン作動性興奮性投射と抑制性投射の低下の両方が，直接経路と間接経路を通して，大脳皮質への興奮性入力の低下をもたらす（GPe：外側淡蒼球，GPi：内側淡蒼球）．

および間接経路(第16章を参照)により，大脳皮質への興奮性の入力が減少する．これにより，パーキンソン病の特徴である運動の減少のいくつかは説明できる．

パーキンソン病の4つの基本的な臨床的特徴は，振戦（tremor），運動緩徐（bradykinesia），固縮（rigidity），姿勢反射障害（deficit in postural reflexes）である（図26-2）．

- 振戦（tremor）；1つの関節を制御する拮抗筋同士の5〜6 Hzの交代性の活動によって特徴づけられ，これは静止時にも随意運動時にも，その関節に見られる交互運動である．
- 運動緩徐（bradykinesia）；自発運動の障害や自動運動の障害を指すこともあるが，通常は，随意運動の遅さと運動開始困難を指す．運動緩徐は身体のどの部分にも影響を与え，多かれ少なかれ全身にも影響する．
- 固縮（rigidity）；外的に加えられた関節運動に対する持続的な抵抗の増加である．
- 姿勢反射の障害（deficits in postural reflexes）；随意運動あるいは外部からの外乱に反応して姿勢筋活動に見られる，予測的姿勢調節の低下とプレ・プログラムによる修正の増加として現れる．

> **問題 26-❶**
> 痙縮とパーキンソン病の症状の間には明らかな類似性があるが，どのようにして多発性硬化症とパーキンソン病を鑑別するか？

この章の目的のために，随意運動指令生成と末梢の筋活動の特徴に関連した3つの機能的レベル（図26-3）を明らかにしよう．1番目のレベルは，仮説上の制御信号の生成を扱う．2番目のレベルはプレ・プログラムを含み，起こり得る外乱の修正に関わっており，3番目のレベルは，正常な状態で，協調的に予測可能な形で働く髄節性のメカニズム（反射と脊髄内の結合）を含んでいる．パーキンソン病の主要な臨床的特徴は，異なったレベルにおける機能異常を反映している可能性が高い．例えば，患者によっては，プレ・プログラミングの問題（姿勢反応の障害），および仮説上の運動指令の生成の問題（運動緩徐）と関係がある可能性が高い．固縮と静止時振戦は，患者が随意運動を行おうとしていないときに観察されるので，3番目のレベルの機能異常に起因するかもしれない．パーキンソン病の運動現象における健常群との相違を記述し，3つの機能レベルの1つに関連づけてみよう．

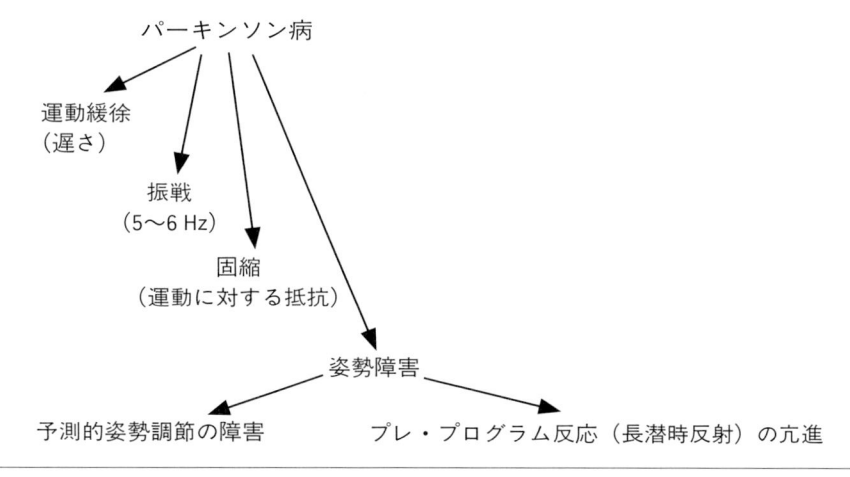

図 26-2　パーキンソン病の4主症状（振戦，固縮，運動緩徐，姿勢反応障害）．姿勢反応障害は，予測的姿勢調節の障害と，その後のプレ・プログラム反応のうまくコントロールされない亢進の2つの要素から成る．

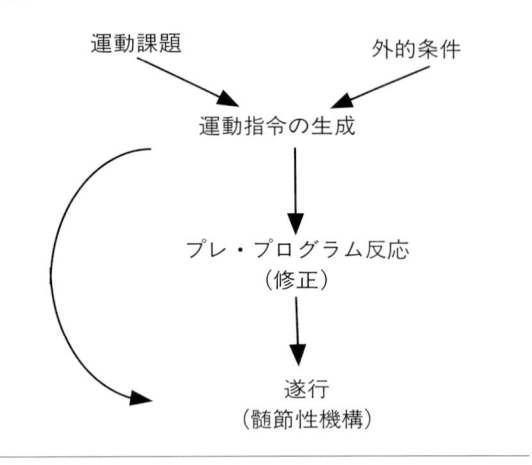

図26-3 随意運動生成の模式図．運動指令の生成，プレ・プログラム反応（修正）および遂行の3つのレベルから成る．

2．パーキンソン病の随意運動

　パーキンソン病の運動の研究によって，健康なヒトとの多くの違いが明らかになってきた．すべてのパラメータがわかっている単純運動を行うとき，パーキンソン病患者は，健康なヒトより遅く運動を開始し，遂行する．特に，パーキンソン病では，運動が複雑になるほど反応時間の著しい延長を示す．パーキンソン病では，運動の加速相と減速相がかなり非対称性になっているが，運動時間の増加（運動緩徐）は，ほとんどの場合，減速相の延長が原因となっている．

　目標位置に到達するための四肢の運動を見ると，パーキンソン病では，時間的にも空間的にも多様性が高いことが示された．実際，どんな運動障害でも多様性の増加は共通して見られる特徴である．パーキンソン病の運動緩徐は，多様性を増加させながらも，運動の正確さを許容できるレベルになるべく維持しようとする願望の結果起きる，という仮説がある．すなわち，運動緩徐は一次的な障害というより，患者の脳が用いた代償戦略の結果とする説である．

　パーキンソン病患者が速い運動を行うと，特に大きな振幅の運動において，典型的には距離が不足する（hypometric；つまり目標物まで達しない）．

目標物を定められた運動全体が，運動が識別可能ないくつかの部分から構成されている．それに相応して，筋放電パターンは主動筋・拮抗筋発火を何度も繰り返すサイクルを示す（図26-4）．随意運動中に，筋電図の増加が遅れ，拮抗筋の相当量の同時収縮は，随意運動そのものを壊す可能性もある．

　これらの研究結果によって，パーキンソン病における随意運動制御の障害の原因が数多く提唱された．しかしながら，これらすべての仮説は，筋電図や筋力が随意運動指令の適切な測定法であるということを前提にしているが，知ってのとおりその前提は正しくない．

> **問題26-❷**
> なぜ筋力と筋電図が，正常の随意運動の「中枢指令」の適切な反映であり得ないのか？

　速い運動中に筋電位の大きさを制御する機構が障害されているという説が出された．十分な筋力を生み出せないことは，「十分に筋肉にエネルギーを与える」という基本的障害にも起因している．またパーキンソン病では，運動プログラムの全体的な形式は維持されているけれども，活動する運動単位の数と頻度の細部が不正確であると考えられた．この説は，パーキンソン病の随意運動パターンの違いが，運動指令の生成のレベルであるよりも，私たちの仮説での3番目の（「髄節から成る」）レベル（図26-3）における変化のためであることを示唆している．

　しかしながら，等尺性随意収縮の間，筋電図が遅くしか増加しないにもかかわらず，パーキンソン病患者は最終的に正しいレベルに到達する．このような患者は，力の増加と減少の割合を制御することには影響があっても，正確な筋力のレベルを生み出すことができる．こういった観察結果によれば，筋電位の絶対的なレベルを達成することが問題なのではなく，反射フィードバック・ループの活動や髄節性の脊髄機構内での変化に依存する筋活動の時間的パターンに問題がある，という

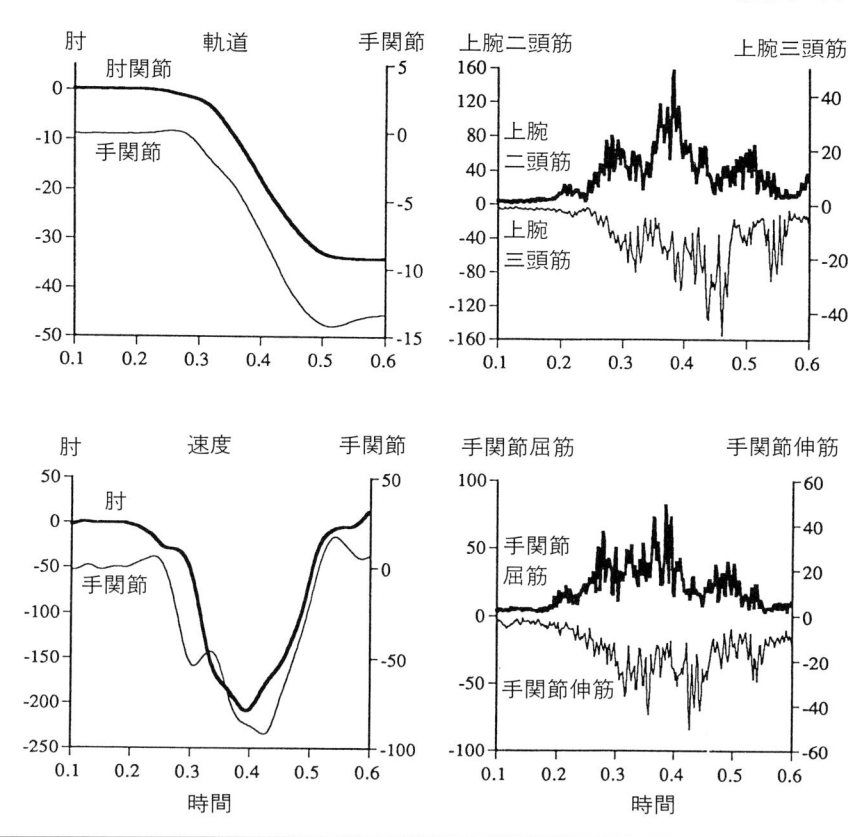

図 26-4 パーキンソン病患者における肘の速い随意的屈曲運動中の典型的筋電図パターンの例．（図の◎は巻末に記載）

ことを示している．

パーキンソン病の運動パフォーマンスの障害は，連続的な多関節運動の際に特に顕著になる．特に，連続的な運動成分間の間隔が延長する．パーキンソン病患者は，いくつかの成分を1つの行動に統合する際に問題があると考えられている．

3. 予測的調節とプレ・プログラム反応の違い

予期しない事態（外乱）が起きても姿勢を確実に安定させるために，姿勢制御には2種類の修正反応が関与していることを思い出そう．外乱に先行して始まる修正反応を，予測的調節と呼び，この調節は中枢神経系によってフィードフォワード的に生成され，予測される外乱を軽減しようとする．立位で腕の速い運動を行うとき，予測的調節は姿勢筋の背景活動の変化として観察される．もう1つの修正反応は，あらかじめ中枢神経系によって準備され（プレ・プログラム反応），姿勢外乱の情報を中枢神経系に与えるような刺激が末梢に入ることで引き起こされる反応（フィードバックによる誘発）である．このプレ・プログラムによる修正は，予測的調節が不十分に終わった場合や，不意に発生する外乱によって起こる場合の実際の外乱に対処する．両方のグループの反応は立位で観察できるが，同様に四肢や関節に限定された姿勢保持の際にも観察できる．

パーキンソン病患者は，著しく異なった姿勢調節を示すが，これはプレ・プログラム機構の障害であると考えられている．パーキンソン病患者では，安静時の筋肉，または随意的に活動する筋肉を伸張することにより，健常対象群よりかなり高振幅の長潜時筋応答が誘発される．この反応の増加は，仮説上の受容体-運動皮質-筋肉のループ（皮質横断ループ）で伝えられる「過度の代償」に

よると考えられ，パーキンソンの固縮のメカニズムであるとされている．健常なヒトでは随意的に調整することができる姿勢への外乱によって誘発されたプレ・プログラム反応は，パーキンソン病で障害されている．したがって，パーキンソン病患者では，フィードバックによって誘発される修正姿勢反応が十分コントロールされないで増加している，といえる．他方，随意運動前の予測的姿勢修正は，通常，パーキンソン病患者では健常なヒトより小さい．患者では，姿勢関節に作用する拮抗筋が先に同時収縮を示し，関節を固くして，外乱に対して安定化させようとするが，これによる効果は，健常なヒトの複数の姿勢筋に観察される典型的な交互活動パターンほど効果的ではない．

パーキンソン病患者を観察した第1群の研究では，プレ・プログラム反応が，健常なヒトでは通常観察されないような条件のときに容易に生成され，うまく制御されないまま増加していることを示した．他方，第2群は，適切な予測的姿勢調節を生成する能力が障害されていた．第2群の要因は，パーキンソン病患者の運動プログラムの障害と運動開始能力の障害を説明できる．

そろそろ次に示すような一連の根拠のない推論を，読者に提案してもよい頃だろう（図26-5）．もし，運動修正のためのプレ・プログラムを作る能力が障害されるなら，どんな外乱でも混乱を来すだろうから，最も一般的に用いられている運動プログラムは無用になるかもしれない．このような患者の中枢神経系は，それでも歩行や立位姿勢保持のように絶え間ない修正を必要とするプログラムを使うことを「望む」と考えよう．必要なプレ・プログラム反応はふつう記憶にしまっておかれるが，患者ではこの反応が適切に引き起こされるメカニズムに欠陥がある．そのため中枢神経系は，プレ・プログラムによる修正を引き起こす閾値を減少させたり，過度に修正することによって，プログラム能力の障害を代償しようとするかもしれない．つまり，過度の代償が起きる可能性が高い．その結果，初めの外乱と反対の反応を起こす新しい外乱が起きる．

このような代償のメカニズムから次のようなことが起こると考えられる．第1に，筋力を含めたすべてが固くなって固縮が起きる（固縮を参照）．第2に，プレ・プログラム反応の潜時の2倍よりやや長い周期で振動が起こり得る．なぜなら，1つ前のプレ・プログラム反応によって誘発された外乱に反応する末梢受容器に時間が必要だからである．これにより，およそ5〜6 Hz付近の振動が起こると考えられる（パーキンソン病の振戦を参照）．第3に，歩行と立位は，不器用に「固く」見える可能性が高いが，なんとか可能であろう．以上は，パーキンソン病の運動障害の起源を説明する究極の仮説ではないものの，運動の結果に適応的反応がいかに重要な影響をもたらすかということの一例である．

問題 26-❸
パーキンソン病の振戦が，長潜時反射ループでの振動であるという仮説を試すための実験を提案しなさい．

4．脊髄節反射の変化

パーキンソン病の病因は脊髄より上位にあるた

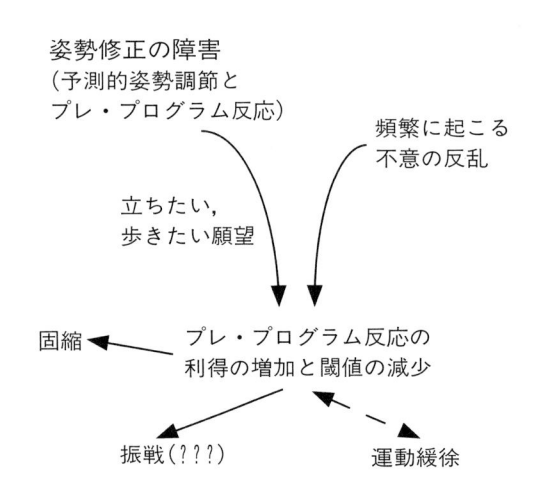

図26-5　パーキンソン病の種々の運動障害の性質についての今のところ根拠のない推測を示す模式図．

め，その運動障害の主因は，下行運動指令変化であり，脊髄節には異常を認めないと言われてきた．このことは，腱反射に変化がないことや，Ia求心線維の短潜時の活動が正常であることなど，数多くの観察によって裏づけられている．しかし，脊髄節レベルのメカニズムによると思われる変化も最近多く報告されるようになった．それらの報告には，随意運動中に拮抗筋が特異的に高度に同時収縮する原因となる相反性抑制の障害 (deficit in reciprocal inhibition) や，筋が伸張される追跡相の間の反射活動の亢進，そして「逆説的な」ウェストファル（Westphal）現象が含まれる．ウェストファル現象とは，筋肉が外からの刺激により短縮させられることに反応して，突然，反射が出現する現象を表している．ある意味で，伸張反射の逆である．

　前節で始めたパーキンソン病における運動障害についての推論を続けよう．プレ・プログラムの障害が存在すると仮定した場合，機能によっては，「過度の代償」，つまり，普通より筋力を固くして対応する（固縮）するかもしれないと私たちは考えた．運動障害を代償するために働くメカニズムの１つが，過度の適応とプレ・プログラム反応の閾値の減少である（前述）．相反性抑制の減少は，拮抗筋の同時活性化を促し，見かけ上の関節固縮を増大させることによって，外乱に影響されにくい関節にしているのかもしれない．ウェストファル現象は，健常対象者でも時に見られるが，短縮する筋肉でのプレ・プログラム反応を表す可能性がある．パーキンソン病では一般にプレ・プログラム反応が増加しているので，ウェストファル反応は健常なヒトより見る機会が多い．

定されている．そういった仮説が作られる一般的な手順は以下のとおりである．パーキンソン病患者の運動行動が健常なヒトと異なっている場合に，この違いが大脳基底核の機能異常によると考えると，大脳基底核は健常なヒトの運動行動に深く関わっていることになる．このような考え方によって，大脳基底核は，運動の配列を組み立て，同時に存在するいくつかの運動プログラムを統合し，反応開始の前に一定の時期にわたって情報を伝えることに関与している，という仮説が立てられてきた．霊長類の研究によって，大脳基底核ニューロンの活動が，意図している運動，あるいは既に遂行された運動の方向や随意筋活動の「量」にも関係があることがわかっている．それに対応して，パーキンソン病での運動異常を中枢で説明する理論には，「意思決定」レベルからの運動指令伝達の欠陥と，プレ・プログラムおよび急速運動を作り出す能力の障害が含まれている．パーキンソン病の運動障害の特徴を末梢で説明する理論として，固有感覚のフィードバックの遅れや長潜時の皮質横断ループによる過度の代償がある．

　私は，これまでパーキンソン病における運動障害は，「一次的な障害」の直接の結果であるより，むしろ，適応のプロセス (adaptation) を表している可能性があると考えてきた．この点から考えると，患者の運動行動の障害は，一次的 (primary) な障害と代償的 (compensatory) な障害にまず分類する必要がある．このうち代償的障害はほとんど「運動障害」と考えることすらできず，むしろ，一次的機能異常，あるいは損傷結果を最小にしようと中枢神経系が試みる中で導入した新しい方法と考えるのがよいだろう．

5．可能性のあるメカニズム

　パーキンソン病発症に大脳基底核の機能異常が関与している．随意運動を制御する大脳基底核の機能は，他の脳の活動と同様にまだあまりよくわかっていない．パーキンソン病患者の行動を観察することによって，大脳基底核の働きの多くが推

6．ジストニア

　ジストニアは，四肢の一部分，四肢，頚部，体幹をねじるような持続的な姿勢によって特徴づけられる随意運動障害である．ジストニア徴候は多くの場合，患者の職業に起因する一肢の関節群に限定された障害である．いわゆる書痙 (writer's cramp），あるいはタイピスト痙攣（typist's cramp）など長期にわたって手を協調運動活動に使用する職業をもつ人の利き手に出現する．似た症状がミュージシャンに見られることもある．他方，ジストニアが身体全体，あるいは頭の動きに影響を与えることもある．頸部の筋肉が巻き込まれる場合を，斜頸（torticollis）と呼んでいる．

たいていの症例で，身体全体を巻き込むほどの重度の障害であっても，ジストニアはどんな神経奇形とも関連しないが，いくつかの症例では，ジストニア症状の原因として大脳基底核の障害があると考えられた．しかし，たとえ大脳基底核に明らかな病理変化がなくても，類似の症状は観察されるだろう．ジストニア患者は通常かなり異なった臨床像を示すことなどにより，これまでなかなかそのメカニズムが解明できなかった．

おそらく，すべての随意運動障害には，運動の多様性（variability）の増加が見られるが，このことは不規則性（irregularity）（図26-6）という特徴をもったジストニアでも例外ではない．そのため，ジストニアでは，一症例における一試行での定性的な分析が唯一の分析方法となる．ジストニアで見られる最も典型的異常に（健常なヒトで見られる3相性の発火に反して）振動，躊躇，軌道の一時的な反転，および多発性の筋電発火がある．すべてのジストニア患者に起こるわけではないが，単一方向への速い運動試行の際に一部の患者によく見られる拮抗筋の同時収縮と遠位筋の同

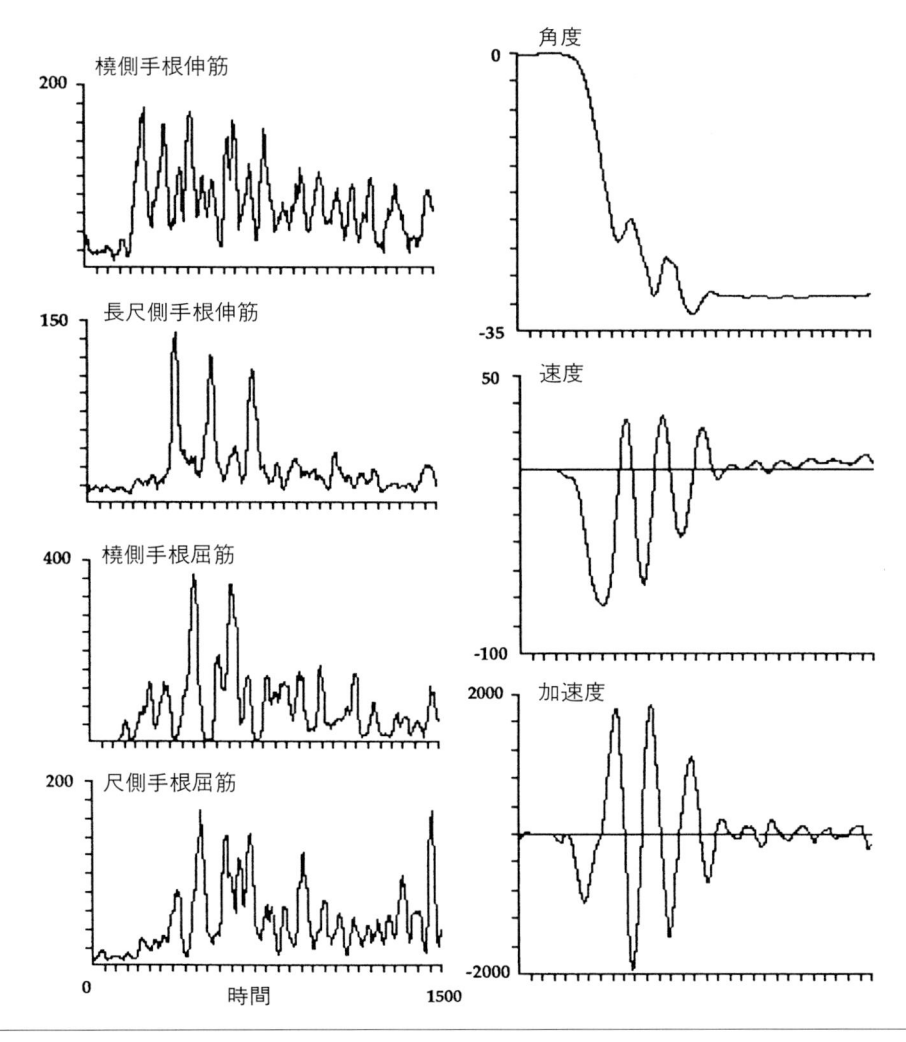

図26-6 ジストニア患者の随意的手関節屈曲運動の典型的パターン．筋電図パターンは，多相性の，不規則な発火が特徴．軌道は"でこぼこ"で，躊躇や反転を示す．（図の◎は巻末に記載）

時収縮（coactivation）は，もう1つのジストニアの特徴である．

ジストニアは，脊髄上位や脊髄の構造に明らかな病理的変化は見られず，制御の異常と，下行運動指令の不均衡に問題がある．それ以外にIaを介した抑制の障害やウェストファル現象など多くの脊髄節での異常がこれまで記述されてきた．しかし，これらの異常はすべての患者に観察されるわけではなく，一次的な運動制御の障害（disorder of motor control）が長く続いた後に生ずる二次的変化を表している可能性がある．

● 第26章のまとめ

　　パーキンソン病は，黒質のドーパミン産生ニューロンが失われた結果起こる疾患である．その症状は，寡動（動きの減少），5～6 Hzの振戦，運動緩徐（運動が遅いこと），姿勢調節の障害である．予測性姿勢調節の障害と修正姿勢反応がよく制御されないまま増加することが，姿勢調節障害に関与していると報告されている．運動開始と順序づけの問題は，大脳基底核を含む皮質視床皮質ループの直接経路と間接経路の両方の機能異常に関連している．相反性抑制の障害やウェストファル現象を含む髄節性の変化も記述されている．パーキンソン病の最も一般的な治療法は，ドーパミンの前駆物質（ドーパ）である．典型的な運動症状のいくつかは，一次的障害に対する中枢神経系内の適応的変化の結果である．ジストニアの中には大脳基底核の機能異常と関連したものがある．ジストニアの随意運動は四肢の一部分，四肢，頚部，体幹をねじるような持続的な姿勢によって特徴づけられる．パーキンソン病もジストニアも（おそらくその他の運動障害も），随意運動の多様性の増加で特徴づけられる．

第27章

運動障害のリハビリテーションへの意味づけ

◆キーワード
運動の多様性と選択　　中枢神経系の優先規範　　中枢神経系の可塑性
運動パターンの適応的変化　　制御レベルでの適応　　切断　　ダウン症候群　　実用的考察

　随意運動を行う能力が障害される状態，例えば，自然経過（加齢 aging など），先天的障害（ダウン症候群 Down syndrome など），外傷（脊髄損傷 spinal cord injury など），疾患（パーキンソン病 Parkinson's disease など）について研究をしていると，しばしば基本的な疑問にぶつかる．すなわち，「観察される運動パターンは健常な人で見られるものとは多少違っているかもしれないが，本当に異常なのだろうか？　それを修正すべきなのだろうか？」という疑問である．この疑問を分析することは，正常の運動制御やその障害のメカニズムをより深く理解するために重要なだけではなく，それまで行ってきた治療効果をよりよく理解するとともに，新しい治療法の開発を検討する際のポイントを教えてくれる．

　その際，よく起こしがちな間違いは，健常対象群で見られる運動パターンから大きく逸脱している運動はすべて悪い，と考えてしまうことである．このような誤解は，研究結果の提示と解釈のされ方や，「誤った」運動パターンを修正しようとするための運動処方をする際に明らかになる．このような見方とは別の見方を示し，いくつかの例で説明してみよう．

1．随意運動の多様性の源

　随意運動の生成過程を示したスキーマを見てみよう（図27-1）．このスキーマは生成過程の3段階を示している．すなわち，「運動課題の理解」，「制御変数の時系列的パターン生成」，そして「運動の遂行」である．最後の「運動の遂行」は，一般に反射と呼ばれる神経メカニズム，筋と腱と関節の機械的特性，そしてそれらの特性と外力との相互作用を含むと考えられている．

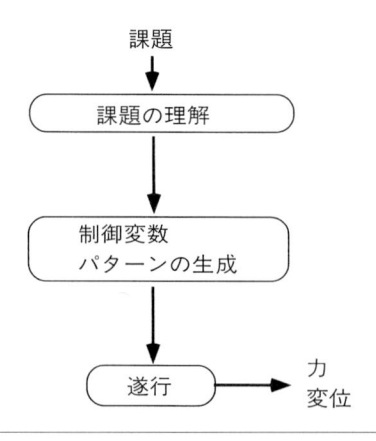

図27-1　随意運動の生成過程の基本的3段階．

ここで，心理実験に参加している被験者が，指示を理解し，正確にはっきりした運動の目的を理解できると仮定しよう．このように仮定しても，運動の第1段階では，多様性が生じる余地が残っている．例えば，認知障害のある人でもはっきりとした運動課題を理解する可能性はあるが，同時に，健常対象者には重要とは思えないその他の要因（例えば，実験装置を壊さないように，といった安全性についての関心など）にも同じくらい関心をもつ可能性がある．この第1段階での多様性が，第2段階における時系列的な制御変数を異なった関数として生成させ，その結果，異なった運動パターンを導き出す可能性がある．

しかし，たとえ第1段階での多様性がなくても，（健常な）対象者が同じ運動課題を反復する間に見られる多様性と柔軟性（第21章を参照）は，制御の第2段階（すなわち，時系列的制御パターンの生成）が実際には，常に選択の問題を含んでいることを示している．言い換えれば，中枢神経系は1つの運動を成し遂げるために，多数の筋を協調させる役割を担っていることになる．人間のこの自然な運動の特性は，「運動等価性（motor equivalence）」として扱われる（第21章において，払いのけ反射の間に脊髄カエルが用いるさまざまな方策によって運動等価性を説明した）．したがって，第2段階における制御変数の数は，典型的な運動を定義するパラメータの数より大きいと仮定できる．制御変数の適切な値，あるいは時系列的パターンの生成の問題は，例えば4つの未知の変数を2つの方程式で解かなければならないシステムに似てくる．この問題は，運動解析の異なるレベルで生じる問題全体の一例である．このような問題は，一般的に冗長性の問題（redundancy problems；あるいは，ベルンシュタイン問題 Bernstein problem；詳しくは第21章を参照）と呼ばれ，より大きくとらえると，「不良設定 ill-posed」問題とも呼ぶべき問題となるであろう．「不良設定」問題を解くためには追加の方程式が必須であるが，そのような方程式は，システムには明示されず，中枢神経系によって二次的な理由によって選ばれるのである．ここで私は，随意運動の間に冗長性の問題を解くために使われるルールの集まりという意味で，「中枢神経系の優先規範（priorities of the CNS）」という言葉を使うことにしよう．中枢神経系の優先規範は，前述のスキーマの中で，制御関数の生成を仮定する際に用いられる．

これらの中枢神経系の優先規範を解読する研究は数少ないが，その中では，動作する際の特定の関数を最適化（optimization）した結果を検討することによって，中枢神経系内部での解決法を推測しようとする研究者が多い．そこでは特定のコスト関数（cost functions），例えば，運動学（ピーク速度，ピーク加速度，躍度）や運動力学（関節トルク）に基づいた関数，エネルギー，「快適さ」や「努力」のような概念に関連した関数の値を最小に（あるいは最大に）するような試みがなされてきた．しかしこれらの研究は，自然な運動が実際にどのように制御されているかを理解するための突破口にはならなかった．これらの研究の中には，実験で観察された実際の運動学的データとの印象深い一致を証明したものもあった．しかし，この一致は，正常の中枢神経系が，躍度や関節トルクといった関数を最小にしたり，「快適さ」関数を計算したり，あるいはこの種の他の計算をしていることを表しているわけではなく，むしろ，中枢神経系が選択する解決法が，これらの原則のいずれにも，それほど反していないことを示しているにすぎない．

したがって，実際の中枢神経系の優先規範は未知のままである．

2．中枢神経系の優先規範の変化

中枢神経系に選択が存在するということは，（少なくとも理論的には）特定の状態では，中枢神経系がその優先規範を再考することを「望む」可能性があることを示している．その状態とは，運動生成のシステム構成が大きく変化した状態，あるいは課題がいつもとは多少違っていたり，外部環境が異常な状態を指している．そして，優先規範の変化によって，外から見た随意運動パターン

もそれに対応して変化する可能性がある．例えば，走り高跳びの背面飛びは，ジャンプする際に中枢神経系が日常基本的に好んで用いる協調パターンとは明らかに異なる．しかし，陸上競技という人工的な条件におかれると，中枢神経系は，きわめて異常な協調パターンを新たに使うように「説得される」のかもしれない．走り高跳びには，外部の力場の思いがけない変化はなく，障害物が隠れていることもない．可能な限り最も高いバーをクリアする，という唯一の優先規範があるだけである．したがって，運動遂行の外的条件（広義には運動課題の文脈）を変えて練習を繰り返せば，健康な人は中枢神経系の優先規範を変更して，普通によく見られるものとは全く違う運動パターンを中枢神経系に行わせることが可能であろう．例えば，バレーダンサーと力士の歩行パターンを比較してみるとよい．

中枢神経系の優先規範の変化は，人の一生のうちの早い段階で起こっている可能性が高い．この発達ジャンプ（developmental jumps）は，中枢神経が，自身の効果器の生体工学的特性と，外部の力場の基本的物理特性を発見した後に，引き続いて起こるようである．例えば，這うことは，バランス制御システムが未熟なために「成人の」二足歩行ができない赤ん坊が，移動するための一時的な解決法と考えることもできる．のちに中枢神経系は新たな解決法を発見し，這うことは，歩くことや走ることに変化していく．

さて，運動制御システムが慢性的に障害されている人，あるいは他の理由により普通の運動制御ができない人について考えてみよう．その人の生涯の経験は日々の随意運動によって埋め尽くされているが，随意運動のゴールや外力の条件は頻繁に変化する．もしこの人が，平均的な「対照群」とかなりかけ離れているとすると，中枢神経系は毎日の運動課題を解決するために，その優先規範を再考し，大多数の健常者のものとは違って見える運動パターンを精巧に作り上げる可能性が高い．もちろん私は，中枢神経系の優先規範の変化だけが，異常運動パターン形成の主因であると主張したいわけではない．例えば，切断や完全脊髄損傷などの障害がある場合，一般対照群の運動パターンを完全な形で再現できないのは当然である．しかし，ここでは，運動パターンに起こり得る変化を中心に述べることにしよう．運動パターンの変化は，重度の慢性障害の結果生じるというよりも，一次的障害に対する反応を示しているからである．

自動車は，エンジンが壊れた場合，優先規範を再考することも，代替策に切り替えることもない．私たちの身体が病的変化に順応する能力は，自動車と私たちの身体のデザインの基本的な相違を反映している．第1に，自動車のデザインは冗長性を伴わないので，選択の余地がない．第2に，自動車は脳をもっていない．脳と冗長性が合わさって，随意運動生成のためのシステムを含めた人間の身体のデザインを形づくっている．そして脳と冗長性が，身体のデザインを柔軟にし，外部の状態の変化に順応するだけではなく，少なくともある程度，身体そのものの変化にも順応できるのである．

図27-2に理解の方法を示す．「正常の運動パターン」（平均的な人）は，一方ではぎこちなさ（clumsiness）と運動障害（impaired movements）に，そしてもう一方では完璧さ（perfection）で，きわめて特殊な運動に徐々に変化していく可能性がある．どちらかに特化していくまでは，すべての人の中枢神経系の優先規範は同じだと仮定されている．ぎこちない子供たちと精鋭の運動選手は，正常の運動パターンの発達の両極にいる．

正常の発達パターンから外れて，病的あるいは特殊と思われる領域に入るとき，中枢神経系の優先規範は変化して，明らかに非典型的な運動パターンが見られるだろう．これは，神経学的にほとんど正常で運動系に病理変化がない場合でも起こり得る．例えば，ダウン症候群の患者や分裂病の患者の運動のように，認知や知能に変化がある場合がその例である．さらに図の左側には，分子的，生化学的，構造的な中枢神経系の変化がある．例えば，パーキンソン病や脊髄損傷のように，中枢神経系の変化そのもの，あるいは優先規範の変化によって，異なった運動パターンが誘発される．図の左端には切断のような末梢の変化がある．末梢の変化は，運動パターン自体を限定す

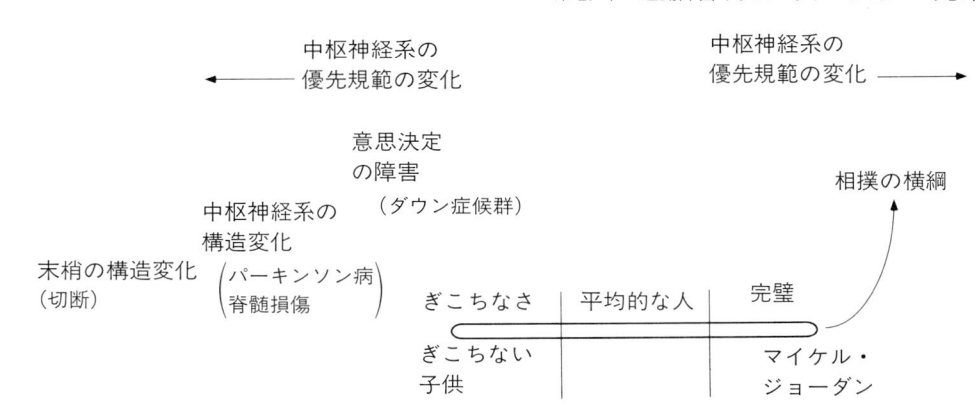

図 27-2 平均的な人の普通の運動パターンは，一方ではぎこちなさと運動の障害に，もう一方では完璧で，きわめて特殊な運動に徐々に変化していく．このスペクトルを超えた病的と思われる領域では，中枢神経系の優先規範は変化し，非典型的な運動パターンになる可能性がある．〔図の◎は巻末に記載〕

るが，中枢神経系内の再編成をもたらしたり，結果的に中枢神経系の優先規範の変化に至る可能性がある．

3. 中枢神経系の可塑性

　中枢神経系の再編成は，中枢神経系が可塑性（plasticity）を有し，神経投射を変化させることができる結果として起こる可能性が高い．中枢神経系の可塑性は，中枢神経系の最も重要な特徴の1つであり，運動学習の過程と外傷に対する適応に役立っていると思われる．1930年代におけるラッシュレイ（Lashley）の古典的な仕事以来，脳障害によって隣り合う皮質領域のトポグラフィーが劇的に再編成（topographic reorganization）され，それが特に脳卒中後の回復に有意に貢献している可能性があることが示されてきた．ネコの脳皮質では，末梢からの入力変化が受容野の大きさと場所の変化（changes in the receptor field）を引き起こすことが報告されている．サルでは，手の特定の訓練や指切断あるいは癒合（図27-3）の後に，体性感覚皮質への投射が変化することが示されてきた．しかし，中枢神経系の可塑性は，著明に変化した病理的状態や脊髄より上の中枢神経系の構造に限定されているわけではない．そのためには，ウォルポー（Wolpaw）のグループによ

る研究（第18章を参照）を思い出すとよい．彼らは，長期のオペラント条件づけされたサルではH反射の興奮性が変化することを証明した．

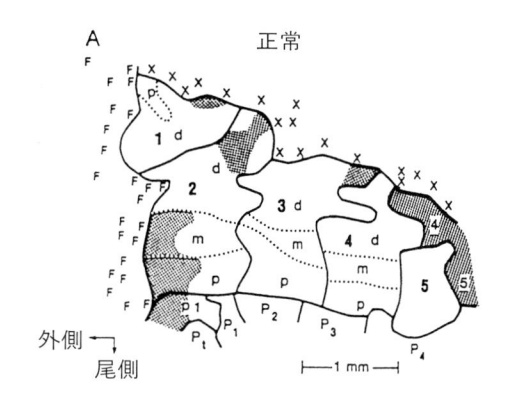

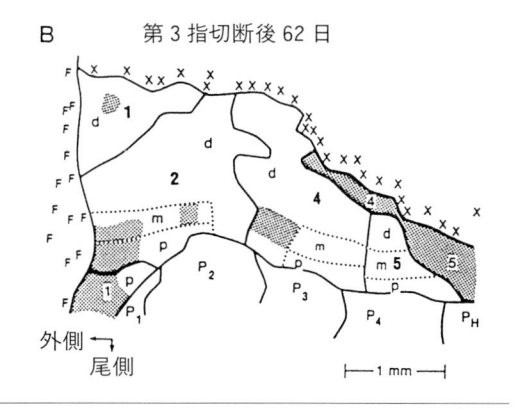

図 27-3 サルの第3指切断後の体性感覚皮質投射の変化．切断後に第2指と第4指の皮質投射が広がり，もともと第3指が投射していた領域を占めていることに注目．〔図の◎は巻末に記載〕

4. 運動障害例における運動パターンの適応的変化

　障害群と健常群の間には，大きな相違（例えば，ダウン症候群における認知機能の変化，切断患者における生体工学的変化，痙縮における反射の変化，パーキンソン病におけるプレ・プログラムの変化）が常に見られる．これらの違いは，随意運動生成のシステム全体を異なったものにしてしまうので，その優先規範は再考される可能性が高く，健常なシステムでは最適だったパターンはもはや最適ではなくなってしまう．

　明らかに異常な運動パターンに対して向けられる最初の疑問はこうである．「この1つの運動課題を遂行する際に，中枢神経系は最初のゴールを何と認識しているのだろうか？」．例えば，実験者の正確な指示に従うといった簡単な答えは，おそらく，自発性の高い健常対象者では正しいだろう．しかし，健常対象者であっても，不快感を最小限にするとか，実験装置が壊れないように確認するような配慮は，動作を最適化することと同様に重要であろう．

　その他，よく見逃される運動課題の要素で中枢神経系が重要と考えているものは，例えば，視線の固定（gaze fixation），頭部と体幹の平衡（equilibrium），運動中の体幹から見た四肢の姿勢（posture）に関する要素である．特に随意運動の制御は，外部と内部からの外乱が起こり得る状態で，座標系（reference frame）を維持する必要がある．この座標系は，体節，四肢，あるいは身体全体の位置に関係している．それは，例えば，身体の重心が支持領域の範囲内に落ちるように維持するような，平衡というさらに一般的な概念に関連しているかもしれない．

　障害をもった対象者の場合，運動遂行の際の選択で重要な役割を演ずる要素があまり明確でない可能性がある．運動パターンの明らかな異常が，中枢神経系の中での適応的変化の結果である可能性が高い運動変化の2つの例について詳しく論じよう（第26章のパーキンソン病の運動障害も参照）．

5. 切断

　上下肢の部分切断（amputation）は，おそらく最も簡単な例であろう．この場合，外見上の運動障害の主因はきわめて明白である．肢切断は，その人のそれまでの生涯で発達した生体工学的，神経生理学的関係に大きな変化をもたらす．しかしそれ以上に，肢切断の結果，入力（感覚）と出力（運動）投射双方が著しく再編成されるという証拠があり，それが健常なヒトの運動パターンとの違いに他ならない．

　下肢切断の後，歩行の生体工学（biomechanics of walking）的特性に相当の変化が起こる．健常なヒトでは，足関節底屈筋は主要なエネルギー産生源であるのに対し，股関節伸筋群の役割は比較的小さい．しかしながら，下腿切断患者では，当然ながら足関節底屈筋は利用できないので，股関節伸筋群が主なエネルギー吸収源と産生源になる．この再調整は適応的と考えるべきである．なぜなら，歩行のエネルギー効率は低下するかもしれないが，これによって切断患者が歩くことができるからである．

　切断の結果，髄節レベルだけでなく，さらに上位の神経学的再編成（neurological reorganization）も生じる．明らかに切断下肢に存在した相当数の固有受容器が消失するため，感覚入力パターンは突然変化し，表面上正常な他の反射投射が相対的に重要なものに変化するわけだが，随意運動パターンにおいては反射投射が重要な要因であることを忘れてはならない．固有感覚の入力は，随意運動中に姿勢を安定させる筋活動を調節するために欠かせない．しかし，下行運動指令は固有感覚入力が失われるという神経結合の変化を考慮しなくてはならない．

　したがって，下肢の遠位部分の切断によって，下行運動指令が再編成され，姿勢調節を，固有受容器情報主体のものから，例えば，視覚や前庭系の情報を基本としたものに変化することになる．

　下腿切断後の下行制御信号の神経学的再編成

は，人間の経頭蓋的磁気刺激（transcranial magnetic stimulation）で検討されてきた．これらの研究で，コイルの最適位置での刺激によって，下肢筋を制御する多くの割合のα運動ニューロンを刺激することができた．これらの筋肉は健常側よりも，より広い頭皮上の領域から活性化することができた．類似の結果が，同じく人間を対象とした上肢切断者で報告された．このように，下行性皮質脊髄投射は，切断後に再編成される可能性がある．

次の節で，明らかな中枢性の障害や末梢性の障害がなく，神経生理学的障害も伴っていない状態であるダウン症候群を提示しよう．彼らの運動は異なっているように見え，ぎこちなさについてのこの印象は，実験室での標準化されたテストで評価した動作変化に対応している．

6．ダウン症候群

ダウン症候群患者の運動は，よく「ぎこちなさ」として扱われる．ぎこちなさ（clumsy）という言葉は，一般対象群で観察される運動と違って見えたり，非効率的に見える運動を示す場合に使われる．ダウン症候群に見られるぎこちなさの主な2つの成分は，運動の遅さ（slowness），および環境の変化にすばやく反応できないこと（inability to rapidly respond）である．後者の成分は，実験による研究で（第12章と第19章を参照），プレ・プログラムの障害（deficit in preprogramming）と遅い反応時間（longer reaction time；刺激の提示から運動反応までの時間）として現れる．その他，ダウン症候群の運動遂行における違いとして，筋緊張（muscle tone）低下（私たちは，よく使われるこの誤った用語にすでに遭遇した）と随意的筋収縮力の低下がある．ダウン症候群では，種々の側面で運動パフォーマンスの多様性が増し（これは多くの運動障害の典型でもある），感覚情報の変化への適応が十分ではない．

ダウン症候群に，連続していない単関節運動を行わせると，典型的には遅く，そして，しばしばいくつかの分離した部分運動から成り立っている．試行によっては，運動学的データが正常に見えるベル型の速度波形（第11章を参照）で特徴づけられるかもしれない．しかし，同じシリーズでの別の試行では，「こぶ」をもつ不規則な軌道が見られ，運動方向の逆転や主動筋と拮抗筋（図27-4）に多発する発火を証明できる．ダウン症候群患者の運動は，遅く「ぎこちない」にもかかわらず，非常に正確に与えられた目標物に到達する．

単関節運動を長期にわたって練習すると，ダウン症候群患者のパフォーマンスは顕著に改善する．つまり，正確さを低下させずに，より速く，よりなめらかに運動することが可能になる．この改善は，異なった距離や異なった始点と終点の運動に転移（transfer）可能である（図27-5）．いつも同じ実験室環境では可能な改善が，いつも同じとは限らない日常の運動にそのまま役立つかどうかは，はなはだ疑問である．それには，それ相応の理由がある．彼らの中枢神経系が初めて予想できない事態（それが「現実の生活」には溢れているのだが）に出会うと，速くて古い，信頼性が高く安全なパターンに戻ると考えられるからである．しかしながら，不確実な要素を含んだ練習を行えば，中枢神経系に対して，優先規範を再考し，より挑戦的で，いっそう効果的な制御モデルに移行するようにうまく説得することができる可能性はある．

精神発達遅滞（mental retardation）は，ダウン症候群でほぼ常に見られるが，刺激と運動応答に特異的な情報を蓄積して翻訳するのに時間がかかるため，意思決定（decision making）に影響を与え得る．一生の間にダウン症候群の中枢神経系は，外的条件の予期せぬ変化がかなり頻繁に起こるということを予測できるような経験を蓄積していく．したがって，もし中枢神経系が早く適切に決定する能力の障害に気づいているなら，環境の変化（外乱；予測できない事態）に反応して回避的な行動や修正を行うのにゆっくり時間をかけ，自分にとって害を及ぼす可能性のある外乱の効果を弱めるために，非常に速い運動を生み出す運動指令を出したがらないだろう．

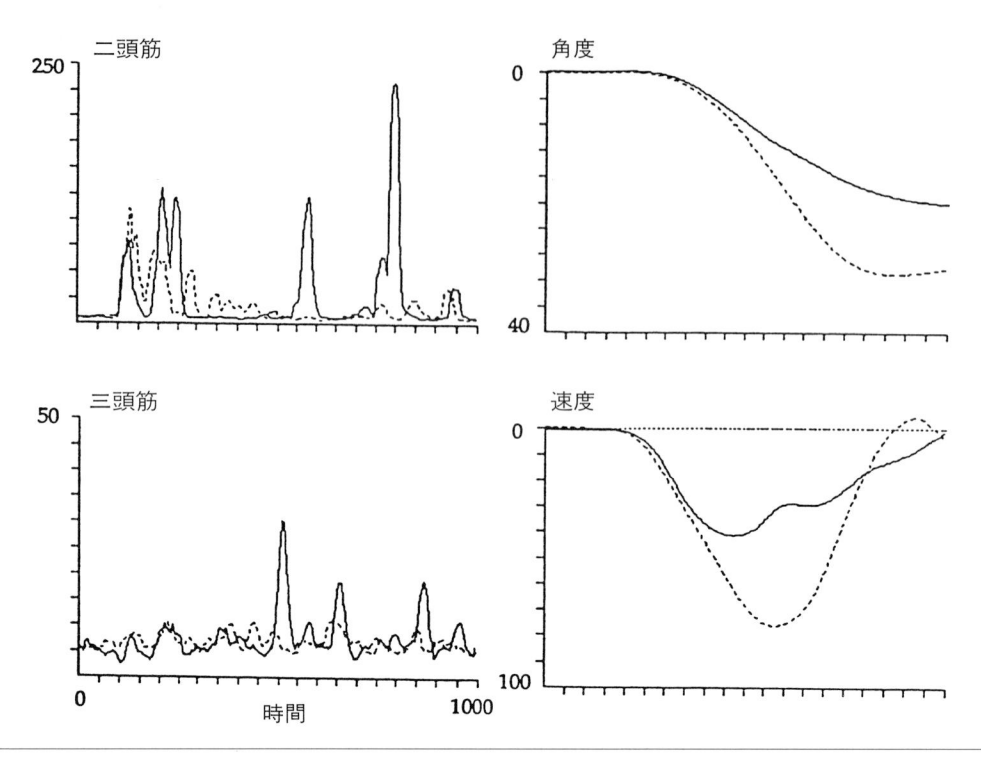

図 27-4 ダウン症候群患者における肘関節屈曲運動（実線：でこぼこの軌道と不規則な筋電発火が特徴．点線：ずっとなめらかで，あまり多くの不規則筋電発火を示さない）．（図の◎は巻末に記載）

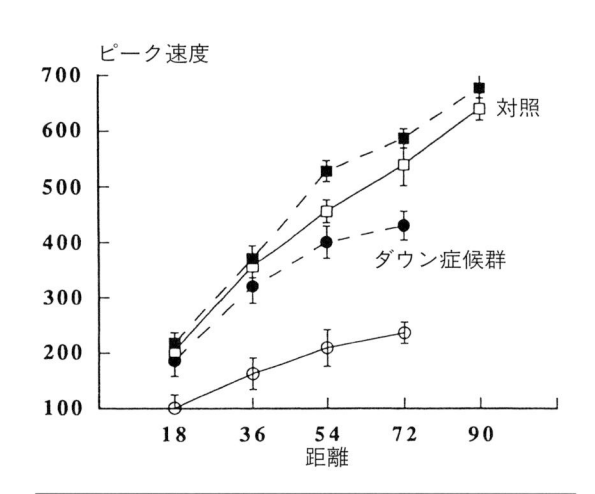

図 27-5 長期にわたって単純な運動（肘関節急速屈曲運動）を練習すると，ダウン症候群患者のパフォーマンスは顕著に改善する．最初，ピーク速度はきわめて低い（白丸印）が，その後，対照群のレベル（白四角印）にまで増加する（黒丸印）．対照群も練習により向上する（黒四角印）が，その程度は少ない．〔図の◎は巻末に記載〕

健常対象者における単一方向の単関節運動の際，通常，プレ・プログラムは相反性パターン (reciprocal pattern) の筋活動を含んでいることを思い出してみよう（第12章）．すなわち，予期せぬ負荷増加により主動筋活動が増加するのに対し，予期せぬ負荷除去により，おそらく拮抗筋活動が増加しながら主動筋活動は減少する．ダウン症候群の対象者は，しばしば外乱の方向に関わらず，主動筋と拮抗筋の両方の活動が増加する同時活性化パターンのプレ・プログラムを示す（図27-6）．この違いを，「正しく」行動するためにシステムがプレ・プログラムを作れない徴候と考えるべきだろうか，あるいは，変化した中枢神経系の好ましい戦略なのだろうか？

もし上記の相反性戦略が使われるとすると，「間違った」筋活動の増加をプレ・プログラムすることは，外乱の効果をさらに悪化させることになる．筋の同時活性化戦略 (coactivation strategy) は，関節を固くすることによって，外乱の方向とは無関係にその効果を減衰させるという意味でいっそう普遍的である．一方で，原則的に外乱の効果を完全に代償することはできないので，常に最善の方法というわけではない．この事実

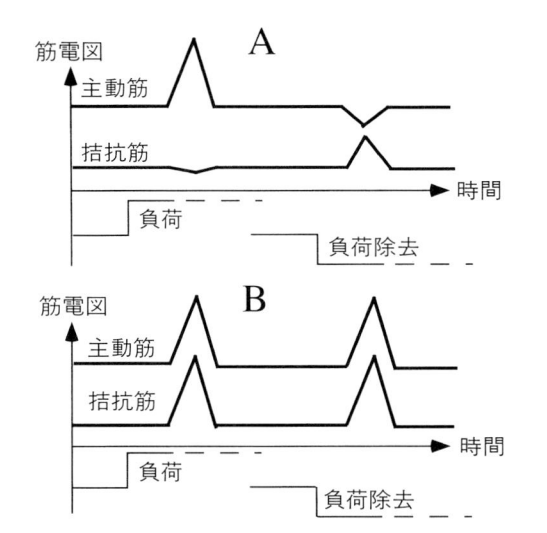

図27-6 被験者は，外部負荷に逆らって関節位置を保持している．上段は，予期しない負荷と負荷除去に対する主動筋と拮抗筋背景筋電図の典型的相反性パターンの変化を示す．下段は，同じ外乱に対する典型的同時活性化パターンを示す．

が，より挑戦的ながらも効果的な相反性戦略を好んで用いる熟練した健常対象者が，この戦略を用いない理由なのであろう．明らかに，この戦略は健常な中枢神経系によって確立された安全域の範囲にある．

同時活性化は，障害されたプレ・プログラム機構の結果を示し，操作能力障害という制約の中で，運動制御できるように中枢神経系が課した「安全装置」を示しているのだろう．新しい運動技能を獲得する早い段階で，初心者には最適レベルより大きな同時収縮がよく見られるが，同時収縮は運動の安定性を増し，エラーの確率を減らしているようである．技能をよく学習すると，この同時収縮は姿を消すことが多い．同時収縮は，パーキンソン病や健常高齢者の典型的な運動でもある．したがって筋肉の同時活性化は，筋活動が「より正常な」パターンを使うことができないというよりは，中枢神経系による積極的な関与を反映する可能性が高いということになろう．実験室という再現性が高く，うちとけた雰囲気の条件では，これらの内部制限が取り除かれ，運動テストでは事実上，正常なパフォーマンスに導く可能性もある．特に，練習を繰り返したダウン症候群の対象者が，同じブロック中の別試行で，運動前にプログラムされた相反性パターンと同時活性化パターンの混合を示すことが多い．

7．実用的考察

この章の目的は，中枢神経系で起こる適応的変化（adaptive changes）の潜在的な役割に気づくことである．もっとはっきり言えば，臨床家が患者の「間違った」末梢の運動パターンを観察したときに，中枢神経系が「正しい運動」を作り出すことができない，という結論に安易に飛びついてはいけないということである．つまり，末梢の運動パターンを見ただけで，「正常（normality）」であるか否かを判断してはいけない．あるいは頻繁に用いられる別の誤った用語の場合でも同様である．

このことと前の章に基づいて，最も重要な実用的な結論を見ておこう．
① 中枢神経系の適応的変化は，患者の行動（運動パターン）に影響を及ぼす．
② 治療は，運動パターンを最適化するのではなく，機能的な行動を最適化することを目的とすべきである（これは実践的なアプローチ pragmatic approach と呼ぶことができる）．セラピストは中枢神経系の適応的な能力を利用すべきで，言い換えれば，個々の対象者（患者）の最終到達目標を考え，そこに至るための最適な方法を考え，中枢神経系が自ら解決方法を見出すための手助けをすべきである．
③ より効果的な学習（訓練）方法を考えることは，とても重要である．わざと再現性が難しい条件下で訓練を行うことなどは，より効果的なのではないだろうか？
④ 障害の一次的な原因を修正することは，確かに最初の優先順位であるに違いない．しかしながら，これはほぼ不可能である．

実際，理学療法士や作業療法士は，患者の中枢神経系の適応能力にはない，いくつかの強みをも

っている．長期的リハビリテーションの効果を予想できることや，機能面での最適値に到達するには苦痛を伴う訓練が必要な場合もあると知っていることなどである．もし何の監督もないまま，患者の中枢神経系が適応的パターンを作り出すことが許されてしまうと，機能面では局所的な最適値に留まってしまう可能性が高い．なぜなら，一般に探索的活動では最適値は得られず，機能低下を招いてしまうからである．隣の尾根のすぐ向こうに，より大域的な最適値があることなど，患者の中枢神経系に任せても決して発見できないだろう．もう一つの要因に苦痛がある．中枢神経系は苦痛を経験したがらない．そのため，痛みを伴う訓練や一時的に機能低下を招くような訓練は，患者の中枢神経系に任せていては決して行われない．しかし，セラピストはこういった訓練を指示して，長期的な機能面のゴールを最適化することができるだろう．

● 第27章のまとめ

　人間の随意運動において，選択と中枢神経系の可塑性が存在するため，認知障害患者，中枢神経障害患者，末梢の運動障害患者は，運動パターンに適応的変化を与えることができる．正常な運動制御ができない人の運動パターンは，健常な人のそれとは異なるが，それでもなお，運動生成のためのシステムに与えられた状態に対して最適といえる．適応的変化は，認知障害患者の運動パターンに目立って見られることが多く，中枢神経障害患者では重要な役割を演じ，切断患者の運動パターンに貢献している可能性がある．リハビリテーションの治療法は，機能的な最適化を目指すべきであって，運動パターンをできるだけ「正常」に近づけることを目指すべきではない．セラピストは，患者の中枢神経系に道具と機能的ゴールを与えるべきであり，苦痛や長期予後を予測できないことために患者が局所的な最適状態に留まらないように，リハビリテーションの過程を見守るべきである．

◆ 自己診断テスト

❶ あなたの知っている振動するタイプの不随意運動を記載しなさい．この不随意運動の原因となる構造あるいはメカニズムは何か．

❷ パーキンソン病の患者は，歩行開始がきわめて困難である．この障害を説明できる仮説を提示しなさい．仮説に基づいて，患者を助ける方法を提案しなさい．

❸ あなたは，大脳基底核障害患者の脳の構造を完璧に評価できる脳神経外科医だとする．あなたは，特定の経路や構造を破壊または刺激することだけができる．さて，パーキンソン病患者の症状を緩和するために，あなたはなにをするか．ハンチントン舞踏病だったらどうか．

❹ ダウン症候群患者の運動パフォーマンスを最適化する，つまり，運動をもっとなめらかに速くするための特別の体育教育の原則を示しなさい．

❺ 片側の下腿切断患者が，他の支持なく義足で立っている．この患者が両側の肩関節を急速に屈曲させる（腕の前方挙上運動）．下肢と体幹にどんなパターンの予測的変化が観察されると思うか．

❻ 多発性硬化症による痙縮を呈する患者が，とても寒い部屋に入れられた．痙縮の徴候や随意運動にどのような変化が観察されると思うか．説明しなさい．

◆第V部に関する推薦図書

Burke D (1988). Spasticity as an adaptation to pyramidal tract injury. In: Waxman SG (Ed.), *Functional Recovery in Neurological Disease,* pp. 401-423. New York: Raven Press.
Fahn S, Marsden CD, Calne DB (Eds.) (1988). *Dystonia 2, Advances in Neurology* 50. New York: Raven Press.
Hallett M, Khoshbin S (1980). A physiological mechanism of bradykinesia. *Brain* 103: 301-314.
Latash ML (1993). *Control of Human Movement.* Champaign, IL: Human Kinetics. Chapter 9.
Latash ML, Anson JG. (1996). What are normal movements in atypical populations? *Behavioral and Brain Sciences* 19: 55-106.
Muller H, Zierski J, Penn RD (Eds). (1988). *Local-Spinal Therapy of Spasticity.* Berlin: Springer-Verlag.
Stelmach GE, Worringham CJ, Strand EA (1986). Movement preparation in Parkinson's disease: The use of advance information. *Brain* 109: 1179-1194.

LABORATORIES

実験室

●はじめに

　これから記載する6つの実験課題の目的は，本書の中で扱った題材のうち，いくつかの内容を例示しながら，実践的な経験をしてもらうことである．各研究は，本テキストの主要部分の研究課題に的を絞って，実際の実験神経生理学の研究に似せて作成した．各実験室研究に記載されている作業は，1～1.5時間の通常の授業時間内に行うには多すぎる．使用できる装置，時間制限，学生の準備レベル，その他の要因によって，これらの研究は短縮してもよいし，2，3回の授業に分けて行ってもよい．各研究は，以下の主要な要素についてアウトラインが示されている．

① 目的
② デザイン
③ 装置
④ 手順
⑤ データの解析と表示
⑥ 予想される所見
⑦ 解釈

　学生はその所見自体の解釈を記述するように要求されるであろうから，簡単なアウトラインのみを以下に記述しておく．学生は，その実験研究をグループで行うべきである．各グループの人数は，参加する学生の総数と使用できる実験装置の数によって制限されることは当然である．私たちの経験からは，グループの大きさの適正範囲として3～5人を勧める．そうすれば，1人の学生が被験者となり，他の学生が験者の役割を果たすことができる．もし時間が許せば，役割を交代すべきである．各グループ（あるいは各学生）は，そのグループで得られたすべてのデータを蓄積し，統計解析を行い，ここに概説されている一般的書式に従ったレポート（短い論文）を作成することを要求される．

　ここに記載されている実験室研究には，最小限の実験装置が必要である．以下の要素は授業を行うに当たって欠くことができない．

　① 筋電図（EMG）増幅器（2台以上），電極，リード線，ケーブル．私たちの実験室では，EMG信号は，特別にデザインされたシステムで記録している．このシステムには，使い捨ての，粘着性の小児科用心電図電極（これらのうちの1つは接地電極として使用），電極に留めるコネクター付きのリード線，電極から約10 cmに位置する小さな箱型のプリアンプ，メインアンプまでの長いリード線，そしてメインアンプ（総利得は3000）が含まれている．

　② 電気刺激装置1台と刺激電極，およびアイソレータ1台．私たちの実験室では，Grass stimulator S 48をアイソレータ SIU 5 とともに使用している．刺激電極のデザインは，図L-1に図示されているものを推奨する．一方の電極は平らで，もう一方は典型的なきのこ型であること

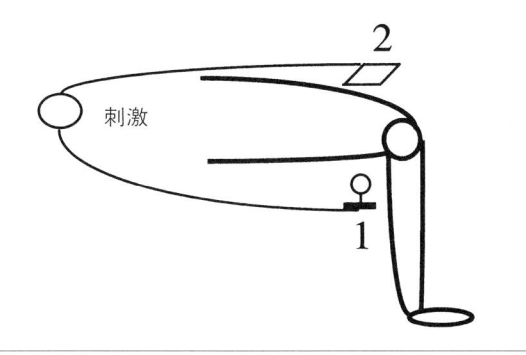

図 L-1 下腿三頭筋における M 波と H 反射の研究のために推奨される刺激電極デザイン．きのこ型電極（1）は膝の下に置かれ，平らな電極（2）は大腿部上部の遠位に置かれている．これらの電極は，マジックテープ付きストラップで装着できる．

に注意しよう．これらの電極は，下腿三頭筋に M 波と H 反射を誘発するために，膝窩部における脛骨神経刺激用にデザインされている．

③ バイブレータ 1 台．手持ち式のマッサージ器は，60 Hz で低振幅の振動を与えることができる．

④ ゴニオメータ（電気角度計）1 セット．関節角度測定装置は購入できる．あるいは，外部電源（電池）と回転式ポテンショメータを用いて製作できる．

⑤ 記録システム 1 台．ストレージ・オシロスコープは，記録を表示することができ，スクリーン上で直接測定することができる．より用途の広い選択肢として，コンピュータによるデータ収集システムを用いることもできる．私たちは，ナショナルインスツルメンツ社のデータ収集ボードを入れたマッキントッシュ・コンピュータと LabView パッケージを用いて書かれたソフトウェアを使用している．

以下の装置があることが望ましい．

⑥ 加速度計 1 台．加速度を測定するための増幅器付き小型装置は，多くの会社から購入可能である．私たちは Sensotec 社製の加速度計を用いている．

⑦ 床反力計 1 台．私たちの実験室では，AMTIOR-6 という床反力計を使用している．

● 実験室 1

1．電気刺激による筋の反応
（第 8 章を参照）

1．目　的

筋を支配している神経に短いパルス状の電気刺激を与え，その際の筋反応を記録し，分析すること．筋反応のさまざまな側面について解釈を示すこと．

2．デザイン

膝窩部において脛骨神経に短い電気パルスを与え，ヒラメ筋の筋反応を記録する．直接反応（M 波）と単シナプス反射（H 反射）の 2 つの反応が予期される．両反応の潜時と振幅（peak-to-peak amplitude）を計測する．（振幅，頻度，パルス持続時間のような）電気刺激のパラメータは，系統的に変化させる．筋反応の潜時と振幅の変化を分析する．

3．装　置

アイソレータの付属した電気刺激装置 1 台と刺激電極，EMG 増幅器 1 台，記録および計測システム 1 台．実験の設定を図 L-2 に示した．

4．手　順

被験者は両足をしっかりと床につけて，椅子に楽に座る．股関節，膝関節は，それぞれ約 110°（関節完全伸展位を 180° とする）とし，足関節は底屈 20° とする．EMG 記録電極は電極間距離約 4 cm で右ヒラメ筋の筋腹に装着する．接地電極は対側下肢に装着してもよい．電極下の皮膚を消毒用アルコールに浸した綿球か小さなふき取り布でこすり，皮膚上のアルコールが蒸発するまで待ち，それから記録電極を皮膚の上に置き，しっかりと押さえる．必要ならば，電極の固定に粘着性

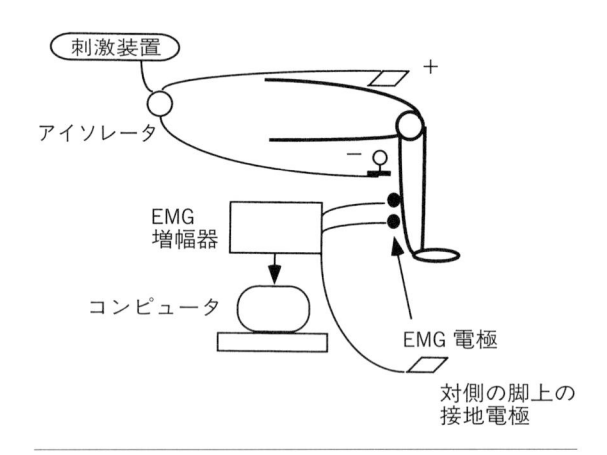

図 L-2 実験デザイン

テープを用いる。リード線を電極に接続する。被験者に、2, 3 回随意的にその筋を収縮させ（足関節を底屈させ），記録装置上の信号を観察する。筋が弛緩したとき，ノイズレベルが非常に低くなり，筋が収縮したとき，バースト（筋放電）がはっきりと観察されるはずである。

刺激装置の電源を入れ，パルス持続時間 1 ms，刺激頻度 0.5 Hz，そして刺激の振幅を 10 V に設定する。平らな刺激電極（陽極）を被験者の大腿部上の，膝のすぐ上の部位に装着する（図 L-1 参照）。「きのこ」型刺激電極（陰極）を膝窩部の外側部に置く。わずかずつ刺激の振幅を増加させ始める。各刺激段階で，きのこ型電極をわずかに移動させ，筋収縮の徴候を探す。刺激に反応して筋が収縮を開始したとき，最大の反応を引き起こすようにきのこ型電極を移動させる。刺激電極の最適位置が決まったら，それをゴムバンドで固定し，刺激を止める。

さて，これで実験の準備が整った。刺激頻度を 0.1 Hz（10 秒毎に 1 回の刺激）に設定しなさい。刺激の振幅を 5 V ずつ増加させる。最初，筋反応は認められないが，その後，わずかな収縮が出現するであろう。普通，最初に見られる収縮は，単シナプス反射経路を介して引き起こされている。したがって，最初の筋反応は，H 反射を意味し，約 35 ms の潜時（刺激からの時間遅れ）で出現すると予想すべきである。刺激の振幅を増加しつづけ，より早い反応（潜時約 8 ms の M 波）の出現を観察しなさい。刺激の振幅を増加しつづけ，H 反射の抑制と消失を観察しなさい。M 波と H 反射の変化を図 L-3 に図示してある。

さて，M 波と H 反射がほぼ同じ振幅になる刺激の振幅を見つけなさい。刺激パルスの持続時間を 0.1 ms に設定し，パルスの持続時間を 0.1 ms ずつ 2 ms まで増加させなさい。M 波と H 反射の振幅の変化を観察しなさい。

パルスの持続時間を 1 ms に設定し，刺激頻度を 0.1 Hz から 0.3 Hz, 0.5 Hz, 1 Hz, 2 Hz, 5 Hz, そして 10 Hz まで増加させる。M 波と H 反射の振幅の変化を観察しなさい。各条件について，例えば，5 発目の刺激に対する筋反応というように，1 つの記録だけを分析する必要があることに注意しよう。

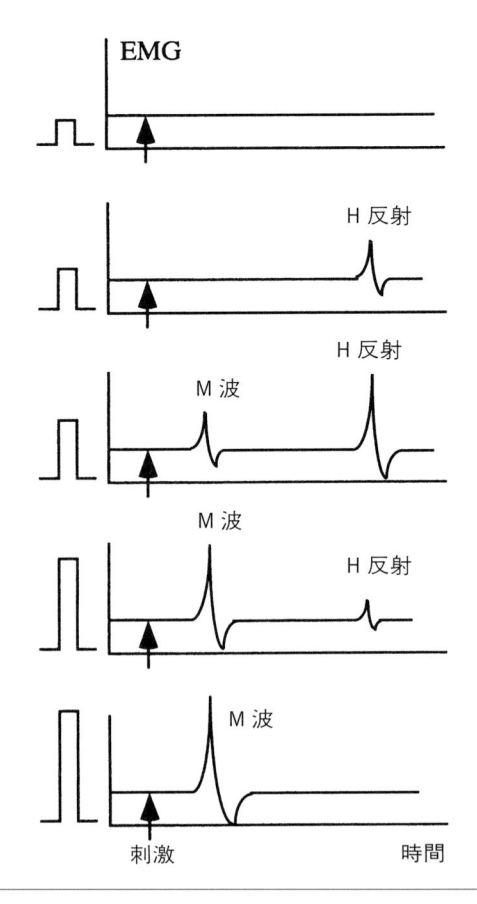

図 L-3 電気刺激の振幅増加に伴う H 反射と M 波の予想される変化．

5．データ解析と表示

各記録のM波（A_M）とH反射（A_H）の両方の振幅を計測する．A_MとA_Hが，刺激の振幅，パルス持続時間，および刺激頻度のような操作変数に依存していることを示すグラフを描きなさい．各条件，各被験者ごとに2つの比を，すなわち，A_H/A_Mおよび$A_H/A_{H.max}$を計算しなさい．ここで$A_{H.max}$はその被験者で観察されたH反射の振幅の最大値である．$A_H/A_{H.max}$が刺激のパラメータに依存することを示すグラフを描きなさい．

6．予想される所見

一般的に以下の依存関係が予想される．
① 刺激の振幅増加に伴い，M波の振幅は単調増加し，あるレベルでプラトーに達する．
② 刺激の振幅増加に伴い，初めにH反射の振幅は増加し，その後抑制され，そして完全に消失する．
③ A_H/A_M比は，非常に高い値からゼロまで，刺激の振幅に伴って，ほぼ単調に減少する．
④ 非常に短い刺激パルスは，全く反応を引き起こすことができないだろう．パルス幅の増加は，M波とH反射の両方を増大させる．
⑤ 刺激頻度の増加は，M波に影響しない．H反射の振幅は，頻度の増加に伴って減少し，高頻度ではH反射は全く消失する．

7．解　釈

低強度の電気刺激は，最初に神経内の最も大きな神経線維（軸索）を興奮させると予測される．これは，Ia求心性線維であり，その興奮は，筋に単シナプス性のH反射を引き起こす．刺激の振幅を増加させると，各刺激によってますます多くの線維が興奮するので，H反射の振幅が増大する．同時に，α運動ニューロンの遠心性軸索もその刺激によって興奮し始め，短潜時の直接筋反応（M波）が出現するようになる．さらに刺激強度を増加させると，M波の振幅は増加するが，H波は小さくなり始める．これは遠心性軸索内の逆方向性伝導のためである．逆方向性斉射は，運動ニューロンが求心性斉射によって興奮しないようにしてしまう．なぜなら，運動ニューロンの膜は，求心性刺激が到達するときに不応期の状態になっているからである．

刺激頻度の増加は，M波には影響しないが，H反射の抑制をもたらす．これは，H反射にはシナプスが存在するが，M波には存在しないことを意味している．なぜなら，シナプスは，高頻度刺激を伝導しにくいからである．

刺激パルスが短ければ短いほど，膜を介しての総電荷量はますます小さくなる．結果として，求心性と遠心性の両線維とも，同一振幅ならパルスが短いほど興奮しにくいようである．

●実験室2

2. 興奮現象とシナプス後抑制・シナプス前抑制
（第7，8，および9章を参照）

1. 目的

1つのテスト方法として，単シナプス反射を用い，運動ニューロン・プール活動中の興奮の効果，および，シナプス後およびシナプス前抑制の効果を観察し，記録すること．

2. デザイン

膝窩部で脛骨神経に短い電気パルスを与え，ヒラメ筋の筋反応を記録する．刺激のパラメータは，M波とH反射の両方を誘発するように選択する．被験者の安静時に両反応の振幅を記録する．その後，被験者に，下腿三頭筋，あるいは，その拮抗筋である前脛骨筋を随意的に活動させる．M波とH反射の振幅を記録する．それから，アキレス腱に高頻度の振動刺激を与え，再度M波とH反射の振幅を記録する．

3. 装置

実験の設定には，アイソレータ付き電気刺激装置1台と刺激電極，EMG増幅器2台，バイブレータ（手持ち式マッサージ器）1台，そして記録および計測システム1台が必要である．実験の設定を図L-4に示した．

4. 手順

被験者の姿勢および電極位置は，実験室1で記載したものと同様である．EMG記録電極は，ヒラメ筋と前脛骨筋の両方に装着する（EMG増幅器が2台必要）．実験開始前に，刺激電極の至適位置を見つけ，固定しておく．実験室1に述べたのと同様の電気刺激パラメータを使用しなさい．M波が視認でき，大きなH反射が誘発される刺激

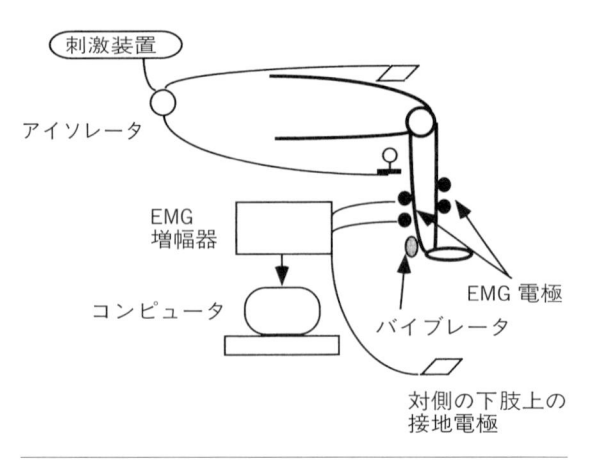

図L-4 実験デザイン

振幅を見つけなさい．そして，この刺激パラメータは，この実験終了まで変化させてはいけない．

被験者の安静時に刺激に対する筋反応を記録する．被験者に，下腿三頭筋の活動レベルを増加させる（床からほんの少しだけかかとを持ち上げさせる）．EMG信号を見て，ヒラメ筋の活動が増加することを確認する．神経の電気刺激に対する筋反応を記録する．被験者を再度リラックスさせる．10秒後，被験者に，（前脛骨筋を活動させるために）つま先を床から少しだけ持ち上げさせる．対応するEMG信号を見て，前脛骨筋の活動が増加することを確認する．再びヒラメ筋のM波とH反射を記録する．ヒラメ筋と前脛骨筋の活動実験を3回繰り返す．

再度，被験者をリラックスさせる．10秒ごとに電気刺激を与える．2回目の刺激後，アキレス腱に振動を加える．H反射の振幅は減少するのに，M波の振幅は変化しないことを観察しなさい．振動は，30秒間（刺激3回分）与えつづける．振動中，緊張性振動反射（TVR）に注意しなさい．TVRは，振動を与えている間，下腿三頭筋に起こり得る．もしそれが起こったら，被験者に筋を弛緩させる．30秒後，バイブレータを止める．30秒間（刺激3回分）H反射の回復過程を見る．TVR存在下で，同様の実験を繰り返す．もしTVRが起こらなかったら，被験者に，振動中に床からほんの少しだけかかとを持ち上げることによって，ヒラメ筋を活動させる．

5．データ解析と表示

　被験者が安静時で振動を与えていないときの試行について，M波とH反射の振幅の平均値を計算しなさい．ヒラメ筋活動時および前脛骨筋活動時それぞれについて，両反応の振幅の平均値を計算しなさい．M波とH反射について，上述の3条件の棒グラフを描きなさい．

　振動実験時の緊張性筋活動の存在下および非存在下でのM波とH反射の振幅の経時変化のグラフを描きなさい．振動を与えた時間を，グラフの下に太線で示しなさい．

6．予想される所見

　背景活動としてヒラメ筋の活動があるとき，H反射の振幅は増加することが予期されるが，M波の振幅は変わらないはずである．背景活動として前脛骨筋の活動があるとき，H反射の振幅は減少すると予測されるが，M波の振幅は変わらないはずである．

　振動を与えると，H反射の振幅は徐々に低下すると予想され，振動終了後ゆっくりと回復する．この抑制は，背景に（随意的または反射性）筋活動がある場合にも見られるはずである．

7．解　釈

　筋を随意的に活動させると，その筋を支配している運動ニューロン・プールの興奮性が増加し，H反射振幅の増加が観察される．もし拮抗筋が随意的に活動されると，相反抑制システムが運動ニューロン・プールのシナプス後抑制をもたらし，H反射振幅の抑制をもたらす．

　腱の振動は，Ia求心性終末のシナプス前抑制の増加を導き，H反射の抑制をもたらす（M波は変化しないと予想される）．この影響は，筋の反射性あるいは随意的活動と関係したシナプス後興奮より強いかもしれない．

●実験室3

3．プレ・プログラム反応
（長潜時反射；第12章を参照）

1．目　的

　指示内容の違い，外乱の予測しやすさ，および予期された外乱の振幅の違いが，種々の筋におけるプレ・プログラム反応に及ぼす影響を観察，記録し，分析すること．

2．デザイン

　腕および体幹筋群のEMGにおける負荷外乱時のプレ・プログラム反応を研究する．被験者に，外乱の影響を妨げないように，あるいは，できるだけすばやく外乱に逆らうよう指示する．外乱の大きさと方向は変化させ，被験者が前もってそれらを知っている条件と知らない条件で行う．

3．装　置

　実験の設定には，EMG増幅器2台，ゴニオメータ1個，床反力計1台，負荷1セット，記録および計測システム1台が必要である．加速度計1個があることが望ましい．

4．手　順

【実験1】被験者は椅子に座り，前方にあるテーブルに右肘を乗せる（図L-5）．前腕と手は垂直にし，手掌を被験者側に向ける．EMG電極を上腕二頭筋と上腕三頭筋の外側頭に装着する（接地電極を忘れないこと）．加速度計を指先または手掌にテープで固定する．加速度計からの信号は，外乱の正確なタイミングを検出するのに使用する．被験者を閉眼させ，まず被験者に，もし腕の位置が変化しても元に戻さないように指示する．2，3回，短い押し/引きを与え，前腕を約45°動かす．EMGと関節角度変化を記録する．今度は，

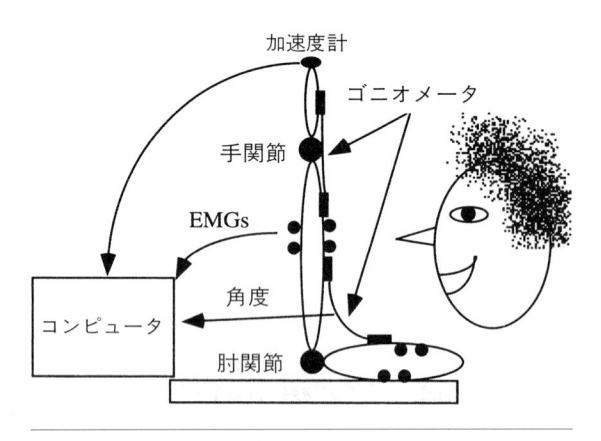

図 L-5 実験1のデザイン

被験者に，常に「できるだけすばやく」元の位置に戻すように指示する．被験者が予測できないように，前回同様の押し/引きを与える．次に，各外乱に先立って，どちらの方向（押しか引き）の外乱が来るかを教える．再び関節角度変化とEMGを記録する．

【実験2】床反力計上に被験者を立たせる（図L-6；もし床反力計がなければ，被験者を床の上に立たせ，EMGのみを分析する）．前脛骨筋とヒラメ筋に電極を装着する（もし，もっとEMGのチャンネルを使用できる場合は，大腿直筋，大腿二頭筋，腹直筋，脊柱起立筋にもEMG電極を装着する）．被験者を閉眼で立たせ，短いひもで負荷をつるした棒を，腕を伸展して保持させる．加速度計を棒上にテープで固定する．加速度計からの信号は，外乱の正確なタイミングを検出するのに使用する．予測できないようにひもを切り，負荷を落下させる．種々の重量の負荷を用い，EMGと床反力計からの信号を記録する．次に，被験者に，閉眼で，両手を体側に沿って下ろし，静かに立つように指示する．加速度計は肩に装着する．2，3回，被験者を前方または後方にわずかに押す．1シリーズは，被験者に前もって押す方向を教えない．別のシリーズでは，常に被験者に前もって押す方向を教える．

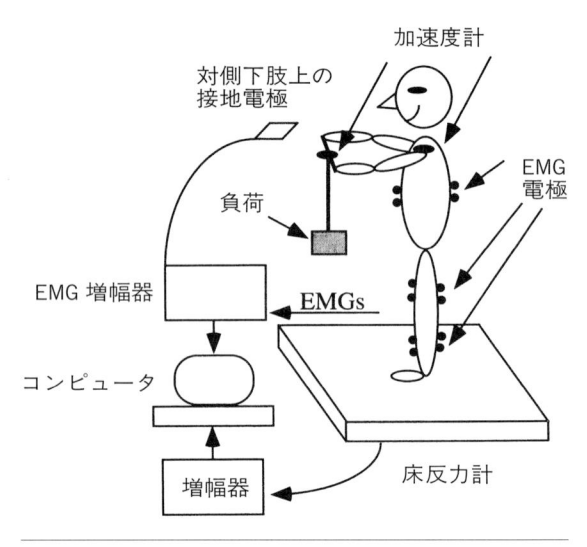

図 L-6 実験2の設定の概略図

5．データ解析および表示

EMG発火の特徴を分析するために，以下のパラメータを計測する必要がある．①各EMG反応の潜時，すなわち，見てわかる最初の外乱の徴候（加速度計からの信号または床反力計からの信号を目印として使用できる）と明確なEMG発火の開始時点との間の時間遅れ．②各EMG発火の振幅．③各EMG発火の持続時間．④もし可能ならば，プレ・プログラム反応が起こると予想される時間帯（例えば，外乱後50 msから120 ms）内の，整流したEMGトレースの積分値．私たちは，外乱後150 ms以前に始まるEMG発火に興味があることに注意しよう．

記録した各筋ごとに，特定のEMGパラメータが，指示内容（抵抗対無抵抗，実験1），外乱の方向と大きさについての予備的情報を利用できるかどうか（実験2）に依存することを示すグラフを描きなさい．プレ・プログラム反応の潜時と大きさの違いを調べる．また，遠位筋（ヒラメ筋と前脛骨筋）と近位筋（大腿直筋，大腿二頭筋，腹直筋，脊柱起立筋）における，プレ・プログラム反応の特徴の違いも調べなさい．

6. 予測される所見

プレ・プログラム反応は，すべての条件下において，約 50〜70 ms の潜時で見られるであろう．遠位筋（ヒラメ筋と前脛骨筋）においては，潜時はより長く，近位筋（腹直筋，脊柱起立筋）においては，潜時がより短いことが予想される．

プレ・プログラム反応の大きさは，指示内容に決定的に依存する．実験 1 において，「できるだけすばやく元に戻せ」の指示下では，「そのまま」の指示と比べて，強い反応が見られるであろう．来るべき外乱の方向についての予備的情報を利用できるかどうかによって，反応の大きさとパターンの両方が変化するかもしれない．特に，外乱の方向を前もって知らされると，プレ・プログラム反応の相反性のパターンが予想される．すなわち，主動筋と拮抗筋ペアのうち，一方の背景筋活動が増加し，他方の筋活動が減少する．外乱の方向がわからない場合は，同時活性化パターン（両筋の活動レベルの増加）が観察されるだろう．予測される外乱の大きさが増加（実験 2，種々の重量負荷の落下）すると，プレ・プログラム反応は増加すると予想される．

7. 解 釈

プレ・プログラム反応は，末梢神経の伝導時間と中枢処理時間の両方によって決まる中間の潜時で出現する．ある外乱に対するプレ・プログラム反応の大きさとパターンは，その外乱に先立って決定される．特に，これらの反応は，外乱の大きさに応じて大きさを変える．通常は，プレ・プログラム反応の相反性のパターンが使用される．被験者が，どの方向に外乱が起こるか正確にわからない場合，プレ・プログラム反応のうち，もう一方の同時活性化パターンが用いられるだろう．

● 実験室 4

4. 単関節運動の運動学的パターンと筋電図パターン
（第 11 章を参照）

1. 目 的

移動距離，速度，慣性負荷，正確さの要求レベル，それぞれを変化させたときの，随意的単関節運動中の EMG パターンの特徴を研究すること．

2. デザイン

被験者が，指定された距離を，指定された速度で，肘の単関節運動を行っている際の，上腕二頭筋および上腕三頭筋の EMG パターンと関節の運動力学的指標を記録する．手に負荷を装着した状態としない状態，運動の正確さを要求した場合としない場合で行う．

3. 装 置

実験の設定には，EMG 増幅器 2 台，ゴニオメータ 1 個，負荷 1 組，記録および計測システム 1 台が必要である．加速度計があることが望ましい．実験の設定を図 L-7 に図示した．

4. 手 順

（重力の影響を避けるために）水平面上を動く装置があるとよい（図 L-7 A）．もし装置を使用できなければ，矢状面の運動を研究してもよい（図 L-7 B）．被験者の利き手の上腕二頭筋と上腕三頭筋に EMG 記録電極を装着する．肘関節角度を測定できるようにゴニオメータを装着する．加速度計を指先または手掌にテープで固定する．手首に固定できる負荷（例えば，0.5，1，2，そして 5 ポンド）を 1 セット用意する（運動用のマジックテープ付きの負荷を利用するとよい）．空間的なターゲットを示せるように用意する．ターゲットは，壁に書いてもよいし，スタンドに固定してもよ

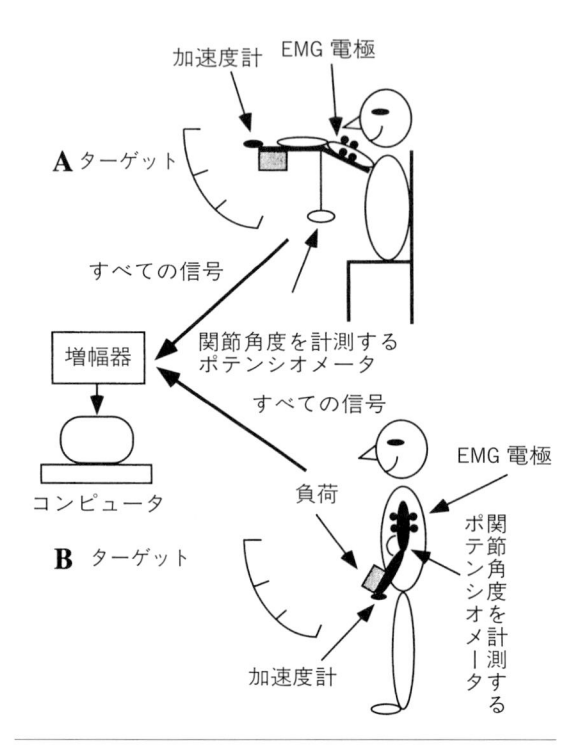

図L-7 実験設定の概略図

い．ターゲットの大きさは，1，2，そして5インチがよい．

被験者に，ターゲットのある壁に向かって（あるいはスタンドの近くに）立ち，両腕を脱力して体側におき，右手の示指を伸展し（ポインターとして使用），ほかの指を屈曲するように指示する．約40°屈曲位に最大のターゲット（5インチ）を呈示する．被験者に，最初の位置からターゲットまで「快適なスピードで」一連の運動（例えば，6回の運動）をするように指示する．被験者に，90％の試行が正確であるように常に要求する．各運動を記録する．次に被験者に，一連の「速い」運動を行うよう指示する．それから，被験者に「できるだけ速く」動かすよう指示する．

次に，これから行う試行はすべて，「できるだけ速く正確に」運動を行うように被験者に伝える．運動距離が20°，40°，60°になるようにターゲットの位置を変える．各ターゲット位置への運動を記録する．

それから，ターゲットを40°の位置に呈示し，さまざまな負荷を手首に装着して運動を行うよう被験者に指示する．各負荷値ごとに，一連の運動を記録する．次に，負荷をはずし，ターゲットを最小のものと取り替える．被験者に，正確性の許容水準を心に留めながら，なお「できるだけ速く」動くことを要求する．さまざまな大きさのターゲットに対する運動を記録する．

5．データ解析と表示

データ解析するために，試行を整列し，各シリーズの試行の平均を求める必要がある（時間を節約するために，各条件の試行を代表するような1試行に限定して分析してもよい．この場合，モニターかストレージ・オシロスコープの画面上で，直接計測してもよい）．例えば，加速度計からの信号の最初に見える変化，あるいは主動筋（この場合，上腕二頭筋）の背景EMGの最初に見える増加によって運動開始時点を決定し，各試行を揃えてみることができる．平均する前に，EMG信号にフィルターをかけ，整流する必要がある．ローパス・フィルターは，50 Hzを推奨する．各シリーズの試行を運動開始時点で揃えて平均した後，以下の指標をシリーズごとに計測する．

- ピーク速度値
- 運動時間
- 上腕二頭筋（主動筋）の最初のEMGバースト・ピーク値
- 上腕三頭筋（拮抗筋）のEMGバースト・ピーク値
- 上腕二頭筋の最初のEMGバースト開始時点から，上腕三頭筋のEMGバーストの開始時点までの時間遅れ（拮抗筋潜時）

計測した上記指標のそれぞれが，運動距離，速度（「快適な」対「速く」対「できるだけ速く」），ターゲットの大きさ，および付加された負荷重量等の，課題変数に依存することを示すグラフを描きなさい．

6．予測される所見

ピーク速度値は，運動速度，距離，およびターゲットの大きさに伴って増加を示し，負荷の増加

によって減少すると予想される．

　運動時間は，運動速度の増加およびターゲットの大きさの増加に伴って減少し，距離および負荷の増加に伴って増加することが予想される．

　最初の主動筋バーストのピーク値は，運動速度，距離，ターゲットの大きさ，および，おそらく負荷に伴って増大すると予想される．拮抗筋バーストのピーク値は，運動速度，負荷，およびターゲットの大きさに伴って増大すると予想され，運動距離に伴って単調な変化を示すだろう．拮抗筋潜時は，運動距離および負荷に伴って増加し，運動速度およびターゲットの大きさに伴って減少することが予想される．

7．解　釈

　得られた所見は，2つ以上の論理的枠組みの中で説明することができる．中枢神経が，必要な筋のトルク・パターンに合わせるように，筋活動パターンを生成していると仮定することができるかもしれない．この場合，二重戦略仮説のもともとの言い回しを使用することができる．これは，運動ニューロン・プールへ送られた興奮性の矩形パルスによって運動が制御されており，パルス幅と振幅，および主動筋運動ニューロン・プールと拮抗筋運動ニューロン・プールへのパルス間の遅れは，課題変数によって修飾されていることを意味している．

　もう1つの可能性としては，EMGは，中枢指令と，運動学的指標に感受性のある受容器からの反射による影響との，両者の結果であると考えられるだろう．そうすれば，平衡軌道制御仮説を使用することができる．

● 実験室 5

5．姿勢制御 (第19章を参照)

1．目　的

　重力で立位姿勢を維持するのに動員される種々のメカニズムを研究し，これらのメカニズムが，姿勢に対する外乱のパラメータ，被験者による動作，視覚の利用，および末梢性運動感覚情報に依存していることを学ぶこと．

2．デザイン

　立位の被験者に，速い腕の運動中，および被験者あるいは験者による随意的な負荷落下中に，床反力計の信号，姿勢維持筋のEMG，および腕の筋群のEMGを記録する．開眼あるいは閉眼の安静立位中に，下肢筋の主な腱に振動を与え，姿勢の変化を観察し，計測する．

3．装　置

　実験の設定には，EMG増幅器が少なくとも2台（8台の方がよい），床反力計1台，負荷1組，バイブレータ1台，そして記録および計測システム1台が必要である．加速度計1個があることが望ましい．実験の設定を図 L-8 に図示した．

4．手　順

　身体の一側の，以下の筋の筋腹にEMG電極を装着する．ヒラメ筋，前脛骨筋，大腿直筋，大腿二頭筋，腹直筋，脊柱起立筋，および三角筋後部と前部．加速度計を右手首または手掌にテープで固定する．その際，加速度計の感度が最大になる軸が，計画された運動の方向に一致するような位置を常に選択する．

【実験1】被験者を床反力計上に静かに立たせ，最終的に両腕が水平位になるように，すばやい肩

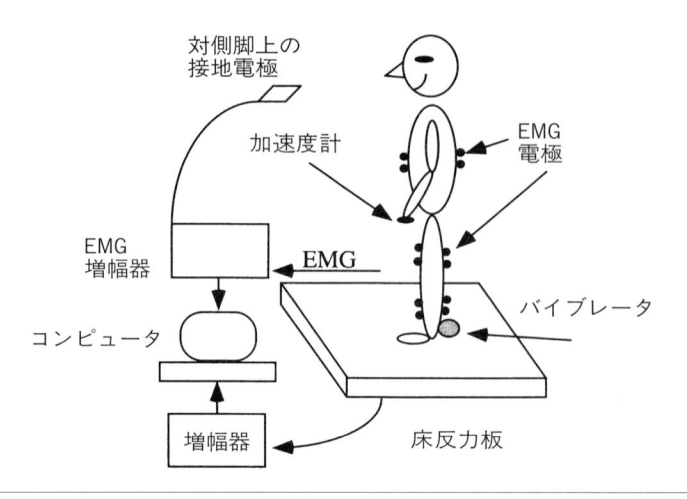

図 L-8 実験の設定の概略図

の屈曲運動を行わせる．別のシリーズでは，被験者に，快適な範囲内で，すばやい両側性の肩伸展（両腕を後方に動かす運動）を行わせる．最後のシリーズでは，被験者に，最終的に両腕が水平位になるように，すばやい両側性の肩外転（横方向への運動）を行わせる．

【実験2】被験者を床反力計上に立たせ，伸展した腕に負荷を保持させる．1つのシリーズでは，被験者は，片方の腕の運動，例えば，すばやい低振幅の両側性肩外転によって負荷を落下させる．別の実験では，2つの条件下で，験者によって負荷を落下させる（例えば，被験者が保持している棒からひもで負荷が吊り下げられているなら，験者がはさみでひもを切ってもよい）．2つの条件とは，被験者が，験者が負荷を落とすところを見ていない（例えば，閉眼の）場合，および見ている場合である．最後の実験では，メトロノームを用いて，3つ目の音で負荷を落とすと被験者に警告することができる．

【実験3】被験者を静かに立たせ，右アキレス腱または右膝蓋腱に振動を与える．開眼および閉眼の2条件下で，姿勢の変化を観察しなさい．

すべての実験で，姿勢維持筋の背景活動の変化と，前後，左右，両方向の足圧中心の変位を記録する．足圧中心は，床反力計の信号から（Mx/Fy）と（My/Fx）として計算できる．ここで，Mx, y は力のモーメントの成分であり，Fx, y は床反力計によって計測された力の水平方向成分である．

5．データ解析と表示

姿勢維持筋 EMG における背景活動の変化の量的指標が必要であろう．使用できる測定方法によって，適切な時間間隔内の積分 EMG，EMG 振幅ピーク値，もしくは EMG 発火持続時間が利用できる．予測的姿勢調節（APA）と，それより後に現れる修正的反応（CR）の EMG 変化の指標を分ける必要があることに注意しなさい．このためには，被験者の動作（負荷落下）開始時を定義する必要がある．これは，加速度計からの信号，あるいは，被験者の随意運動の場合は，主動筋（三角筋の後部か前部）の EMG 信号によって可能となる．この時点（t_0）を定義した後，APA は，t_0 に先立って起こるか，または t_0 後（EMG へのフィードバック効果が起こりえない）数 10 ms に起こる EMG 変化を用いて定量化できる．修正的反応は，t_0 の約 50 ms 後に始まり，t_0 の約 150 ms 後までの時間間隔を用いて定量化できる．APA 中の足圧中心の変位も，例えば，t_0 での足圧中心の位置と，200～300 ms（例えば，300 ms）前のそれとを比較することによって評価することができる．

実験1のデータについて，APA 中と CR 中の EMG 変化の指標を，腕の運動方向の関数として

プロットしなさい．また，足圧中心の変位も運動方向の関数としてプロットしなさい．

実験2では，自分で負荷を落とした場合，験者が負荷を落とし，それを予測できない場合と予測できる場合について，APA中における姿勢維持筋の背景EMGの変化および足圧中心の変位を比較しなさい．

筋の振動実験（実験3）では，振動中の（前後および左右）両方向の足圧中心の変位を評価する必要があろう．そして，それを時間の関数としてプロットしなさい．異なる腱（アキレス腱と膝蓋腱）の振動中，および開眼と閉眼立位中の足圧中心の変位への影響を比較しなさい．

6. 予測される所見

実験1において，EMGと足圧中心の変位の両方に，前方および後方への腕の動作中にAPAが見られ，横方向への腕の運動中には事実上APAが見られないと予想される．APAの方向は，運動の方向に依存するはずである．APAの後にはCRが続き，そのパターンも運動方向に依存するはずである．

実験2において，被験者が自分で負荷を落とした場合には，明確なAPAが見られ，験者が負荷を落とした場合には，たとえ被験者が外乱のタイミングを予測できた場合（験者が負荷を落とす様子を見ることができたり，メトロノームの補助があるシリーズ）でも，APAが見られないことが予想される．修正的反応は，すべてのシリーズで出現すると予想されるが，験者が負荷を落とすシリーズにおいてより大きいことが予想される．

実験3において，アキレス腱の振動は，身体の後方への変位を生じ，膝蓋腱の振動は，身体の前方への変位を生じることが予想される．振動を片脚のみに与えているので，側方への身体の変位も生じると予想されることに注意しよう．振動の影響はすべて，被験者が閉眼で立っているときに大きいと予想される．

7. 解釈

実験1および2は，外乱に対する防御的姿勢反応には2種類あることを示している．最初のタイプの反応（APA）は，外乱が被験者自身の活動によって生じる場合にのみ，外乱を予測している被験者によって生み出される．APAの大きさと方向は，予測される外乱の結果として予想される機械的影響に対応して調節されている．APAは常に最適以下のレベルであり，理想的に外乱を補償することができないことに注意しよう．そこで，フィードバックに基づいた2番目のタイプ（CR）の反応が引き続いて起こる．

実験3は，姿勢制御にとっての視覚および運動感覚性情報の役割を示している．特に，筋の振動は，筋紡錘求心性神経に異常に高レベルの活動をもたらし，それは，中枢神経によって，筋長の増加と解釈される．今度は，筋長の増加は，関節の位置変化と解釈され，この錯覚に基づく変化の修正が行われ，全身に現実の運動が起こる．視覚情報の利用が可能な場合は，そのシステムが，ゆがんだ運動感覚性情報によって引き起こされた錯覚の影響を受けにくくし，振動刺激による立位姿勢の妨害を小さくする．

●実験室 6

6. 多関節運動の制御機構
(第 21 章を参照)

1. 目 的

ターゲットに向かって行われる手（足）の多関節運動の制御機構，特に関節と手先（足先）の軌道の特性および筋活動パターンを分析すること．

2. デザイン

座位または立位の被験者に，右腕によるすばやい視覚ターゲットを指す運動を行わせる．関節の軌道および主動筋の EMG パターンを記録する．また，被験者が片方の手で保持している物体を，他方の手で操作させる．

3. 装 置

実験の設定には，EMG 増幅器 4 台，ゴニオメータ 3 個，そして記録および計測システム 1 台が必要である．加速度計 1 個があることが望ましい．実験の設定を図 L-9 に図示した．

4. 手 順

【実験 1】被験者をテーブルのそばの低い椅子に座らせ，前のテーブル上に上腕を置かせる．前腕と手は垂直にし，手掌を被験者に向けさせる．EMG 電極を，上腕二頭筋，上腕三頭筋，手関節屈筋（橈側手根屈筋），および手関節伸筋（尺側手根伸筋）に装着する．2 個のゴニオメータを，屈曲-伸展平面上の変化を計測できるように，肘関節および手関節に装着する．加速度計を指先にテープで固定する．被験者に，以下の「非常にすばやい」一連の運動を行わせる．肘関節屈曲，肘関節伸展，手関節屈曲，および手関節伸展——各運動は，約 40°以上．

【実験 2】被験者を立たせる．肩の外転-内転運動，肘関節と手関節の屈曲-伸展運動を計測するために，3 個のゴニオメータを装着する．被験者に，右腕の完全伸展および外転位（腕全体が前額面に水平）から，一連の「非常にすばやい」運動を行わせる．

【実験 3】右腕の上腕二頭筋と上腕三頭筋にEMG 電極を装着する．被験者を立たせ，左手で，負荷（例えば，水差し）を乗せた盆を水平に持たせる．加速度計を盆に固定する．左腕の手関節と肘関節の屈曲-伸展角度を計測できるように，ゴニオメータを装着する．1 つの課題は，右手で盆の上から負荷をつまみ上げることである．もう 1 つの課題は，その負荷を盆の上に戻すことである．それから，験者が同じ課題を行い，その間，被験者は験者の運動を観察している．

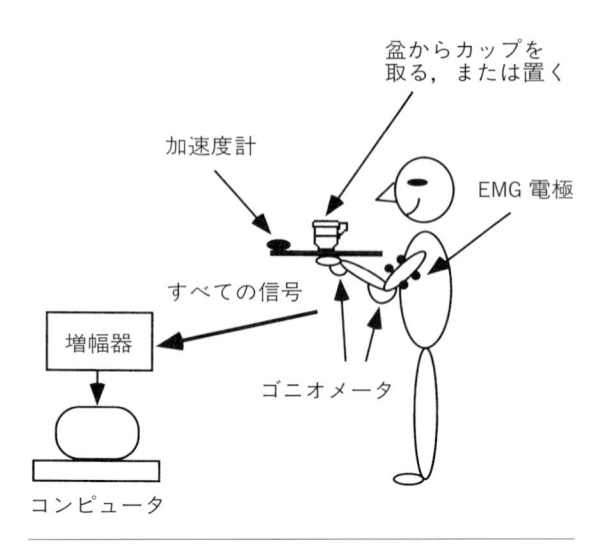

図 L-9 実験 3 の設定の概略図

5. データ解析と表示

【実験 1】各課題別に，EMG 信号と関節角度の時系列グラフをプロットしなさい．2 つの関節を制御している屈筋-伸筋ペアの EMG 発火のタイミングと形状を比較しなさい．利用できる装置によっては，EMG 発火の持続時間，振幅，積分値，あるいは EMG 曲線の相互相関を使用してもよい．実際の関節の運動学的指標と各関節の拮抗

筋発火のタイミングを比較しなさい．

【実験2】関節角度と，（関節角度曲線とその被験者で計測した腕セグメントの長さから計算した）手先の軌道の時系列グラフをプロットしなさい．1シリーズの試行について，軌道中の「特定の時点」における各関節角度と手先座標の標準偏差を計算しなさい．「特定の時点」とは，例えば，運動終了時点はもちろん，加速度のピークとなる時点，手先の速度がピークとなる時点，および手先の減速がピークとなる時点である．各時点での手先座標の標準偏差を，関節角度の標準偏差と実際の腕の形状から予測しなさい．予測値と実測値を比較しなさい．

【実験3】盆から負荷を除去した時点で試行を揃える（負荷を除去した時点は，加速度計からの信号によって決める．別の方法として，例えば負荷と盆の接触によるオンオフ・スイッチを使用してもよい）．整列した時間から見た背景筋活動の変化を計算しなさい（実験室5において実施したのと同様の方法）．この分析を，被験者あるいは験者によって行われた負荷付加と負荷除去について，それぞれ実施しなさい．

6．予測される所見

【実験1】手関節および肘関節への制御信号は，共同運動によって，2つの屈筋-伸筋ペアのEMGパターン間に密接な関係をもたらすことが予想される．この関係は，対応するEMG発火を特徴づけている指標の相関に現れるであろう．この関係は，中枢由来のものであると仮定されるので，EMGパターンは，関節の運動力学的指標とはあまり密接な相関が見られないことが予想される．特に，指示によって運動が規定されていない関節については相関が低いだろう（EMGパターンが反射性のものであれば，相関が期待できるであろう）．

【実験2】個々の関節は，手先位置よりも相対的に大きな変動を示すと予想される．しかしながら，標準偏差自体は，このような結論を導き出す測定指標として適切ではない．したがって，ある「特定の時点」における手先位置の変動性の予測値（上肢の幾何学的関係と個々の関節の変動性から計算されたもの）は，実際に計測した変動性よりも大きいことが予測される．

【実験3】盆を保持している腕の筋活動には，反対の手で盆から負荷を取る際と盆に負荷を戻す際の両方に，予測的調節が見られると予想される．これらの調節は，たとえ被験者が験者の行動を見ている場合であっても，負荷の操作を験者が行う場合には見られないであろう．

7．解　釈

多関節運動は，個々の関節と筋への制御信号の組み合わせによって制御されている．これらの関節と筋は，共通の目的が首尾よく達成されるように，ある規則（共同運動）によって互いに関係している．共同運動が存在することで，特に，運動が冗長性をもった条件下で遂行された場合に，関節の誤差を補償することができる．

四肢の筋が姿勢課題に動員され，姿勢外乱をもたらす動作をその人間自身が行った場合に，筋活動に予測的変化が見られる．そのような予測的調節は，姿勢外乱が予測できても，それがその被験者の行動によらないときには見られない．したがって，予測的調節は，明らかに「局所的」な「姿勢」筋に向けられた運動に関連した，明確な末梢性パターンと見なされるだろう．

専門用語

あ行

アクチン Actin 分子のひとつ．骨格筋内の代表的な張力発生要素．

アセチルコリン Acetylcholine 神経筋興奮を媒介する神経伝達物質．

α運動ニューロン Alpha motoneuron 張力を発生する錘外筋線維を支配するニューロン．

α-γ同時活性化 Alpha-gamma coactivation 筋活動中のαおよびγ運動ニューロンの同時活性化．

一次運動野 Primary motor area 大脳皮質中心前回の4野．低い電流で目に見える運動を誘発することが可能である．

ウェストファル現象 Westphal phenomenon 外的に筋短縮を強制すると筋に突然生じる反射性の興奮現象．

運動感覚 Kinesthesia 空間での身体部位の位置および他の身体部位との関係の知覚．

運動緩徐 Bradykinesia パーキンソン病に典型的な運動の緩慢な状態．

運動準備電位 Readiness potential (Bereitschaftpotential) 随意運動の開始1.5秒前から観察される脳波の陰性方向へのゆっくりした電位変動．

運動前皮質 Premotor cortex 大脳皮質の運動前野（第6野）の一部．

運動単位 Motor unit 1本のα運動ニューロンとそれが支配するすべての筋線維．骨格筋における張力発生の単位．

H反射（ホフマン反射） H-reflex (Hoffman reflex) 末梢神経の電気刺激により誘発される単シナプス反射．

エフェレント・コピー Efferent copy (efference copy) 運動感覚に関与する運動命令信号の理論上のコピー．

F波 F-wave 運動神経の電気刺激によって誘発される中枢でのシナプス伝達を介さない筋の反応．このときの刺激は運動神経の軸索を逆行するインパルスを発生させ，これが逆行性インパルスを発生させる．

M反応 M-response 骨格筋支配神経の電気刺激による筋の直接的反応（収縮）．

遠心性線維 Efferent (fiber) 中枢から末梢に向けて信号を伝導する軸索．一般に運動ニューロンの軸索．

延髄 Medulla 脊髄と脳を中継する中枢神経系の一部分．他の生命維持に必要な構造のうち，心臓中枢，呼吸中枢，血管運動中枢を含んでいる．

横行小管 T-tubule 筋線維膜の陥入で，筋小胞体内の槽の近くまで達する．

オペラント条件づけ Operant conditioning 動物の行動と外的刺激の間の関係を学習させる実験条件．

か行

介在ニューロン Interneurons 他のニューロンから情報を受け取り，次のニューロンに伝達するニューロン．a）相反性抑制を媒介するIa介在ニューロン．b）反回抑制を媒介するレンショウ細胞．c）ゴルジ腱器官からの抑制効果を媒介するIb介在ニューロン．

外受容器 Exteroceptor 外界の情報を変換する受容器．

外側膝状体核 Lateral geniculate nucleus 視覚認知に関与する最も重要な皮質下の領域．一次視覚野に投射する．

海馬 Hippocampus 記憶の固定，貯蔵および再生に重要な役割を果たしていると考えられている大きな脳の構造．

灰白質 Gray matter ほとんどが神経細胞体で構成される神経組織．

拡散 Diffusion 粒子の濃度差の影響下での溶解粒子の運動．

下行路 Descending tracts 脳から脊髄に情報を運ぶ神経路（皮質脊髄路，皮質延髄路，錐体路，赤核脊髄路，網様体脊髄路，視蓋脊髄路など）．

滑動性追従眼球運動　Smooth pursuit　中心窩に対象像を維持することを目的とする比較的ゆっくりした眼球運動．

活動電位　Action potential　短時間の膜電位の一定の変化パターン．興奮性組織内および興奮性組織間の情報伝達の単位．

過分極　Hyperpolarization　陰性膜電位の絶対値の増加．

感覚終末　Sensory ending　特定の入力（エネルギー源）に反応して活動電位を発生する受容器細胞の一部分．

還元論　Reductionism　システムを構成する要素の特性をもとに，そのシステムの特性を説明しようとするアプローチ．これは複雑系には適用不可能である．

関節受容器　Articular receptors　関節包の中あるいは周囲に分布し，関節角度（通常は関節角度の最終域において）と関節包の緊張に感受性のある受容器の終末．

完全麻痺　Plegia　身体の一部の筋の随意的制御が完全にできなくなること．

ガンマ-アミノ酪酸　Gamma-aminobutyric acid (GABA)　中枢神経系内の一般的な神経伝達物質．

γ運動ニューロン　Gamma-motoneurons　錘内筋線維を支配する小さな運動神経で，筋紡錘終末の筋長（静的γ運動神経）と速度（動的γ運動神経）に対する感度を変化させる．

記憶の固定化　Consolidation (of memory)　短期記憶の情報を長期記憶に移行させる過程．

拮抗筋　Antagonist　企図した運動効果に明らかに拮抗する作用をもつ筋．

基電流　Rheobase　非常に長い（無限大の）刺激持続時間で，活動電位を発生させるのに必要な最小の刺激振幅．

機能的電気刺激　Functional electrical stimulation　残存した筋の筋電図信号（あるいは他の信号）によって麻痺筋に装着した電気刺激装置を駆動して欠落した運動機能を代償する方法．

逆行性伝導　Antidromic conduction　軸索を細胞体に向かって活動電位が伝わっていく伝導様式．

求心性線維　Afferent (fiber)　末梢の部位より中枢に向かって信号を伝導する軸索．一般的には感覚線維（例えば，固有受容器ニューロンの末梢軸索枝）．

急速眼球運動　Saccade　対象から対象へ視線を移動させるときに見られる非常に速く正確な眼球運動．

橋　Pons　脳の一部分．延髄の吻側にある．

強縮　Tetanus　運動ニューロンの軸索の連続した活動電位により発生する持続的筋収縮．

共同運動（姿勢または運動）　Synergy (postural or movement)　ある運動の発現あるいはある姿勢の保持を目的とする複数の筋と関節への制御信号の組み合わせ．

共同運動障害　Asynergia　関節間の協調障害．

筋緊張　Tone (muscle)　筋腹を押したり，四肢を他動的に動かしたときの検者が経験する抵抗感を意味する誤った名称．

筋小包体　Sarcoplasmic reticulum　筋線維内にカルシウム・イオンを貯蔵する小体．

筋線維膜　Sarcolemma　筋細胞の膜．

筋節　Sarcomere　筋フィラメントの張力発生単位．

緊張性伸張反射　Tonic stretch reflex　ゆっくりした筋伸張に対して筋活動レベルの増加を生じる多シナプス反射．

緊張性振動反射　Tonic vibration reflex　低振幅で高頻度の筋あるいは腱への振動刺激により誘発される筋活動レベルの増大を生じる多シナプス反射．

筋電図　Electromyography (EMG)　筋線維の活動から発生する複合的活動電位を記録する方法．

筋紡錘　Spindle (muscle)　筋長および速度に応答する一次終末および二次終末をもった紡錘状の組織．張力を発生する筋線維と平行に走っている．

筋紡錘終末　Spindle endings　a）一次；筋長および速度の変化に応答する受容器．b）二次；筋長の変化には応答するが速度の変化には応答しない受容器．

空間的加重　Spatial summation　同一の構造（例えばニューロン）の異なる部位に同時に2つあるいはそれ以上の刺激が到達すると効果が組み合わさって増強されること．

屈曲反射　Flexor reflex　　感覚神経に対する力学的または電気的刺激反応して主な屈筋群に見られる多シナプス反射．

クローヌス　Clonus　　およそ6〜8 Hzの周波数の伸筋と屈筋の交互の連続した筋活動．急速な関節運動によって誘発される場合がある．

痙縮　Spasticity　　下行脊髄路の伝達障害に関連した複雑な症候．コントロールできないスパズム，筋緊張の増加，明らかに速度に依存した伸張反射の亢進．

健忘症　Amnesia　　記憶の喪失．

後根　Dorsal root (spinal)　　末梢の情報を脊髄に運ぶ神経線維の束．

構造的単位　Structural unit　　共同運動を保証することを目的とする複雑系の課題特異的な要素の集まり．

興奮性シナプス後電位　Excitatory postsynaptic potential (EPSP)　　シナプス後膜に発生する短時間の脱分極性電位変化．

黒質　Substantia nigra　　大脳基底核の一部をなす中脳の神経組織．

固縮　Rigidity　　外力で四肢を動かそうとしたときに生じる抵抗の増大．パーキンソン病に典型的．

コスト関数　Cost function　　ベルンシュタイン問題（冗長性問題）を解決するために導入される関数．どのような関数を導入するかは，かなり恣意的である．

小人　Homunculus　　人の脳の中にいて，その人がとるべき適切な行動についての意思決定をしているという架空の「小人」．

固有受容器　Proprioceptor　　身体部位の状態と相対的な位置関係についての情報を変換する受容器．

固有脊髄路　Propriospinal tracts　　ある脊椎節から他の脊椎節へ情報を伝達する神経経路．

ゴルジ腱器官　Golgi tendon organ　　筋腱移行部に分布し，筋の張力に反応する受容器結末．

コンピュータ断層撮影（CT）　Computer tomography (CT)　　連続する二次元の画像により三次元的な組織像をコンピュータにより再構築する方法．

さ行

サーボ仮説　Servo hypothesis　　緊張性伸張反射構造は，筋長を中枢でプログラムされた値に保持するように働く完璧なサーボ機構と考える運動制御仮説．

サーボ機構　Servo　　意図した出力パラメータの値を完全に発生させるフィードバック制御システム．

三相性パターン　Triphasic pattern　　随意運動に伴う典型的な筋電図パターン．主動筋の発火に続き，拮抗筋，そして第2の主動筋発火から成る．

時間的加重　Temporal summation　　最初の刺激の後，短時間の遅れで次の刺激が入力されたときに生じる刺激効果の増強作用．

軸索　Axon　　ニューロンの出力線維．一般に軸索丘から起始する最も長い線維を指す．

軸索丘　Axon hillock　　軸索が細胞を出る領域で，活動電位を発生する能力が高いという特徴をもつ．

視交叉　Optic chiasm　　視神経が交叉する場所．

視細胞（杆体および錐体）　Photoreceptors (cones and rods)　　可視光線に対して活動電位を発生する特化した眼のニューロン．

視床　Thalamus　　感覚と運動の協応に重要な役割を果たす間脳に存在する大きな組織．

視床下核　Subthalamic nucleus　　大脳基底核の神経組織．

視床下部　Hypothalamus　　間脳にある神経組織で自律神経機能および感情機能に重要な役割を果たしている辺縁系の一部．

ジストニア　Dystonia　　明らかな回旋運動を伴う不随意運動を特徴とする複雑な神経疾患．

耳石　Otoliths　　内耳における炭酸カルシウムの結晶．直線的な加速度の検出に関与する．

シナプス　Synapse　　1つの興奮性細胞（ニューロン）からもう1つの興奮性細胞（ニューロンまたは筋線維）に信号を伝達する場所．

シナプス間隙　Synaptic cleft　　シナプス前膜とシナプス後膜の間の間隙．

シナプス後膜　Postsynaptic membrane　　シナプスを介して興奮性または抑制性の刺激を受容する興奮性細胞膜の一部分．

シナプス後抑制 Postsynaptic inhibition　ニューロンのシナプス後膜への抑制性作用．

シナプス前膜 Presynaptic membrane　シナプスを介して興奮性または抑制性の刺激を伝達することのできる神経線維の膜の一部分．

シナプス前抑制 Presynaptic inhibition　シナプス前膜に作用する抑制作用．関与するシナプスに選択的に作用する．

自発行動の生理学（活動の生理学）Physiology of initiative (physiology of activity)　随意運動は中枢神経系内の能動的な過程によって開始されるとするベルンシュタインによって発展した理論．

斜頸 Torticollis　頸部筋に見られるジストニア．

修正的姿勢反応 Corrective postural reactions　外乱に対してあらかじめプログラムされた姿勢筋の反応．

樹状突起 Dendrite　神経細胞体に接続している比較的短い線維．一般に神経細胞への信号入力がなされる部位．

主動筋 Agonist　企図した運動効果をもたらす筋．

受容器，受容体 Receptor　特定のエネルギー源に反応して活動電位を発生するように特化したニューロンないしは細胞下構造．

順行性伝導 Orthodromic conduction　細胞体から軸索に添って（訳注；感覚神経では逆）伝導する活動電位の伝導様式．

小丘 Colliculus　視覚および聴覚情報を処理するうえで重要な役割を果たす中脳の神経組織（上丘と下丘から成り，四丘体ともいう）．

条件反射 Conditioned reflex　反射に関連した古い刺激と新しい刺激を同時に提示することによって形成される新しい刺激に対する反射．

上行路 Ascending tracts　末梢受容器および脊髄からの情報を脳に運ぶ神経経路（脊髄視床路，脊髄小脳路，脊髄網様体路，脊髄前庭路，脊髄視蓋路などが代表例）．

小脳 Cerebellum　延髄・橋のすぐ後方にある大きな脳構造．

小脳核（歯状核，室頂核，中位核）Cerebellar nuclei (dentate, fastigial, interpositus)　小脳の遠心路のほとんどを中継する神経組織．

小脳脚 Cerebellar peduncles　小脳を他の中枢神経系に連絡する6つの神経路．

小脳性振戦 Cerebellar tremor　小脳障害に見られる3～5Hzの低周波数の振戦．

侵害受容器 Nociceptors　温度，圧力，一部の化学物質などの潜在的に有害な刺激に反応して活動電位が発生する小さな感覚受容器終末．痛覚の形成にも関与する．

神経筋シナプス Neuromuscular synapse　運動ニューロンの軸索のシナプス前膜に到達した活動電位が筋のシナプス後膜を興奮させる場所．

神経再支配 Reinnervation　本来の興奮源を失った標的細胞（神経または筋）と軸索の末端の間に新しいシナプスが出現する過程．

神経細胞体 Soma　細胞内小器官を含んだ神経細胞体．一般に信号が入力される部位．

神経支配比 Innervation ratio　1本のα運動神経によって支配される筋線維の数．数本から数千本以上までさまざまである．

神経節 Ganglion　共通の機能をもつニューロンの集まり．

神経伝達物質（メディエーター）Neurotransmitter (mediator)　シナプス前膜から分泌されてシナプス後膜を脱分極あるいは過分極させる物質．

神経の可塑性 Plasticity (neural)　損傷や特別な訓練に反応して神経結合が変容する能力．

振戦 Tremor　関節運動を制御する拮抗筋の交互性の活動．小脳障害では3～5Hz，パーキンソン病では6Hz，正常者では8～12Hz（生理的振戦）．

浸透現象 Osmosis　全微粒子の濃度の合計で測定される水の濃度差により誘発される水の動き．

振動刺激による転倒現象 Vibration-induced fallings (VIFs)　姿勢筋あるいはその腱に与えられた低振幅で高頻度の振動刺激によって引き起こされる姿勢の乱れ（転倒を伴う）．

錘外筋線維 Extrafusal fibers　筋紡錘の外にある力を発生する筋線維．

錐体細胞 Pyramidal cells　大脳皮質の大きなニューロン．錐体路の起始部．

錘内筋線維 Intrafusal fibers　筋紡錘内の筋線維．錘運動ニューロン（γ運動ニューロン）という特殊な系により支配されている．

正のフィードバック Positive feedback　本来の刺激の大きさを増加させるフィードバック．

赤核 Red nucleus　中脳の神経組織．赤核脊髄路の起始部．

絶対不応期 Refractory period（absolute）　興奮性膜が，どんなに大きな刺激によっても興奮しない期間．

全か無かの法則 "All-or-none" law　ある閾値を超えた刺激に対して，段階分けのない一定の反応が起こることを述べた法則．

前根 Ventral root（spinal）　運動ニューロンから支配している構造に信号を送り出している神経線維の束．

潜時 Latency　刺激と反応の間の遅れ．

前庭核（外側前庭核またはダイラルス核，内側前庭核，上前庭核，下前庭核） Vestibular nuclei　延髄にある前庭脊髄路の起始部．

前庭眼反射 Vestibulo-ocular reflex（VOR）　視野を一定に維持するために起こる眼と頭の運動を協応させる反射．

前庭神経節 Vestibular ganglion（Scarpa's ganglion）　前庭受容器を支配する神経節．

相対不応期 Refractory period（relative）　興奮性膜が反応を発生させるのに通常よりも強い刺激を要する時期．

相動性伸張反射 Phasic stretch reflex　速度の速い筋伸張に対して発生する単シナプス反射（T反射と同じ）．

創発特性 Emergent feature　明確にプログラムされていない活動中に出現する特徴．

相反性抑制 Reciprocal inhibition　Ia抑制性介在ニューロンを介して主動筋の運動ニューロン・プールが興奮すると，拮抗筋運動ニューロン・プールの活動が抑制されるシステム．

測定過小 Hypometria　パーキンソン病に見られる典型的な症状で，標的の手前で運動が終了する傾向．

測定障害 Dysmetria　意図した最終目標点に到達できない運動障害．

阻血 Ischemia　身体のある領域の血流を一時的に阻止すること．阻血により，神経線維上の活動電位の伝導が障害される．

た行

体性感覚野 Somatosensory cortical areas　視床からの入力を受ける頭頂葉皮質の1野，2野，3a，b野．この領域はゆがんだ身体の図のような感覚地図をもつ．

ダイナミック・システム・アプローチ Dynamic pattern generation（dynamic systems approach）　複雑系の振る舞いを記述する非線形微分方程式を用いた数学モデルによるアプローチ．

大脳基底核 Basal ganglia　自発運動およびその協応に重要な役割を果たす脳内の数対の神経組織．

対流 Convection　静水圧の差の影響下における溶媒（水など）および溶解した粒子の運動．

脱分極 Depolarization　陰性膜電位の絶対値の減少．

多発性硬化症 Multiple sclerosis　中枢神経系内の有髄神経線維のミエリン鞘の脱落によって起こる全身性の疾患．

短期記憶 Short-term memory　数分から数時間しか保持されない記憶．

単収縮 Twitch（contraction）　同期した1回の活動電位のインパルスあるいは単一のシナプス前活動電位に応答する短時間の筋収縮．

弾性要素 Elastic element　外力の影響によって変形し，変形に対して抗力を発生し，変形のポテンシャル・エネルギーを保存したり放出したりする力学要素．

淡蒼球 Globus pallidus　大脳基底核の一部をなす神経組織．

中心窩 Fovea　網膜の視細胞の密度が最も高い部分．

中心小窩 Foveola　中心窩の中心部分で，光刺激の感受性が最も高い部分．

中枢性パターン発生器　Central pattern generator (CPG)　リズミカルな神経系の活動を筋活動に伝えて，歩行（ロコモーション）のようにリズミカルな運動行動を発生させるとする仮説上の神経構造．

長期記憶　Long-term memory　生涯にわたって保持される記憶．

つまずき修正反応　Corrective stumbling reaction　足の電気的または機械的刺激によって生じる架空の障害物をまたぐような協応的な反射様の歩行反応．

低緊張状態　Hypotonia　外的な関節運動に対する抵抗の減少．

T反射　T-reflex　すばやい筋伸張（例えば，腱の叩打）に対する単シナプス反射．

電解質　Electrolyte　全電荷が0でない分子の断片．

瞳孔反射　Pupillary reflex　中脳の視蓋前域において中継される光に対する瞳孔の大きさの反射適応．

動作点　Working point　多関節運動が成功するために不可欠な軌道を形成する最も重要な点．

等尺性条件　Isometric conditions　a) 筋線維の長さが変化しない筋収縮条件．通常，実験では達成できない．b) 筋と腱の長さの合計が変化しない筋収縮条件．

等張性条件　Isotonic conditions　筋にかかる明らかな外的負荷が変化しない筋収縮条件．通常，実験では達成できない．

疼痛に関する関門制御理論　Gate control theory of pain　主観的疼痛は固有受容器からの信号と侵害受容器からの信号の差異によって生じているとする理論．

ドーパミン　Dopamine　欠乏するとパーキンソン病をもたらす重要な神経伝達物質．

独立制御変数　Independently controlled variable　環境が変化した場合にもそれに影響されずに，中枢神経系がパターンを保持したり変更したりできるとする仮説的な変数．

トロポミオシン　Tropomyosin　アクチンと平行に走る長い分子．

トロポニン　Troponin　筋線維の連結橋が形成される部位をブロックする分子．筋収縮中ではカルシウム・イオンにより不活性化される．

な行

内受容器　Interoceptor　体内の情報を変換する受容器．

ナトリウム-カリウム・ポンプ　Sodium-potassium pump　生体膜をはさんでイオン濃度の差を維持する能動的な機構．

慣れ　Habituation　刺激の連続的な流入により刺激への応答性が減弱すること．

二重戦略仮説　Dual-strategy hypothesis　随意運動中，運動時間についての明示的あるいは暗黙のコントロールの有無によって2つの戦略が存在すると考える仮説．

ニューロン　Neuron　興奮性の細胞．神経系の単位．

ネルンスト式　Nernst equation　電場およびイオン濃度が異なる場合のイオンの平衡電位を計算する式．

脳室　Ventricles (brain)　脳脊髄液に満たされた脳内の空洞．

脳波　Electroencephalography (EEG)　頭皮上に装着した電極により脳の活動を波形として記録する方法．

脳梁　Corpus callosum　2つの（左右の）大脳皮質を結ぶ代表的な神経連絡路．

は行

パーキンソン病　Parkinson's disease　大脳基底核機能の障害と関連した明確な運動障害を伴った複雑な疾患．

白質　White matter　大部分が伝導路で構成される神経組織．

バクロフィン　Baclofen　痙縮の治療薬；ガンマ-アミノ酪酸（GABA）作動薬．

バビンスキー反射　Babinski reflex　足底への触覚刺激に対する下肢筋の反応．

パブロフの条件反射理論　Pavlov's theory of conditioned reflexes　無条件反射（生得的）と条件反射が組み合わさった結果として行動が発現するとする理論．

払いのけ反射　Wiping reflex　脊髄動物が皮膚から不快刺激を除去するために起こす反射性の協応運動．

バリスム　Ballism　速度が速く振幅が大きい不規則な不随意運動を特徴とする大脳基底核障害．

反射　Reflex　外的刺激に対する，比較的ステレオタイプな一定の反応を意味する誤った名称．a）単シナプス反射は中枢で1つだけのシナプスを介して起こる反射．b）寡シナプス反射は中枢で数個のシナプスを介して起こる反射．c）多シナプス反射は中枢で多くのシナプスを介して起こる反射．

反射弓　Reflex arc　受容器，中枢処理ユニット（神経構造）および効果器（筋）から構成されるループ．

反復刺激後増強　Post-tetanic potentiation　短時間の反復刺激後に起こる短時間続く単収縮力の増強．

被殻　Putamen　大脳基底核の一部をなす神経組織．

皮質（大脳，小脳）　Cortex (cerebral, cerebellar)　神経細胞に密に詰まっている薄い外層．

尾状核　Caudate nucleus　大脳基底核の一部を形成する神経組織．

非電解質　Nonelectrolyte　全電荷が0の分子の断片，あるいは分子そのもの．

皮膚受容器　Cutaneous receptors　パチニ小体，メルケル板，マイスネル小体，ルッフィーニ終末などの皮膚の移動，皮膚への圧力，温度などに反応する受容器の終末．

ヒルの方程式　Hill's equation　筋張力と筋短縮速度の間の関係を記述した方程式．

フィードバック制御　Feedback control　運動結果に基づいて運動命令を変化させるという運動制御の原理．

フィードフォワード制御　Feedforward control　運動の結果とは独立して運動命令を発生させるという運動制御の原理．

フィラメント滑走説　Sliding-filament theory　筋張力の大部分はミオシンとアクチン分子の分子間相互作用によって発生するとする理論．

負荷除去による反射　Unloading reflex　負荷が突然減少したときに生じる筋活動の減少．

不活性化　Inactivation (of sodium channels)　活動電位逆転の防止と絶対不応期をもたらすナトリウム・イオンの膜透過性の低下現象．

複雑系　Complex system　各部位の特性からその特性を規定できない系．

輻輳　Vergence　対象物が近くにあるときも遠くのときにも，そこに視線を合わせるための両眼球の運動．

不全麻痺　Paresis　身体の一部の筋の随意運動の部分的な喪失．

舞踏病；ハンチントン病　Chorea (Huntington's disease)　過度で不規則な不随運動を特徴とする大脳基底核疾患．

負のフィードバック　Negative feedback　本来の刺激の大きさを減少させるフィードバック．

プルキンエ細胞　Purkinje cells　小脳唯一の出力を出す大型の抑制性細胞．

プレ・プログラム反応（長潜時反射，機能的伸張反射，M_2-M_3，あるいは，誘発反応）　Preprogrammed reactions (long-latency reflexes, functional stretch-reflex, M_2-M_3, or triggered reactions)　事前に中枢神経系内で準備され適切な外部からの刺激（例えば外乱）をきっかけにして引き起こされる筋の反応．

分類学　Taxonomy　複雑系を解析したり説明したりするために用いられる一組の概念．

平衡位置制御仮説　Equilibrium-point hypothesis　生体システムの効果器と外界負荷の平衡位置を中枢神経が操作しているという運動制御仮説．

（イオンの）平衡電位　Equilibrium potential (of an ion)　膜を通るイオン総量の受動的な運動がなくなる電位．

ベルンシュタイン（バーンスタイン）問題（冗長性問題）　Bernstein problem (redundancy problem)　選択に関する不良設定問題．中枢神経系があるレベルの解析における変数のパターンをどのように選択するかという問題．この選択は，そのレベルより高いレベルの解析において必要とされる総合的な効果に基づいて行われる．

辺縁回路　Limbic circle　感情的反応の生成に関与する脳の神経組織（視床下部，脳弓，海馬，扁桃核および大脳皮質帯状回）．

変換運動障害　Dysdiadochokinesia　一定のリズムで運動を行うことができないこと．

ヘンネマンの原理（サイズの原理）　Henneman principle（size principle）　運動単位は小さいものから大きいものへ順次動員されるという原理．

膨大部　Ampulla　前庭受容器の細胞（有毛細胞）がある三半規管の膨大した部分．膨大部神経に支配されている．

補足運動野　Supplementary motor area　皮質第6野．補足運動野を刺激して運動を誘発するためには強い電圧が必要で，一次運動野よりも複雑な運動が誘発される．

ま行

膜　Membrane　環境から細胞内部を隔て，部分的に透過性のある生物学的な構造．

膜閾値　Membrane threshold　活動電位を生じさせる膜電位の値．

膜の平衡電位　Equilibrium potential (of a membrane)　外的刺激がない場合の膜の平衡状態の電位．

慢性疲労症候群　Chronic fatigue syndrome　継続的な強い疲労感と，ごくわずかでも運動努力を要する活動はできない状態．

ミエリン　Myelin　軸索を保護的に取り巻くグリア細胞で出来た物質で，活動電位の伝導速度を増加させる．

ミオシン　Myosin　分子のひとつ．骨格筋内の代表的な張力発生要素．

盲斑　Blind spot　網膜上の視神経円板のある領域．この領域は視細胞を欠いている．

網膜　Retina　眼球の内部構造の中で視細胞を含んだ層．

網様体　Reticular formation　中脳と延髄の領域を占領している多くの小さいニューロンを含んだ組織．網様体脊髄路の起始部．

や行

躍度最小原理　Minimum jerk principle　随意運動中の躍度（加速度の微分値）の積分値を最小化することを基本とした最適化原理．

誘発電位　Evoked potential　外的事象（例えば刺激）に同期して発生する電位．

葉　Lobes　大脳半球の区分（前頭葉，頭頂葉，後頭葉，側頭葉，島）．

抑制性シナプス後電位　Inhibitory postsynaptic potential (IPSP)　短時間に起こるシナプス後膜での過分極性電位変化．

予測的姿勢調節　Anticipatory postural adjustments　自己誘発性の姿勢外乱に先だって発生する姿勢筋活動の変化（例えば，速い随意運動に先だって発生）．

ら行

ランヴィエ絞輪　Ranvier nodes　高い密度のナトリウム・チャンネルを伴うミエリン鞘の中断部分．有髄線維に沿って伝導する活動電位が生成されている場所．

連結橋（クロス・ブリッジ）　Cross-bridge　筋収縮時に力を発生させるアクチンとミオシンの間の分子結合．

レンショウ細胞　Renshaw cell　運動ニューロンからの信号により興奮する抑制性の介在ニューロンで同じ運動ニューロン・プールの活動を抑制する（反回抑制）．

ロコモーション（移動）　Locomotion　環境における身体全体の位置が変化する運動行動．

ロコモーション領域（中脳）　Locomotor area (mesencephalic)　動物において電気刺激でロコモーション（歩行）が誘発される延髄および中脳の領域．

さくいん

あ行

Ia 介在ニューロン	74
I 帯	40
IPSP	36, 73
Ib 求心性線維	85
アクチン	40
アシュワース・スケール	234, 236
アセチルコリン	36
アデノシン三燐酸	24
アデノシン二燐酸	24
アマクリン細胞	207
アミノ酸	36
α 運動ニューロン	52, 57, 222, 223, 224, 225
α 運動ニューロン・プール	224
α-γ 共賦活	214
α-γ 同時活性化	99
アルファ固縮	149
EMG 信号	65
EMG 包絡線図	64
イオン	18
イオン・チャンネルのコンダクタンス	27
イオンの動き	20
イオンの膜透過性	26
閾刺激	50
閾値下刺激	36
意識的な知覚	49
1 次求心性線維	160
一次視覚皮質	211
一次終末	51
EPSP	36, 73
陰性徴候	235
ウェストファル現象	245
ウェーバー・フェヒナーの法則	50
動きの共同運動	186
運動開始困難	241
運動学	249
運動学習	251
運動過多	157
運動課題の文脈	250
運動感覚	137, 213
運動緩徐	156, 241, 242
運動準備電位	139, 225
運動障害	250
運動指令	242
運動振戦	150
運動制御障害	232
運動前皮質	136
運動前野	136
運動単位	57, 224
運動単位の大きさ	60
運動単位発火の同期化	225
運動地図	136, 160, 210
運動電位	139
運動等価性	249
運動ニューロン	52, 71, 175
運動の多様性	246
運動パターン	250, 255
運動プログラム	245
運動プログラミング	188
運動プログラム	242
運動麻痺	232
運動力学	249
A 帯	40
S 運動単位	59
X 線	126
H 反射	80, 224, 233, 234, 251
FR 運動単位	59
FF 運動単位	59
エフェレント・コピー	216
F 波	84
M 反応	81
MPTP	156
L-dopa	156
L-ドーパ	240
エンケファリン	36
遠心性	33
延髄	129
延髄錐体	163
エンドルフィン	36
横断溝	143
遅い筋	59
オペラント条件づけ	169, 170, 251

か行

外顆粒層	135
開口分泌	35
介在ニューロン	71, 175, 207
外受容器	49
外錐体層	135
外節	207
外側膝状体核	210, 211
外側前庭核	181
外側前庭脊髄路	164, 182
外側皮質脊髄路	163
灰白質	69
海馬台	174
外乱	241, 243, 245, 254
外リンパ	180
下オリーブ核	145
化学受容器	49
化学燃料不足	222
核鎖線維	50
拡散	18
学習	150, 169
学習障害	150
核袋線維	50
下行運動指令	245
籠細胞	143
寡シナプス反射	85
下垂体	131
下前庭核	182
仮想軌道	202
可塑性	251
課題パラメータ	104
活動依存性シナプス前促通	172
滑動性追従眼球運動	209
活動電位	25
活動電位の伝導	30
活動電位の頻度	60
活動の生理学	170
過度の代償	243, 245
過分極	26
カリウム・コンダクタンス	27
顆粒細胞	143
顆粒層	143
加齢	248
感覚運動統合機構	212
感覚終末	50
感覚障害	232
感覚脱失	232
感覚地図	160, 210
眼球	206
眼球運動	208
眼球運動制御	208
還元論	15, 168
感作	169
干渉波形筋電図法	62
間接経路	153
関節受容器	54, 214
関節トルク	249
関節の硬さ	224
関節連結	183
完全強縮	44
杆体	207
貫通路	174

間脳 …… 131	筋力 …… 242	**さ行**
完璧さ …… 250	空間的加重 …… 37	サイズの原理 …… 59, 224
ガンマ-アミノ酪酸 …… 36	屈曲反射 …… 88	最適化 …… 249, 255
γ運動ニューロン …… 52	クモ膜下腔バクロフィン …… 236	細胞体 …… 33
ガンマ系 …… 52	クラーク柱 …… 162	逆さ振り子 …… 179
記憶 …… 167, 169	グリシン …… 36	サッカード …… 209
ぎこちなさ …… 250, 253	グルタミン酸 …… 36	座標系 …… 252
拮抗筋 …… 106, 242, 254	グルタミン酸作動性 …… 153	サーボ仮説 …… 97
基電流 …… 32	クローヌス …… 233	サーボ機構 …… 99
企図振戦 …… 150	経口バクロフィン …… 236	サーボ制御 …… 96
機能的電気刺激 …… 231, 232	痙縮 …… 232	三角筋 …… 185
逆行 …… 31	痙縮スパズム …… 232	酸化的代謝 …… 59
逆向性健忘症 …… 171	頚髄損傷 …… 232	三相性パターン …… 106
球形嚢 …… 181	経頭蓋的磁気刺激 …… 253	視運動システム …… 209
球状核 …… 142	痙性 …… 136	GABA …… 36, 153, 234, 236
求心性 …… 33	血液脳関門 …… 129	gNa …… 27
求心性軸索 …… 50	血管造影法 …… 126	シェファー側枝 …… 174
求心性線維 …… 50	楔状束核 …… 161	視蓋脊髄路 …… 165
旧線条体 …… 152	楔状束核小脳路 …… 162	視覚認知 …… 210
急速眼球運動 …… 209	腱反射 …… 82	弛緩期 …… 225
橋 …… 130	後外側腹側核 …… 161	弛緩性麻痺 …… 232
強化過程 …… 171	後根 …… 70	時間的加重 …… 36
強縮 …… 44, 58	後索路 …… 160	磁気共鳴イメージング法 …… 127
胸髄損傷 …… 232	後シナプス …… 175	色素上皮細胞 …… 206
協調作用のルール …… 60	高浸透圧 …… 20	糸球 …… 144
共同運動 …… 180, 199	構造的単位 …… 199	軸索 …… 33
協同運動障害 …… 150	高張性 …… 20	軸索終末枝 …… 34
橋網様体 …… 209	後電位 …… 29	軸索小丘 …… 33
橋網様体核 …… 165	後頭頭頂葉脳皮質 …… 211	gK …… 27
局所電流回路 …… 31	興奮-収縮連関 …… 43	時系列的制御パターンの生成 …… 249
巨大細胞核 …… 165	興奮性シナプス後電位 …… 35	刺激閾値 …… 25
筋活動電位 …… 223	興奮性神経伝達物質 …… 36	自原性反射 …… 224
筋活動レベル …… 99	後葉 …… 143	自原性反射抑制 …… 224
筋緊張 …… 232, 233, 253	股関節戦略 …… 186	視細胞 …… 206, 207
筋形質 …… 40	黒質 …… 153	支持基底面 …… 179
筋小胞体 …… 39	黒質線状体 …… 240	視床 …… 131
筋伸張反射 …… 224, 232	固縮 …… 156, 231, 241, 244	歯状回 …… 174
筋スパズム …… 235	コスト関数 …… 249	視床下核 …… 153
筋節 …… 40	骨性迷路 …… 180	視床核 …… 136
筋線維膜 …… 39	古典的条件づけ …… 169	歯状核 …… 142, 147
筋代謝産物 …… 222	固有感覚 …… 183	視床下部 …… 131
緊張性 …… 185	固有受容器 …… 49, 252	視床上部 …… 131
緊張性筋線維 …… 58	コラム …… 211	自助具 …… 238
緊張性伸張反射 …… 88, 98, 234	コルサコフ症候群 …… 174	視神経 …… 206, 208
緊張性伸張反射の閾値 …… 100	ゴルジ腱器官 …… 53, 85, 214	ジストニア …… 245
緊張性振動反射 …… 90	ゴルジ細胞 …… 143	姿勢外乱 …… 183
筋電図 …… 242	ゴルドマン-ホジキン-カッツ式 …… 25	姿勢共同運動 …… 186
筋の力-長さ特性 …… 98	コントローラー …… 94, 96	姿勢筋 …… 183, 185
筋フィラメント …… 39	コンピュータ断層撮影法 …… 126	姿勢障害 …… 156
筋紡錘 …… 50, 98, 214, 224		姿勢振戦 …… 150

さくいん 283

姿勢制御システム …………182	神経学的再編成 ………252,253	静的γ運動ニューロン …………52
姿勢調節 …………………252	神経筋シナプス ………………41	静的機能 …………………181
姿勢反射障害 ……………241	神経筋接合部 …………………41	正のフィードバック …………27,95
姿勢反射の障害 …………241	神経再支配 …………………58	整流 ………………………63
実行パラメータ …………104	神経支配 ……………………41	赤核脊髄路 ………………164
実践的なアプローチ ……255	神経節 ………………………50	脊髄 ………………………69
室頂核 ……………………142	神経節細胞 ………………208	脊髄オリーブ小脳路 ……162
シナプス …………………34,35	神経節層 …………………135	脊髄頸髄路 ………………161
シナプス介在物質 …………35	神経伝達物質 …………………35	脊髄固有受容器反射 ……232
シナプス間隙 ………………35	神経発火の瞬間頻度 …………34	脊髄固有ニューロン ……160
シナプス後膜 ………………35	振戦 ………………156,240,241	脊髄固有路 ………………165
シナプス後抑制 ……72,233,234	新線条体 …………………153	脊髄視床路 ………………161
シナプス小胞 ………………35	伸張性収縮 …………………43	脊髄上機構 ………………202
シナプス前求心性線維末端 …175	伸張反射 …………………185	脊髄小脳路 ……………145,162
シナプス前膜 ………………35	心的回転 …………………140	脊髄損傷 ……231,232,248,250
シナプス前抑制 …………77,233	心的計算 …………………140	脊髄動物 …………………190
シナプス前抑制機構 ……234	針電極筋電図法 ………………62	脊髄歩行 …………………190
シナプス伝達 ………………35	浸透圧 ………………………19	脊髄網様体路 ……………162
自発行動の生理学 ………170	浸透圧平衡 …………………20	脊髄抑制機構 ……………233
斜躯 ………………………246	振動刺激 …………………182	積分 ………………………64
収縮要素 ……………………45	振動誘発性転倒 …………212	絶対不応期 …………………28
自由神経終末 ………………54	心理物理学関数 ………………50	Z膜 ………………………40
重心線 ……………………179	随意運動 ……………………94	セロトニン …………………36
修正姿勢反応 ……………244	随意運動機能障害 ………232	全か無かの法則 …………26,57
修正的姿勢反応 ………117,186	錘外筋線維 …………………50	線形バネ ……………………45
修正反応 …………………243	推尺異常 …………………150	線形要素 ……………………45
集団ベクトル ……………140	錐体 ………………………207	前向性健忘症 ……………171
柔軟性 ……………………249	錐体外路系 ………………152	前根 ………………………70
周波数変調 …………………35	錐体交叉 ………………138,163	栓状核 ……………………142
収斂 ………………………145	錐体細胞 ………………135,136	線条体 ……………………240
樹状突起 ……………………33	錐体路 ……………138,163,232	仙髄損傷 …………………232
主動筋 ………60,106,242,254	錐体路系 …………………152	選択 ………………………249
受容器 ………………………49	錐体路徴候 ………………232	前庭核 ……………………147
上位運動ニューロン疾患 …232	錘内筋線維 …………………50	前庭眼球反射 ……………182
上位運動ニューロン症候群 …136	水平細胞 …………………207	前庭眼振 …………………209
上丘 ……………………210,211	スカルパ神経節 …………181	前庭系 ……………………180
条件反射 ………………169,170	ストリオゾーム …………153	前庭神経核 ………………181
上向決定論 …………………15	スパズム …………………232	前庭神経節 ………………181
上前庭核 …………………181	スパズム・スケール ……234,236	前庭脊髄路 ………………164
冗長性 ……………………226	スペクトル ………………225	前庭動眼反射 ……………209
冗長性の問題 ……………249	制御 ………………………94,97	前庭網様体経路 …………182
小脳 ………………………142	制御回路 ……………………96	前庭有毛細胞 ……………180
小脳核 ……………………147	制御仮説 ……………………97	先天的の反射 ……………170
小脳脚 ……………………142	制御器 ………………………94	前皮質脊髄路 ……………163
小脳性振戦 ………………149	制御変数 ……………………95	前葉 ………………………143
小脳皮質 ………………142,143	星細胞 …………………135,143	槽 …………………………40
書痙 ……………………157,245	精神発達遅滞 ……………253	双極細胞 …………………207
触覚弁別 ……………………55	生体アミン …………………36	層構造 ……………………135
侵害受容器 ………………219	生体膜 ………………………17	相対不応期 …………………28
伸筋固縮 …………………148	静的γ ………………………52	相動性 ……………………185

相反性戦略 ……………………255
相反性パターン ………………254
相反性抑制 ……………………245
総和（干渉）……………………61
速度感応戦略 …………………110
速度不感戦略 …………………110
足関節戦略 ……………………186

■■■■■ た行 ■■■■■

苔状線維 ………………………144
苔状線維路 ……………………174
代償戦略 ………………………242
代償的反応 ………………184,185
体性感覚皮質領域 ……………212
ダイテルス核 ……………149,181
ダイナミック・システム ……192
ダイナミック・システム・アプローチ
　　　　　　　　　　…189,193
ダイナミック・パターン発生 189,193
大脳基底核 …………132,245,246
大脳半球 ………………………134
大脳皮質 ………………………132
体部位局在性 …………………136
対流 ………………………………18
ダウン症候群 ……248,250,252,253
多関節運動 ……………………196
多形細胞層 ……………………135
多シナプス反射 …………………87
脱随 ……………………………226
脱分極 ……………………………26
多発性硬化症 ……226,232,236,237
多様性 ……………………242,248
単関節運動 ……………………103
短期記憶 ………………………171
単シナプス反射 ……79,224,233,234
単収縮 ………………………44,58
単純スパイク …………………145
弾性 ………………………47,185
弾性要素 …………………………45
淡蒼球 ……………………152,240
遅延 ………………………………95
力センサー ………………………53
緻密部 …………………………153
中位核 ……………………142,147
中間層 …………………………207
中心窩 …………………………206
中枢神経系 ……………………168
中枢神経系の再編成 …………251
中枢神経系の優先規範 ……249,250
中枢性パターン発生器 ………188

中脳 ……………………………130
中脳網様体 ……………………209
虫部 ……………………………142
長期記憶 ………………………171
長期増強 …………………172,174
長期抑圧 ………………………172
長潜時筋応答 …………………243
長潜時反射 ………………224,234
跳躍伝導 ………………………238
直接経路 ………………………153
陳述型 …………………………174
対麻痺 …………………………232
つまずき修正反応 …………118,192
低緊張 …………………………231
低緊張状態 ………………149,150
T字型 ……………………………50
低浸透圧 …………………………20
低張性 ……………………………20
T反射 ……………………………82
デカルトの二元論 ……………168
適応 ……………………………245
適応的 …………………………223
適応的変化 …………225,252,255
電圧勾配 …………………………19
転移 ……………………………253
転倒現象 ………………………183
伝導速度 …………………223,238
動員 ……………………………224
動作時振戦 ……………………149
動作点 …………………………196
同時活性化 ……………………255
同時活性化戦略 ………………254
同時収縮 ……106,242,244,246,255
等尺性 ……………………………47
等尺性収縮 ……………………103
等尺性負荷 ………………………47
等浸透圧 …………………………20
同側前索 ………………………165
等張性 ………………………20,47
等張性運動 ……………………103
疼痛 ……………………………219
疼痛の関門制御理論 …………219
動的γ ……………………………52
動的γ軸索 ………………………52
動的機能 ………………………181
独立被制御変数 ……………94,100
登上線維 ………………………144
ドーパミン ……………36,154,240
トロポニン ………………………41
トロポミオシン …………………40

■■■■■ な行 ■■■■■

内顆粒層 ………………………135
内受容器 …………………………49
内節 ……………………………207
内側縦束 ………………………182
内側前庭核 ……………………181
内側前庭脊髄路 …………165,182
内側被蓋域 ……………………165
内側毛帯 ………………………161
内包 ……………………………153
内リンパ ………………………180
ナトリウム-カリウム・ポンプ …24
ナトリウム・コンダクタンス ……27
慣れ現象 ………………………168
2次感覚ニューロン ……………160
二次終末 …………………………51
二重戦略仮説 …………………110
乳酸 ……………………………222
入力信号 ………………………136
ネルンストの式 …………………21
粘性要素 …………………………45
粘弾性特性 ………………………89
脳性麻痺 ………………………232
脳脊髄路 ………………………134
脳損傷 …………………………232
濃度勾配 ……………………19,23
脳波 ……………………………124
ノルエピネフィリン ……………36

■■■■■ は行 ■■■■■

パーキンソン病
　　　　…156,231,240,248,250,252
白質 ………………………………69
薄束核 …………………………161
バクロフィン …………………234
パチニ小体 …………………54,55
発火頻度 …………………………34
発散 ……………………………145
発達ジャンプ …………………250
バビンスキー反射 ……………233
速い筋 ……………………………59
払いのけ反射 …………………201
半規管 …………………………180
反響回路 ………………………171
反射型 …………………………174
ハンチントン病 ………………157
ハンチントン舞踏病 …………231
反応時間 ………………………242
反復拮抗運動不全 ……………150
反復刺激後増強 ………………223

被殻	152	
比較器	95	
皮質延髄路	163	
皮質脊髄路	138, 163	
尾状核	152	
微小終板電位	42	
ヒステリシス	169	
非線形	45	
表面筋電図	225	
表面電極	62	
非連合学習	169	
疲労	58, 222, 226, 238	
頻度符号化	35	
フィードバック制御	95	
フィードバック・ループ	95	
フィードフォワード	209, 243	
フィードフォワード制御	95	
フィラメント滑走説	43	
フィルター	63	
負荷除去	254	
負荷除去による反射	99	
不活性化	28	
不完全強縮	44	
不関電極	63	
副巨大細胞核	165	
複雑系のアプローチ	15	
複雑スパイク	145	
輻輳	209	
腹側基底核	137	
2つの半球	142	
フックの法則	45	
負のフィードバック	27	
負のフィードバック・ループ	95	
部分的透過性	18	
不変特性	100	
不変特性曲線	101	
不良設定問題	249	
プルキンエ細胞	143	
プルキンエ細胞層	143	
プレ・プログラム	185, 192, 241	
プレ・プログラムされた反応	224	
プレ・プログラム反応	112, 185, 243, 244, 245	
分子層	135, 143	

分離脳	134	
分裂病	250	
平衡位置	100	
平衡位置制御仮説	99	
平衡軌道仮説	202	
平行線維	143	
平衡頂	180	
平衡電位	24, 25	
平衡斑	181	
平衡膜電位	29	
ベッツ細胞	136	
ペプチド	36	
ベルンシュタイン	196	
ベルンシュタイン問題	249	
辺縁系	154	
変性疾患	232, 237	
変動性	103, 172, 197	
ヘンネマンの原理	59, 224	
片麻痺	236	
片葉小節葉	143	
膀胱直腸障害	232	
膨大部	180	
膨大部神経	180	
膨大稜	180	
ポジトロン放射断層撮影法	127	
補足運動野	136	
ホログラフィーの原理	150	

ま行

マイスネル小体	55	
膜閾値	25	
膜性迷路	180	
膜電位	24	
膜電位固定法	27	
膜電流	27	
膜の生理学	18	
末梢変数の偏位	95	
マトリックス	153	
慢性疼痛	219, 232	
慢性疼痛症候群	232	
慢性疲労症候群	226	
ミエリン鞘	32, 237	
ミオシン	40	
無条件反射	170	

無髄神経	32	
無髄伝導	238	
無動状態	240	
メルケル板	55	
盲点	206	
網膜	206	
網様体	129, 190	
網様体脊髄路	165	
網様部	153	

や行

躍度	249	
躍度最小原理	203	
薬物療法	235	
有髄神経線維	32	
誘発電位	125	
葉	143	
溶液動態	18	
腰髄損傷	232	
陽性徴候	235	
抑制性シナプス後電位	36	
抑制性伝達物質	36	
予測的姿勢修正	244	
予測的姿勢調整	184	
予測的姿勢調節	241, 244	
予測的調節	243	
予測的反応	185	

ら行

ランヴィエ絞輪	32, 238	
卵形嚢	180, 181	
理学療法	235, 238	
立位姿勢	179	
利得	95	
ルッフィーニ終末	55	
レクシード層	160	
連結橋	40, 43	
連合学習	169	
レンショウ細胞	73	
ロイシン	36	
ロコモーション	188	
ロドプシン	207	
ローパス・フィルター	63	
ローパス・フィルター効果	65	

●**図および表の出典表示**　〔図（表）の©は巻末に記載〕の表示のあるものは，以下の出典の許可を得て掲載した．

図 4-1　Reprinted, by permission, from J. H. Wilmore and D. L. Costill, 1994, *Physiology of Sport and Exercise* (Champaign, IL: Human Kinetics), 28.

図 4-14　Reprinted, by permission from L. D. Partridge and L. D. Partridge, 1993, *The Nervous System* (Cambridge, MA: MIT Press), 358.

図 5-2　Reprinted, by permission, from J. H. Wilmore and D. L. Costill, 1994, *Physiology of Sports and Exercise* (Champaign, IL: Human Kinetics), 61.

図 7-5　Reproduced by permission of Appleton & Lange from "Anatomy of the Somatic Sensory System" by J. H. Martin and T. M. Jessell published in "Principles of Neural Science," third edition, edited by E. R. Kandel, J. H. Schwartz, and T. M. Jessell, Elsevier: New york.

図 11-2　Reprinted, by permission, from M. L. Latash, 1993, *Control of Human Movement* (Champaign, IL: Human Kinetics), 109.

図 11-3　Adapted, by permission of Cambridge University Press, from M. L. Latash and J. G. Anson, 1966, "What are normal movements in atypical populations," *Behavioral and Brain Science*, 19: 57. © 1966 Cambridge University Press.

図 11-4　Adapted, by permission, from D. M. Corcos, G. L. Gottlieb, and G. C. Agarwal, 1989, "Organizing principles for single-joint movements: II．A speed-sensitive strategy," *Journal of Neurophysiology*, 62: 358-367. © 1989 The American Physiological Society.

図 11-5　Adapted, by permission, from G. L. Gottlieb, D. M. Corcos, and G. C. Agarwal, 1989, "Organizing principles for single-joint movements: I．A speed-sensitive strategy," *Journal of Neurophysiology*, 62: 342-357. © 1989 The American Physiological Society.

図 11-6　Adapted, by permission, from G. L. Gottlieb, D. M. Corcos, and G. C. Agarwal, 1989, "Organizing principles for single-joint movements: I．A speed-sensitive strategy," *Journal of Neurophysiology*, 62: 342-357. © 1989 The American Physiological Society.

図 11-7　Adapted, by permission, from D. M. Corcos, G. L. Gottlieb, G. C. Agarwal, and B. P. Flaherty, 1990, "Organizing principles for single-joint movements: IV．Implications for isometric contractions," *Journal of Neurophysiology*, 64: 1033-1042. © 1990 The American Physiological Society.

図 11-8　Adapted, by permission, from D. M. Corcos, G. L. Gottlieb, and G. C. Agarwal, and B. P. Flaherty, 1990, "Organizing principles for single-joint movements: IV．Implications for isometric contractions," Journal of Neurophysiology, 64: 1033-1042. © 1990 The American Physiological Society.

図 11-9　Adapted, by permission, from D. M. Corcos, G. L. Gottlieb, G. C. Agarwal, and B. P. Flaherty, 1990, "Organizing principles for single-joint movements: IV．Implications for isometric contractions," *Journal of Neurophysiology*, 64: 1033-1042. © 1990 The American Physiological Society.

図 12-7　Reprinted, by permission, from M. L. Latash, 1996, The Bernstein Problem: How does the central nervous system make its choices? In *Dexterity and Its Development*, edited by M. L. Latash and M. T. Turvey (Mahwah, NJ: Erlbaum), 279.

図 13-9　Adapted, by permission, from A. Gironell, J. Marti-Fabrega, J. Bello, and A. Avila, 1997, "Non-Hodgkin's lymphoma as a new cause of non-thrombotic superior sagittal sinus occlusion," *Journal of Neurology, Neurosurgery and Psychiatry*, 63: 121. © 1997 BMJ Publishing Group.

図 14-1　Reprinted, by permission, from S. W. Kuffler, J. G. Nicholls, and A. R. Martin, 1984, *From neuron to brain*, 2nd ed. (Sunderland, MA: Sinauer Associates, Inc.), 570.

図 14-9　Reprinted, by permission, from A. P. Georgopoulos, R. Caminiti, J. F. Kalaska, J. T. Massey, 1982, "Spatial coding of movement direction by motor cortical populations," *Journal of Neuroscience*, 2: 1527-1537.

図 15-4　Reprinted, by permission, from S. W. Kuffler, J. G. Nicholls, and A. R. Martin, 1984, *From neuron to brain*, 2nd ed. (Sunderland, MA: Sinauer Associates, Inc.), 11.

図 15-10　Reprinted, by permission, from P. A. Fortier, J. F. Kalaska, and A. M. Smith, 1990, "Cerebellar neuronal activity related to whole-arm reaching movements in the monkey", *Journal of Neurosphysiology*, 62: 198-211.

図 19-7　Reprinted, by permission, from M. L. Latash, A. S. Aruin, I. Neyman and J. J. Nicholas, 1955, "Anticipatory postural adjustments during self inflicted and predictable perturbations in Parkinson's disease," *Journal of Neurology, Neurosurgery, and Psychiatry*, 58: 326-334. © 1995 BMJ Publishing Group.

図 21-1　Reprinted, by permission, from M. L. Latash, 1996, How does our brain make its choices? In *Dexterity and its development*, edited by M. L. Latash and M. T. Turvey (Mahwah, NJ: Lawrence Erlbaum Associates, Inc), 287.

図 21-6　Reprinted, by permission, from M. L. Latash, 1996, How does our brain make its choices? In *Dexterity and its development*, edited by M. L. Latash and M. T. Turvey (Mahwah, NJ: Lawrence Erlbaum Associates, Inc), 286.

図 25-1　Reprinted, by permission, from M. L. Latash, R. D. Penn, D. M. Corcos, and G. L. Gottlieb, 1989, "Short-term effects of intrathecal baclofen in spasticity," *Experimental Neurology*, 103: 167.

表 25-1　Reprinted, by permission, from R. D. Penn, S. Savoy, D. Corcos, M. Latash, G. Gottlieb, B. Parke, and J. Kroin, 1989, "Intrathecal baclofen for severe spinal spasticity: A double-blind crossover study," *New England Journal of Medicine* 320: 1517-1521. © 1989 Massachusetts Medical Society. All rights reserved.

表 25-2　Reprinted, by permission, from R. D. Penn, S. Savoy, D. Corcos, M. Latash, G. Gottlieb, B. Parke, and J. Kroin, 1989, "Intrathecal baclofen for severe spinal spasticity: A double-blind crossover study," *New England Journal of Medicine* 320: 1517-1521. © 1989 Massachusetts Medical Society. All rights reserved.

図 25-5　Adapted, by permission, from M. L. Latash and R. D. Penn, 1996, "Changes in voluntary motor control induced by intrathecal baclofen in patients with spasticity of different etiology" *Physiotherapy Reseaech International* 1: 229-246.

図 25-6　Reprinted, by permission, from M. L. Latash, 1993, *Control of Human Movement* (Champaign, IL: Human Kinetics), 270.

図 25-7　Reprinted, by permission, from M. L. Latash, 1993, *Control of Human Movement* (Champaign, IL: Human Kinetics), 273.

図 26-4　Reprinted from *Electroencephalography and clinical neurophysiology*, Volume97, M. L. Latash, A. S. Aruin, I. Neyman, J. J. Nicholas, and M. B. Shapiro, "Feedforward postural adjustments in a simple two-joint synergy in patients with Parkinson's disease," 77-89, 1955, with kind permission from Elsevier Science Ireland Ltd., Bay 15K, Shannon Industrial Estate, Co. Clare. Ireland.

図 26-6　Reprinted, by permission, from M. L. Latash and S. R. Gutman, 1995, "Abnormal motor patterns in the framework of the equilibrium-point hypothesis: A cause for dystonic movements?" *Biological Cybernetics* 71: 87-94. © 1995 Springer-Verlag.

図 27-2　Reprinted, by permission of Cambridge University Press, from M. L. Latash and J. G. Anson, 1996, "What are normal movements in atypical populations," *Behavioral and Brain Science* 19: 55-106 © 1996 Cambridge University Press.

図 27-3　Reprinted, by permission, from M. M. Merzenich, R. J. Nelson, M. P. Stryker, M. S. Cynader, A. Schoppmann, and J. M. Zook, 1984, "Somatosensory cortical map changes following digit amputation in adult monkeys," *The Journal of Comparative Neurology* 224: 591-605. Reprinted by permission of Wiley-Liss, Inc., a subsidiary of John Wiley & Sons, Inc

図 27-4　Reprinted, by permission, from M. L. Latash and D. M. Corcos, 1991, "Kinematic and electromyographic characteristics of single-joint movements individuals with Down syndrome," *American Journal of Mental Retardation* 96: 189-201.

図 27-5　Reprinted, by permission, from M. L. Latash, 1992, "Mortor control in Down Syndrome: The role of adaptation and practice," *Journal of Developmental and Physical Disabilities* 4: 227-261.

● 著者紹介

マーク L. ラタッシュ（Mark L. Latash, PhD）ペンシルヴァニア州立大学キネシオロジー学部特別教授．1970年以来，人間を対象とした研究，モデリング，臨床研究．ロシアと米国の両国で生理学の教育に携わり，1995年以来ペンシルヴァニア州立大学大学院で「Neurophysiological Basis of Movement」の講義を担当してきた．この教科書は，その講義の題材として書かれたものである．著書は，Control of Human Movement（1993年，Human Kinetics社），訳本には，ベルンシュタインの古典である On Dexterity and its Development（1996年，Erlbaum社）がある．著者の経歴は，モスクワ物理工学研究所において生体物理で修士を取得（1976年）し，ラッシュ大学で生理学の博士を取得（1989年）した．北米神経科学学会および米国バイオメカニクス学会員．ペンシルヴァニアのステートカレッジに住み，友人と一緒にギターを弾き，歌を歌い，本を読むことを趣味としている．

● 監訳者紹介

笠井　達哉（かさい　たつや）医学博士．1968年東京教育大学体育学部体育学科卒，日本大学大学院博士課程修了．国士舘大学体育学部専任講師，同助教授，東京都神経科学総合研究所リハビリテーション部門および病態神経生理学部門研究生．広島大学名誉教授．共著として「運動制御と運動学習」，「新運動生理学—上巻」など．

道免　和久（どうめん　かずひさ）医学博士．1986年慶應義塾大学医学部卒，慶應大月が瀬リハビリセンター等に勤務，埼玉県総合リハビリセンター医長を経て，96年ペンシルヴァニア州立大学キネシオロジー学部およびATR人間情報通信研究所客員研究員．97年東京都リハビリ病院医長．現在，兵庫医科大学リハビリ医学主任教授．著書に「CI療法—脳卒中リハビリテーションの新たなアプローチ」，「リハビリテーション評価データブック」，共著に「脳卒中患者の機能評価」，「現代リハビリテーション医学」など．

● 訳者紹介（五十音順）

小宮山　伴与志（こみやま　ともよし）教育学博士．1989年筑波大学大学院博士課程体育科学研究科修了．現在，千葉大学教育学部教授（第7～9章，第13章担当）

佐藤　満（さとう　みつる）工学修士・理学療法士．1995年北海道大学大学院工学研究科修士課程修了．現在，昭和大学保健医療学部准教授（第20章，第23章担当）

白鳥　尚子（しらとり　たかこ）博士（キネシオロジー）．2000年ペンシルヴァニア州立大学大学院キネシオロジー学部運動制御学専攻修了．現在，イリノイ州シカゴパスウェイセンター臨床研究ディレクター（第12章担当）

関屋　昇（せきや　のぼる）医学博士・文学修士（心理学）・理学療法士．1986年青山学院大学大学院博士前期課程修了．現在，昭和大学保健医療学部教授（第24～25章担当）

高橋　正明（たかはし　まさあき）理学療法修士・理学療法士．1977年アイオア大学大学院理学療法学専攻修了．現在，群馬パース大学保健科学部教授（第10章，第19章担当）

谷口　有子（たにぐち　ゆうこ）博士（教育学）．1988年東京大学大学院教育学研究科体育学専攻単位取得満期退学．現在，国際武道大学体育学部スポーツトレーナー学科教授（第4章，Laboratories担当）

道免　和久（どうめん　かずひさ）医学博士．リハビリテーション専門医．1986年慶應義塾大学医学部卒．現在，兵庫医科大学教授（第22章，第26～27章，専門用語担当）

船瀬　広三（ふなせ　こうぞう）医学博士．1982年筑波大学大学院修士課程体育研究科修了．現在，広島大学大学院総合科学研究科人間科学部門身体運動科学研究領域教授（第14～18章担当）

吉田　直樹（よしだ　なおき）博士（工学），作業療法士．2007年東京大学大学院工学系研究科先端学際工学専攻修了．現在，リハビリテーション科学総合研究所主任研究員（第11章，第21章担当）

米田　継武（よねだ　つぐたけ）医学博士．1969年東京教育大学大学院健康教育学専攻運動生理学専修了．順天堂大学名誉教授（第1～3章，第5～6章担当）

<ruby>運動神経生理学講義<rt>うんどうしんけいせいりがくこうぎ</rt></ruby>

© T. Kasai & K. Domen 2002　　　　　　NDC 780 / 287p / 26cm

初版第1刷発行──2002年4月20日
第3刷発行──2011年9月1日

著　者　　　　マーク L. ラタッシュ
監訳者　　　　<ruby>笠井達哉<rt>かさいたつや</rt></ruby>・<ruby>道免和久<rt>どうめんかずひさ</rt></ruby>
発行者　　　　鈴木一行
発行所　　　　株式会社 大修館書店
　　　　　　　〒113-8541 東京都文京区湯島 2-1-1
　　　　　　　電話 03-3868-2651(販売部)/03-3868-2298(編集部)
　　　　　　　振替 00190-7-40504
　　　　　　　[出版情報] http://www.taishukan.co.jp

装丁者　　　　中村友和 (ROVARIS)
印刷所　　　　壯光舎
製本所　　　　司製本

ISBN 978-4-469-26484-5　Printed in Japan

Ⓡ 本書のコピー、スキャン、デジタル化等の無断複製は著作権法上での例外を除き禁じられています。本書を代行業者等の第三者に依頼してスキャンやデジタル化することは、たとえ個人や家庭内での利用であっても著作権法上認められておりません。